Atlas de
DST
&
Diagnóstico Diferencial

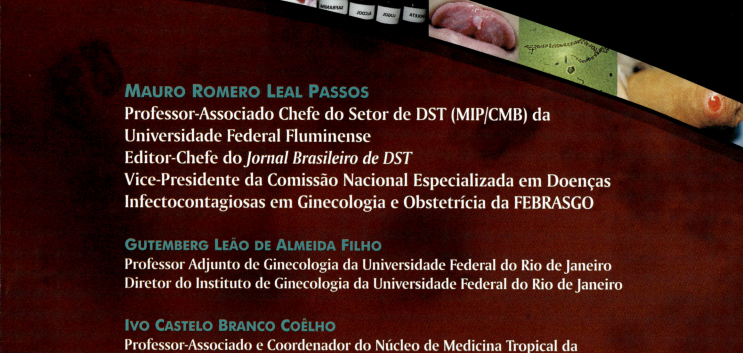

MAURO ROMERO LEAL PASSOS
Professor-Associado Chefe do Setor de DST (MIP/CMB) da Universidade Federal Fluminense
Editor-Chefe do *Jornal Brasileiro de DST*
Vice-Presidente da Comissão Nacional Especializada em Doenças Infectocontagiosas em Ginecologia e Obstetrícia da FEBRASGO

GUTEMBERG LEÃO DE ALMEIDA FILHO
Professor Adjunto de Ginecologia da Universidade Federal do Rio de Janeiro
Diretor do Instituto de Ginecologia da Universidade Federal do Rio de Janeiro

IVO CASTELO BRANCO COÊLHO
Professor-Associado e Coordenador do Núcleo de Medicina Tropical da Universidade Federal do Ceará

LUIZ CARLOS MOREIRA
Professor Adjunto Coordenador das Disciplinas de Diagnóstico Bucal e Câncer Bucal da Faculdade de Odontologia da Universidade Federal Fluminense
Mestre em Doenças Sexualmente Transmissíveis pelo Setor de DST da Universidade Federal Fluminense

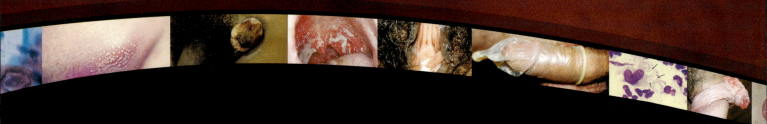

Atlas de DST & Diagnóstico Diferencial

Mauro Romero Leal Passos

Gutemberg Leão de Almeida Filho
Ivo Castelo Branco Coêlho
Luiz Carlos Moreira

Segunda Edição

REVINTER

Atlas de DST & Diagnóstico Diferencial – 2ª Edição
Copyright © 2012 by Livraria e Editora Revinter Ltda.

ISBN 978-85-372-0406-1

Todos os direitos reservados.
É expressamente proibida a reprodução
deste livro, no seu todo ou em parte,
por quaisquer meios, sem o consentimento
por escrito da Editora.

Contato com o autor:
maurodst@gmail.com

CIP-BRASIL. CATALOGAÇÃO-NA-FONTE
SINDICATO NACIONAL DOS EDITORES DE LIVROS, RJ

A891
2.ed.

    Atlas de DST & diagnóstico diferencial / Mauro Romero Leal Passos, Gutemberg Leão de Almeida Filho, Ivo Castelo Branco Coêlho, Luiz Carlos Moreira. - 2.ed. - Rio de Janeiro : Revinter, 2012.
       il.

Inclui bibliografia e índice
ISBN 978-85-372-0406-1

    1. Doenças sexualmente transmissíveis - Diagnóstico - Atlas. 2. Diagnóstico diferencial. I. Passos, Mauro Romero Leal, 1954-. II. Almeida Filho, Gutemberg Leão de, 1953-. III. Coêlho, Ivo Castelo Branco. IV. Moreira, Luiz Carlos. V. Título.

11-3572.	CDD: 616.951
	CDU: 616.97

A precisão das indicações, as reações adversas e as relações de dosagem para as drogas citadas nesta obra podem sofrer alterações.
Solicitamos que o leitor reveja a farmacologia dos medicamentos aqui mencionados.
A responsabilidade civil e criminal, perante terceiros e perante a Editora Revinter, sobre o conteúdo total desta obra, incluindo as ilustrações e autorizações/créditos correspondentes, é do(s) autor(es) da mesma.

Livraria e Editora REVINTER Ltda.
Rua do Matoso, 170 – Tijuca
20270-135 – Rio de Janeiro – RJ
Tel.: (21) 2563-9700 – Fax: (21) 2563-9701
livraria@revinter.com.br – www.revinter.com.br

*Para Renata Varella,
amada colega, mulher e companheira,
mãe de três de meus cinco diamantes
(Mariana, Felipe, Paula, Carolina e Gabriel).*

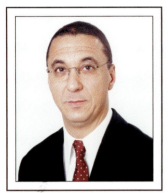

MAURO ROMERO LEAL PASSOS é médico, com especialização e mestrado em ginecologia e doutorado em microbiologia pela Universidade Federal do Rio de Janeiro. Possui inúmeros trabalhos e publicações na área de DST. Junto com vários colegas, fundou e foi o primeiro presidente da Sociedade Brasileira de Doenças Sexualmente Transmissíveis.

Na Universidade Federal Fluminense, em Niterói, coordena o Setor de DST que funciona como uma clínica de DST e centro de pesquisa.

Supervisiona, ainda, uma excelente equipe de profissionais de saúde e educação que, dentro e fora da universidade, atua com palestras, debates, orientações individuais e em grupos nas áreas de saúde sexual, reprodutiva e DST/HIV-Aids.

Sua atuação em eventos científicos é sempre marcada pelo grande poder de comunicação, bom humor, palavras fáceis recheadas de novidades alicerçadas em referências bibliográficas nacionais e estrangeiras respeitadas.

A produção científica já acumulada por esse autor talvez seja a maior de um profissional brasileiro na área de DST. Sua primeira publicação foi sobre sífilis, em 1980, e serviu para captar recursos para a comissão de formatura da sua pequena turma na Faculdade de Medicina de Teresópolis, RJ.

Na esfera editorial profissional, foi em 1983, com a obra *Doenças Sexualmente Transmissíveis*, lançada em um congresso internacional de DST, em Salvador, voltada para o processo de educação em saúde, que o professor Mauro Romero iniciou a sua carreira.

O sucesso foi tanto que, logo em 1985, um livro sobre DST para o público médico foi lançado, atingindo em cheio um mercado que carecia de uma publicação técnica e específica sobre o assunto. Várias edições foram lançadas, tornando a obra um verdadeiro *best seller*.

Em 1989, criou o *DST – Jornal Brasileiro de Doenças Sexualmente Transmissíveis*, um periódico científico, indexado hoje ao 23º volume, que representa a mais importante publicação nacional sobre as DSTs.

O professor Mauro Romero é hoje, sem dúvida, o principal autor em assuntos de DST. É um referencial nacional. Seus trabalhos já são reconhecidos no exterior.

A segunda edição do *Atlas de DST & Diagnóstico Diferencial* cria um novo produto que é narrar uma doença por meio de casos clínicos documentados fotograficamente.

Contando com a colaboração de 84 colegas, este novo trabalho de Mauro Romero, aliado à qualidade da Editora Revinter em livros médicos, com certeza é, em qualidade e em número de ilustrações, o maior atlas de DST jamais publicado. E, invertendo a mão da disseminação do conhecimento, sairá do Brasil para conquistar o mundo.

Os Editores

Sumário

Apresentação da 2ª Edição ix

Apresentação da 1ª Edição xi

Prefácio da 2ª Edição xiii

Prefácio da 1ª Edição xv

Colaboradores xvii

1 Sífilis 1

2 Herpes Genital 89

3 Cancro Mole 117

4 Linfogranuloma Venéreo 133

5 Donovanose 143

6 Infecção por Gonococo e Clamídia 153

7 Vulvovaginites 183

8 Condiloma Acuminado – Infecção por Papilomavírus Humano 211

9 Algumas Manifestações em HIV/Aids 291

10 Diagnóstico Diferencial 333

11 Apresentações Comerciais 437

Crédito das Fotos 441

Índice Remissivo 445

Apresentação da 2ª Edição

O QUE DEVE SABER UM PROFISSIONAL QUE ATENDE DSTs

O atendimento às DSTs/infecções genitais deve contemplar ações imediatas que não devem ser banalizadas, por mais simples que o caso possa parecer. Com dados epidemiológicos de publicações brasileiras recentes (2011), a abordagem sindrômica das DSTs não encontra suporte que a sustente sob a ótica da medicina com evidência científica.

ASSIM, NÃO SE DEVE POSTERGAR:

- Excelente anamnese.
- Exame físico satisfatório e exames complementares.
- Aconselhamento (educação em saúde).
- Oferecimento de VDRL, anti-HIV e marcadores para hepatites especialmente anti-HBs, HBsAg e anti-HCV.
- Enfatizar adesão ao tratamento (terapia supervisionada na consulta, ou seja, disponibilizar o medicamento no momento do atendimento).
- Enfatizar a importância da consulta e do tratamento dos parceiros sexuais.
- Enfatizar a importância de exames periódicos (ginecológico/próstata).
- Enfatizar a importância dos esquemas vacinais disponíveis no país (hepatite B, hepatite A, HPV, Rubéola...).
- Saber que quando não existe medicamento para oferecer durante o atendimento muitos pacientes podem adquiri-lo. E que os medicamentos genéricos nem sempre são os mais baratos.
- Disponibilizar preservativos (masculino/feminino).
- Agendar retorno.
- Notificar os casos aos órgãos de saúde pública para uma adequada vigilância epidemiológica.

PRINCIPAIS SÍNDROMES NA ATENÇÃO ÀS DSTS/INFECÇÕES GENITAIS:

- Feridas genitais (sífilis, herpes genital, cancro mole).
- Corrimento uretral (gonorreia, clamídia).
- Corrimento vaginal (vaginose bacteriana, candidíase, tricomoníase).
- Endocervicite/dor pélvica (gonorreia, clamídia).
- Edema/dor testicular (gonorreia, clamídia).
- Proctites (gonorreia, clamídia).
- Oftalmia (gonorreia, clamídia).

Observações:

- Podem existir mais de um agente e/ou mais de uma síndrome ao mesmo tempo.
- Às vezes, uma síndrome imita outra. Ex.: balanite gonocócica ulcerada ou feridas cervicovaginais que causam corrimento vaginal.
- Muitas alterações genitais, mesmo algumas infecciosas, não são DSTs.
- Mais de 20% das feridas genitais, embora usando-se bons recursos laboratoriais, ficam sem diagnóstico. Vários casos são doenças autoimunes.
- Deve-se ter cautela e bom-senso para não exagerar no uso de antibióticos, principalmente em associações.
- O uso indiscriminado de antibióticos seleciona germes resistentes e induz à resistência bacteriana.

IMPORTANTE

Pessoas com imunodeficiência (aids, neoplasias malignas, uso de imunossupressores) podem ter respostas atípicas e/ou exageradas a muitas infecções. Nestas pessoas, o tratamento pode requerer aumento da dose, do tempo e até alteração da via de administração do anti-infeccioso. Não é raro ser necessária a repetição do esquema e/ou internação hospitalar.

Mulheres na adolescência e na perimenopausa são os grupos em que, nos últimos anos, houve o maior avanço proporcional na incidência da infecção pelo HIV.

O corrimento vaginal (por processo inflamatório ou desequilíbrio da microbiota) coloca a mulher em grande vulnerabilidade para a aquisição do HIV (se ela for negativa, aumenta a suscetibilidade) e para a transmissão do vírus (se ela for positiva, aumenta a transmissibilidade). Banalizar o atendimento a esses quadros pode representar a banalização da qualidade de vida de uma comunidade.

SENSIBILIDADE

Mede a capacidade de o exame detectar a infecção quando presente. É a preocupação máxima com relação à população com alta prevalência da doença, como acontece nas clínicas de DSTs.

A sensibilidade mede a proporção de indivíduos com exame positivo com relação a todos os pacientes infectados.

ESPECIFICIDADE

Mede a capacidade de o teste excluir corretamente o indivíduo não infectado. É a preocupação máxima no exame de população com baixa prevalência da doença, como acontece nas clínicas de planejamento familiar e clínicas particulares gerais.

A especificidade mede a proporção de indivíduos não infectados, com exame negativo.

REFLEXÃO

Caso ainda não se tenha pleno domínio em todos os conhecimentos médicos para saber o que fazer na atenção a uma pessoa com (ou com hipótese de) DST/infecção genital, **deve-se saber, pelo menos, o que NÃO fazer**:

- Ter uma atitude preconceituosa sobre a sexualidade.
- Emitir diagnósticos com base em suposições, sem averiguar dados epidemiológicos, clínicos e laboratoriais.
- Deixar de convidar o paciente para uma atitude reflexiva e não fornecer a ele as informações básicas sobre o problema.
- Adotar uma atitude de juiz (emitir julgamentos sobre o paciente e/ou as situações que envolvem o caso).
- Ignorar toda a trama emocional e existencial envolvida no caso.
- Supervalorizar publicações sobre custo-efetividade, geralmente com estudos feitos em ambientes diferentes dos nossos. A prática médica, embora tenha visão ampla e coletiva, é ação personalizada. E pelo menos para nós, autores, quantificar o valor do ser humano (do seu bem-estar e da sua família) que estamos atendendo é tarefa que não temos capacidade de executar. E nem queremos.

Os Autores

Apresentação da 1ª Edição

Chega às mãos e ao conhecimento dos profissionais da saúde uma obra especial: *Atlas de DST & Diagnóstico Diferencial*, que tenho o prazer de apresentar, escrito e composto por Mauro Romero Leal Passos e Gutemberg Leão de Almeida Filho, com a colaboração de dezenas de especialistas. Não é somente um livro com figuras, é um curso sobre Doenças Sexualmente Transmissíveis, ministrado e desenvolvido sob a forma gráfica, com a acentuação das características peculiares de cada enfermidade e os aspectos relevantes para o diagnóstico diferencial.

É uma obra rara, realizada por médicos que conhecem em profundidade a sua especialidade, apresentada de maneira impecável, com uma casuística que impressiona pela quantidade e variedade e porque ensina pelo exemplo.

As Doenças Sexualmente Transmissíveis acompanham a Humanidade desde os primórdios e, em tempos passados, foram a causa de pavor e vergonha. O conhecimento dos micróbios e o desenvolvimento da era microbiana por Pasteur e seus contemporâneos, no século XIX, permitiram conhecer os agentes destas enfermidades. O advento da penicilina e de outros antimicrobianos tornou possível a sua terapia específica. Os estudos epidemiológicos possibilitaram estabelecer as medidas preventivas da sua ocorrência. As doenças venéreas tornaram-se tratáveis e evitáveis.

A introdução da pílula anticoncepcional liberou a mulher e democratizou as relações sexuais. A prática do sexo tornou-se livre e as doenças de transmissão sexual deixaram de ser uma ameaça aos homens em seu envolvimento com prostitutas, mas difundiram-se nas diversas escalas sociais. O temor com as DSTs foi reduzido, pois havia os antibióticos para o tratamento.

O surgimento da Síndrome da Imunodeficiência Adquirida (SIDA), com o seu cortejo de doença grave, de tratamento difícil e de prognóstico reservado, alertou, novamente, o mundo para o cuidado com a prática do sexo seguro.

Apesar das advertências, continua a ocorrência das Doenças Sexualmente Transmissíveis, que se apresentam sob as mais variadas localizações e formas clínicas. E o seu conhecimento é necessário para o clínico, o infectologista, o dermatologista, o ginecologista, o urologista, o pediatra, para só citar as especialidades médicas que mais frequentemente são procuradas por pacientes com manifestações destas doenças.

Neste sentido, o trabalho de Mauro Romero Leal Passos e Gutemberg Leão de Almeida Filho é extremamente oportuno, porque permite o aprendizado das enfermidades ligadas ao sexo, de maneira objetiva e explorando aspectos particulares de cada uma.

Raramente é encontrada uma obra como este Atlas. Impressionantes são as figuras, demonstrando as DSTs desde os seus aspectos clássicos até situações repulsivas. E cada uma delas acompanhada de um relato sobre o caso, o inusitado em certas circunstâncias, a informação chocante em algumas delas, espelhando o comportamento humano.

Atlas de DST & Diagnóstico Diferencial é uma obra de ensino e de consulta, notavelmente elaborada, com uma iconografia que supera os textos sobre o assunto. Parabenizo os autores por sua contribuição ao saber médico; parabenizo os profissionais da saúde por contarem com esta obra para enriquecerem o seu conhecimento sobre as Doenças Sexualmente Transmissíveis.

Walter Tavares

Prefácio da 2ª Edição

No ano de 2001, fui distinguido pelo meu amigo e colega Mauro Romero Leal Passos para apresentar seu novo livro "HPV, Que Bicho É Esse?" que, até onde sei, encontrava-se em sua 7ª edição em 2011, tal aceitação por leitores não só leigos como médicos, generalistas e especialistas igualmente. Com prazer acedi de pronto e o fiz com rapidez e alegria pela leveza do estilo, pela simplicidade e pela objetividade do texto, ainda que pleno de humanismo e de ciência, como registrei em meu escrito naquele então. Há poucos dias recebi novo convite do Mauro Romero, desta vez feito para escrever o prefácio desta magnífica obra que é a 2ª edição do seu *Atlas de DST & Diagnóstico Diferencial;* confesso-me pequeno ante tal tarefa, apesar de lisonjeado, porém decidido a enfrentá-la dando o melhor de mim.

Não posso deixar de reportar-me às circunstâncias em que conheci Mauro Romero. Como disse, conheci primeiro seus escritos e depois, muito depois, viemos a nos encontrar. Afável, culto e perspicaz, desde logo me cativou. Com o passar do tempo, esporadicamente nos encontrávamos em eventos científicos aqui e ali, até que o convidei para vir à minha pequena Santa Maria, em um dos encontros anuais dos meus ex-alunos. Sua presença vibrante, suas aulas repletas de sabedoria e sua experiência (que prazerosamente foram transmitidas à plateia), percebo hoje, eram o prenúncio do muito que estava por vir. Mauro Romero é um escritor incansável, prolífero, cientificamente inquieto, que está sempre a par do novo e não só disposto quanto desejoso de compartilhar toda a sua amadurecida vivência com seus discípulos e com seus colegas. Além da intensa atividade acadêmica na condição de professor, mentor e chefe do Setor de DST (MIP/CMB/CCM) da Universidade Federal Fluminense, em Niterói, ele está sempre empenhado em atividades associativas relevantes em entidades como a Sociedade Brasileira de DST e a Sociedade Latino-Americana e Caribenha de DST, das quais foi um dos fundadores, assim como em inúmeros conclaves e eventos no Brasil e no mundo afora. Colima suas realizações o Jornal Brasileiro de DST, menina dos seus olhos, que divulga com regularidade e competência, sob sua batuta, o conhecimento atual neste setor do saber científico.

Mas...minha tarefa é apresentar esta segunda edição do "Atlas de DST" de Mauro Passos. Sinto-me muito à vontade para devidamente apreciá-lo (em ambos os sentidos da palavra) por não ter nenhum conflito de interesses a declarar, uma vez que milito em outra área da nossa especialidade, como bem sabem os que me conhecem mais de perto. Procurando situar-me melhor em meu papel, socorro-me do Novo Dicionário Aurélio, guarida sempre segura, que assim reza: Atlas, do grego Átlas: 1. Coleção de mapas ou cartas geográficas em volume. 2. Álbum. Nada mais preciso do que estes conceitos. Em seu magnífico trabalho, Mauro Romero mostra-nos o caminho e guia-nos em direção ao diagnóstico de lesões que, para o não especialista, são verdadeiros enigmas que, desde logo, vetam atitude terapêutica precisa e oportuna em benefício do(a) paciente.

Ao rever a primeira edição deste livro, que veio à luz em 2002, tem-se a impressão que difícil, senão impossível, seria melhorá-lo. Pois o denodo e a perspicácia do autor, na busca da perfeição, fizeram com que o já massudo compêndio fosse substancialmente ampliado com a adição de cerca de 40% de casos clínicos inéditos. Como se não bastasse, passaram a fazer parte do livro gravações em vídeo de mais de 40 atendimentos médicos com a descrição das lesões, assim como os resultados dos exames laboratoriais correspondentes (das mais variadas índoles). Ademais, este atlas faz-se (ainda) acompanhar (imaginem!) de um DVD que encerra todas as imagens e vídeos que o compõem.

Para finalizar esta análise, nota-se que a preocupação pela excelência do trabalho do Professor Mauro Passos não se atém, apenas, à riqueza intrínseca do material, à extensão, profundidade e atualidade do conteúdo científico deste Atlas; ela se dá a ver e sentir na qualidade do papel empregado e na sua impressão, bem como no esmero com que foi feita a distribuição das figuras e a confecção dos textos explicativos e, também, na nitidez das fotografias, fatos que tornam, por isso, esta obra um rico celeiro para a transmissão de conhecimentos sobre esta complexa matéria. Todos nós, vinculados de alguma forma à docência, regozijamo-nos com as perspectivas que se nos abrem doravante!

Além de felicitar o Professor Mauro Romero Leal Passos, todos os outros autores que cederam os seus casos clínicos por esta façanha e a Editora Revinter, que não despreza nenhum dos recursos atualmente disponíveis para a elaboração de um livro desta natureza, realmente não só didático quanto extremamente prático, cabe-me agradecer a honra de havê-lo prefaciado e expressar minha convicção do sucesso desta obra que, além do mais, penso eu, não tem similar por sua originalidade.

Ronald Bossemeyer

Prefácio da 1ª Edição

O trabalho que ora apresentamos, *Atlas de DST & Diagnóstico Diferencial,* representa parte de uma experiência acumulada no atendimento de pacientes com DST ou com suspeita de DST.

Esta experiência, de um grupo de colegas – maioria brasileiros –, expressa o dia a dia daqueles que trabalham mais no atendimento primário/secundário. Tal atuação evidencia nossos acertos, equívocos, dificuldades, limitações, mas, sobretudo, documenta, mais uma vez, que as DSTs estão mais presentes do que nunca e que jamais estiveram sob controle em nosso País.

Deixa claro, também, que não se deve contentar em diagnosticar uma DST; as associações de infecções ocorrem com mais frequência do que muitos imaginam.

Por outro lado, se devemos ter sempre que pensar sifiliticamente, não podemos cair na armadilha de que tudo o que está no genital é infecção de transmissão sexual. Em muitos casos, nem infecção é.

Outro ponto que merece ser destacado diz respeito à atenção global às pessoas que procuram atendimento médico. Mesmo havendo limitações para o diagnóstico e/ou o tratamento de uma patologia, não podemos esquecer que escutar, olhar e respeitar uma pessoa pouco tem a ver com recursos materiais sofisticados.

De outra maneira, exagerar na gravidade de um caso, principalmente com argumentos que não são consagrados, pode ser sinônimo de má prática. Mesmo que "com boa intenção".

Com certeza, muitos dos relatos que serão aqui apresentados já foram vivenciados por vários colegas. A diferença é que poucos documentam e publicam os seus casos.

Neste sentido, começamos, ainda na faculdade e nos plantões como acadêmico, no fim dos anos 1970, com o hábito de documentar muitos dos atendimentos.

Assim, queremos incentivar todos os profissionais a apresentarem as suas experiências, pois é com intercâmbio de informações que será possível difundir os conhecimentos gerados ou adquiridos, visando, na nossa área de atuação, ajudar para que mais pessoas tenham seus agravos à saúde pronta e adequadamente encaminhados.

Mauro Romero Leal Passos

Colaboradores

Adelaide Rodrigues
Enfermeira Especialista em DST – Setor de DST da
Universidade Federal Fluminense
In Memoriam

Adele Schwartz Benzaken
Doutora/Pesquisadora no Centro de Pesquisas Leônidas e
Maria Deane (CPqL&MD) FIOCRUZ/Amazônia – Manaus, AM

Altamiro Vianna e Vilhena de Carvalho
Especialista em Pediatria, Saúde da Família e em DST
Mestre em DST pela
Universidade Federal Fluminense

Altamiro Vianna
Professor Titular de Ginecologia
Universidade Federal Fluminense
In Memoriam

Ana Carolina Vitola Pasetto
Médica-Residente do Departamento de Tocoginecologia do
Hospital Universitário da Universidade Federal do Paraná

Ana Cristina Machado
Especialista em Dermatologia

André L. L. Curi
Doutor em Oftalmologia pela
Universidade Federal de Minas Gerais
Responsável pelo Setor de Uveíte/Aids do Serviço de
Oftalmologia da Universidade Federal Fluminense
Responsável pelo Setor de Uveíte/Aids do Serviço de
Oftalmologia da Universidade Federal de Minas Gerais

Andréa Braga Moleri
Professora-Assistente das Disciplinas de Diagnóstico Bucal da
Faculdade de Odontologia da Universidade Federal Fluminense
Professora Adjunta das Disicplinas de Morfologia Aplicada,
Patologia e Terapêutica e Semiologia Geral e Aplicada do
Curso de Odontologia da Escola de Ciências da Saúde da
Universidade do Grande Rio – Professor José de Souza Herdy –
UNIGRANRIO
Mestre em Morfologia pela Universidade do
Estado do Rio de Janeiro

Antônio Chambô Filho
Professor Doutor, Chefe da Residência Médica em Ginecologia e
Obstetrícia da Santa Casa de Misericórdia de Vitória, ES

Auri Vieira da Silva Nascimento
Enfermeira Especialista em DST – Setor de DST da
Universidade Federal Fluminense

Benjamim Baptista de Almeida
Chefe do Serviço de Dermatologia do
Hospital Geral de Bonsucesso –
Rio de Janeiro, RJ

Bruno Pompeu Marques
Pós-Graduado em Clínica Médica
Especialista em DST pela SBDST, Título de Clínica Médica pela
SBCM

Camila Brandão Lobo
Acadêmica do Curso de Odontologia da Escola de Ciências da
Saúde da Universidade do Grande Rio – Professor José de
Souza Herdy – UNIGRANRIO
Monitora do Núcleo Integrado de Estomatologia e do
Laboratório de Histopatologia Bucal do Curso de
Odontologia da Escola de Ciências da Saúde da
Universidade do Grande Rio – Professor José de Souza Herdy –
UNIGRANRIO

Carla Aguiar Bastos
Especialista em Tocoginecologia e DST –
Setor de DST da
Universidade Federal Fluminense

Cláudia de C. Garcia
Especialista em Dermatologia

Cláudio Cesar Cirne dos Santos
Pesquisador da Fundação Athaulfo de Paiva – Fundação
Oswaldo Cruz – Rio de Janeiro, RJ

Cristina Mendonça Costa
Professora Adjunta de Citopatologia da
Universidade Federal Fluminense

Délcio Nacif Sarruf
Professor Adjunto da Faculdade de Odontologia da
Universidade Federal Fluminense

Dennis de Carvalho Ferreira
Especialista em DST
Mestre em Saúde da Criança e do Adolescente
Doutor em Microbiologia
Professor Substituto do Instituto de Microbiologia da UFRJ
Setor de DST da Universidade Federal Fluminense

Edison Natal Fedrizzi
Professor de Ginecologia e Obstetrícia da
Universidade Federal de Santa Catarina
Membro do Comitê Nacional de PTGI da FEBRASGO
Coordenador de Pesquisa do Departamento de
Gineco-Obstetrícia da Universidade Federal de Santa Catarina

Edmund Chada Baracat
Professor Titular de Ginecologia da
Universidade de São Paulo

Edson Gomes Tristão
Professor-Associado Vice-Chefe do Departamento de
Tocoginecologia do Hospital Universitário da
Universidade Federal do Paraná

Eunice de Castro Soares
Professora Adjunta, Doutora em Micologia pela
Universidade Federal Fluminense
Aposentada

Fábio Russomano
Doutor em Clínica Médica (Pesquisa Clínica pela UFRJ)
Instituto Fernandes Figueira – FIOCRUZ – Rio de Janeiro, RJ

Felipe Dinau Leal Passos
Biólogo
Mestrando em Medicina Tropical da Fundação Oswaldo Cruz –
FIOCRUZ – Rio de Janeiro, RJ

Flávio Merly
Professor do Núcleo Integrado de Estomatologia da
Universidade do Grande Rio, RJ

Francisco Massa
Coordenador do Núcleo de Atendimento para a
Adolescência – Secretaria Municipal de Saúde de Niterói, RJ

Geraldo Duarte
Professor Titular, Doutor, Livre-Docente de Tocoginecologia da
Faculdade de Medicina de Ribeirão Preto da
Universidade de São Paulo, SP

Gesmar Volga Haddad Herdy
Professor Titular de Pediatria da
Universidade Federal Fluminense

Helder José Alves Machado
Chefe do Serviço Municipal de Urologia de Niterói –
Hospital Orêncio de Freitas – Niterói, RJ

Helena Lucia Barroso dos Reis
Médica Especialista em G&O – FEBRASGO
Especialista em Doenças Sexualmente Transmissíveis
Mestranda da Universidade Federal Fluminense

Humberto Abrão
Diretor Técnico do Laboratório Humberto Abrão –
Belo Horizonte, MG

Isabel Chulvis do Val
Professora Adjunta de Ginecologia da
Universidade Federal Fluminense, RJ

João Soares Moreira
Pesquisador Doutor – Chefe do Serviço de
Otorrinolaringologia do Hospital Evandro Chagas –
Fundação Oswaldo Cruz – Rio de Janeiro, RJ

José Carlos dos Santos Silva
Especialista em DST, Universidade Federal Fluminense

José Carlos G. Sardinha
Médico-Dermatologista da
Fundação Alfredo da Matta – Manaus, AM

José Carlos Saddy
Diretor-Médico da Saddy Diagnóstico – Niterói, RJ
Professor Adjunto de Patologia da
Universidade Federal Fluminense
In Memoriam

José Trindade Filho
Professor Adjunto de Dermatologia da
Universidade Federal Fluminense

Juan Carlos Flichman
Representante para a América-Latina da União
Internacional contra as Infecções de Transmissão
Sexual – Argentina

Jussara Barros Cerrutti
Médica-Ginecologista e Obstetra – Serviço de DST/Aids,
Secretaria de Saúde de Imperatriz – Maranhão, MA

Jussara Schwind Pedrosa Stussi
Professora Adjunta de Micologia da
Universidade Federal Fluminense
In Memoriam

Ken Borchardt
Ph.D. *Center for Biomedical Laboratory Science* –
São Francisco, EUA

Ledy do Horto dos Santos Oliveira
Professor Titular
Doutor em Virologia (MIP/CMB/CCM) –
Universidade Federal Fluminense, RJ

Luiz Augusto Nunes Teixeira
Professor Titular de Dermatologia
Diretor da Faculdade de Medicina de Campos, RJ
In Memoriam

Luiz Lúcio Daniel
Especialista em Dermatologia pela Secretaria de Saúde do
Distrito Federal – Brasília, DF

M. Ferrer Gispert
*Jefe Sección de ETS del Departamento de Obstetricia y Ginecologia
del Instituto Dexeus de Barcelona – España*

Márcia C. A. Araujo Frias
Especialista em Tocoginecologia e DST –
Setor de DST da
Universidade Federal Fluminense

Maria Clara D'Araujo C. M. Chaves
Professor-Assistente de Citopatologia da
Universidade Federal Fluminense, RJ

Mariana Dinau Leal Passos
Médica Especializanda do Setor de DST da
Universidade Federal Fluminense, RJ

Maurício Morelli
Especialista em DST – Setor de DST da
Universidade Federal Fluminense, RJ

Miriam Beatriz Jordão Moreira
Professora Adjunta das Disciplinas de Diagnóstico Bucal da
Faculdade de Odontologia da
Universidade Federal Fluminense
Mestre em Patologia Bucal pela
Universidade Federal Fluminense

Nei Fialho
Professor Adjunto de Ginecologia da
Universidade do Estado do Rio de Janeiro
Aposentado

Neiw Oliveira Iamada
Especialista em Tocoginecologia e DST –
Setor de DST da Universidade Federal Fluminense

Nelson Vespa Junior
Médico-Ginecologista e Pesquisador do
Instituto Brasileiro do Controle do Câncer – São Paulo, SP

Nero Araújo Barreto
Professor-Associado de Bacteriologia (MIP/CMB) da
Universidade Federal Fluminense

Newton Sérgio de Carvalho
Professor-Associado e Chefe do Departamento de
Tocoginecologia do Hospital de Clínicas da
Universidade Federal do Paraná

Nísio Marcondes
Professor Titular de Patologia – Instituto de Ginecologia
Universidade Federal do Rio de Janeiro, RJ
In Memoriam

Paulo Cesar Giraldo
Professor Titular e Chefe do Ambulatório de Infecções
Genitais Femininas do Departamento de Tocoginecologia da
Faculdade de Ciências Médicas da Universidade Estadual de
Campinas
Editor do Jornal Brasileiro de DST

Paulo Cesar Vasconcelos Quintella
Subgerente de Clínicas Cirúrgicas do Hospital Municipal
Raphael de Paula Souza, Secretaria de Saúde do
Rio de Janeiro
Chefe do Serviço de Ginecologia e Coordenador da Residência
Médica de Ginecologia e Obstetrícia do Hospital Municipal
Raphael de Paula Souza

Paulo da Costa Lopes
Professor Titular Aposentado do Instituto de Ginecologia da
Universidade Federal do Rio de Janeiro

Paulo Linhares
Diretor Técnico do Laboratório Paulo Linhares –
Rio de Janeiro, RJ

Paulo Roberto Nery da Silva
Especialista em Clínica Médica
Secretaria Municipal de Saúde de Niterói, RJ

Philippe Godefroy
Mestrando do Curso de Saúde da Mulher da
Universidade Federal Fluminense, Setor de DST da
Universidade Federal Fluminense
Professor-Assistente de Tocoginecologia da Faculdade de
Medicina de Valença, RJ

Priscilla Frauches Madureira de Faria
Médica Especializanda do Setor de DST da
Universidade Federal Fluminense, RJ

Raimundo Diogo Machado
Professor Titular
Diretor do Instituto de Microbiologia
Universidade Federal do Rio de Janeiro
In Memoriam

Renata de Queiroz Varella
Especialista em DST e Ginecologia e Obstetrícia
Mestre em DST – Setor de DST pela
Universidade Federal Fluminense

Renata Marques
Médica-Residente do 3º ano de Ginecologia e Obstetrícia do
Hospital das Clínicas de Teresópolis, RJ

Renato de Souza Bravo
Professor Adjunto e Chefe do Serviço de Ginecologia da
Universidade Federal Fluminense

René Garrido Neves
Professor Titular de Dermatologia da
Universidade Federal do Rio de Janeiro e
Universidade Federal Fluminense
Aposentado

Roberto de Souza Salles
Professor-Associado de Virologia da
Universidade Federal Fluminense

Roberto Maués
Professor Adjunto de Dermatologia da
Faculdade de Medicina Souza Marques –
Rio de Janeiro, RJ

Rogério Tavares
Especialista em Dermatologia e Mestre em DST –
Setor de DST da
Universidade Federal Fluminense

Ronaldo Soares de Farias
Núcleo de Medicina Tropical – Ambulatório de DST
Universidade Federal do Ceará

Rubem de Avelar Goulart Filho
Enfermeiro Especialista e Mestre em DST –
Setor de DST da Universidade Federal Fluminense

Sandra F. Moreira da Silva
Mestre em Doenças Infecciosas pelo Núcleo de Doenças
Infecciosas da Universidade Federal do Espírito Santo
Coordenadora da Residência Médica de Infectologia
Pediátrica do Hospital Infantil Nossa Senhora da Glória –
Vitória, ES

Sérgio Mancini Nicolau
Professor-Associado
Doutor em Ginecologia pela Universidade Federal de São Paulo

Silvana Khouri Duarte
Especialista em Dermatologia

Sílvia Lima
Especialista em Ginecologia e Obstetrícia e Patologia Cervical
Membro do Comitê Nacional da Patologia do Trato Genital
Inferior da Febrasgo
Presidente da Comissão Científica da Associação Brasileira de
Genitoscopia – Capítulo Pará

Sílvia Maria B. Cavalcanti
Professora-Associada, Doutora em Virologia (MIP/CMB) da
Universidade Federal Fluminense

Sinésio Talhari
Professor Titular de Dermatologia do Instituto de Medicina
Tropical do Amazonas da
Universidade Federal do Amazonas

Susana Cristina Aidé V. Fialho
Professora Adjunta de Ginecologia da
Universidade Federal Fluminense

Tegnus Vinicius Depes de Gouvêa
Especialista em Pediatria e em DST
Setor de DST da Universidade Federal Fluminense

Tomaz Barbosa Isolan
Professor Adjunto de Urologia da
Universidade Federal de Pelotas
Mestre em DST – Setor de DST da
Universidade Federal Fluminense

Vandira Maria dos Santos Pinheiro
Professora Colaboradora do Curso de Especialização em
DST da Universidade Federal Fluminense
Mestra em Educação pela
Universidade Federal do Rio de Janeiro

Vânia Silami
Professora Adjunta
Doutora em Patologia pela Universidade Federal Fluminense

Vaulice Sales Café
Professora Adjunta de Microbiologia da
Universidade Federal do Ceará

Vera Lúcia Tenório Correia da Silva
Médica do Ministério da Saúde e da Santa Casa de Maceió e
Hospital do Açúcar – Maceió, AL
Hospital Arthur Ramos

Wilma Nancy Campos Arze
Especialista de DST
Mestre em Medicina
Setor de DST da Universidade Federal Fluminense

Atlas de DST & Diagnóstico Diferencial

CAPÍTULO 1

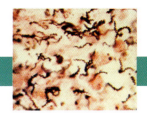

SÍFILIS

Sinonímia
Lues, cancro duro, protossifiloma.

Conceito
Doença infectocontagiosa, de evolução sistêmica e crônica, que ocorre por transmissão sexual e por outros contatos íntimos. Pode ser transmitida da mãe para o feto (intraútero), ou pelo contato da criança com as lesões maternas durante o parto.
Estima-se que mais de 900 mil novos casos por ano ocorram no Brasil, e no mundo mais de 12 milhões por ano.

Período de Incubação
De 21 a 30 dias, após contato infectante. Porém, pode variar de 10 a 90 dias, dependendo do número e virulência de bactérias infectantes e da resposta imunológica do hospedeiro.

Agente Etiológico
Treponema pallidum, subespécie *pallidum*. É uma bactéria espiroqueta que não se cora pela técnica de Gram e nem cresce em meios de cultivo artificiais. Sensível ao calor, detergentes e antissépticos comuns, além de frágil para sobreviver em ambientes secos. É um patógeno exclusivo do ser humano.

Manifestações Clínicas

Sífilis recente
Cronologia das lesões:
- *21 a 30 dias:* Cancro duro ou cancro de inoculação – lesão única (podendo ser múltipla em raros casos), com bordas endurecidas pelo processo inflamatório linfoplasmocitário. É mais comum ser visível no homem, no sulco balanoprepucial, que na mulher. O cancro duro, se não for tratado, pode persistir por 30 a 90 dias, involuindo espontaneamente. Na mulher, muito raramente, observa-se lesão na vulva.
- *30 dias:* Adenopatia satélite – é bilateral (inguinal), indolor e não inflamatória. O cancro duro e a adenite satélite são conhecidos como sífilis primária.
- *30 a 40 dias:* Sorologia positiva.
- *50 a 180 dias:* Lesões exantematosas, maculares e papulosas, na pele e/ou mucosas genitais ou bucais. O *treponema* entra na circulação e multiplica-se, fazendo aparecer a fase exantematosa (roséola) dispersa pelo corpo. Procedendo as roséolas, aparecem as máculas e pápulas, assumindo vários aspectos clínicos (sifílides). Esta fase também é chamada de sífilis secundária. Todas estas erupções involuem espontaneamente sem deixar sequelas mesmo na ausência de tratamento. Como as lesões são variadas, vale considerar que qualquer lesão genital tem chance de ser sífilis e que pensar sifiliticamente ainda é correto.

Sífilis latente
Ocorre entre 1 a 2 anos após o contágio. É conhecida como fase de "silêncio clínico", permitindo o diagnóstico apenas por meio dos exames sorológicos.
Divide-se em latente precoce (até 1 ano) e latente tardia.

Sífilis tardia

Pode ter início já no final da fase latente ou estender-se por vários anos. Suas manifestações clínicas são divididas em:

A) **Tegumentares:** Gomas, sifílides tuberosas, nodosidades justa-articulares e eritema terciário.

B) **Extrategumentares:** Oculares, ósseas, cardiovasculares e sistema nervoso.

Diagnóstico Laboratorial

- *Cancro duro e lesões mucocutâneas:* Pesquisa do *treponema* por bacterioscopia em campo escuro (ainda é o padrão-ouro e deve ser realizada no momento da consulta, pois se observam as bactérias vivas e móveis); imunofluorescência direta (excelente técnica, pois pode ser encaminhada para um laboratório); impregnação pela prata (técnica de Fontana-Tribondeaux, embora seja grosseira e sujeita a mais erros, pode ser realizada depois da consulta).
- *Todas as fases da sífilis:* Sorologias: Não treponêmica – VDRL (mais usado) e RPR; treponêmica – FTA-Abs, MHA-TP e Elisa. Em geral, o VDRL reator com título igual ou superior a 1/16 é entendido como doença e o paciente deve ser tratado. Salvo quando se está em acompanhamento sorológico pós-tratamento.

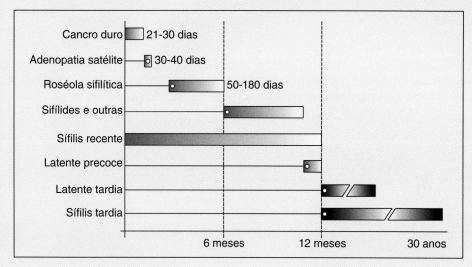

Figura 1

Cronologia das manifestações da sífilis adquirida.

O VDRL pode ser falso-positivo em títulos baixos em decorrência de reações cruzadas, e falso-negativo, principalmente, nas fases primária e latente tardia. O mesmo pode ocorrer com exames treponêmicos, porém com menor frequência. Efeito prozona é quando ocorre excesso de anticorpos com relação ao antígeno, durante a realização do VDRL, apresentando resultado falso-negativo. Com a diluição do soro pode-se observar títulos finais altos. O paciente normalmente estará na fase secundária.

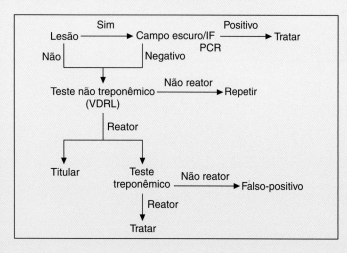

Figura 2

Esquema para o diagnóstico da sífilis. IF: imunofluorescência; FT: Fontana-Tribondeuax (impregnação pela prata); PCR: reação em cadeia por polimerase.

Avaliação dos Métodos Laboratoriais

Exame	Sensibilidade %	Especificidade %
Campo escuro[1]	85-95	100
Imunofluorescência[1]	90-95	> 98
VDRL	70-100*	79-98**
FTA-Abs/Elisa	85-100*	95-100**
MHA-TP	70-100	95-100
PCR	> 95	> 98

[1]Varia com o profissional; (*) varia com o estádio da doença; (**) varia com a população.

Tratamento e Controle de Cura

Recente (primária/secundária) e latente (até 1 ano): penicilina G benzatina 2.400.000 UI IM (1.200.000 UI em cada região glútea), dose única.

Latente (com mais de 1 ano) e tardia: penicilina G benzatina 2.400.000 UI IM por semana, durante 3 semanas.

- *Neurossífilis:* Penicilina G cristalina 24 milhões UI/dia (4 milhões UI de 4/4 horas), EV, durante 21 dias.
- *Critério de cura:* VDRL 3, 6 e 12 meses após o tratamento. Deverá haver queda de quatro títulos da sorologia ou sua negativação de 6 meses a 1 ano. As gestantes devem ser acompanhadas mensalmente. Deverá ser feito um novo tratamento se a sorologia aumentar quatro títulos. O esperado é a diminuição de um título por mês.
- *Drogas alternativas:* Azitromicina 1 g VO por semana, durante 2 ou 3 semanas para sífilis até 1 ano; após 1 ano não há estudos. Doxiciclina 100 mg VO 12/12 h ou eritromicina ou tetraciclina 500 mg VO 6/6 h, durante 14 dias para sífilis até 1 ano e durante 28 dias para sífilis com mais de 1 ano.
- *Gestantes:* Usar os mesmos esquemas com penicilina G benzatina. São contraindicados tetraciclinas, doxiciclina e estolato de eritromicina.

A **hipersensibilidade grave à penicilina** é muito menos frequente do que advogam os mitos populares e médico. Quem pensar diferente deve procurar informações bem documentadas.

Complicações

- *Sífilis tardia:* Neurossífilis, cardiovascular e cutaneomucosa (gomas).
- *Sífilis congênita recente e tardia:* Sífilis congênita é uma doença sentinela para o sistema de saúde. Quando ocorre, reflete erros grosseiros neste sistema, além de avaliar a qualidade do pré-natal.

  A OMS estabelece que não deva existir mais de 1 caso para cada 1.000 nascidos vivos. No Brasil, de acordo com o Programa Nacional de DST e Aids (PN-DST/Aids), a média nacional em maternidades públicas é de 16 casos em cada 1.000 nascidos vivos.

  Sabe-se que pelo menos 40% dos conceptos de mães com sífilis não tratada durante a gestação terão graves problemas ou serão levados a óbito. Portanto, uma gestante com sífilis ou com suspeita de sífilis deve ser encarada como urgência médica.

  Os números de sífilis congênita no Brasil refletem o descaso, ou a negligência, de toda a sociedade (gestores, profissionais de saúde, população e mídia) com uma doença para a qual existe diagnóstico e tratamento eficientes.

  A norma técnica que caracteriza um caso de sífilis congênita pode ser recuperada em http://www.uff.br/dst/revista 17-1-2005/resumosdeteses-informe-carta.pdf (Jornal Brasileiro de DST. 2005;17(1):79-80).

Considera-se sífilis inadequadamente tratada na gestação se:
- Tratamento feito com fármaco diferente da penicilina.
- Tratamento incompleto ou não adequado para a fase clínica, mesmo que feito com penicilina.
- Instituição do tratamento a menos de 30 dias do parto.
- Elevação dos títulos sorológicos após o término do tratamento.
- Parceiro sexual não tratado ou na ausência de documentação deste tratamento.

Mesmo em caso de gestante adequadamente tratada para sífilis, o recém-nascido deve ser investigado para a doença. Existe, ainda que pouco frequente, a possibilidade de sífilis congênita em bebê de mãe adequadamente tratada.

A positivação da sorologia pode ocorrer em até 18 meses após o parto.

Na avaliação de um caso suspeito de sífilis congênita, deve-se contemplar excelente história clínica; exames clínicos e sorológicos da mãe; sorologias e radiologia óssea do recém-nascido, além de exame clínico e sorológico do parceiro sexual da gestante ou parturiente.

O parceiro sexual da mãe não deve ser esquecido. Neste, exames clínico e sorológico, além de tratamento adequado, é imperioso.

Diagnóstico Diferencial

Herpes simples, cancro mole, cancro misto de Rollet (cancro duro + cancro mole), donovanose, farmacodermias, viroses exantematosas, fissuras e ulcerações traumáticas.

Observações

- A gestante deve efetuar pelo menos dois testes sorológicos, um na primeira visita e outro na 34ª-36ª semana. Ocorrendo lesão genital deve-se investigar rapidamente.
- Não há indicação de solicitação de sorologia imediatamente após o tratamento.
- Nos casos de hipersensibilidade à penicilina, a dessensibilização só deve ser feita em ambiente seguro e com profissionais experientes.
- A sorologia pode permanecer reatora em títulos baixos (1:4) por toda a vida, mesmo após o tratamento correto.
- Falhas terapêuticas podem ocorrer em qualquer esquema terapêutico, embora não exista relato de resistência treponêmica à penicilina.
- Em caso de desconhecimento ou dúvida sobre a época do contágio é preferível optar pelo tratamento em esquema de 3 doses com intervalos semanais.
- A reação de Jarish-Herxheimer pode ocorrer após a primeira dose de qualquer treponemicida. É expressada como exacerbação das lesões cutâneas, febre, cefaleia e artralgias. Ocorre mais na fase exantematosa. Cede com analgésicos e antitérmicos. Há quem indique 12 mg de betametasona IM e ácido acetilsalicílico 500 mg VO, antes da primeira dose de antibiótico.
- Embora a azitromicina possa ser usada na mulher grávida, deve-se ter em mente que esta droga não atravessa a barreira placentária. Portanto, ao nascer, a criança deverá ser obrigatoriamente avaliada e tratada. Assim, a penicilina continua sendo a primeira opção. Sua substituição deve ser analisada com extremo cuidado.
- Como muitos laboratórios não fazem mais o exame FTA-Abs, achamos prática a solicitação de teste treponêmico sem especificar o tipo de exame.
- Com os conhecimentos de sorologia para sífilis não indicamos a solicitação de FTA-Abs-IgM, pois resultados falso-positivos são muito frequentes.

Capítulo 1
SÍFILIS

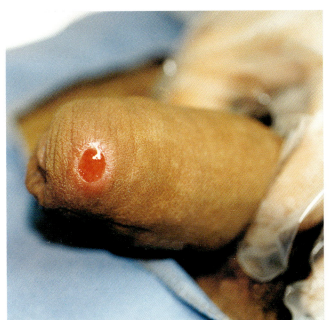

Figura 1-1

Paciente adolescente procurou dois serviços de saúde anteriormente, queixando-se dessa lesão que apareceu há 2 semanas e não era dolorosa. Diagnóstico: cancro duro.

Certa vez, numa sala do Colégio Brasileiro de Cirurgiões, no Rio de Janeiro, ouvi do Professor Eduardo Rabelo a seguinte frase: "Qualquer lesão genital tem 90% de chance de ser sífilis; precisamos pensar sifiliticamente."

Na verdade, já havia escutado essa frase de outros brilhantes médicos. Colegas mais velhos afirmam que tal frase era do Prof. Feijó. Enfim, autoria da frase à parte, o dado de 90%, ainda hoje em 2011, é, em nosso meio, desafiador, pois constatamos que existem casos de sífilis que passam por vários médicos, sem que esses levantem a hipótese da infecção pelo *T. pallidum*.

Figura 1-2

Quadro similar ao anterior: cancro duro. E é assim chamado porque, se for palpado, notar-se-á enduração na base e ao redor da lesão, típica de infiltração por células mononucleares.

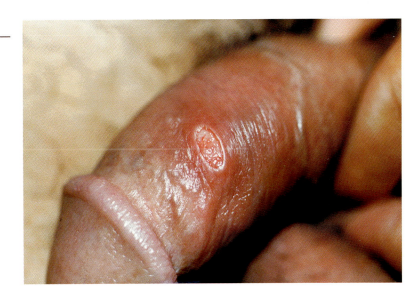

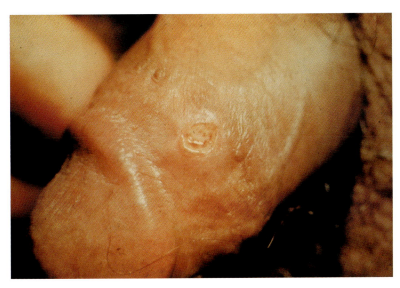

Figura 1-3

Caso de cancro duro idêntico aos anteriores, que representa o local por onde o treponema penetrou no indivíduo. Também pode ser chamado de cancro de inoculação.

Há algum tempo imaginava-se que a doença, primariamente, ficava só no genital, para depois se disseminar para a pele e outros órgãos. Hoje, sabemos que a sífilis, desde o primeiro momento, é doença sistêmica, pois rapidamente, do ponto onde se iniciou, vai para os linfonodos satélites e daí em diante. Assim, preferimos classificar como sífilis recente, latente e tardia, e não como primária, secundária e terciária. Em nossa visão, é fisiopatogenicamente mais correto.

Figura 1-4

Neste caso, o cancro duro mais parece uma esfoliação.

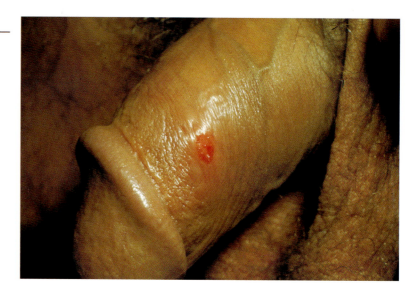

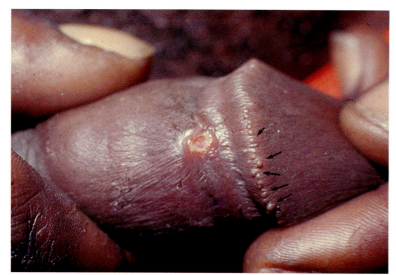

Figura 1-5

Além da clássica lesão única, indolor, endurada de cancro duro, é possível chamar a atenção, pelas setas, de papilas na coroa da glande, que muitos ainda confundem com infecção pelo HPV. São formações glandulares absolutamente normais.

Figura 1-6

Neste caso de cancro duro queremos destacar o visível edema em prepúcio e o detalhe de que, quando se tenta encobrir ou expor a glande, a parte do prepúcio em torno da lesão não se dobra. Isso se deve ao infiltrado linfoplasmocitário, que causa a enduração ao redor e no fundo da lesão inicial da sífilis.

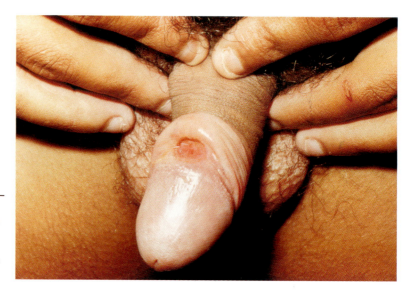

Capítulo I
SÍFILIS

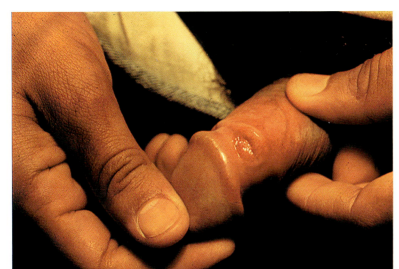

Figura 1-7

Caso bem similar ao anterior e também à Figura 1-15 deste mesmo capítulo. Relatava ter parceira fixa não exclusiva que foi examinada, sendo o exame clínico normal. A sorologia para sífilis nela foi negativa. Num intervalo de 30 dias foi repetido o exame sorológico, sendo, nessa ocasião, positivo: VDRL 1:16; FTA-Abs positivo.

Figura 1-8

Na maioria absoluta das vezes, as lesões de cancro duro no homem apresentam-se como lesão única indolor ou pouco dolorosa, base dura, que, mesmo não havendo tratamento específico, tem tendência a regredir em 30-60 dias.

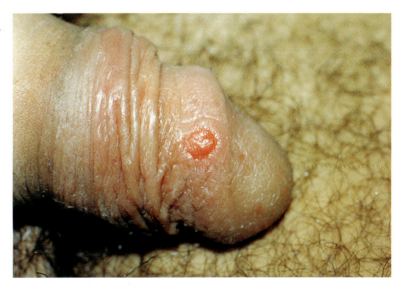

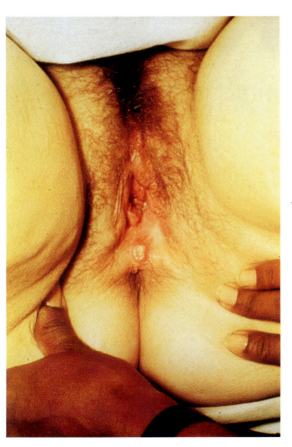

Figura 1-9

Posso contar nos dedos as vezes que consegui determinar com clareza a lesão inicial de cancro duro em paciente mulher. Dos mais de 2 mil casos de sífilis já acompanhados, em apenas 4 teria confiança para afirmar que era cancro duro. Tenho quatro fotografias.

Quando o cancro duro é bem documentado nas mulheres, este é mais frequentemente observado na vulva, como o caso aqui mostrado.

De acordo com nossa experiência, as mulheres possuem sífilis mais diagnosticadas na fase de roséolas ou sifílides papulosas ou papuloerosivas em genitais, e não na fase inicial de cancro duro.

É lógico pensar que as lesões iniciais ocorram mais na vagina e colo uterino, o que dificultaria o diagnóstico. Em geral, nessas situações, a mulher apresenta corrimento vaginal e, para tal, recebe medicamentos tópicos para vaginites. Como a evolução do cancro duro é regredir, muitos deles passam sem diagnóstico.

Com a evolução da sífilis, esses casos dão outra oportunidade adiante, com as lesões cutaneomucosas da chamada sífilis secundária.

Figura 1-10

É importante chamar a atenção para a procura de adenopatia, em geral bilateral e indolor, que acompanha o cancro duro em praticamente 100% dos casos.

Ainda caso de cancro duro. Um dos parceiros foi consultado com ausência de manifestações clínicas de sífilis e sorologias (VDRL, FTA-Abs) negativas.

Nestas situações, instituir medicação treponemicida é a conduta correta.

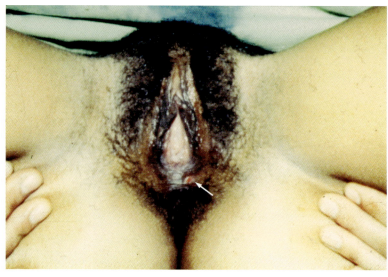

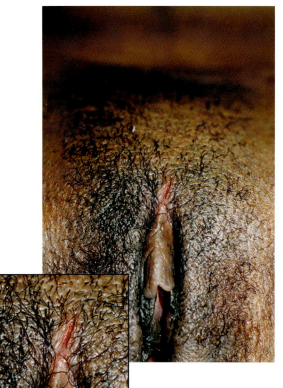

◀ **Figura 1-11**

Pode ser difícil aceitar um caso assim como cancro duro. Todavia, em razão das confirmações diagnósticas, bacterioscopia direta em campo escuro positiva, sorologia (VDRL 1:16), linfopoliadenomegalia inguinal bilateral, foi definido como cancro duro. No detalhe, observar as bordas mais salientes.

Figura 1-12

Paciente jovem que, além do cancro duro na vulva, apresentava, também, quadro de corrimento vaginal.

Em destaque, detalhes do fundo e bordas do cancro duro.

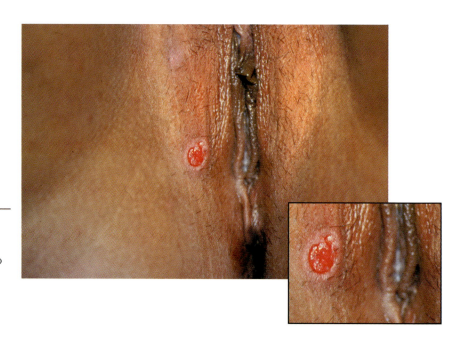

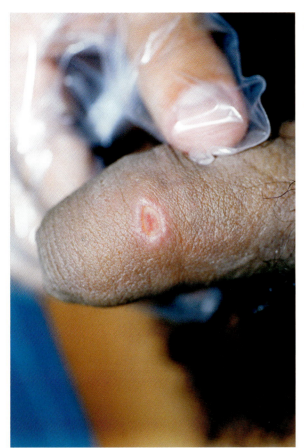

Figura 1-13

Adolescente com cancro duro há mais de 20 dias, que estava aplicando creme polivalente (antibiótico, antimicótico e corticoide) porque o VDRL tinha sido negativo e assim descartada a possibilidade de sífilis.

É bom lembrar que na fase inicial do cancro duro é frequente a sorologia ser não reatora. O padrão de diagnóstico é o encontro de treponemas na lesão.

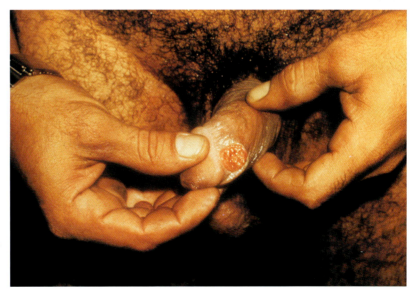

Figura 1-14

Paciente com extensa lesão ulcerada pouco dolorosa, atingindo área de sulco balanoprepucial, frênulo e corpo peniano, cujo diagnóstico final foi cancro duro.

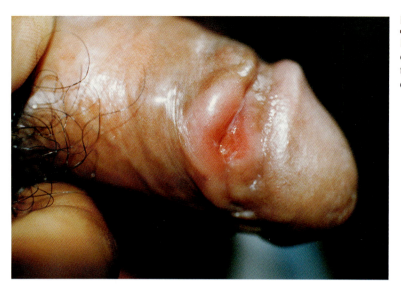

Figura 1-15

Este tipo de lesão já foi mostrado anteriormente. Notar o edema ao redor da lesão de cancro duro. Esta pele em torno do cancro está tão infiltrada que não possui elasticidade para dobrar.

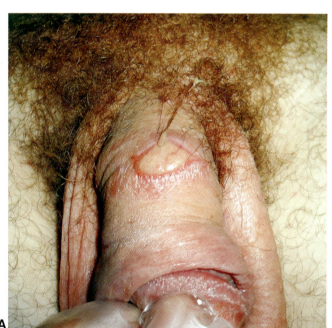
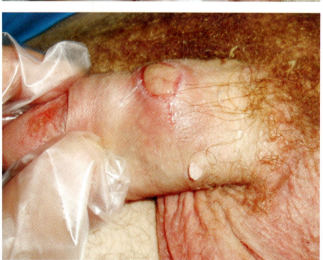
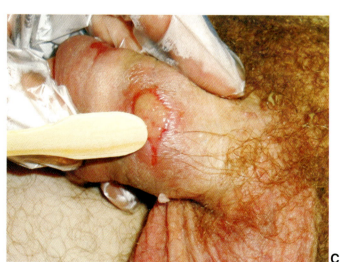

Figura 1-16

Paciente atendido no Setor de DST da UFF com quadro de lesão única, ulcerada e indolor em pênis. Informou que a lesão iniciou após, aproximadamente, 25 dias da relação sexual, sem uso de preservativo, com parceira nova. Ao exame clínico encontramos lesão de base dura (**A**), micropoliadenomegalia inguinal bilateral e lesões vegetantes (**B**), também, em haste de pênis. Foi coletado material da lesão (**C**) para bacterioscopia direta em campo escuro sendo positiva para bactérias espiroquetas. Foi feita exerese de lesões condilomatosas, tratamento com penicilina G benzatina e prescrição de esquema vacinal para hepatite B, pois o paciente negava tal vacinação.

❋ *Ver vídeos em DVD anexo.*

Capítulo 1
SÍFILIS

Figura 1-17

Como não existe, até hoje, cultura para *T. pallidum*, o padrão-ouro para diagnóstico ainda é encontrar a bactéria na lesão por meio de bacterioscopia direta.

A técnica mais utilizada é a de campo escuro, embora a técnica de impregnação pela prata (Fontana-Tribondeaux) e a imunofluorescência possam ser empregadas. Esta última normalmente confere resultados tão excelentes quanto a técnica de campo escuro.

Já está disponível no mercado mundial, técnica de biologia molecular para diagnóstico de *Treponema pallidum*. Um produto está sendo usado no diagnóstico de úlceras genitais, sendo possível detectar *T. pallidum*, herpesvírus e *H. ducreyi* de um mesmo material (Multiplex-Roche).

Mostramos nesta microfotografia eletrônica um exemplar de *T. pallidum*.

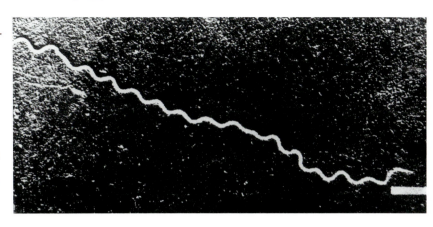

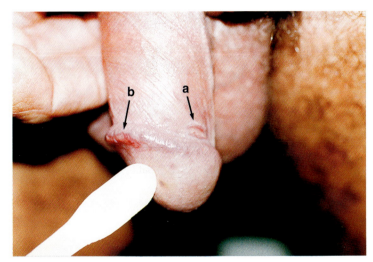

Figura 1-18

Difundimos muito a afirmação para usar o pensamento sifiliticamente. Isso porque, em nossa experiência, a sífilis ocorre muito mais do que se possa imaginar.

Nesta figura, observamos em *(a)* lesão de cancro duro no sulco balanoprepucial ao lado do frênulo. Mas em *(b)* as lesões são de herpes genital.

O paciente, após aconselhamento, aceitou fazer teste anti-HIV. O resultado foi positivo.

As associações de DST são frequentes. Deve-se evitar contentar-se com diagnóstico de uma DST. É importante investigar possíveis outras DSTs.

Figura 1-19

As lesões iniciais na vagina, boca e ânus nem sempre são as típicas que ocorrem no pênis.

Neste caso, cancro duro em borda anal. Nessa região não é raro que as lesões sejam múltiplas.

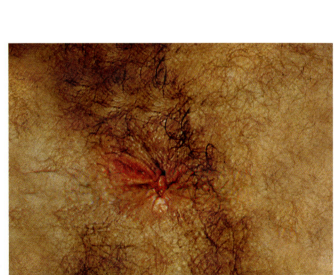

Figura 1-20

Mesma situação da figura anterior. Notar que, para melhor visualização das lesões deve-se afastar suavemente a borda anal, devendo-se ter cuidado porque estas lesões são dolorosas.

Nestas áreas, a comprovação com achado da bactéria (*T. pallidum*) é bem menos frequente, pois a região é rica em outras bactérias. Às vezes outras espiroquetas, saprófitas, de morfologia grosseira, habitam a região. Isso pode confundir o observador. Embora a adenite inguinal possa existir, em geral ela é menor do que quando as lesões são em pênis ou vulva. Isto se deve à drenagem linfática do ânus não ser somente inguinal.

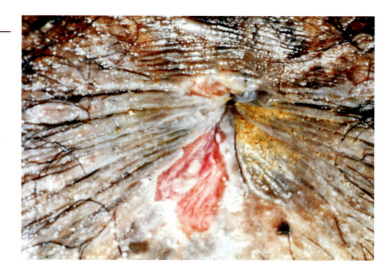

Figura 1-21

Paciente procurou o setor com queixa principal de corrimento uretral.

Durante o exame foi possível detectar quadro conjunto de cancro duro, em face interna do prepúcio, quando o paciente expôs melhor a área para fotografia.

O paciente era, ainda, sorologicamente reator para hepatite B.

Figura 1-22

Paciente jovem, atendido no ambulatório de DST da Fundação da Matta, com quadro de cancro duro na raiz do pênis.

Cabe lembrar que algumas vezes o preservativo pode não cobrir bem essa área. Há quem chame de "cancro da camisinha" pois, mesmo com o uso do preservativo masculino, a transmissão pode ocorrer. Acompanhando esse raciocínio, a transmissão pode não acontecer com o preservativo feminino, pois cobre área maior.

É rara essa localização, assim como em bolsa escrotal.

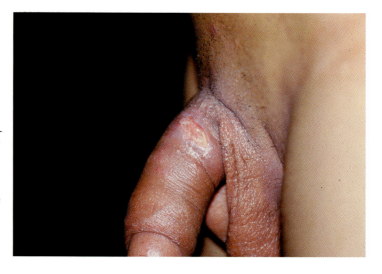

Figura 1-23

Esta figura ilustra um caso de paciente com cancro duro *(a)*, lesões de herpes genital *(b)* e uretrite gonocócica *(c)*.

Após aconselhamento, submeteu-se a teste sorológico para HIV e hepatite B, cujos resultados foram positivos.

A parceira foi examinada e apresentava quadro de endocervicite com grande quantidade de pus e dor pélvica. Sua sorologia anti-HIV foi, em duas oportunidades, não reatora.

O paciente informava ser usuário de droga (cocaína nasal) e, eventualmente, ter relações extraconjugais (2 ou 3 ao ano).

Observar, no detalhe, a área de edema ao redor da lesão sifilítica no frênulo *(a)*.

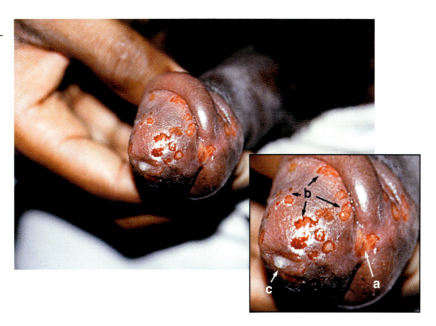

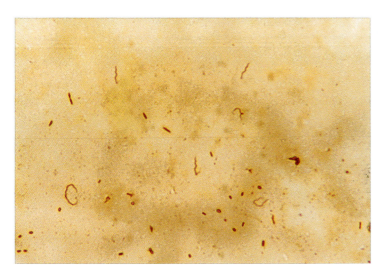

Figura 1-24

Método de Fontana-Tribondeaux que possibilita visualizar espiroquetas utilizando microscopia óptica comum (aumento de 1.000×).

As bactérias recebem sais de prata sobre sua superfície, aumentando sobremaneira, com isso, sua espessura, que é muito fina, e alcançando o poder de resolução do microscópio.

O exame direto de lesões sifilíticas, por esta técnica, pode ser uma alternativa quando não se tem condensador de campo escuro, entretanto, tem baixa sensibilidade e é completamente dependente de uma boa conduta de coleta do material clínico.

Figura 1-25

Treponema pallidum impregnado com sais de prata pelo método de Fontana-Tribondeaux. Espiroquetas em marrom-escuro contra um fundo marrom-claro (aumento de 1.000×).

O material clínico deve ser obtido, após a limpeza da úlcera com salina estéril, das seguintes maneiras:

Dispensando-se uma gota de éter sulfúrico comercial na base limpa da lesão, espera-se cerca de 1 a 2 minutos para que se produza um exsudato e com isso haja migração dos treponemas que se encontravam em posição subepitelial. A seguir, adicionar uma gota de salina estéril e colher esta mistura com uma espátula ou alça de platina para produzir em lâmina um esfregaço fino, distendido numa única direção, evitando-se movimentos circulares. Deixar secar à temperatura ambiente antes de processar.

Outra maneira é escarificar a base da lesão, utilizando uma gaze seca, ou mesmo a própria alça de platina, de forma muito cuidadosa a fim de evitar sangramento, que pode interferir no resultado final se este material for observado em microscopia de campo escuro. Caso ocorra, enxugar o sangue e recomeçar de forma que se possa obter o exsudato como descrito acima.

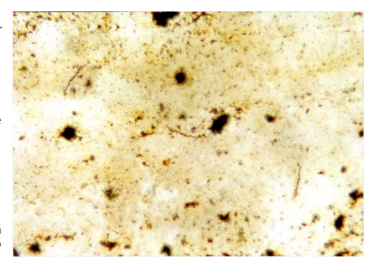

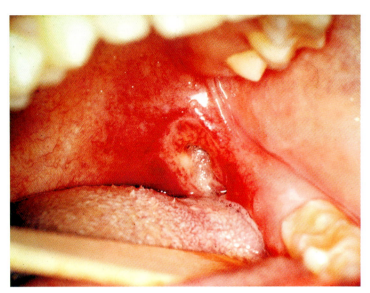

Figura 1-26

Lesão ulcerada, de bordas elevadas endurecidas, com fundo limpo, em paciente praticante de sexo oral, cujo diagnóstico clínico foi confirmado, laboratorialmente, por visualização do *Treponema pallidum*, em microscopia de campo escuro e por achados histopatológicos de infiltrado inflamatório e periarterite, caracterizando cancro duro como lesão primária da sífilis. Linfonodos inflamatórios da cadeia submandibular do lado esquerdo eram palpáveis.

Figura 1-27

Imagem mostrando, na região mediana do dorso da língua, área irregular discretamente depressiva, com perda de papilas, caracterizando candidose eritematosa. Na porção mais anterior, observa-se área ulcerada irregular, com bordas endurecidas de cancro duro (seta). O paciente era portador do vírus HIV. Linfonodos inflamatórios da cadeia submentoniana eram palpáveis.

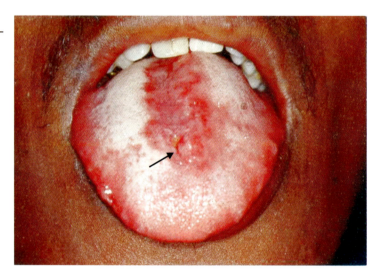

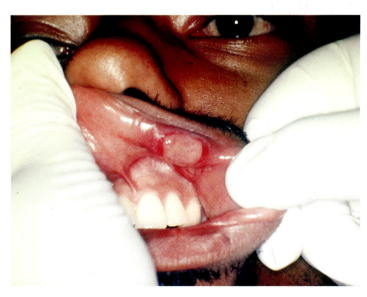

Figura 1-28

Lesão localizada na região de transição do vermelhão do lábio para a mucosa, de bordas elevadas, indolor, bem demarcada por halo eritematoso e fundo recoberto por material necrótico brancacento. No momento do exame o paciente relatou que a lesão já estava presente há 10 dias, e que seu surgimento ocorreu após prática de cunilíngua (sexo oral feito pelo homem na mulher) com prostituta. Foi coletado material do fundo da lesão e identificada a presença do *Treponema pallidum*, caracterizando lesão primária da sífilis. O paciente só retornou para atendimento 3 semanas depois, e a lesão praticamente tinha desaparecido, porém, o VDRL já apresentava resultado reagente na titulação de 1:128.

SÍFILIS

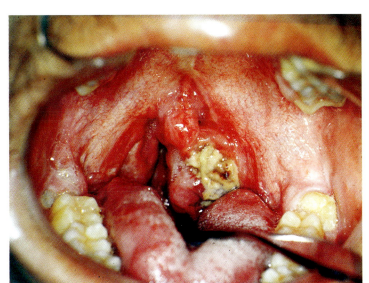

Figura 1-29

Paciente HIV positivo, portador de hanseníase, de comportamento homossexual, praticante de sexo oral, com lesão ulcerada crateriforme extremamente dolorosa envolta em intenso infiltrado inflamatório com fundo necrótico em região de transição de orofaringe. Os linfonodos de localização retroauricular e submandibular do lado correspondente à lesão apresentavam-se palpáveis, dolorosos e móveis. O diagnóstico clínico provável foi de cancro duro, no entanto, a coleta de material identificou a presença de *Fusobacterium necrophorum* e *Prevotella intermedia*, bem como *Bororrelia vincent*, *Porphyromonas gingivalis*, *Tannerella forsynthesis*, *Treponema denticola*, *Staphylococcus aureus* e espécimes não hemolíticas de *Streptococcus*. O hemograma apresentou anemia e leucocitose significativa. A lesão exalava odor fétido e, portanto, *cancrum oris* é o diagnóstico da condição e serve como diferencial para o cancro duro sifilítico.

Figura 1-30

Paciente do sexo masculino, bissexual, praticante de sexo oral, com úlcera crateriforme de bordas elevadas, fundo limpo, extremamente dolorosa, localizada na região de ventre lingual, estendendo-se para a borda da língua do lado esquerdo, presente há duas semanas, não apresentando outras lesões idênticas na boca. Apresentava linfonodos palpáveis e dolorosos na cadeia submandibular do lado esquerdo. Dentre as hipóteses diagnósticas, o cancro duro foi arrolado; no entanto, a coleta de material microbiano foi infrutífera, encaminhando o diagnóstico para ulceração aftosa maior, e a prescrição de corticosteroide deu início ao processo de cicatrização da lesão. Investigações na busca de um fator de origem imunológica desencadeante foram iniciadas.

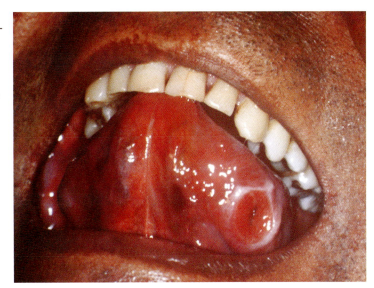

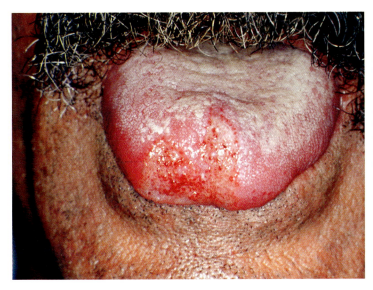

Figura 1-31

Paciente do sexo masculino, 54 anos de idade, praticante de sexo oral, usuário de drogas inaladas, ao ser examinado apresentava lesão ulcerada de bordas endurecidas e elevadas. Considerando a anamnese do paciente e as características clínicas da lesão, o cancro duro foi uma das hipóteses para o diagnóstico. Após a observação pormenorizada da úlcera em que se observa o fundo salpicado por pontos eritematosos conferindo aspecto moriforme, o diagnóstico foi confirmado por citologia esfoliativa e por material biopsiado. No corte histológico impregnado por metenamina de prata de Grocott-Gomori, foi encontrado o fungo *Paracoccidioides brasiliensis*. O paciente foi encaminhado para investigações sistêmicas, e dentre os achados mais importantes foram detectadas lesões pulmonares da paracoccidioidomicose e soropositividade pelo HIV.

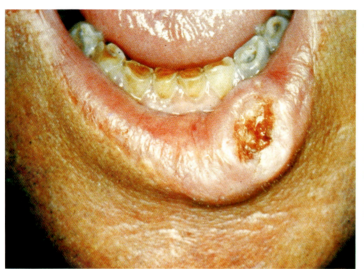

Figura 1-32

Paciente do sexo masculino, 42 anos de idade, fumante, praticante de sexo oral, vendedor ambulante, apresentando úlcera irregular, com bordas elevadas e endurecidas, fundo limpo, fixada às estruturas subjacentes, localizada no lábio inferior, estendendo-se do vermelhão para a mucosa labial. O paciente relatou que a lesão estava presente há 6 meses. Como o cancro duro no lábio mimetiza as características clínicas apresentadas, de forma remota, podemos incluí-lo como diagnóstico diferencial provável. Contrariamente ao diagnóstico de cancro duro, tem-se o relato do tempo de presença da lesão, e os fatores de risco para o carcinoma epidermoide incluem a profissão que expõe o paciente às radiações ultravioleta e ao tabagismo, que foi confirmado após biópsia e exame histopatológico.

Figura 1-33

Paciente exibindo o lábio superior que evidencia lesão eritematosa linear e irregular em forma de caminho de caracol, que foi descrita, classicamente, por Alfred Fournier como parte dos sinais clínicos passíveis de serem apresentados na boca na fase secundária da sífilis. Saliente-se a observação de que é a própria paciente quem everte seu lábio superior, pois, quando da realização de exame físico, os profissionais devem, obrigatoriamente, fazer uso de luvas, evitando, desta forma, possíveis contaminações.

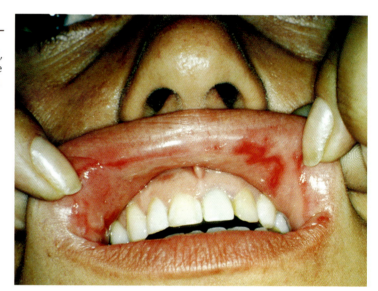

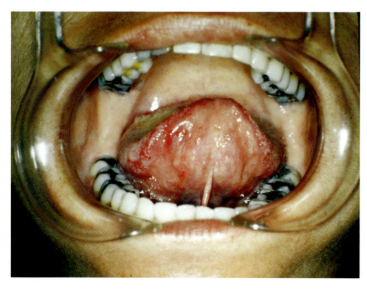

Figura 1-34

Paciente descrita anteriormente apresentando áreas eritematosas lineares, irregulares, envolvendo o ventre lingual bilateralmente durante a fase secundária da sífilis.

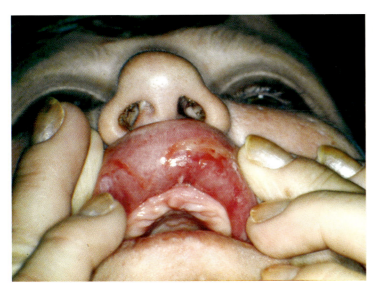

Figura 1-35

Paciente, ela própria, evertendo seu lábio superior, permitindo a visualização da mucosa labial que se apresenta com coloração branco-opalina, evidenciando-se linhas eritematosas irregulares serpiginosas, como sinal clínico de sífilis na fase secundária.

Figura 1-36

Visão de palato mole e orofaringe da paciente mostrada anteriormente, sendo possível observar placas branco-opalinas com periferia demarcada por linhas irregulares como manifestação secundária da sífilis na boca.

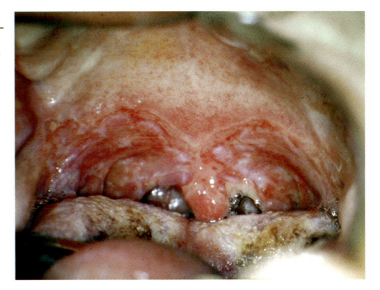

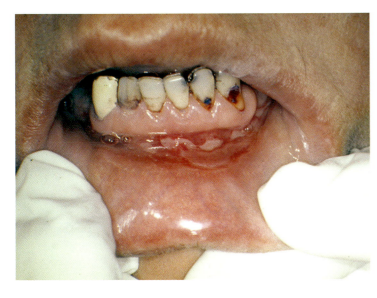

Figura 1-37

Visão da região de vestíbulo bucal anteroinferior da mesma paciente apresentada nas duas imagens anteriores, observando-se área eritematosa, irregular, com presença de placas brancas necróticas da sífilis secundária.

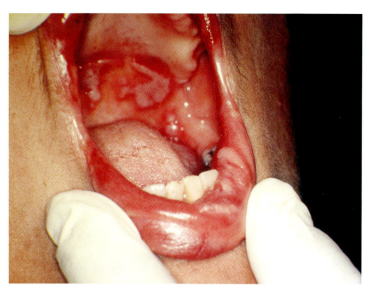

Figura 1-38

Paciente apresentando placas brancas de forma irregular no lábio inferior, circundada por halo eritematoso, aspecto clínico que se repete na região de transição do palato mole para o palato duro na fase secundária da sífilis.

Figura 1-39

Placas brancas necróticas localizadas bilateralmente na região anterior do ventre lingual, sendo possível observar-se, também, áreas eritematosas na região de confluência entre o ventre lingual e o assoalho de boca, como manifestações clínicas da sífilis secundária na cavidade oral.

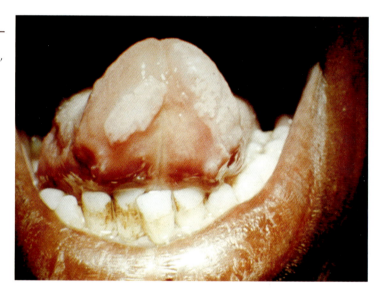

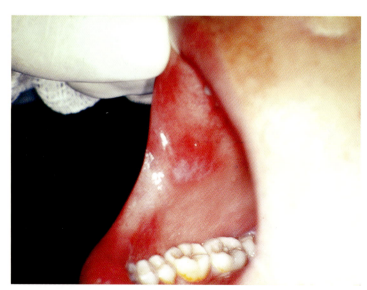

Figura 1-40

Paciente do sexo feminino, com placa de aspecto branco-eritematoso na região anterior da mucosa jugal com a periferia irregular, característica clínica de lesão bucal na fase secundária da sífilis, cujo diagnóstico foi confirmado pelos exames sorológicos (FTA-Abs e VDRL). O parceiro da paciente apresentava cancro duro no pênis e no dedo.

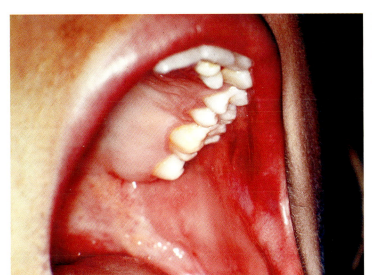

Figura 1-41

A mesma paciente vista anteriormente apresentando áreas branco-eritematosas na região anterior da mucosa jugal idênticas às observadas do outro lado, como parte de manifestação bucal de sífilis secundária.

Figura 1-42

Paciente em fase secundária da sífilis, sendo possível observar-se a presença de placa necrótica de coloração branca, elevada, de superfície rugosa e forma irregular, localizada na região de borda e ventre no lado esquerdo da língua. Tal condição é designada de condiloma plano ou sifílide papulosa. Na parte superior da imagem é possível observar-se placa vermelha e irregular envolvendo a região do palato duro próxima dos dentes molares.

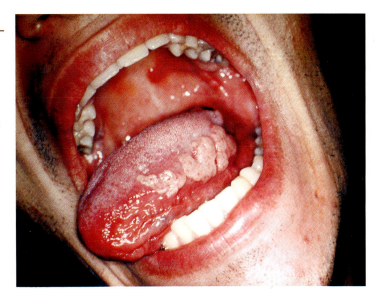

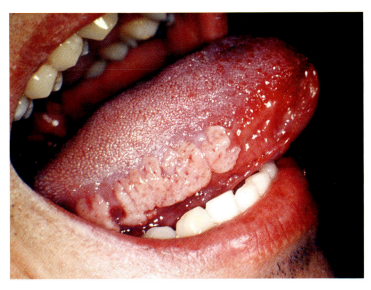

Figura 1-43

O mesmo paciente visto anteriormente, apresentando placa necrótica de coloração branca, elevada, de superfície rugosa e forma irregular, localizada na região de borda e ventre no lado direito da língua.

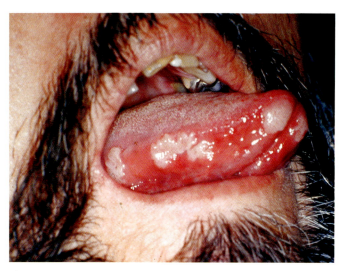

Figura 1-44

Paciente na fase secundária da sífilis apresentando placas elevadas necróticas brancas, de formas irregulares e superfície rugosa, separadas por áreas eritematosas, localizadas na borda lateral direita da língua, representando condiloma plano.

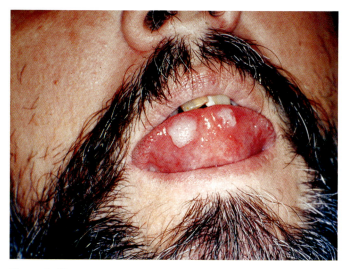

Figura 1-45

O paciente descrito anteriormente, na fase secundária da sífilis, numa visão frontal, podendo-se observar com detalhes as placas elevadas necróticas brancas, de formas irregulares e superfície rugosa, separadas por áreas eritematosas, caracterizando condiloma plano.

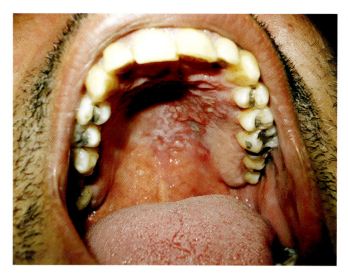

◀**Figura 1-46**

Paciente apresentando área branca necrótica irregular na região anterior e média do palato duro, permeada em sua periferia por áreas eritematosas. Além das lesões bucais o paciente apresentava lesões típicas de roséolas sifilíticas dispersas em várias áreas cutâneas.

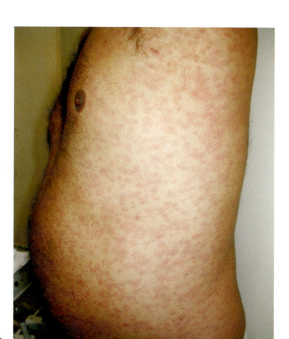

Figura 1-47

Paciente descrito anteriormente, apresentando, em uma visão lateral, lesões cutâneas maculopapulares típicas de roséolas sifilíticas.

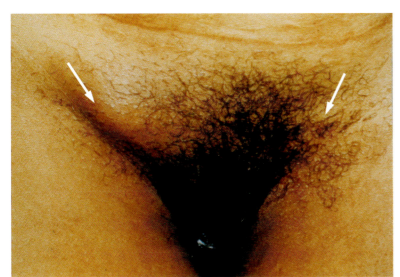

Figura 1-48

Existe uma célebre frase de Ricord que diz: "A adenopatia satélite acompanha o cancro, como a sombra acompanha o corpo."

Em geral, a adenopatia é bilateral, indolor ou pouco dolorosa, micropoliadenomegalia (caroço de azeitona) e não inflamatória.

Obviamente é satélite ao cancro de inoculação. Se o cancro for na boca, a adenite será cervical; se no dedo da mão, na axila correspondente.

Pode, como no caso mostrado nesta figura, ter um lado mais proeminente do que outro.

A paciente em questão apresentava inúmeras lesões sifilíticas na vulva (não era cancro duro mas sifílides papulosas) e cervicovaginite por gonococo e *Trichomonas*.

Figura 1-49

Eventualmente, a adenite sifilítica pode evoluir para processo inflamatório, podendo até drenar espontaneamente. Não foi o que ocorreu com essa paciente. Ela procurou auxílio médico por corrimento vaginal, lesões vulvares e "caroço" na virilha. Foi então medicada com pomada vaginal, aciclovir e doxiciclina oral e incisão + drenagem de massa inguinal.

No dia seguinte, procurou nosso serviço com queixas de artralgia, cefaleia, febre e manchas avermelhadas pelo corpo.

O VDRL foi reator 1:256. Clinicamente, definimos como reação de Jarish-Herxheimer.

Não indicamos incisão + drenagem de adenites. Em geral, a antibioticoterapia resolve o problema. A cicatrização, nestes casos, é muito demorada.

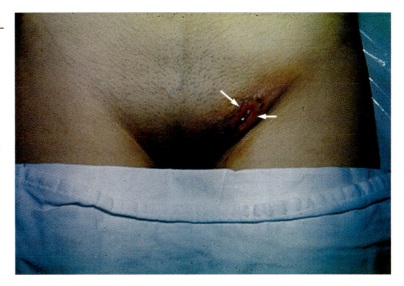

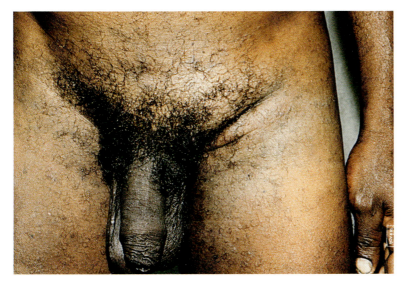

Figura 1-50

Outro caso de adenite sifilítica. À frase de que a adenite acompanha o cancro, incluímos que acompanha, também, as lesões de sifílide e não somente o cancro duro.

Esta é a área inguinal do paciente da Figura 1-69.

Figura 1-51

Área inguinal de outro paciente com sifílides papulosas no pênis.

A seta indica a área de maior protrusão.

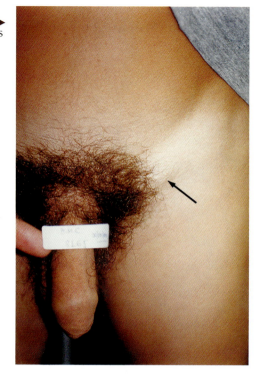

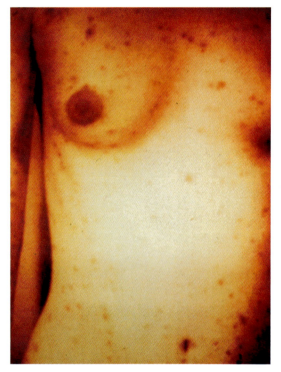

◀Figura 1-52

Se for observada a cronologia das lesões sifilíticas, será possível perceber que a doença está evoluindo e, agora, nota-se nesta figura um caso de roséola sifilítica. Essas são manchas avermelhadas na pele, principalmente no tronco, reconhecidas como fase exantemática.

Em geral não apresentam prurido e tendem a evoluir mesmo sem tratamento em 30-40 dias.

Não raramente o paciente apresenta mal-estar geral tipo gripe (febre baixa, astenia, sudorese, cefaleia, artralgia).

O que esta fase exprime é que a disseminação do *Treponema pallidum* está ocorrendo para todo o organismo. A pele, então, funciona como um espelho do que pode estar acontecendo, talvez em menor escala, no baço, fígado, pulmão.

Figura 1-53

Este paciente de 74 anos de idade estava sendo medicado com anti-histamínico, pois pensava-se que ele havia comido camarão estragado.

Na verdade, ele estava tendo relações sexuais com uma mulher que não sabia ser portadora de sífilis. Aliás, nem o médico que a atendia, pois ela apresentava discreta lesão exulcerada na vulva, pequena adenite inguinal e estava sendo medicada para herpes recidivante. Isso porque 2 meses antes a paciente em questão também apresentou pequena lesão similar à do quadro aqui mostrado.

O VDRL dela foi positivo 1:128, e o dele, 1:256.

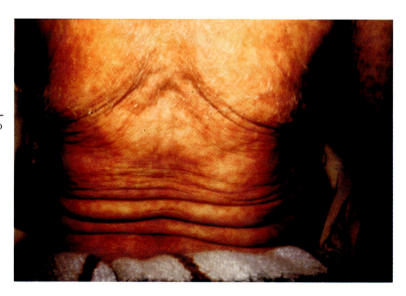

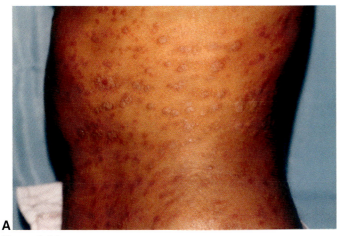
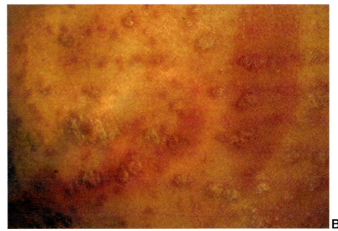

Figura 1-54

(**A**) Tronco de paciente também com roséolas sifilíticas. Em (**B**), as áreas de eritema com lesões papulares, às vezes erosadas, com descamação. As lesões apresentam-se em vários estágios.

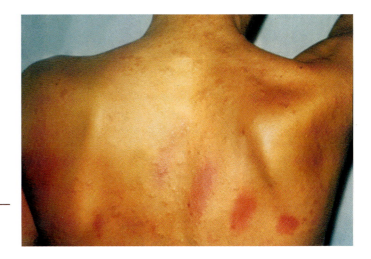

Figura 1-55

Além das lesões típicas de roséolas, é possível observar placas eritematosas, podendo até parecer trauma superficial.

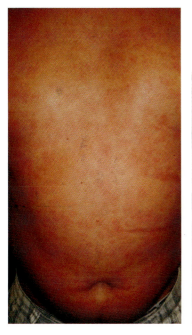
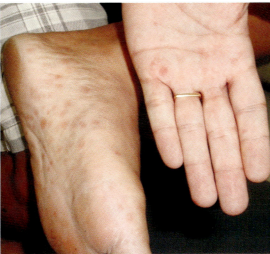

Figura 1-56

Paciente adulto, homossexual que se relaciona com múltiplos parceiros e sem preservativos *(sic)* apresentando exantema em toda a pele, cavidade bucal, incluindo roséolas palmoplantares. É cliente do Setor de DST da UFF, onde, cinco anos antes da consulta atual, foi tratado para sífilis recente.

Questionado sobre uso de preservativo, afirmou que sexo oral com camisinha o faz vomitar e que homossexual, como ele, sempre está em risco. A sorologia para sífilis foi positiva e, para HIV, negativa. Quando fazíamos a orientação sobre encaminhar os parceiros para atendimento em nosso serviço, a mãe, que acompanhava o paciente, exclamou: "Ih doutor, vai fazer uma grande fila aqui." Respondemos que não haveria qualquer problema e que isso seria melhor para todos.

Ver vídeo em DVD anexo.

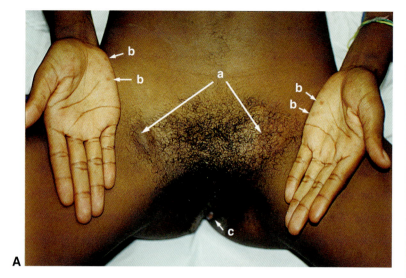
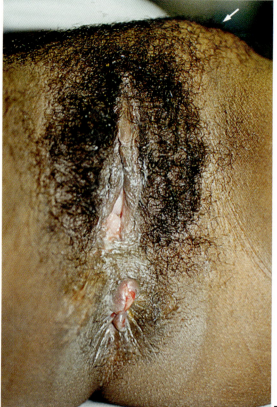
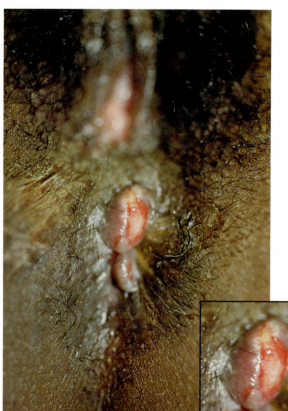

Figura 1-57

(**A**) O caso aqui apresentado não é raro, tratando-se de sífilis. *(a)* Adenite inguinal satélite às lesões vulvares; *(b)* roséolas palmares; *(c)* lesões papuloulceradas em vulva-períneo. (**B**) A seta marca a grande protrusão inguinal, mais notadamente à esquerda. Na área genital, vêem-se lesões papuloulceradas em períneo. (**C**) Visualização mais detalhada das lesões perineal e perianal.

Capítulo 1
SÍFILIS

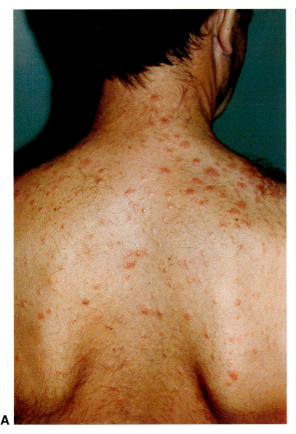
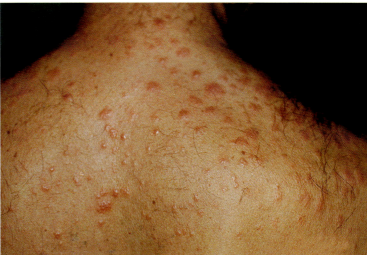
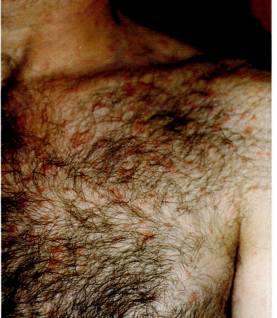

Figura 1-58

(**A** a **C**) Paciente adulto jovem apresentando este quadro de lesões cutâneas há duas semanas, recebendo medicação anti-histamínica oral e banho com solução de permanganato de potássio.

Pela história fomos informados que tinha múltiplas parceiras, mas quase sempre usava preservativo, e que há mais de um mês apresentou pequena ferida no pênis (glande), se automedicando com pomada de antibiótico. Relatou, também, que na época teve "íngua na virilha", que aliás ainda apresentava, porém bem menor.

A sorologia foi positiva: VDRL 1:128.

Informou, todavia, que antes de nos procurar consultou-se numa unidade de saúde, sendo prescrita penicilina benzatina. Recusou-se formalmente a tomar tal injeção devido a uma experiência dolorosa quando adolescente (para abscesso dentário).

Medicamos então com azitromicina 1 g VO por semana durante três semanas, obtendo-se cura clínica e sorológica (decréscimo de quatro títulos em 6 meses de acompanhamento).

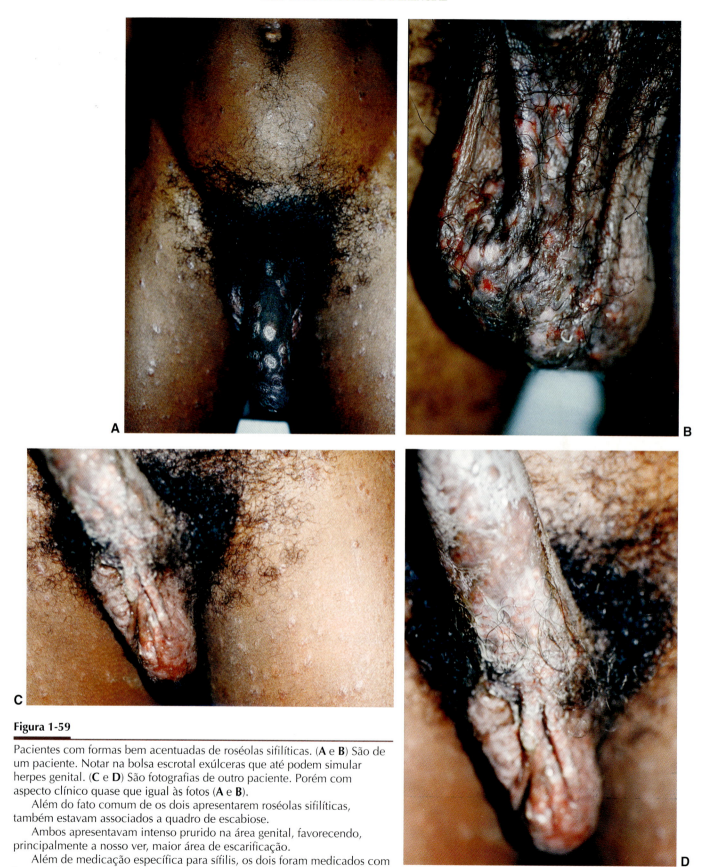

Figura 1-59

Pacientes com formas bem acentuadas de roséolas sifilíticas. (**A** e **B**) São de um paciente. Notar na bolsa escrotal exúlceras que até podem simular herpes genital. (**C** e **D**) São fotografias de outro paciente. Porém com aspecto clínico quase que igual às fotos (**A** e **B**).

Além do fato comum de os dois apresentarem roséolas sifilíticas, também estavam associados a quadro de escabiose.

Ambos apresentavam intenso prurido na área genital, favorecendo, principalmente a nosso ver, maior área de escarificação.

Além de medicação específica para sífilis, os dois foram medicados com ivermectina oral (dois comprimidos de 6 mg cada) para escabiose, com cura clínica e laboratorial.

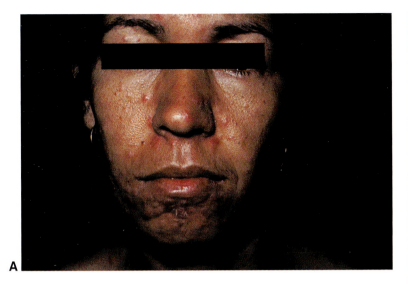
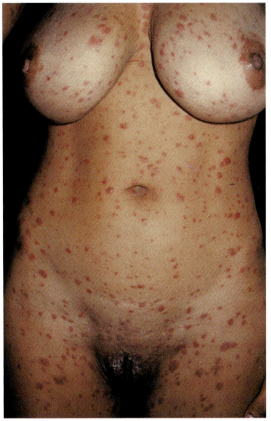
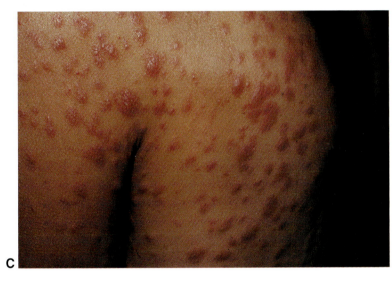

Figura 1-60

(**A** a **C**) Paciente adulta jovem apresentando intenso quadro de pápulas eritematosas em todo o tegumento, expressando forma secundária de sífilis.

Com atenção, é possível perceber alterações também em tegumento de lábios maiores vulvares.

Em pacientes com roséolas tão intensas, como aqui apresentadas, são mais relatados os casos de reação de Jarish-Herxheimer.

Muitos médicos, no acompanhamento de casos assim, administram um frasco (4 mg/mL) de dexametasona ou uma ampola de betametasona de depósito (colestone soluspan) 30 minutos antes da primeira dose do treponemicida (penicilina, eritromicina, doxiciclina, azitromicina). Com isso é possível diminuir a sintomatologia da reação.

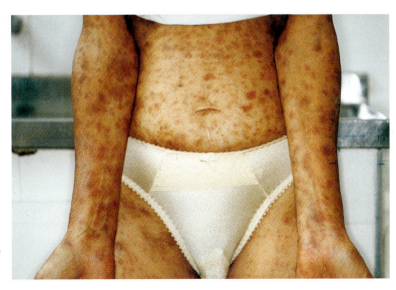

Figura 1-61

Quadro similar ao anterior e ao seguinte: roséola sifilítica de grande intensidade clínica.

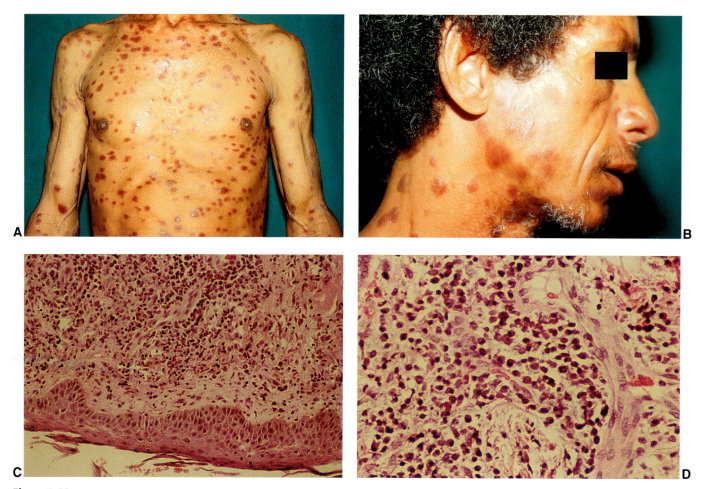

Figura 1-62

(**A** e **B**) Também quadro de extrema agressão do treponema em indivíduo que não apresentava indicações de imunodeficiência. Era sorologicamente não reator para o HIV; contudo, apresentava altos títulos de anticorpos antitreponêmicos.

Inicialmente, entrou no diagnóstico diferencial de outras patologias, até de hanseníase, tendo uma lesão cutânea biopsiada. (**C** e **D**) Nestas lâminas de histopatologia de biópsia de pele de uma roséola do paciente, observa-se primeiramente a epiderme preservada.

Na derme há edema com intenso afluxo linfoplasmocitário com congestão vascular. Estas são as alterações encontradas em roséolas. Na possibilidade de técnicas especiais, será possível evidenciar as bactérias espiroquetas.

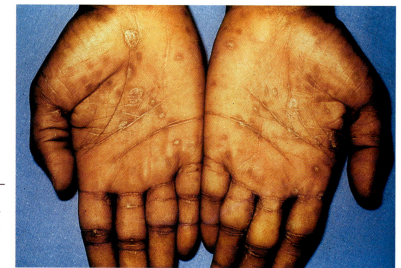

Figura 1-63

Mãos de um auxiliar de enfermagem que trabalhava em maternidade privada do Rio de Janeiro (década de 1970). Informou que fazia uso de produtos da "flora medicinal", pois pensava que era problema de fígado.

Era um clássico caso de sifílide palmar; fase exantemática ou sífilis secundária.

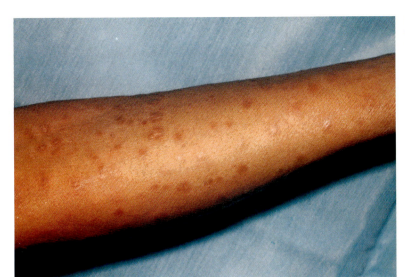

Figura 1-64

Antebraço apresentando roséolas sifilíticas.

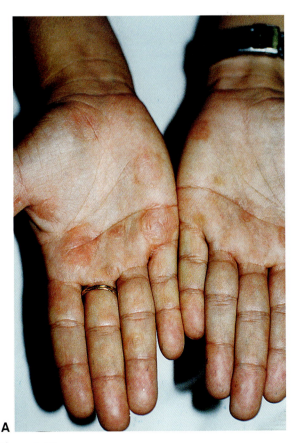 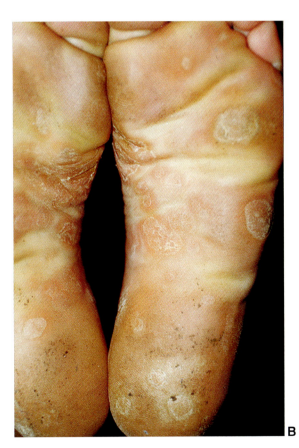

Figura 1-65

(**A** e **B**) Sifílides palmoplantares, clássicas de sífilis recente, fase exantemática.
Paciente que apresenta tais lesões associadas a roséolas em tronco exibe um quadro patognomônico de sífilis.

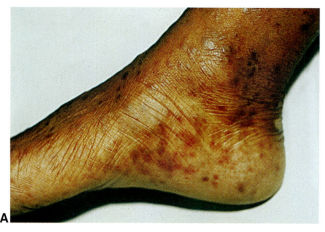 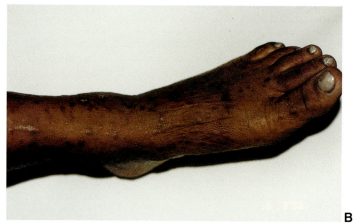

Figura 1-66

(**A** e **B**) É jargão referir-se a roséolas sifilíticas como manchas avermelhadas na pele. Com certeza, as alterações são vasculares, produzindo eritema.

Num indivíduo de cor branca, realmente as manchas ficam avermelhadas. Porém, em pessoas morenas, mulatas ou negras, as manchas, pela própria característica dérmica de possuir mais melanina, são visualizadas de cor mais escura. Dificilmente róseas.

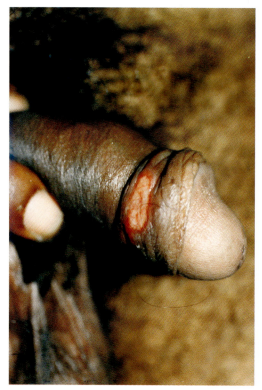

Figura 1-67

A princípio poderia facilmente descrever esta lesão como cancro duro. Todavia, o paciente apresentava outras lesões em genital e um quadro de roséolas sifilíticas.

Assim, este não é um cancro duro (lesão inicial–cancro de inoculação), mas sim uma fase mais adiantada na cronologia das lesões sifilíticas: exantemática que, particularmente na região peniana, pode evoluir para uma úlcera.

Capítulo 1
SÍFILIS

Figura 1-68

Homem parceiro de paciente que teve diagnóstico de sífilis recente tratada no serviço.

Relatou que há cerca de dois meses apresentou "feridinha" no pênis, que cicatrizou após três semanas de uso de pomada de antibiótico (cloranfenicol). Há duas semanas, notou algumas manchas pelo corpo; procurou auxílio de balconista de farmácia, que indicou medicamento anti-histamínico oral.

Ao exame constatamos tratar-se de roséolas sifilíticas e com lesões genitais também de sífilis, em involução, como mostra a figura. A micropoliadenomegalia inguinal era bilateral, não inflamatória e indolor, como também era a adenomegalia cervical e axilar. Apresentava, ainda, quadro de escabiose.

A sorologia para VDRL foi reatora, 1:64, e o anti-HIV, negativo.

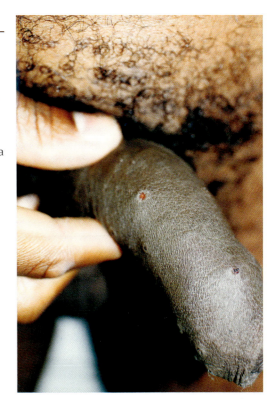

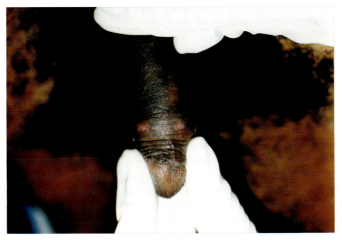

Figura 1-69

História praticamente igual à anterior; até os resultados das sorologias eram iguais. Diferença: não era portador de escabiose.

Figura 1-70

Paciente que, além de poucas roséolas no tronco, apresentava estas lesões no pênis. O VDRL foi reator 1:64. A pesquisa de treponema em campo escuro de raspado da lesão foi negativa.

A parceira sexual (fixa, não exclusiva) estava grávida, na 32ª semana de gestação, e apresentava sorologia também positiva; todavia, não visualizamos nela lesões cutaneomucosas.

Foi medicado com penicilina G benzatina, ocorrendo remissão acentuada das lesões penianas já em 96 horas após a primeira dose de 2.400.000 UI (IM).

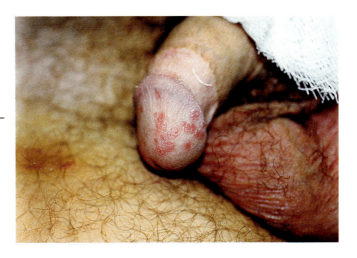

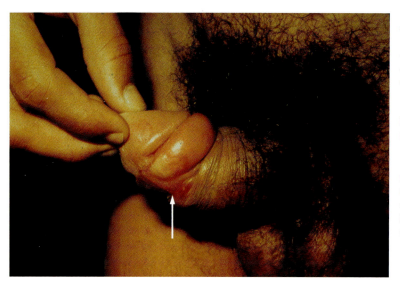

Figura 1-71

Paciente encaminhado para o Setor de DST apresentando apenas lesão exulcerada no pênis (frênulo), acompanhada de edema prepucial. A base da lesão não era endurada, como típica de cancro duro.

Não havia roséola sifilítica em tegumento.

A pesquisa de treponema foi positiva para poucas bactérias usando-se a técnica de impregnação pela prata (Fontana-Tribondeaux) e em campo escuro.

A sorologia foi positiva 1:64.

O paciente relatou ter múltiplas parceiras sexuais e recordou-se que há aproximadamente dois meses apresentou "machucadinho" no pênis, que desapareceu com uso de um pó cicatrizante que tinha em casa. Junto à lesão peniana notou íngua na virilha. Essa adenite estava presente em nosso exame.

Figura 1-72

Também história praticamente igual à do caso anterior, apenas com a diferença de não se recordar de quaisquer lesões genitais anteriores e ser de sexo diferente.

Notar a discreta lesão exulcerada em lábio maior direito associada a grande edema no mesmo.

Aprendemos com colegas brasileiros bem mais experientes que, para facilitar o encontro do *T. pallidum* em lesões assim, deve-se tocar a área com cotonete embebido em éter por cerca de 5 segundos. Esperar 1 minuto e tocar novamente a lesão agora com cotonete molhado com soro fisiológico. Esperar mais um minuto. Suavemente, porém sem tocar diretamente na lesão, a fim de não "sujar" a área com o talco da luva, massagear a base da lesão com a finalidade de provocar "saída" de material seroso. Daí recolhe-se essa serosidade e processa-se a pesquisa dos treponemas. Talvez o éter, esfriando muito a lesão, facilite a migração de treponemas das camadas mais profundas da lesão para a superfície. É sabido que o *T. pallidum* é termolabil

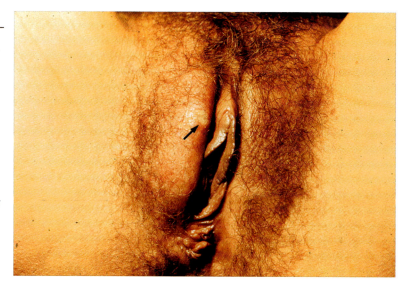

(sensível ao calor) e, experimentalmente, em pele de coelho, produz lesões mais rapidamente quando, após inoculado na derme, tem essa área esfriada com aplicações de gelo.

À primeira impressão, a aplicação de uma gota de éter sulfúrico na lesão parece uma crueldade. Todavia não é, pois o incômodo é realmente muito pequeno. O éter rapidamente produz baixa temperatura no local, que praticamente acaba com a sensibilidade dolorosa.

SÍFILIS

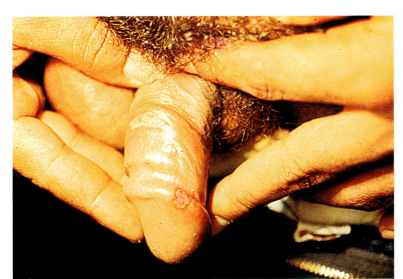

Figura 1-73

Num primeiro momento, parece um caso de cancro duro ou mesmo herpes genital. Porém, um médico da clínica de DST não deve examinar apenas a queixa genital. O pênis na figura era de um paciente encaminhado porque uma parceira apresentava corrimento e lesões vaginais. No exame geral, o paciente apresentava adenomegalia generalizada e manchas avermelhadas na pele do tronco. O VDRL foi positivo 1:128.

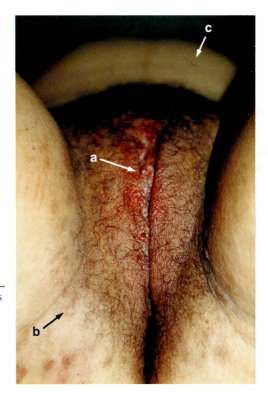

Figura 1-74

Grávida em 2º trimestre de gestação encaminhada para parecer por motivo de lesões vulvares. Havia sido solicitada sorologia para sífilis, mas ainda aguardava resultado.

Ao exame clínico foi fácil perceber pápulas ulceradas na vulva *(a)* e roséolas na pele das nádegas e coxas *(b)*. A seta *(c)* evidencia o volume abdominal de gestação avançada.

O teste rápido para sífilis, no momento da consulta, foi positivo, assim como a pesquisa de treponema em raspado da lesão do lábio maior.

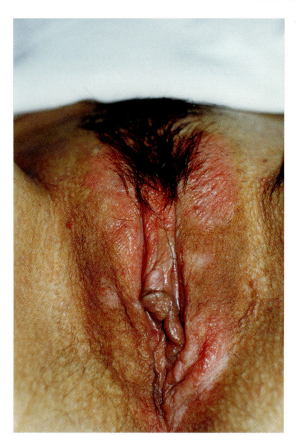

◀ **Figura 1-75**

Paciente apresentando áreas de hiperemias em quase toda a vulva, desde o início da região pubiana até o períneo. Por vezes, mais nas dobras, eram lesões papulares.

Na pele do tronco, principalmente, ocorriam lesões parecidas, porém de tamanho bem menor.

Retornamos à Figura 1-1 deste capítulo: precisamos pensar sifiliticamente. A atitude de pensar foi positiva. A sorologia também: VDRL 1:64. Após a primeira dose de 2.400.000 UI (IM) de penicilina, a melhora foi marcante já em 3 dias.

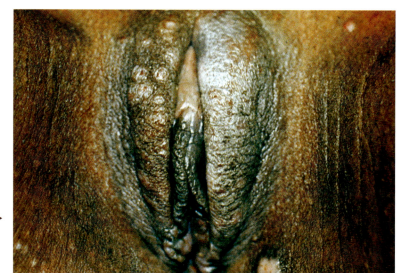

Figura 1-76

Neste caso as roséolas sifilíticas estão ocorrendo na pele da vulva.

No limite inferior da foto, à direita, é possível notar lesão tipo sifílide papulosa.

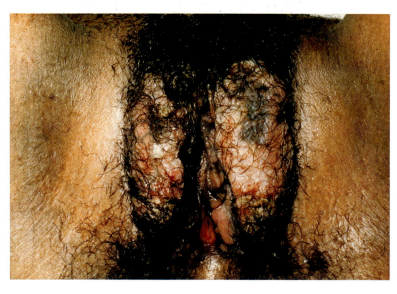

Figura 1-77

Em nossa experiência é possível observar quadros de sífilis com aspectos os mais diferentes possíveis.

Aqui, lesão muito estranha de evolução de mais de um mês, com grande edema de grandes lábios e pele parecendo eczema. Todavia, a paciente não se queixava de prurido.

Se observarmos bem atentamente, será possível reconhecer lesão exulcerada de base eritematosa na fúrcula vaginal.

Era caso de sífilis recente e não fase de cancro de inoculação.

Figura 1-78

Fase exantemática de sífilis recente (secundarismo) acometendo a face.

É amplamente aceito que, embora as roséolas sejam habitadas por treponemas, essas praticamente não infectam. Todavia, deve-se notar que as lesões das mucosas bucais e gengivais não possuem camada córnea. Assim, durante o sexo oral, a contaminação do parceiro pode ocorrer com relativa facilidade.

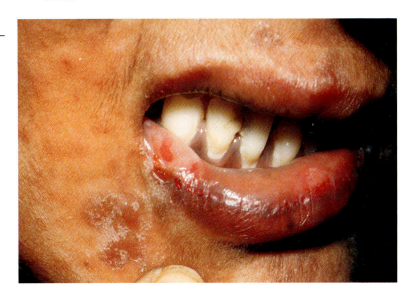

Figura 1-79

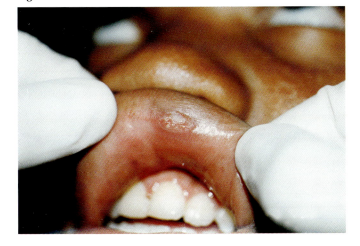

Figura 1-80

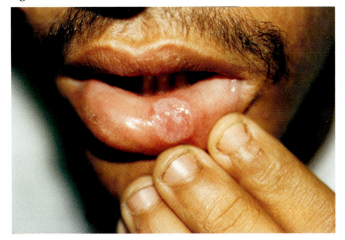

Figuras 1-79 a 1-81

Nestas imagens destacamos o afirmado anteriormente. São lesões de sífilis recente – fase exantemática – produzidas na boca.

As lesões das comissuras labiais, principalmente, podem ser confundidas com aftas e, como tais, serem medicadas.

A sífilis é uma doença sistêmica, normalmente iniciada nos genitais, mas que simula outras patologias.

Figura 1-81

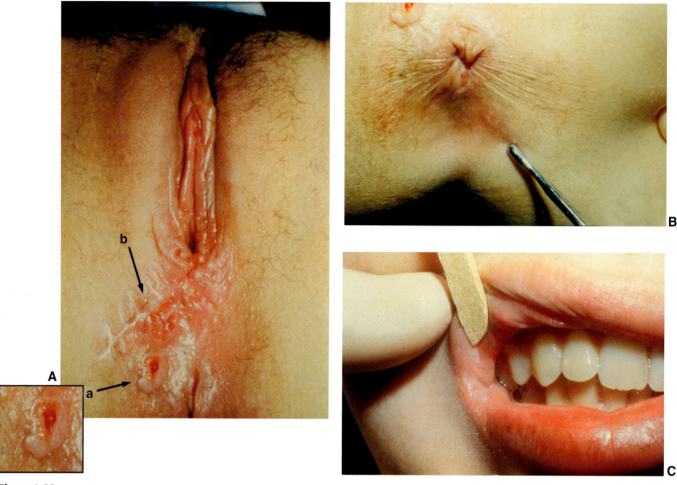

Figura 1-82

(**A**) Paciente de bom nível socioeconômico-cultural apresentando lesão papuloulcerada *(a)* bem abaixo da cicatriz de episiotomia mediolateral direita *(b)* de parto recente. Inicialmente, essas lesões foram atribuídas a problema de cicatrização do ato cirúrgico. No detalhe, notar as bordas em alto relevo com erosão central. (**B**) Apresentava, ainda, lesões similares perianais. (**C**) A paciente foi encaminhada por um dentista, com relativa experiência em DST, devido às lesões na comissura labial e também pela história de apresentar lesões genitais e algumas manchas avermelhadas pelo corpo, que ele identificou, corretamente, como roséolas sifilíticas.

A história é de sorologia para sífilis, na primeira consulta do pré-natal, negativa.

Marido teve relação sexual em "sauna de luxo" por ocasião do segundo trimestre de gestação. Trinta dias após, apresentou lesão única, endurada, indolor, acompanhada de adenite bilateral. Procurou auxílio médico que prescreveu penicilina benzatina, mas não ofereceu quaisquer orientações, principalmente em relação à parceira. O marido nada falou com a esposa, tampouco com o obstetra. Este, por sua vez, como não foi informado de qualquer "infidelidade" e os identificava como casal "de alto padrão", não cumpriu a rotina de solicitar VDRL no terceiro trimestre, lembrando-se apenas de nos relatar que, no oitavo mês, a gestante apresentou intenso corrimento vaginal que com creme polivalente melhorou bem. Negou ter feito qualquer exame microbiológico da secreção.

Este caso ilustra muito bem a sucessão de equívocos: do marido, do médico que tratou a úlcera peniana, do tocoginecologista e até do neonatologista que, não recebendo exames recentes da mãe, deveria ter efetuado a rotina que rege uma boa maternidade.

Por outro lado, evidencia a ampla visão de um odontólogo sobre as questões sistêmicas.

Em resumo: o recém-nascido estava infectado. O marido informou que a sua atitude de sair com outra parceira, usando preservativo apenas próximo da ejaculação, foi desencadeada por "trauma de criança". Uma irmã teve dois partos prematuros porque "transava muito durante a gestação" *(sic)*. Ele, pessoalmente, relatou que sentia muito medo que o mesmo acontecesse com a sua esposa; por isso evitava ao máximo relação sexual com a esposa durante a gravidez.

Com auxílio de profissional específico, o casal ultrapassou essa fase e permaneceu unido. Dois anos depois, tiveram outro filho e, durante a gestação, tiveram relações sexuais a contento *(sic)*.

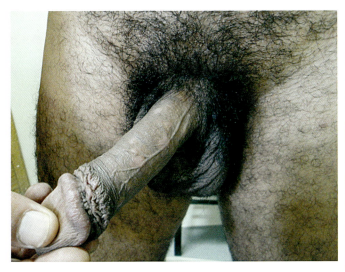
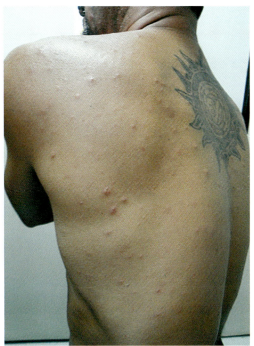

Figura 1-83

Paciente atendido no Setor de DST da UFF encaminhado por profissional do Programa Médico de Família de Niterói, apresentando quadro clínico típico de sífilis recente, fase exantemática, também conhecida como sífilis secundária.
 Ver, em DVD anexo, um vídeo sobre este caso.

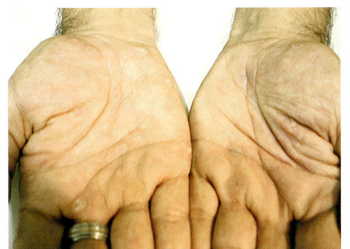
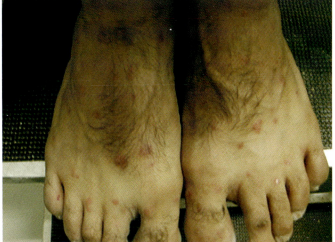
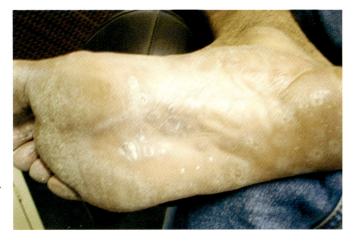

Figura 1-84

Sifílides palmoplantares em paciente com mais de 40 anos de idade. Afirmava que tomava medicações antialérgicas e aplicava cremes em lesões para tratamento de alergia.

Figura 1-85

Paciente de baixo padrão socioeconomicocultural que compareceu ao setor com queixa de corrimento vaginal.

Durante a anamnese e o exame físico, foi possível identificar adenomegalia inguinal, quadro dermatológico compatível com roséolas e esta lesão, também de secundarismo sifilítico, na cavidade bucal.

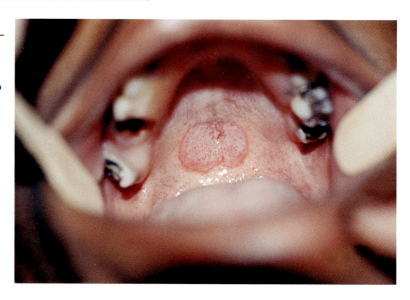

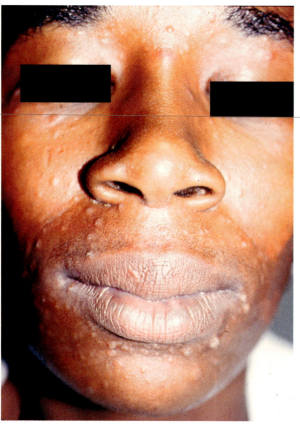

A

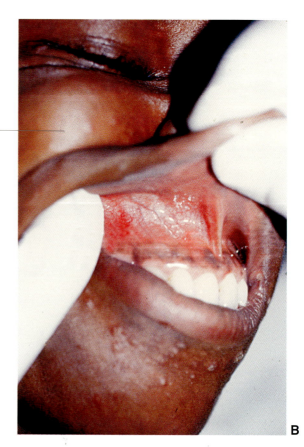

B

Figura 1-86

(**A** a **E**) Paciente compareceu ao setor com quadro clássico de sífilis na fase exantemática, com lesões em praticamente toda a pele, incluindo a mucosa da cavidade bucal.

Estava sendo medicada com antialérgico e sabonete antisséptico.

Foram por nós solicitadas sorologias VDRL e anti-HIV, com positividade apenas para a primeira.

Destacamos que não deve ser postergada a investigação de sífilis em paciente com este quadro, principalmente quando existem lesões palmares e/ou plantares.

Caso de outra paciente que, evertendo o lábio superior, evidencia lesão eritematosa serpenginosa em forma de caminho de caracol, em quadro de sífilis secundária.

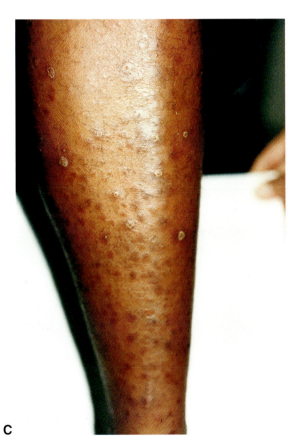
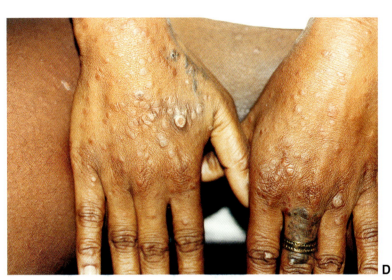
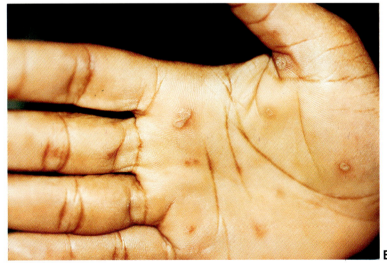

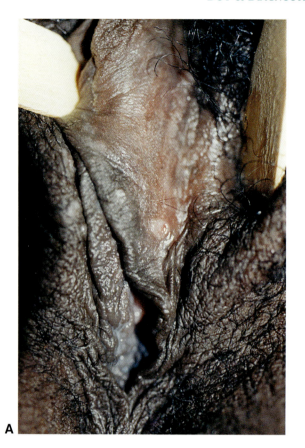
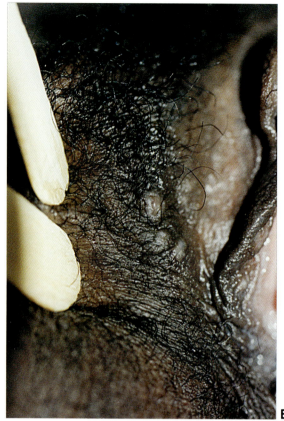
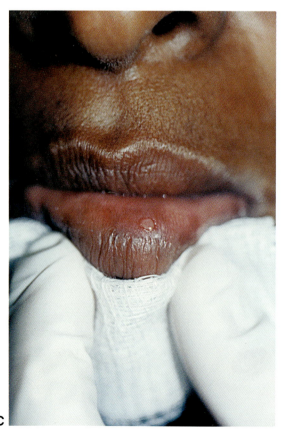

Figura 1-87

(**A** a **C**) Lesões de sifílides papuloerosadas nos lábios maiores e menores (direito e esquerdo) da vulva, assim como no lábio inferior da boca, representando alterações da fase secundária da sífilis.

Se for apresentado apenas o quadro vulvar e em se empregando a abordagem sindrômica das DSTs, no caso de úlceras genitais, seria lógico instituir medicação também para cancro mole. Todavia, por nosso pensamento, o correto é analisar a paciente como um todo, inclusive com exame físico completo. Aí ficará bem mais evidente que se trata apenas de sífilis.

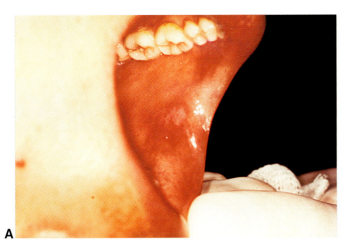
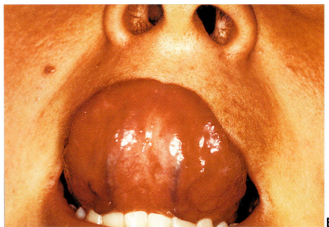

Figura 1-88

(**A**) Paciente do sexo feminino com aspecto de placa mucosa branco-eritematosa na região jugal com a periferia irregular, característica clínica de lesão bucal na fase secundária da sífilis, que foi confirmada por exames sorológicos (FTA-Abs e VDRL). O parceiro da mesma apresentava cancro duro no pênis e no dedo, cujas imagens podem ser observadas na Figura 1-89A e B. (**B**) Mesma paciente mostrada na foto A; podendo observar-se, também, a presença de placas no ventre lingual próximo às bordas laterais.

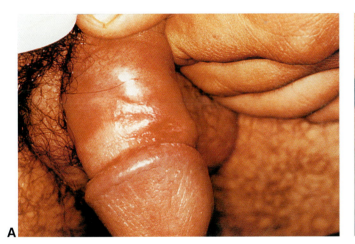
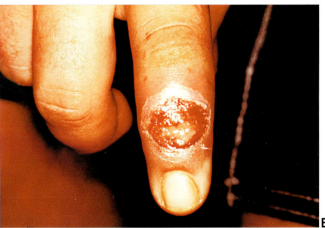

Figura 1-89

(**A**) Imagem do pênis do parceiro da paciente mostrada anteriormente, que apresentava lesão ulcerada de forma irregular localizada no sulco balanoprepucial, acompanhada de infartamento de linfonodos da cadeia inguinal, de cuja lesão foi possível recolher-se material e identificar, laboratorialmente, a presença de *Treponema pallidum*, confirmador de cancro duro primário da sífilis. (**B**) Imagem do dedo do mesmo paciente, em que é possível observar-se a presença de lesão ulcerada, com periferia endurecida e infiltrado inflamatório, para a qual seguiu-se a rotina laboratorial de coleta de material e identificou-se a presença de *Treponema pallidum*, confirmando, portanto, o diagnóstico de cancro duro. Convém salientar que o paciente relatou em sua anamnese o hábito de introduzir o dedo no ânus de sua parceira durante o ato sexual, que encontrava-se em fase secundária da doença. Portanto, conclui-se que a fonte contaminadora foi a mulher.

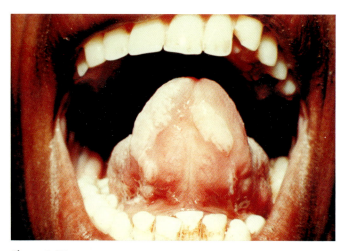

Figura 1-90

Placas mucosas da sífilis secundária localizadas no ventre lingual. Essas lesões são do tipo sifílides papulosas.

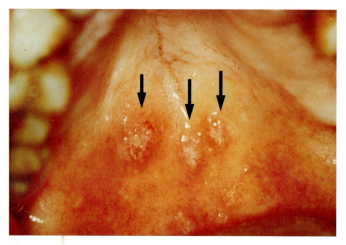

Figura 1-91

Lesões da sífilis secundária localizadas no palato duro (setas).

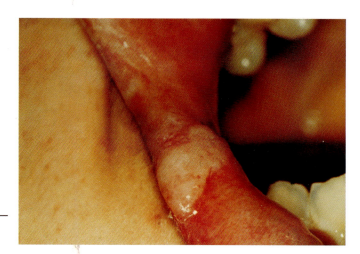

Figura 1-92

Condiloma plano (sifílides papulosas) no lábio inferior, próximo da comissura labial.

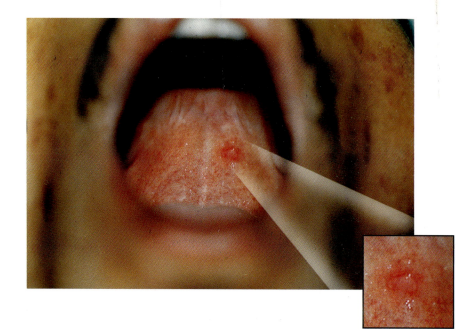

Figura 1-93

Lesão de sífilis de fase exantemática na cavidade bucal: palato duro. Isoladamente, esta lesão pode até mesmo ser confundida com herpes: é diagnóstico diferencial. Mas a sorologia e outras lesões de roséolas na pele ajudarão na diferenciação.

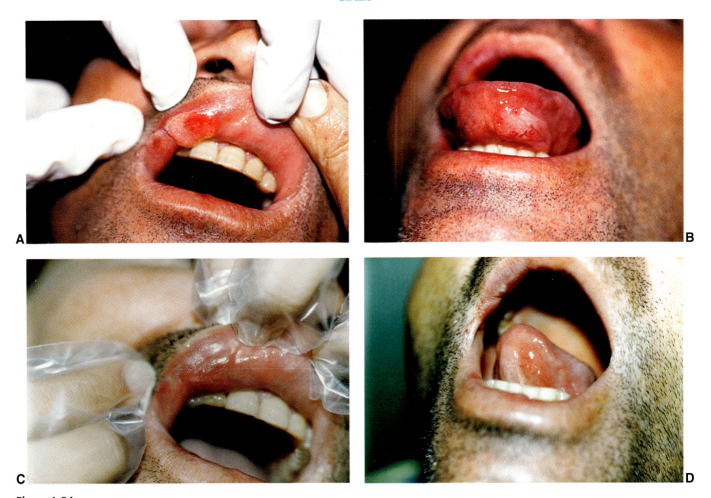

Figura 1-94

(**A**) Já este quadro é bem mais típico de sifílide papulosa – condiloma plano sifilítico – no lábio superior, comissura labial e pequena parte do lábio inferior. (**B**) Mesmo paciente, mas nesta foto as lesões são na língua. (**C** e **D**) Quadro clínico absolutamente curado. Assim como curado pelos padrões de declínio da titulação da sorologia (de 1:128 para 1:4 em 6 meses).

Figura 1-95

Quadro de fase exantemática sifilítica em criança de 3 anos de idade evidenciando mais a área genital. Segundo a mãe, levou a criança em posto de saúde duas vezes, sendo medicada com pomadas locais para assadura. Embora notasse algumas lesões na pele do abdome e tórax, não as relatava nas consultas.

Durante nosso acompanhamento foram identificados fortes indícios de abuso sexual. Foi medicada com penicilina G benzatina. O VDRL foi 1:64.

O caso foi notificado ao conselho tutelar.

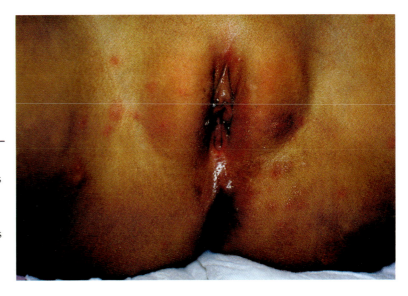

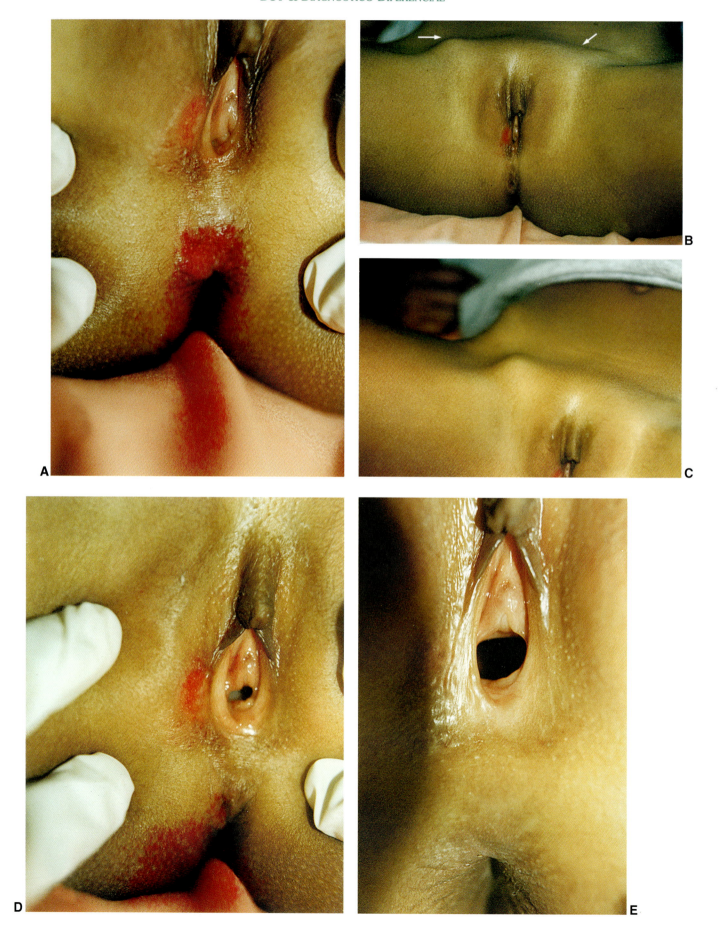

Capítulo 1
SÍFILIS

◀ Figura 1-96

(**A** a **E**) Criança de cinco anos de idade foi levada pela mãe ao nosso serviço.

História da Doença Atual: Cerca de 1 semana antes da consulta, apresentou quadro com lesão próxima à vagina, com ardência e discreto corrimento. Como a mãe era paciente do Setor de DST/UFF, resolveu levar a menor para consulta. Não havia feito uso de medicação até a consulta.

Mãe informou que realizou pré-natal, mas não tem registros de VDRL ao nascimento.

Ao exame apresentava, na região vulvar, lesão de bordas mal definidas, macerada, úmida, pouco dolorida, típica de condiloma plano sifilítico. Adenomegalia inguinal bilateral acompanhava o quadro. O hímem se apresentava roto.

Foi solicitado VDRL, reator 1:64, e sorologia para HIV, não reatora.

O tratamento foi iniciado com penicilina benzatina 1.200.000 UI (IM), repetido em duas doses, com intervalo de 7 dias. Após a efetivação do tratamento houve melhora clínica e laboratorial, configurando cura.

Após entrevista de revelação realizada no setor, a menor relatou ter mantido contatos genitais com um primo de 15 anos, que, segundo ela, ocorriam "há muito tempo" e "perto do quintal de casa". Foi feito encaminhamento ao Setor de Neuropsiquiatria Infantil do HUAP, e ao Conselho Tutelar do município de São Gonçalo, onde a criança residia. O provável abusador foi "perdoado" pela família, contanto que não se aproximasse mais das crianças *(sic)*.

Na Figura 1-96B e C evidencia-se a adenomegalia inguinal.
Na Figura 1-96E a rotura himenal.

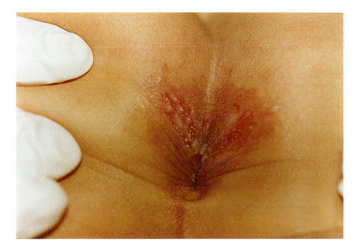

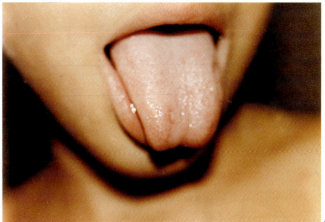
A

Figuras 1-97 e 1-98

As Figuras 1-97 e 1-98 (**A** e **B**) fazem parte de um mesmo paciente: uma criança do sexo masculino com 6 anos de idade levada ao Setor de DST pela avó.

Mãe realizou pré-natal, mas não há relato de VDRL ao nascimento.

História da Doença Atual: Cerca de 3 semanas antes da consulta, apresentou quadro febril associado à cefaleia, que cessou com uso de dipirona supositório pediátrico. Após três dias, aproximadamente, iniciou lesão sugestiva de assadura na região perianal *(sic)*, sendo levado ao posto de saúde, onde foi prescrita nistatina tópica, e foi orientado no sentido de melhorar a higiene na região genital e perianal. Com três dias de medicação, surgiram manchas por todo corpo associadas a adenomegalia na região inguinal. Crendo tratar-se de alergia, a avó procurou, então, o serviço de emergência, onde foi prescrito anti-histamínico oral; sem melhora alguma.

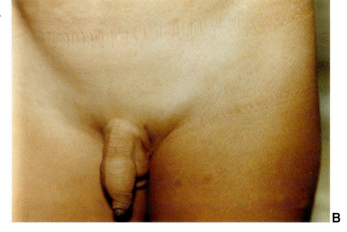
B

Como a criança havia supostamente sofrido abuso sexual por parte de um primo de 19 anos, que apresentava lesões semelhantes pelo corpo, foi recomendado por uma tia que procurasse o Setor de DST/UFF.

Ao exame apresentava lesões maculares, eritematosas, ovais, em troncos, palmas e cavidade oral, inclusive língua, configurando as roséolas sifilíticas. Havia, na região perianal, lesão de bordas mal definidas, macerada, úmida, dolorida, típica de condiloma plano sifilítico. Adenomegalia inguinal bilateral acompanhava o quadro.

Foi solicitado VDRL, reator 1:64, e sorologia para HIV, não reatora.

O tratamento foi feito com penicilina benzatina 1.200.000 UI (IM), em duas doses, com intervalo de sete dias. Após a efetivação do tratamento, houve melhora clínica e laboratorial, configurando cura.

Foi feito encaminhamento ao Setor de Neuropsiquiatria Infantil do HUAP e ao Conselho Tutelar de São Gonçalo.

O primo do paciente foi expulso de casa pela família e mudou-se para o interior do estado, onde servia ao exército na época do retorno do paciente *(sic)*.

Figura 1-99

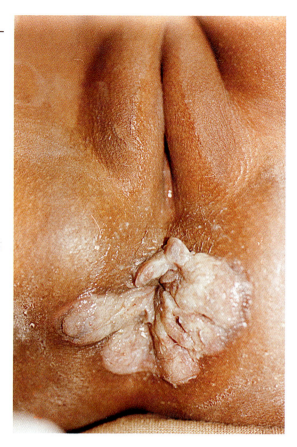

Criança de 3 anos, sexo feminino, parda, natural do Rio de Janeiro, moradora de Itaboraí. A menor foi levada por sua mãe, encaminhada por serviço de Proctologia. Vacinação completa para idade, nascida de parto normal após pré-natal sem intercorrências, tendo alta do hospital em 48 horas *(sic)*, VDRL negativo ao nascimento.

História Patológica Pregressa: A mãe da paciente não refere nenhuma doença anterior.

História da Doença Atual: Mãe relata que, nove meses antes do atendimento, procurou o serviço de Pediatria em um posto de saúde próximo ao seu domicílio, levando a menor com queixa de lesões na vulva e região perianal. Foi então encaminhada pelo pediatra à dermatologia. Após consultada, foi iniciado tratamento tópico com permanganato de potássio em banho de assento, associado a creme contendo cetoconazol e dipropionato de betametasona, e foi solicitado um exame de urina (Elementos Anormais e Sedimentoscopia – EAS), que se apresentou sem alterações. A lesão foi atribuída à má higiene da região genital e perianal. Após cerca de 15 dias, com retorno ao médico que fazia o acompanhamento, as lesões da vulva haviam desaparecido, com manutenção das lesões perianais, o que foi considerado justificado pela história de constipação intestinal da paciente. Foi feita orientação no sentido de manter-se o uso da medicação e que aumentasse a ingesta de alimentação laxativa, tal como mamão, ameixa e laranja com bagaço.

Como o problema evoluiu com piora, devido ao surgimento de sangramento, a mãe optou por procurar um serviço de Ginecologia. Foi então recomendada a manutenção da medicação e a realização de exames laboratoriais com os seguintes resultados. Urina: novo EAS, sem alterações. Sangue: hemácias: 4:180.000 mm^3; hemoglobina 12,1g/dL; hematócrito 38%; leucometria global: 7.450 mm^3 com: mielócitos – 0 / metamielócitos – 0 / bastões – 4 / segmentados – 41 / esosinófilos – 1 / basófilos – 0 / linfócitos – 50 / monócitos – 4; contagem de plaquetas – 334.000 mm^3. Todavia, os exames encontravam-se dentro dos limites normais para o sexo e faixa etária.

Foi prescrita, então, uma medicação homeopática, que corrigiu a prisão de ventre, sem contudo resolver a lesão perianal. Após cerca de 60 dias do tratamento, sem retorno da prisão de ventre, mas com manutenção da queixa inicial, a mãe procurou novo serviço Pediátrico, onde foi levantada a hipótese de condiloma acuminado, sendo encaminhada a outro hospital.

A mãe procurou vários serviços, não conseguindo atendimento, sendo por fim atendida num serviço de Proctologia. Foi iniciado, então tratamento com podofilina tópica, que não levou à melhora após duas seções de cauterização. Foi então encaminhada ao Setor de DST/UFF.

Durante a avaliação clínica, foi visualizada lesão vegetante perianal, sugestiva de condiloma plano sifilítico (foto). A menor não apresentava adenomegalias nem outro sintoma, estando sem outras alterações ao exame clínico. Foi solicitado VDRL, reator 1:128, e HIV, não reator. Iniciou-se tratamento com penicilina benzatina 600.000 UI (IM), repetido após uma semana. O exame direto após impregnação pela prata foi negativo. Acreditamos que isto tenha ocorrido devido à manipulação da lesão, inclusive com aplicação anterior com podofilina, e ao fato de a mãe ter higienizado a criança antes de trazê-la à consulta. Na ocasião da segunda aplicação de penicilina benzatina, já apresentava melhora significativa do quadro, com resolução total em um mês. Novo VDRL, realizado após três meses, demonstrou declínio significativo dos títulos, e negativação após seis meses.

A menor possuía história de suposto abuso sexual por parte de um vizinho, contato declarado desde a primeira consulta médica. Foi feita orientação no sentido de levar o problema ao Juizado de Menores de Itaboraí (no município não havia Conselho Tutelar implantado até a data do atendimento) e feito encaminhamento ao Serviço de Neuropsiquiatria Infantil do HUAP.

O suposto abusador da paciente compareceu após seis meses, a partir de um mandato emitido pelo delegado de Itaboraí, e apresentava, no momento da consulta, exame clínico negativo e VDRL não reator. O mesmo era dono da casa onde morava a família da paciente e promoveu o despejo da mesma.

Capítulo 1
SÍFILIS

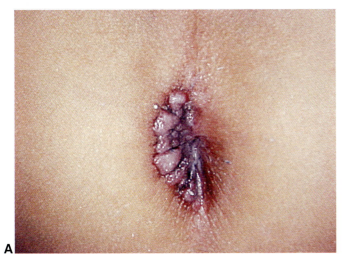
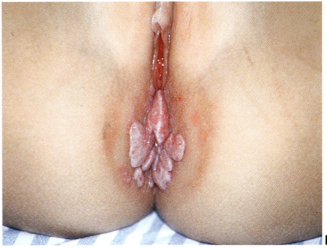
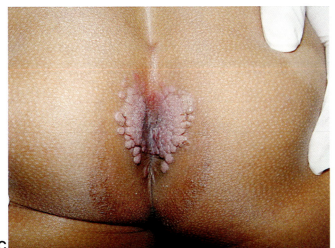

Figura 1-100

Três casos de sífilis em fase recente, sifílides papulosas ou condiloma lata, em crianças. (**A**) Criança de sexo masculino com 9 anos de idade que cinco meses antes da consulta no Hospital Infantil Nossa Senhora da Glória, Vitória, ES, passou a viver com pai e primo de 20 anos de idade. Não foi possível estabelecer associação com abuso sexual. A mãe relatou que foi tratada de sífilis na gravidez. (**B**) Criança do sexo feminino com 5 anos de idade nascida de parto normal de gestação sem pré-natal. Embora não confirmada houve forte suspeita de abuso sexual. (**C**) Criança com 4 anos de idade nascida de parto normal sem acompanhamento pré-natal. Apresentava as lesões papulovegetantes há seis meses. Não foi documentado abuso sexual. Embora fosse o parceiro sexual da mãe alcoólatra e agressor físico da mãe.

Estes casos evidenciam a dificuldade de comprovação de abuso sexual, pois pela história natural da doença e cronologia das lesões a infecção deve ter ocorrido poucos meses antes da consulta e não ligadas à gravidez e ausência de assistência pré-natal.

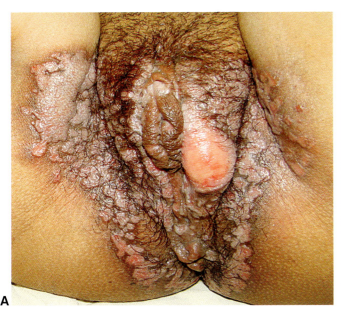
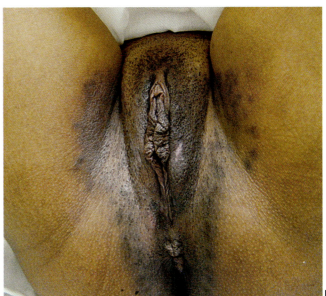

Figura 1-101

Extensas lesões de sifílides papulosas em gestante (**A**). Em (**B**), dois meses após tratamento com penicilina benzatina.

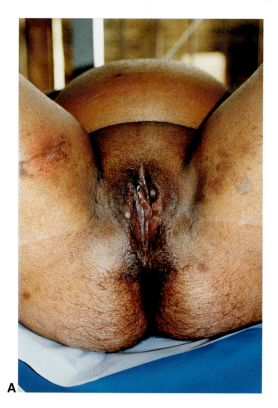

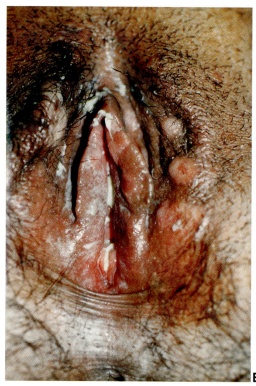

Figura 1-102

(**A**) Gestante encaminhada ao nosso setor para parecer sobre quadro de úlceras genitais.
 É possível notar, porém, lesões de roséolas na pele da nádega e coxas. (**B**) Além das sifílides papulosas na vulva, a paciente também apresentava intenso episódio de candidíase. Aliás, a queixa de corrimento vaginal com prurido foi o motivo da consulta inicial.

Figura 1-103

(**A**) Paciente encaminhada com queixa de corrimento vaginal. (**B**) Todavia, durante o exame físico, notou-se que, além do quadro de leucorreia (diagnosticada como candidíase), apresentava sifílides na vulva. Estas lesões, inicialmente, até podem ser confundidas com escoriações genitais, devidas ao prurido pela infecção micótica. Mas, analisando-se no geral, adenomegalia inguinal, por exemplo, e sorologia para sífilis farão o diagnóstico mais completo. Em casos assim, a visualização de treponemas é mais complicada, devido à intensa infecção pela *Candida sp.*

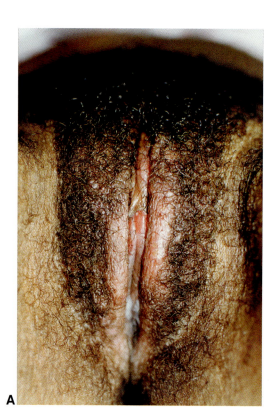

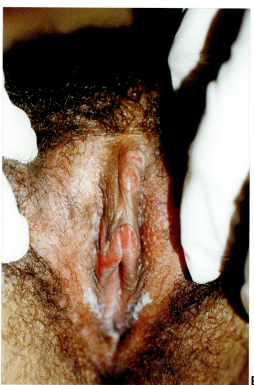

Figura 1-104

Quadro de sífilis papulosa em mulher na 5ª década de vida, multípara, com parceiro fixo exclusivo (único).

A frase "pensar sifiliticamente" deve sempre estar presente, principalmente frente a lesões genitais.

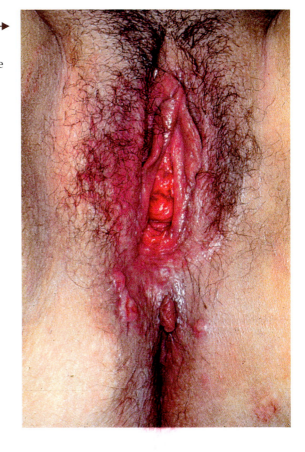

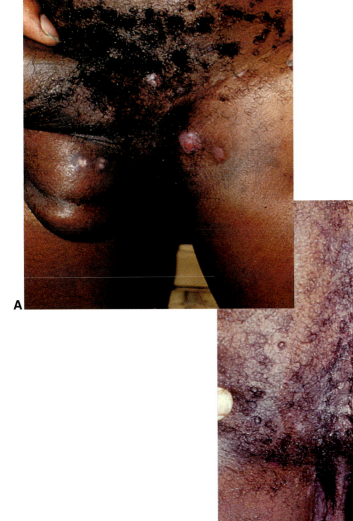

Figura 1-105

(**A**) Sifílides papulosas em área genital de homem. (**B**) Estas lesões de sifílides papulosas acometem muito áreas úmidas e de dobras.

As lesões perianais, nesta fase da sífilis, ocorrem naturalmente em indivíduos que relatam não praticarem sexo anal.

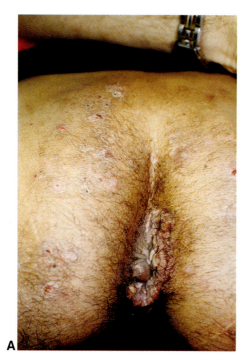
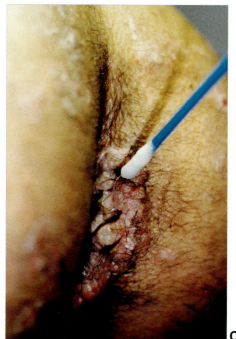
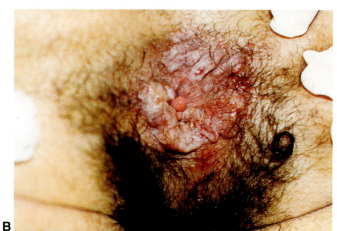

Figura 1-106

(**A**) Homem que faz sexo com homem apresentando lesões papuloulceradas, pruriginosas no ânus e nas nádegas.

Estava usando pomada polivalente, que no início melhorou um pouco, mas após uma semana teve o quadro piorado. (**B**) Expondo-se melhor as bordas anais, vêem-se as sifílides papulosas. (**C**) Como já citado antes, usamos aqui a aplicação de éter sulfúrico com cotonete para tentar recolher maior quantidade de treponemas. Assim, a visualização pode ficar mais fácil.

O quadro era de sífilis na fase papulosa e escabiose. A sorologia anti-HIV foi positiva e o VDRL 1:128.

Capítulo 1
SÍFILIS

Figura 1-107

Às vezes fica difícil descrever as lesões sifilíticas. Eram sifílides com sorologia VDRL 1:64.

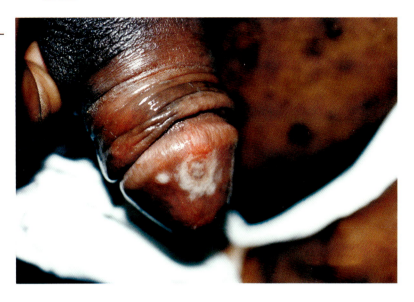

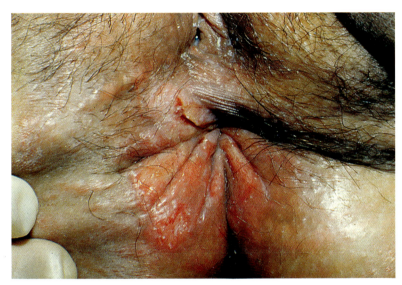

Figura 1-108

Já falado anteriormente: lesão perianal nem sempre é sinônimo de coito anal.
  Este é um quadro inicial de condiloma plano sifilítico.
  Talvez sejam estas as lesões mais ricas de *Treponema pallidum*. Quase sempre são lesões úmidas e, na serosidade que "brota" das lesões, existem inúmeras bactérias espiroquetas.

Figura 1-109

Outro caso de condiloma plano sifilítico perianal.
  Nem sempre, nessa fase, existem, simultaneamente, roséolas. Porém, como norma, a sorologia é positiva. Em geral, bem positiva (títulos altos).

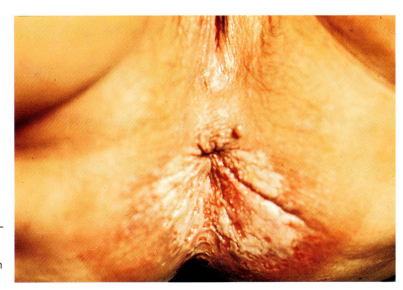

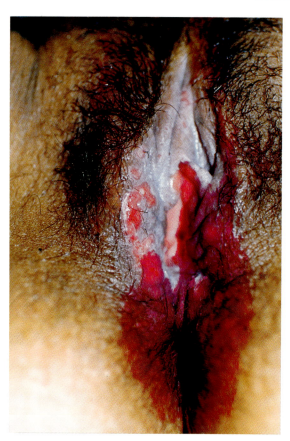

◀ **Figura 1-110**

Além das sifílides papuloerosivas, existe, ainda, corrimento vaginal.

Muitas vezes o mesmo quadro de lesões sifilíticas está ocorrendo na vagina, levando à maior serosidade. Isso produz corrimento vaginal, que pode ser confundido (quando não se examina a paciente) com as situações comuns de vaginites. As pomadas vaginais mascaram a situação e ajudam, ainda, na maceração do tecido vulvar. Então a confusão clínica piora ainda mais. Só fará diagnóstico correto quem seguir a rotina apropriada.

Figura 1-111

Notar lesões papuloerosivas em porção superior de lábios maiores e lesões circinadas com bordas hipercrônicas na nádega e raiz da coxa direita. São sifílides.

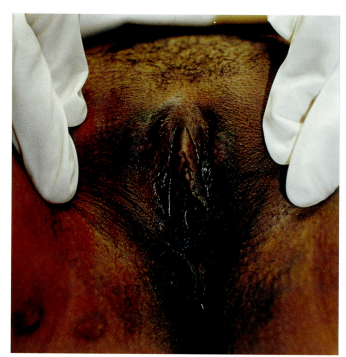

Capítulo 1
SÍFILIS

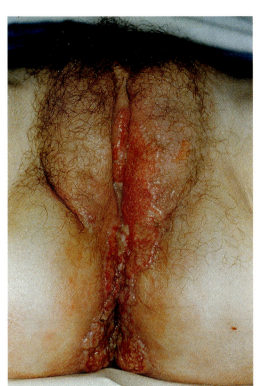

Figura 1-112

Extensa lesão sifilítica papuloerosada que se inicia bilateralmente nos pequenos lábios (nível do clitóris) e extende-se até o ânus e parte da nádega.

São lesões úmidas, altamente habitadas por treponemas. Talvez seja a fase mais infectante da doença.

Notar, ainda, placas de hiperemia – roséolas na pele das nádegas.

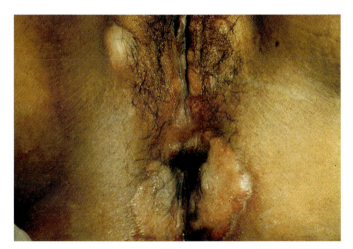

Figura 1-113

Outro caso bem similar ao anterior. Pode parecer que não, mas são lesões úmidas: sifílides papulosas.

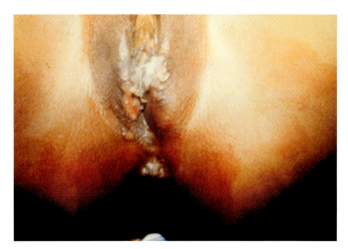

Figura 1-114

Paciente apresentando corrimento vaginal, identificado como tricomoníase + gonorreia, bartholinite aguda intensa à esquerda, sifílides papulosas mais visualisadas no grande lábio direito e mamilos hemorroidários.

Automedicava-se com solução oficinal de mercurocromo.
O VDRL, em 1981, foi 1:64.

Em 1989, acompanhando visita de rotina para "preventivo", foram feitas orientações sobre saúde sexual e procedeu-se coleta para novos exames. Resultados VDRL 1:2, hepatite B positivo, anti-HIV também positivo.

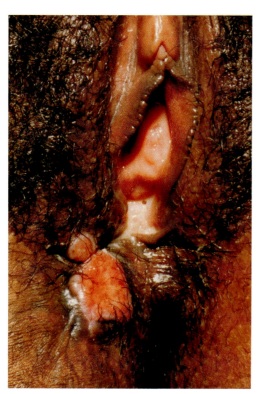

Figura 1-115

Além do quadro de corrimento vaginal; amarelado e bolhoso, notam-se sifílides papuloulceradas.
　Observar as características de bordas mais elevadas e brilhosas.
　A princípio, pode-se confundir com fase inicial da sífilis.

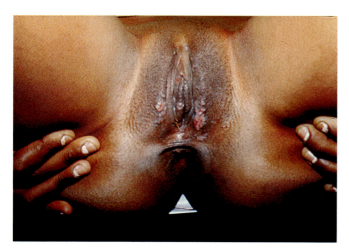

Figura 1-116

Quadro de fase papulosa da sífilis recente (secundarismo para alguns).
　Esta foto foi feita um dia após marsupialização na glândula de Bartholin em razão de abscesso na mesma (lado direito, observar fios de categute).

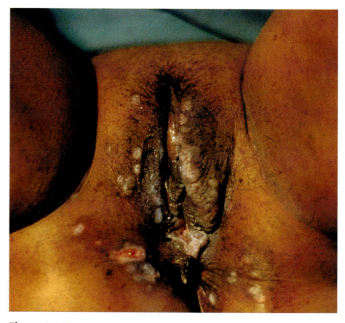

Figura 1-117

Lesões de sífilis recente, fase altamente infectante, em vários estágios: pápulas, úlceras e exúlceras na região genital de mulher que relatava ter parceiro fixo único.

SÍFILIS

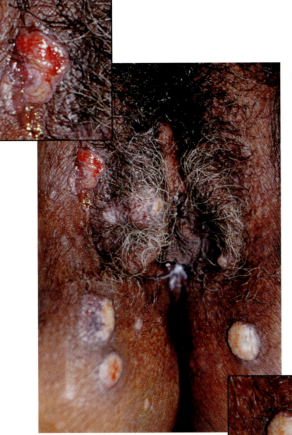

Figura 1-118

Quadro bem parecido com o anterior. Senhora, dona de casa, com mais de 50 anos de idade, com quadro de tricomoníase vaginal e lesões sifilíticas em genital.

Observar, nos detalhes, lesão papuloulcerada com centro bem avermelhado e alto-relevo com superfície esbranquiçada na área de cor rósea – condiloma plano sifilítico.

Relatou que mantinha relação sexual sem preservativo com dois parceiros. Os dois foram consultados, e ambos tinham passado de lesões penianas tratadas em postos de saúde com "Benzetacil". Um foi orientado a levar as parceiras para exame. O outro negou qualquer atividade sexual com outra pessoa nos últimos cinco anos.

Ambos não apresentavam lesões de sífilis ativas.

Como afirmavam relação sexual sem preservativo com suas respectivas parceiras, procedemos tratamento convencional com eles.

Um deles levou a outra parceira para o exame no serviço. Clinicamente, só apresentava tricomoníase, mas o VDRL estava positivo com o título 1:32. Foi também tratada.

Esta, orientou mais um parceiro ao serviço. Clinicamente, não tinha lesão; a sorologia foi negativa e, então, foi orientado para retornar em 30 dias. Os novos exames foram negativos. Optamos por só acompanhar. Este enfatizou que sempre usava preservativo.

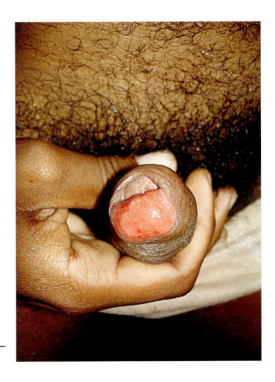

Figura 1-119

Quadro de lesão de sífilis recente em prepúcio.

Figura 1-120

Fase de sífilis recente, não de cancro duro, onde é imensa a sifílide no corpo do pênis. Com boa atenção é possível perceber as lesões exulceradas na bolsa escrotal.

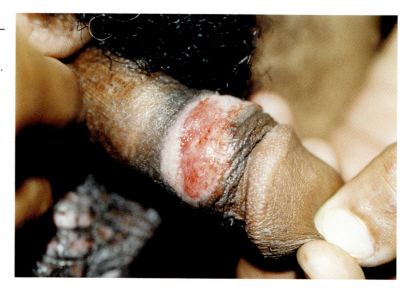

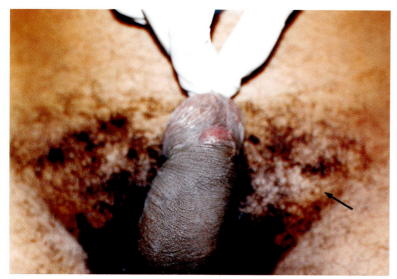

Figura 1-121

Outro caso de sifílides papulosas no pênis. Neste é possível perceber, e a seta ajuda a encontrar, a adenite inguinal.

Figura 1-122

Lesão papulosa perianal: sulco interglúteo de paciente feminina que foi à consulta para rotina de preventivo.

Relatou que no mês anterior apresentou intenso quadro de corrimento vaginal e algumas "feridinhas" na vulva. Procurou auxílio médico, sendo tratada com creme vaginal polivalente e dose única oral de 500 mg de ciprofloxacina.

Realmente notou melhora, mas procurou nosso serviço para controle.

Observar que, além do quadro de sifílide papulosa, apresentava, ainda, lesão verrucosa bem próxima (seta).

O VDRL foi reator 1:64, a sorologia anti-HIV negativa e a histopatologia de lesão verrucosa foi de condiloma acuminado.

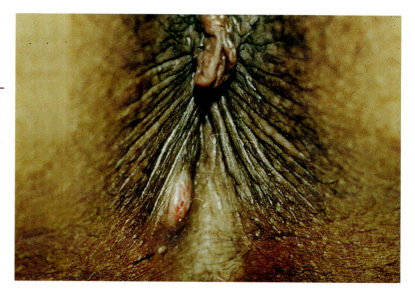

Capítulo 1
SÍFILIS

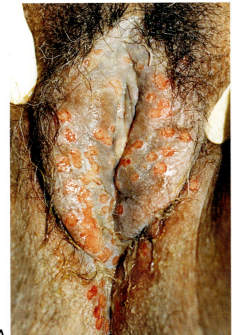
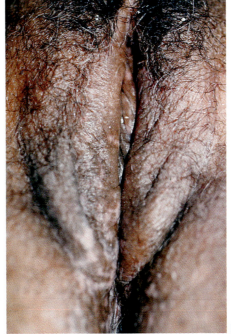
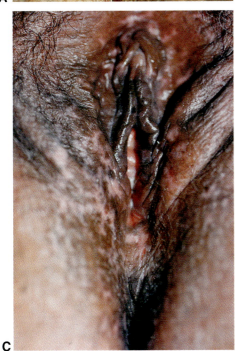

Figura 1-123

(**A**) Paciente na 6ª década de vida, diabética, apresentando este quadro vulvar. Relatava ter parceiro sexual fixo exclusivo (único nos últimos 20 anos). Negava prurido ou dor local. Micropoliadenomegalia inguinal, bilateral, não inflamatória e muito pouco dolorosa estava presente.

A bacterioscopia direta pelo Gram revelou microbiota mista. O exame a fresco e cultura para fungo foram negativos. A pesquisa de efeito citopático para herpes foi negativa. A pesquisa em campo escuro foi rica de bactérias espiroquetas, morfologicamente típicas de *Treponema pallidum*. A sorologia para VDRL, foi positiva, com título de 1:64. (**B** e **C**) Nota-se remissão completa do quadro sifilítico após uso de penicilina G benzatina.

O parceiro foi examinado e apresentava lesões sifilíticas no pênis (condiloma plano).

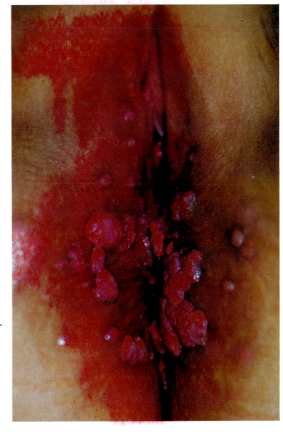

Figura 1-124

Menor com história de abuso sexual apresentando lesões vegetantes papulosas, que podem confundir-se com lesões de condiloma acuminado. Cabe lembrar que nesta fase é comum a paciente também apresentar roséolas. Esse caso, especificamente, apresentava discretíssimas lesões de roséolas hiperpigmentadas nas regiões palmo-plantares. A pesquisa de *Treponema pallidum* em microscopia de campo escuro foi positiva, bem como a sorologia, VDRL, foi reativa com alta titulação, 1:512.

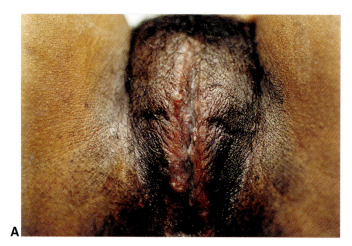
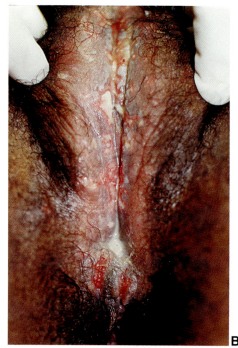
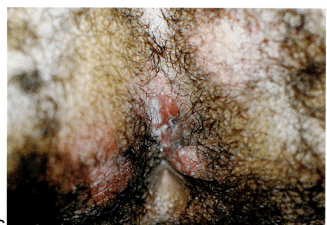

Figura 1-125

(**A**) Paciente de mais de 40 anos de idade encaminhada para esclarecimento diagnóstico de lesões genitais.

Sem afastarem-se os lábios, maiores e menores, pouco pode ser visualizado. (**B**) Procurando expor melhor a vulva, podem-se perceber as lesões papuloulceradas, com áreas de maceração associadas à secreção branco-amarelada.

Os exames diretos foram positivos para treponema e fungo. O VDRL foi 1:64. (**C**) Mesmas lesões na região perianal.

Figura 1-126

(**A** e **B**) Adolescente encaminhado ao setor apresentando este quadro há mais de três semanas. Foi anteriormente medicado com analgésico/antitérmico e quinolona em dose única.

A melhora foi quase nula. Ao exame clínico, notamos o odor acre, presente em alguns casos de sifílide papulosa, condiloma plano, e percebemos pápulas bem salientes no prepúcio.

Como o quadro estava bem intenso, com evolução longa, procedemos à biópsia do pênis, além, óbvio, de cumprir a rotina bacteriológica e sorológica.

A positividade ocorreu apenas para sífilis, tanto no exame direto como na sorologia.

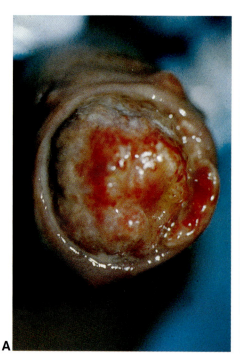
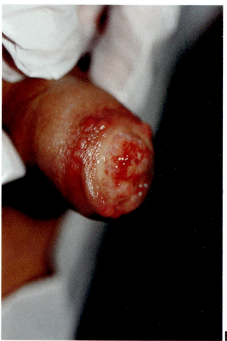

SÍFILIS

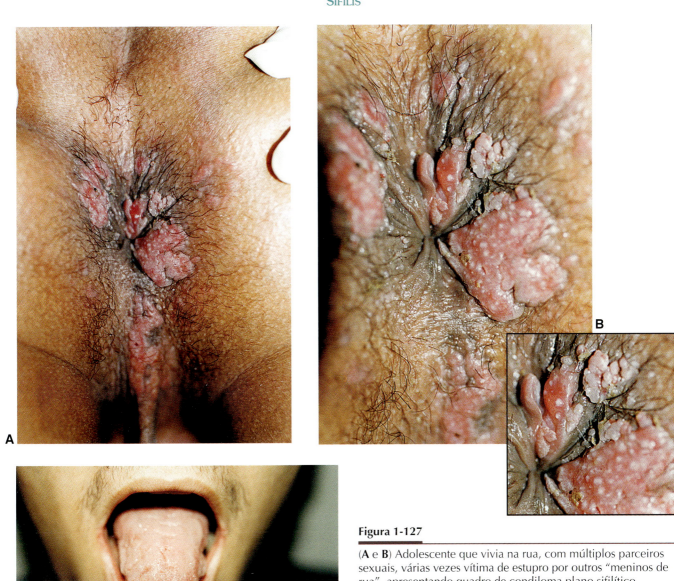

Figura 1-127

(**A** e **B**) Adolescente que vivia na rua, com múltiplos parceiros sexuais, várias vezes vítima de estupro por outros "meninos de rua", apresentando quadro de condiloma plano sifilítico.

Notar no detalhe que algumas lesões possuem aspecto de cacho de uva, lembrando infecção pelo HPV (condiloma acuminado); todavia, eram apenas sifílides.

Não conhecemos a explicação técnica, mas vários pacientes com lesões na fase de condiloma plano sifilítico apresentam, na área, um odor característico, tipo acre, muito ativo, não fétido.

Quem sente tal odor uma vez percebe, facilmente, numa outra oportunidade, reconhecendo-o como de condiloma plano ou condiloma *latum*. (**C**) Além do quadro perianal e perineal, o paciente apresentava, também, lesões exantemáticas na língua, assim como esparsas roséolas na pele do tronco.

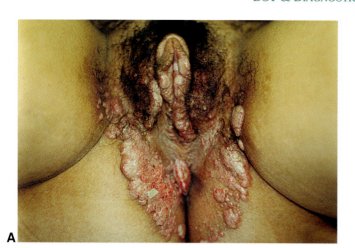
A

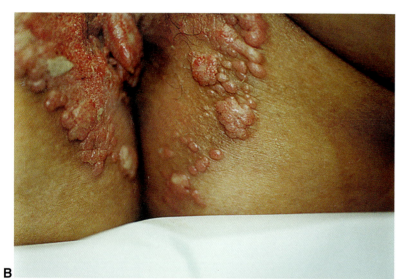
B

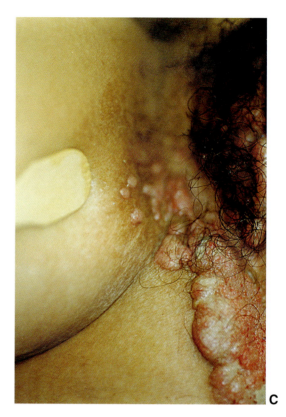
C

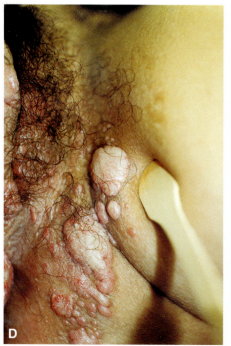
D

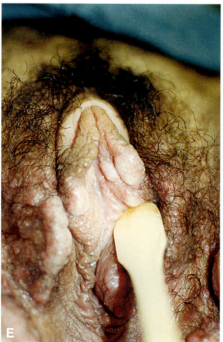
E

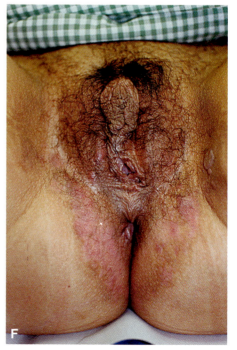
F

SÍFILIS

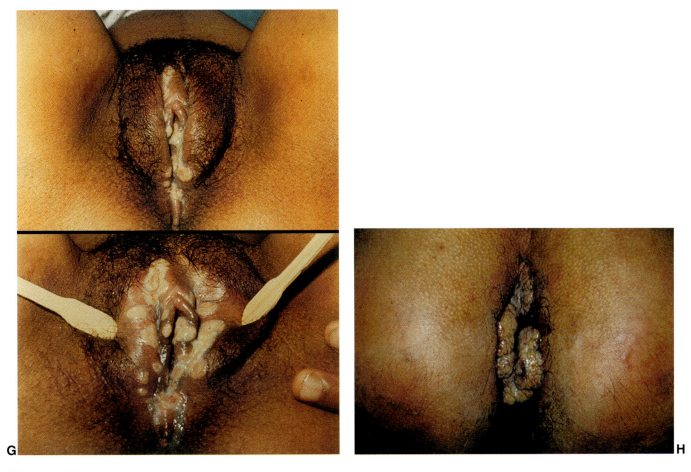

◀ **Figura 1-128**

(**A** a **H**) Gestante adolescente, no 2º trimestre de gestação, encaminhada ao nosso serviço para tratamento de condiloma acuminado genital. Mostrou-nos dois exames de VDRL com resultados: não reator.

Ao exame físico foi percebido forte odor acre que, para nós, quando existe, é típico de infecção sifilítica: condiloma plano ou condiloma *latum*.

A bacterioscopia direta, tanto em campo escuro como por impregnação pela prata (Fontana-Tribondeaux), foi fartamente positiva para treponemas.

O VDRL com soro puro (1:1) foi negativo. Também foi negativo nas titulações 1:2 e 1:4. Só a partir da diluição 1:8 começou a positividade, que ocorreu até o título de 1:2.048.

Este padrão sorológico caracteriza o efeito pró-zona, que significa excesso de anticorpo em relação à quantidade de antígeno durante o exame. Sendo assim, se não diluir o soro, o teste tem como resultado a não reatividade. Há uma explosão tão grande de anticorpos que, no soro puro, o teste fica negativo.

Atualmente, é boa norma em laboratório de análises clínicas, durante a feitura do VDRL, fazer com soro puro e com uma diluição de 1:4 ou 1:8, a fim de surpreender tal fenômeno, que ocorre em aproximadamente 1 a 2% dos casos. Em nossa experiência, o efeito pró-zona ocorre, basicamente, em casos de sifílides papulosas.

É fundamental que os laboratórios cumpram as rotinas e normas para cada exame.

É importante que os clínicos relatem suas hipóteses diagnósticas nos pedidos dos exames.

Notar que, verdadeiramente, algumas lesões se assemelham a lesões de HPV (Figura 1-128C). Porém, as placas mucosas, principalmente as dos lábios menores, são bem típicas de sifílides. (**F**) A paciente foi medicada com 1 g VO de azitromicina/semana durante três semanas. Evoluiu para cura clínica, microbiológica e sorológica rapidamente.

No parto, o VDRL da mãe era 1:32 e do filho 1:2. Essas duas sorologias foram efetuadas na maternidade. Um mês depois, o VDRL da mãe continuava 1:32, e o do filho não reator. Nesta ocasião foi possível realizar sorologia de FTA-Abs IgM para o filho, sendo esta não reatora. Nos exames clínicos neonatais de rotina não foram encontrados quaisquer distúrbios na criança até, pelo menos, três meses depois do parto.

Vários são os casos em que se pensa que é condiloma acuminado (HPV) e, na verdade, trata-se de condiloma plano sifilítico. O mesmo no que diz respeito ao fenômeno pró-zona na sorologia.

(**G**) Caso de gestante com condiloma plano que também apresentou, na sorologia, fenômeno pró-zona.

(**H**) Mostra-se um caso de condiloma plano sifilítico encaminhado para ambulatório de DST (Fortaleza, Ceará) para tratamento de extensa condilomatose por HPV. Era um homem que fazia sexo com homem e apresentava lesões há mais de três semanas. A bacterioscopia direta em microscopia de campo escuro foi positiva. O VDRL foi 1:512 e o anti-HIV negativo.

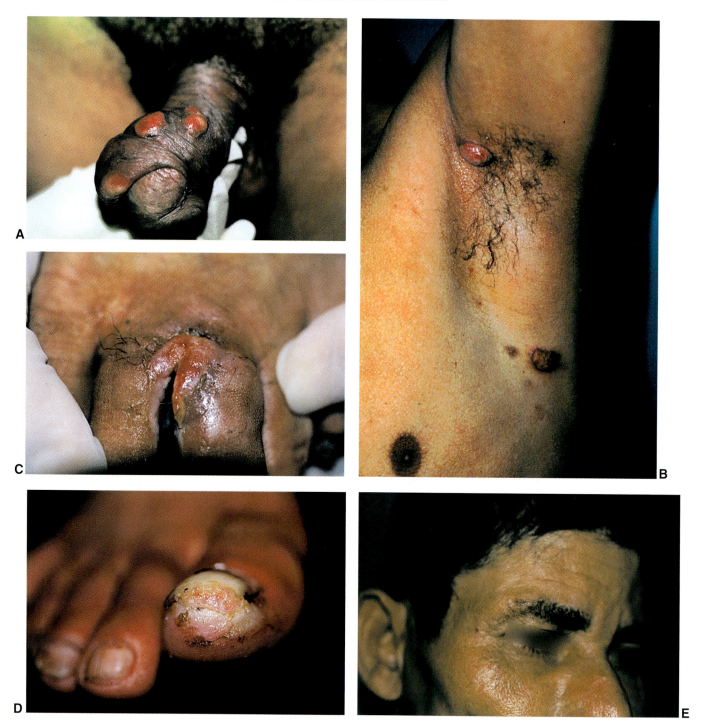

Capítulo 1
SÍFILIS

◀ **Figura 1-129**

(**A**) Paciente procurou atendimento com quadro de feridas no pênis. Este se apresentava com várias pápulas com bordas elevadas e fundo eritematoso. Havia, ainda, prepúcio edemaciado. (**B**) No exame geral, percebemos lesões papulovegetantes na axila e algumas raras roséolas no tronco. Uma lesão na parede lateral esquerda, próxima à axila, mais parecia uma goma. (**C** e **D**) Na região interdigital do pé esquerdo, havia lesão úmida papular, como também no hálux direito.

A bacterioscopia em campo escuro foi positiva em todas as lesões (pênis, axila e dedos dos pés). O VDRL foi positivo, 1:256. A sorologia anti-HIV foi não reatora. (**E**) Rarefação do terço distal da sobrancelha, sinal de Fournier, que pode ocorrer no final das manifestações clínicas da sífilis recente.

Notar o quadro de condiloma plano em períneo e bolsa escrotal (**F** e **G**). Em (**H**), após tratamento, totalmente curado.

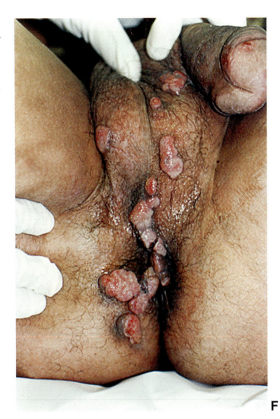

F

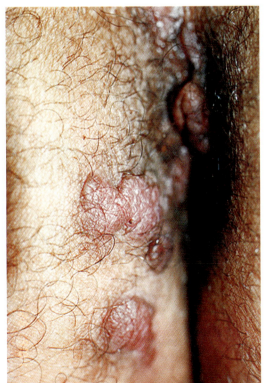

G

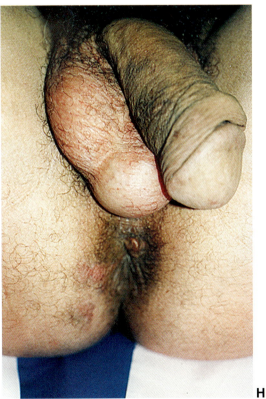

H

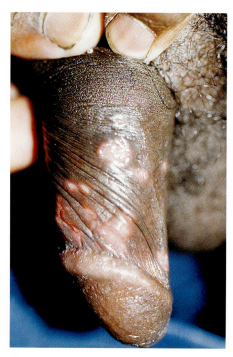

Figura 1-130

Lesões de sífilis recente – fase papulosa.

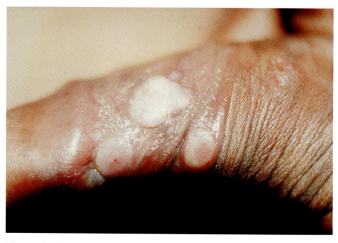

Figura 1-131

Paciente encaminhado para peniscopia em razão de a parceira apresentar colpocitologia oncótica sugestiva de HPV, NIC I.

Surpreendemos um caso de sifílide papulosa, primeiro VDRL (trazido) não reator. Era outro caso de fenômeno pró-zona. Novo VDRL com pedido para diluição inicial revelou positividade ao título de 1:1.024. Não apresentava qualquer lesão típica ou suspeita de infecção pelo HPV.

Sua parceira fixa, não exclusiva, foi por nós examinada e não apresentava alterações de HPV. A colpocitologia foi repetida com resultado apenas de inflamatório inespecífico. A sorologia para sífilis estava positiva com título 1:32.

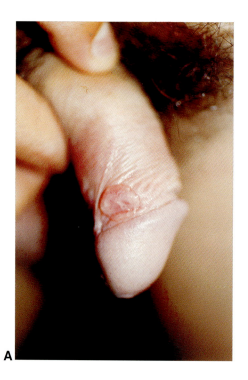
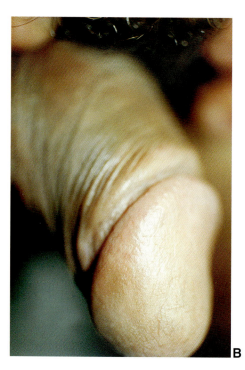

Figura 1-132

(**A**) Adolescente com quadro de sifílide papulosa. Em (**B**), curado após uso de azitromicina oral.

O fato interessante deste caso é que examinamos clínica e sorologicamente dois outros companheiros deste jovem, que tiveram relações com as mesmas duas pessoas, nos últimos 60 dias, e que não apresentavam quaisquer alterações de doença sifilítica.

Figura 1-133

(**A** e **B**) Gestante atendida em consultório de clínica privada (convênio) com resultado (trazido) de VDRL não reator.
   Era mais um caso de fenômeno pró-zona.
   A paciente estava sendo acompanhada por colega que não pensou que tais lesões fossem sífilis, principalmente em cliente de consultório privado.
   Na realidade, tal sintomatologia é muito mais observada em serviço público da rede SUS; todavia, a frase: "Qualquer lesão genital tem mais de 90% de chance de ser sífilis; precisamos pensar sifiliticamente", não deve ser usada apenas para paciente de classe baixa.
   Observamos mais casos de efeito pró-zona, pois recebemos muitos pacientes para parecer. Nossa experiência é com estatística "viciada", ocasionada por referenciamento. No geral, são raros esses casos. Mas cabe, mais uma vez, a lembrança de que ocorrem mais na fase de sifílides papulosa.

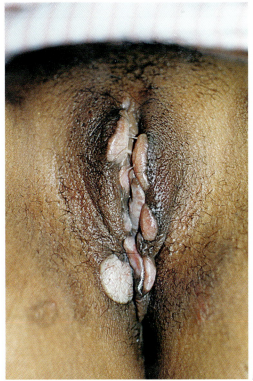

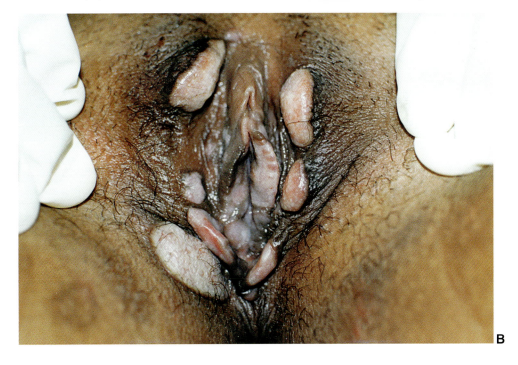

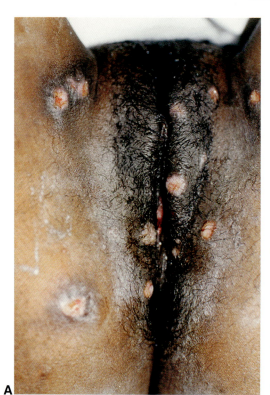

Figura 1-134

(**A** e **B**) Paciente com múltiplas lesões papuloerosadas na genitália externa e pele adjacente, com evolução há mais de um mês. Chega a fazer curativo em algumas delas.

O exame do colo uterino, ao espéculo, evidenciou congestão vascular em ambos os lábios, com áreas de placas leucoplásicas.

A pesquisa de treponema foi positiva nas lesões da vulva, bem como no raspado cervical.

Tratava-se do quadro de fase papulosa da sífilis recente.

Isoladamente, a lesão cervical facilmente teria suspeita maior de HPV. Porém, como os pacientes devem ser vistos num todo, juntando-se os dados da história clínica e os exames, a hipótese de sífilis fica evidente.

As lesões isoladas na vulva também poderiam ser confundidas com cancro mole. Exames simples, seculares, como bacterioscopia pelo Gram, pesquisa em campo escuro e sorologia para sífilis, ainda no milênio do genoma, não devem sair da rotina de casos de lesões ulceradas, exulceradas, maceradas, papulosas, de genitais. Era um caso de sífilis em gestante que teve o diagnóstico postergado, uma vez que o primeiro VDRL foi não reator.

A paciente tinha história de "alergia a benzetacil" *(sic)* e verbalizou que não aceitaria tal antibiótico. Na ocasião, e nem hoje, temos condições e encontramos colegas especialistas para dessensibilização.

Foi também medicada com 1 g de azitromicina por semana durante três semanas, ocorrendo cura clínica e sorológica. No parto, a sorologia da mãe foi 1:4 e a do recém-nascido negativa. Após um mês, ambas as sorologias foram repetidas e os resultados mantiveram-se iguais. Os exames clínicos neonatais de rotina não evidenciaram quaisquer alterações na criança, até pelo menos 1 ano após o parto. Os exames radiográficos também foram normais. A criança recebeu tratamento clássico com penicilina imediatamente após o parto.

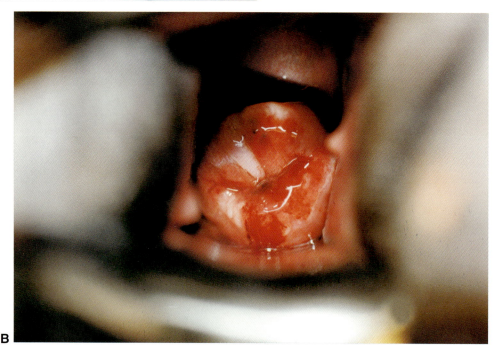

Capítulo 1
SÍFILIS

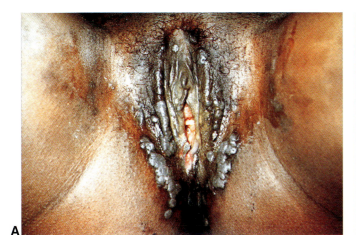
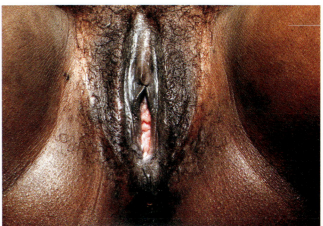
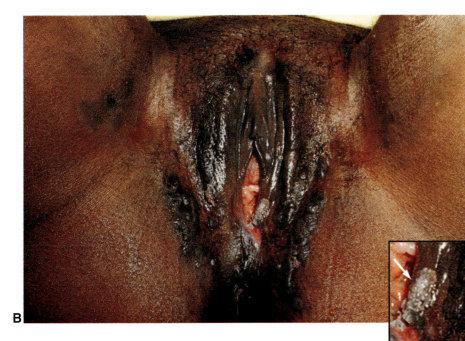

Figura 1-135

(**A**) Paciente com clássico quadro de condiloma plano sifilítico. (**B**) Durante o acompanhamento do tratamento com penicilina benzatina, notamos que, entre as lesões do condiloma plano sifilítico, existia lesão vegetante, verrucosa, de condiloma acuminado (HPV). (**C**) Aspecto de cura de ambas as patologias.

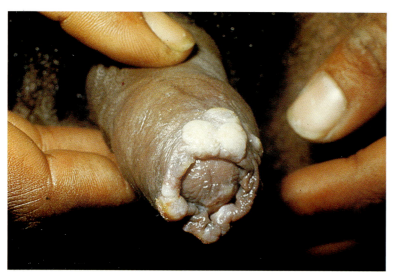

Figura 1-136

Clássico condiloma plano sifilítico. Atualmente, em saúde pública, está sendo muito difundida a abordagem sindrômica para as DSTs. Isso tem levado a muitos erros. Cabe, ainda, a crítica no sentido de difundir mais que as lesões sifilíticas, historicamente, jamais podem ser pensadas apenas como úlceras genitais. As lesões genitais são das mais variadas aparências. Em nossa vivência diagnosticamos muito mais casos de sífilis sem o tradicional rótulo de úlcera genital. A equipe de saúde deve estar atenta à multiplicidade de aparência clínica da sífilis.

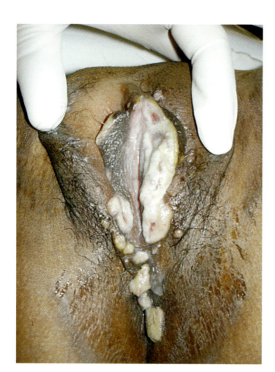

Figura 1-137

Sifílide papulosa, condiloma plano sifilítico, em regiões vulvar, perineal e perianal.
Notar, ainda, nódulos em grandes lábios e dermatomicose ao redor das lesões perineais e anais.

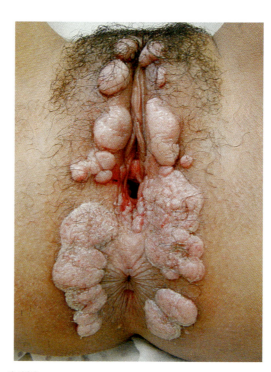

Figura 1-138

Sifílides papulosas (condiloma *lata*) em paciente adolescente com 14 anos de idade.

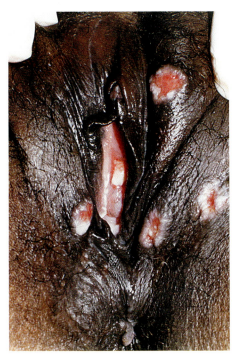

Figura 1-139
Este caso parece cópia da Figura 1-134; lesões papuloulceradas de sífilis recente.

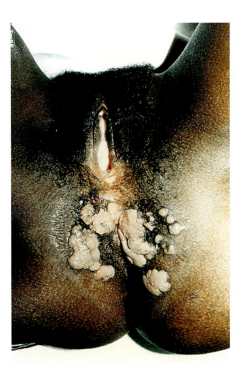

Figura 1-140
Paciente jovem apresentando múltiplas lesões papulosas, algumas com formação de placas. As lesões encontram-se localizadas na região perianal.
  Lembramos, mais uma vez, que são lesões altamente infectantes.

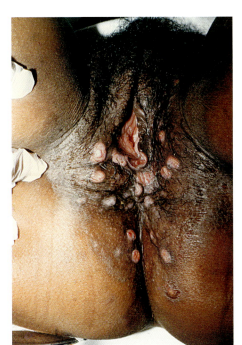

Figura 1-141
Paciente jovem apresentando múltiplas lesões com ulceração superficial, localizadas na porção caudal da vulva, região perineal e sulco interglúteo.
  Essas lesões têm tropismo por regiões de dobras e úmidas.
  As lesões são papulosas, porém, tornam-se de aspecto ulcerado por estarem localizadas em área de atrito.
  Em algumas vezes, como em muitos casos já mostrados, tornam-se ainda maceradas.

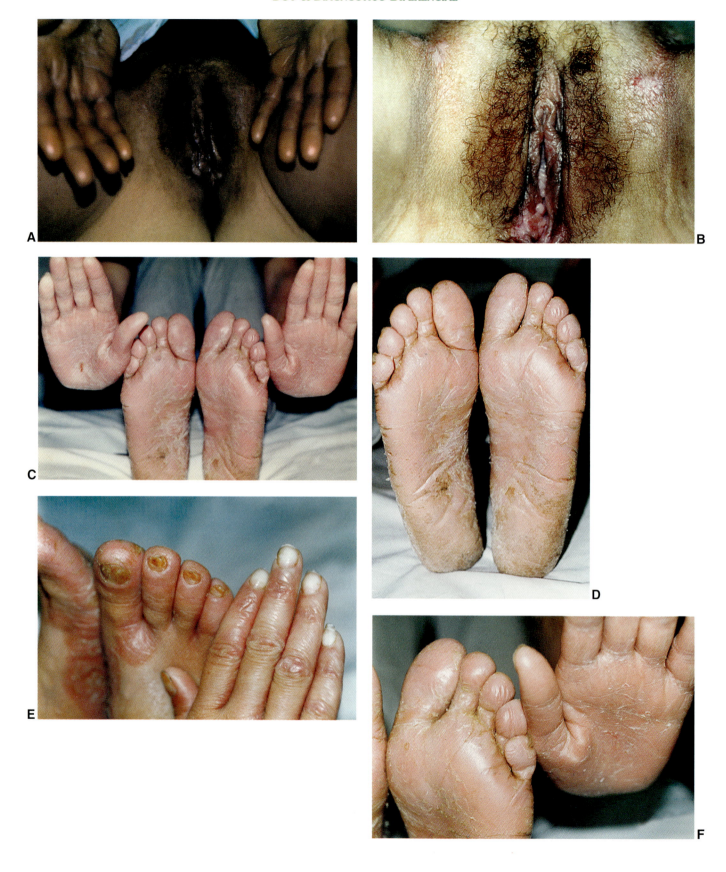

Capítulo 1
SÍFILIS

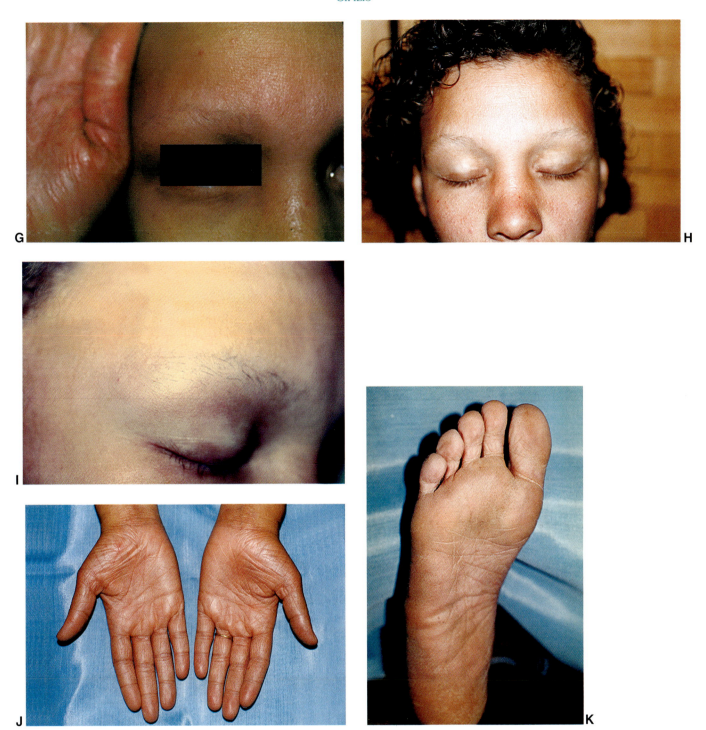

◀ Figura 1-142

(**A** a **K**) Paciente jovem, HIV positiva, mas não usando qualquer medicação antirretroviral, parceira de homem também HIV positivo, apresentando um quadro de lesões papuloulceradas na genitália externa, lesões papuloeritematodescamativas palmoplantares e sinal de Fournier na sobrancelha.

O VDRL estava positivo, 1:512. Relatava história de hipersensibilidade à penicilina, inclusive carregava consigo relatório médico de edema de glote, de pálpebras e extensas placas eritematosas na pele, após teste cutâneo com solução diluída de penicilina cristalina.

Foi então, com terapia supervisionada, medicada com azitromicina 1 g VO/semana, durante quatro semanas. A cura clínica ocorreu muito rapidamente. A sorológica em tempo habitual, com declínio de quatro titulações em seis meses.

Foi orientada para acompanhamento da infecção retroviral, assim como seu parceiro que também estava com alto título de sorologia para sífilis.

A paciente apresentava, ainda, tricomoníase vaginal que foi tratada com metronidazol. Este caso, em 1995, foi nossa primeira experiência com uso de azitromicina no tratamento da sífilis quando, por algum impedimento, não pudemos usar penicilina G benzatina.

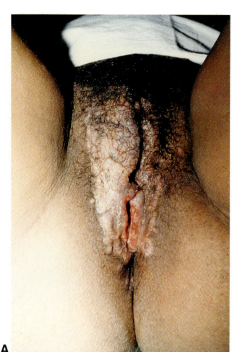

Figura 1-143

(**A** e **B**) Paciente grávida apresentando extensa lesão vulvar em placa papulosa bilateral, com ulceração na porção caudal dos grandes lábios e porção perianal.

A úlcera era extensa, como mostra a figura, com bordas elevadas e fundo sem secreções purulentas.

Não foi possível, neste caso, efetuar a bacterioscopia em microscopia de campo escuro.

O Gram e a biópsia foram inespecíficos. A sorologia para sífilis foi positiva para VDRL, 1:16. Como sífilis, foi medicada. A cura clínica e a sorológica ocorreram em tempo habitual.

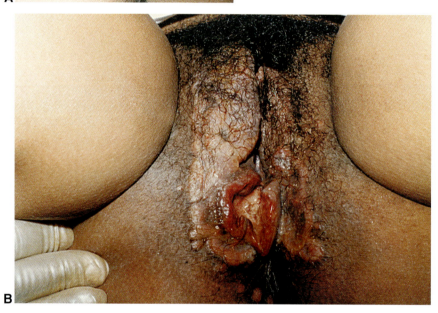

Capítulo 1
SÍFILIS

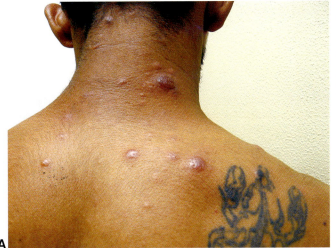 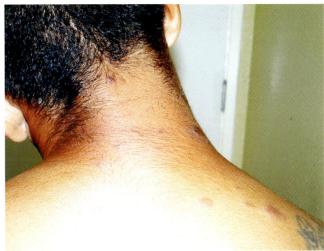

Figura 1-144

(**A**) Paciente de 28 anos, casado, encaminhado do Hemocentro do Ceará (foi doar sangue para saber se tinha alguma doença – *sic*) para o Ambulatório de DST do Hospital Universitário da Universidade Federal do Ceará com exame de VDRL: 1:256 e FTA-Abs reagente. Referia febre, mialgia, lesões papulosas pelo corpo há três semanas. Acreditava que o possível contato sexual (com profissional do sexo) teria sido três meses antes de surgirem as lesões.

A esposa foi convidada e compareceu à consulta: tinha VDRL 1:32, mas sem quaisquer sinais ou sintomas de sífilis recente: era latente recente.

Ambos foram tratados com penicilina benzatina 2.400.000 UI, IM por semana, por duas semanas.

Não conseguimos realizar o atendimento da parceira eventual, embora tentássemos.

(**B**) Uma semana da terapia inicial as lesões dermatológicas mostram-se regredindo. Todavia, o paciente referiu que apresentou, cerca de 4 horas depois da administração da primeira dose de penicilina, febre, cefaleia e dores pelo corpo, que cederam com o uso de um comprimido de 500 mg VO de dipirona (reação de Jarisch-Herxheimer).

Esta reação tem sido observada principalmente nos pacientes mais sintomáticos e/ou com sorologias elevadas e ocorre, em geral, nas primeiras 24 horas depois de iniciada a terapia para sífilis, mesmo com azitromicina oral. A reação não ocorre nas outras administrações da medicação. É importante, previamente, orientar o paciente de que a reação pode ocorrer e indicar a terapêutica com analgésicos, para que não haja abandono e se complete a antibioticoterapia.

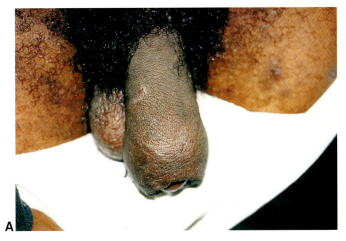 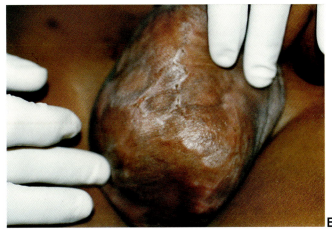

Figura 1-145

(**A** e **B**) Paciente sem úlceras ou pápulas genitais, mas lesões genitais no pênis e bolsa escrotal, circinadas com bordas hipercrômicas e centro algo hipocrômico.

Apresentava, ainda, algumas lesões tipo de roséolas na pele do abdome e face interna da coxa, como mostradas na Figura 1-145A. VDRL positivo 1:64.

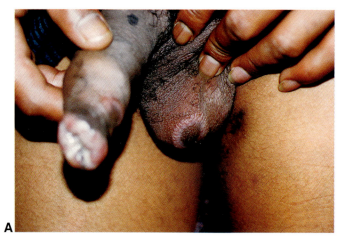
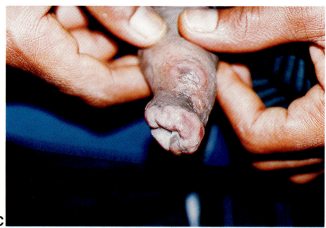
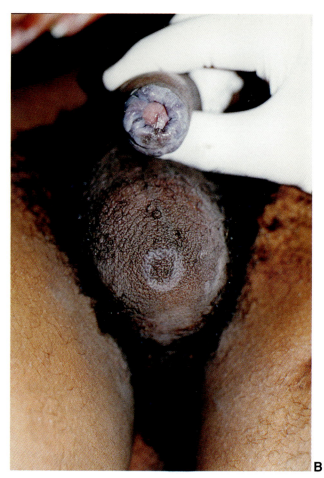

Figura 1-146

(**A** a **C**) Quadro parecido com o anterior, mas aqui as bordas são mais rosadas e o centro das lesões circinadas hiperpigmentado (ou da própria cor do paciente).

Apresenta, ainda, lesões papuloulceradas úmidas no prepúcio, que, aliás, é longo, facilitando infecção secundária. São manifestações da sífilis recente – fase secundária.

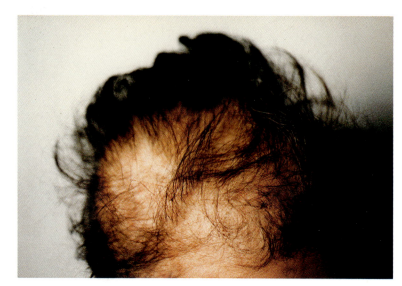

Figura 1-147

Alopecia sifilítica em mulher de 55 anos de idade, relatando não ter atividade sexual há mais de cinco anos.

Exame da genitália externa não evidenciou quaisquer infecções.

VDRL 1:16.

Foi tratada como sífilis com mais de um ano de duração (tardia), uma vez que não conseguimos imaginar o período de evolução da doença.

Capítulo 1
SÍFILIS

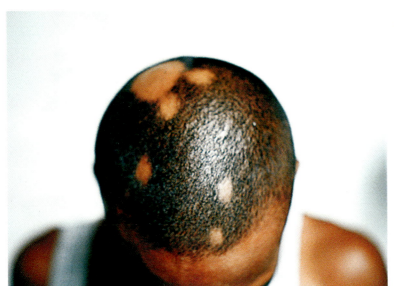

Figura 1-148

Alopecia em clareira e paciente com sífilis.

Figura 1-149

Alopecia sifilítica em adulto jovem que afirmava com detalhes que, há exatamente oito meses, teve uma ferida no pênis, esta era endurecida, "tipo goma de mascar", acompanhada de "ínguas nas virilhas". Procurou auxílio de balconista de farmácia que o indicou tetraciclina. Como não dispunha de dinheiro na ocasião, tomou apenas quatro comprimidos. Como a lesão no pênis regrediu em duas semanas, achou que estava curado.

Todavia, recorda-se que a adenomegalia, embora diminuída, permaneceu.

VDRL 1:16. Apesar da história, optamos por tratar como sífilis com tempo desconhecido.

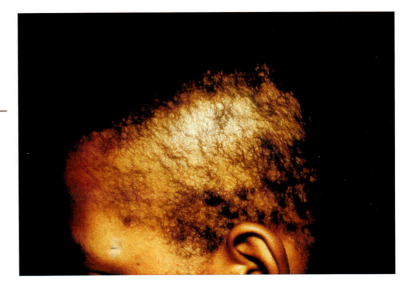

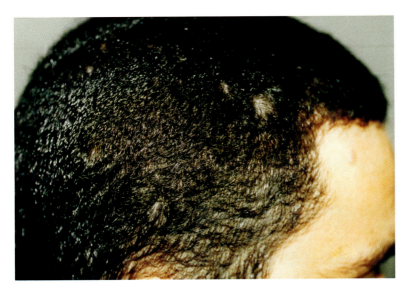

Figura 1-150

Adolescente com alopecia em clareira, característica da sífilis recente (fase secundária).

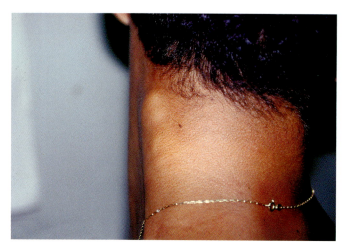

Figura 1-151

Linfoadenomegalia cervical proeminente em paciente com sífilis recente (fase secundária).

Em casos raros, esta pode ser a "única" expressão clínica da sífilis, principalmente em indivíduos alcoólatras.

Em nossa opinião, a sorologia para sífilis deve fazer parte da rotina de quase todos os atendimentos médicos de primeira vez em adultos que possuem ou que já tiveram relação sexual.

Não raramente, a sorologia é positiva com títulos baixos (até 1:8).

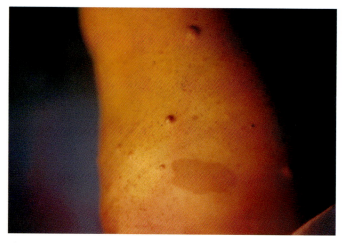

Figura 1-152

Com a prática do pensamento relatado na figura anterior, foi possível diagnosticar e tratar este caso de nódulos subcutâneos como quadro de sífilis, fase final das manifestações da sífilis recente. Essas manifestações clínicas podem ter as mais variadas características: desde desprendimento de unha até neurites periféricas, passando por quadros de hepatite, nefrite e artrites.

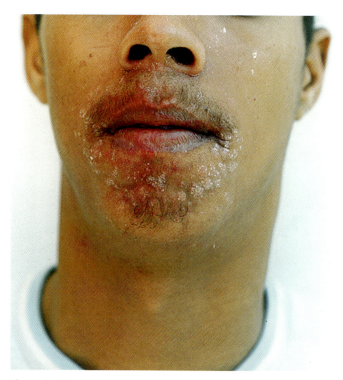

Figura 1-153

Sifílide anular, lesões de sífilis recente secundária ao redor de orifícios naturais.

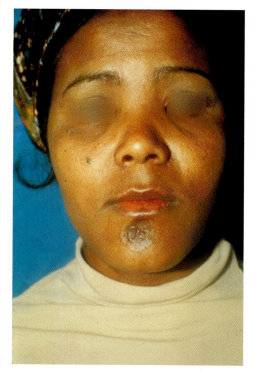

Figura 1-154

Quadro dermatológico descrito como sifílides elegantes ou sifílides de recidiva. São lesões hipercrômicas, circinadas ao redor de orifícios naturais de indivíduos melanodérmicos.

Capítulo 1
SÍFILIS

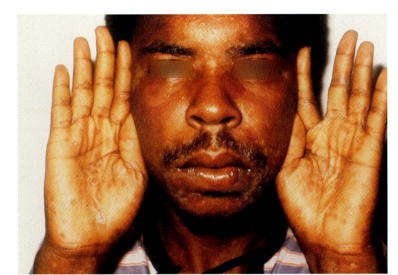

Figura 1-155

Além das lesões ao redor da boca, apresentava, ainda, sifílides palmares.

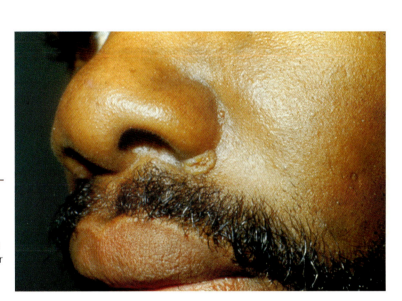

Figura 1-156

Sifílide elegante (de recidiva) em asa de nariz. Embora descritas como lesões habitadas, o encontro de treponemas nessas lesões é tarefa muito difícil com a metodologia de campo escuro ou com impregnação pela prata, mesmo em técnica histológica. Contudo, não temos qualquer experiência, nem conhecemos relatos, mas se for usada técnica de biologia molecular, serão esperados resultados melhores.

HISTÓRIA NATURAL DA SÍFILIS

ESTUDO DE OSLO DA SÍFILIS NÃO TRATADA
BOECK-BRUUSGRAARD-GJESLAND (1891-1910-1929-1955)
ESTUDO DE TUSKEGEE-ALABAMA U.S.A.
ROCKWELL *et al.* (1932-1964)

SÍFILIS TARDIA CUTÂNEA OU OUTRAS	15,8%
CARDIOVASCULAR	10,4%
NEUROSSÍFILIS	6,6%
ÓBITO POR SÍFILIS	10,8%
TOTAL	43,6%
SEM MANIFESTAÇÕES OU CURADOS	56,4%

Figura 1-157

Colocamos este quadro para enfatizar o que pode ocorrer com um paciente que não tem sua sífilis adequadamente tratada.

Indicamos, para melhor conhecimento desses estudos, o filme "Cobaias", patrocinado pelo serviço de saúde pública norte-americano (Estudo de Tuskegee), que retrata o acompanhamento de indivíduos (adultos, homens e negros) que, mesmo tendo o diagnóstico de sífilis definido, não recebiam medicação antibiótica específica, apenas placebo.

Este e inúmeros outros estudos servem bem para discutir as questões de ética e pesquisa. Todavia, como tudo o que ocorre no mundo, deve-se também estar atento ao momento dos acontecimentos.

Hoje temos normas mais claras e definidas que devem ser adequadas aos avanços científicos e sociais.

O filme mostra os argumentos de quem queria continuar com a pesquisa e daqueles que desejavam interrompê-la.

Em 1996, numa solenidade na Casa Branca, o então presidente Bill Clinton (EUA), formalmente, em nome do povo americano, pediu desculpas a nove senhores sobreviventes do estudo.

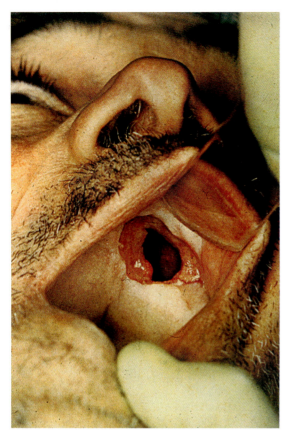

Figura 1-158
Lesão de sífilis tardia com goma perfurando o palato duro.

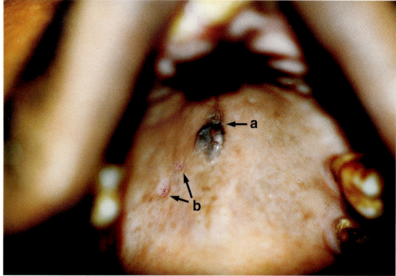

Figura 1-159
Também quadro de lesão tardia de sífilis com perfuração de palato duro *(a)*. As setas *(b)* indicam a lesão, que a biópsia confirmou como outra hipótese clínica: condiloma acuminado associado ao quadro de sífilis.

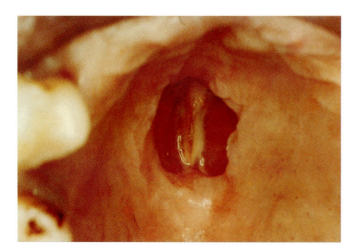

Figura 1-160
Perfuração de palato duro resultante de goma sifilítica.

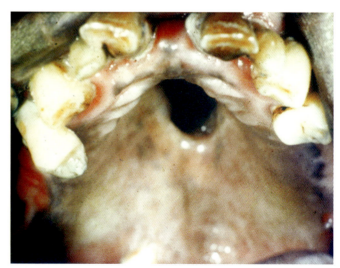

Figura 1-161
Paciente do sexo masculino, 53 anos de idade, na fase terciária da sífilis, apresentando lesão ulcerodestrutiva perfurando a região anterior da linha média do palato e provocando comunicação buconasal como consequência de goma sifilítica.

Sífilis

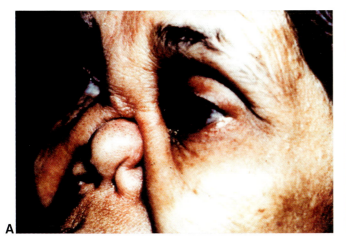
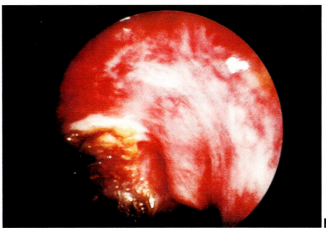
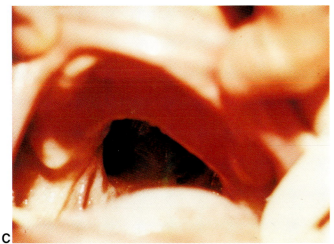

Figura 1-162

(**A**) Aspecto clínico de paciente que apresentava destruição dos cornetos e do septo ósseo e cartilaginoso do nariz, como resultado da presença de lesão gomatosa relacionada com sífilis em fase terciária. (**B**) Imagem endoscópica obtida com a utilização de fibra óptica em que é possível observar-se a lesão gomatosa na região da orofaringe da paciente descrita na Figura 1-162A. (**C**) Imagem intraoral da área de perda tecidual consequente de sífilis terciária da paciente mostrada nas fotos anteriores, após a realização do tratamento.

Figura 1-163

(**A** e **B**) Peças de necropsia de paciente atendida em emergência de hospital geral com quadro de hemotórax causado por rotura de enorme aneurisma de aorta. Por exames anatomopatológicos e história clínica, foi possível concluir que a causa básica foi infecção sifilítica crônica.

Assim como aneurisma de aorta, aneurismas cerebrais, principalmente em adultos jovens, embora raros, são relatados onde a sífilis ainda se mantém como problema de saúde pública.

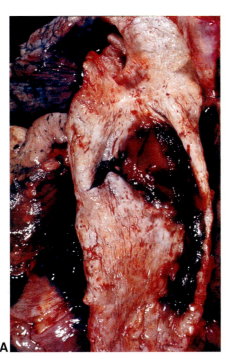
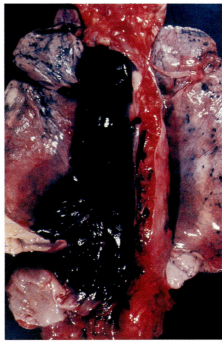

Figura 1-164

Natimorto macerado de mãe com sífilis recente, fase exantemática, que estava internada em maternidade de cidade do interior, 1978, há dois dias com quadro de feto morto retido em gestação de segundo trimestre.

Durante duas visitas de pré-natal, ainda não tinha resultado de VDRL. Durante a internação também ainda não tinha se submetido a tal exame.

Mesmo nos dias atuais, 2011, não é raro encontrar a mesma situação.

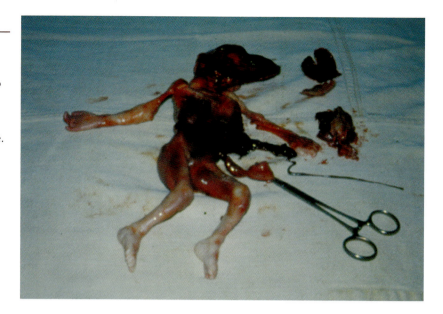

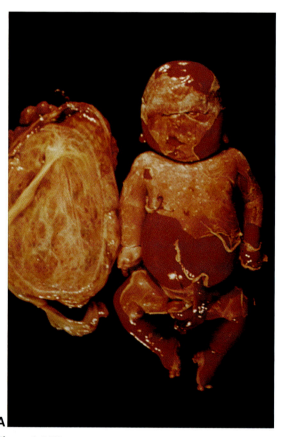
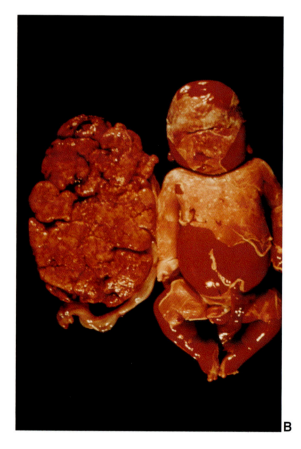

Figura 1-165

(**A**) Placenta – face fetal: opalescência no trajeto dos vasos coriônicos. Feto macerado. Sífilis congênita. (**B**) Placenta – face materna: aumentada de volume e edemaciada. Feto macerado. Sífilis congênita.

Capítulo 1
SÍFILIS

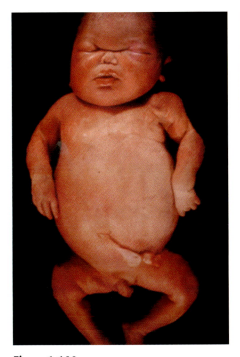

Figura 1-166
Recém-nato apresentando anasarca e distensão abdominal. Sífilis congênita (SC).

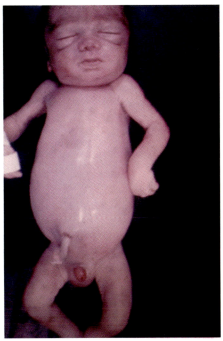

Figura 1-167
Recém-nato com sífilis congênita (SC) apresentando palidez e anasarca. Acentuado edema facial e escrotal.

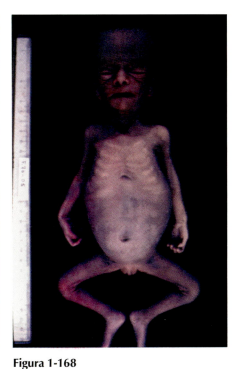

Figura 1-168
Lactente. Distrofia – acentuada queda do ponto estatural (SC).

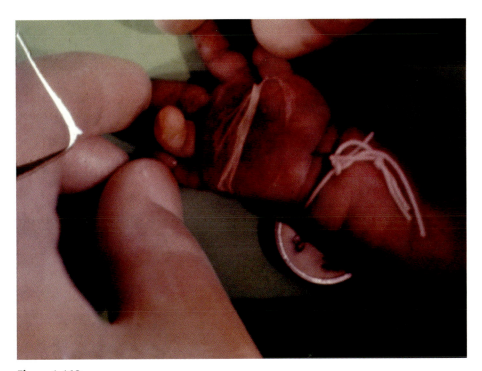

Figura 1-169
Membro superior de recém-nato. Bolha rota na região palmar (SC). Em geral essas lesões são habitatas por *T. pallidum*.

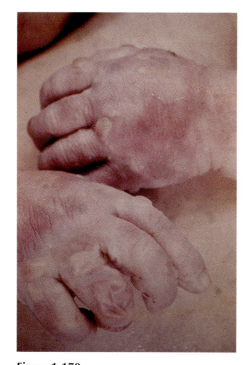

Figura 1-170
Mãos – Bolhas rotas e íntegras no dorso (SC).

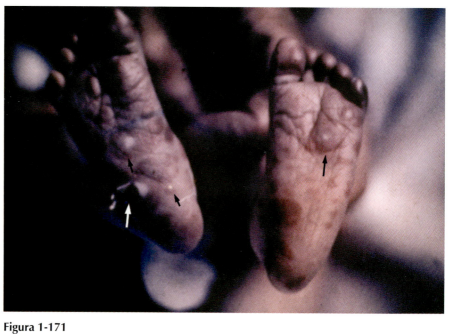

Figura 1-171
Pés – Bolhas rotas e íntegras na região plantar. Estas lesões geralmente são ricas em treponemas (SC).

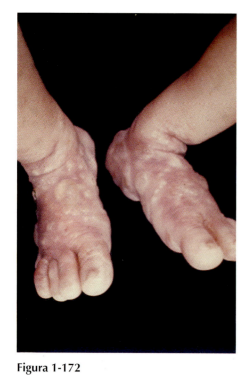

Figura 1-172
Membros inferiores. Várias bolhas no dorso dos pés.

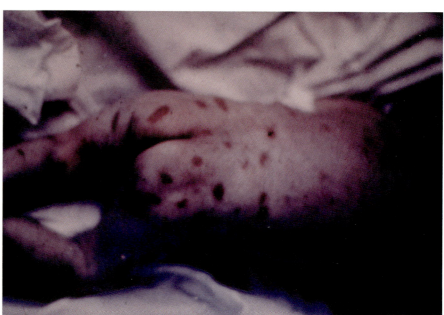

Figura 1-173
Recém-nato – dorso e região glútea com lesões hipercrômicas eritematosas.

Capítulo 1
SÍFILIS

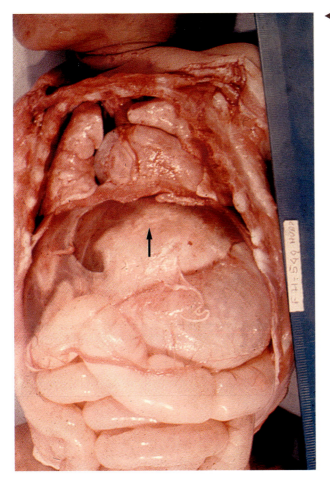

◀ **Figura 1-174**

Cavidade toracoabdominal – hepatomegalia: fígado apresentando área branca bem delimitada (goma), assinalado com seta.

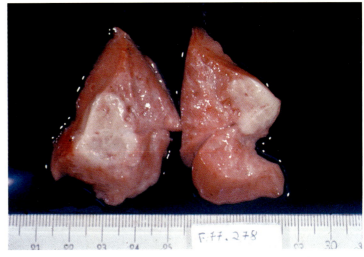

Figura 1-175

Pulmão – superfície de corte: área nodular brancacenta (goma).

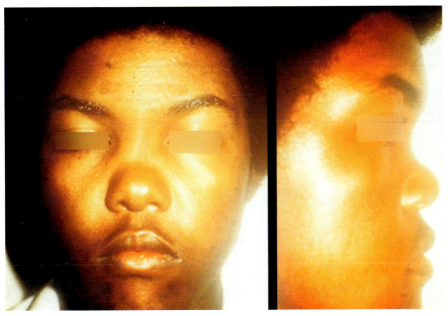

Figura 1-176

Paciente adolescente apresentando uma das sequelas de sífilis congênita tardia, que é o nariz em cela.

Usualmente, o paciente apresenta rinite sifilítica crônica, que acaba destruindo o septo nasal, fazendo desabar o teto do nariz. Tal situação, para muitos, faz lembrar uma cela de cavalo.

Cabe lembrar que nestes casos o recém-nato nasceu infectado e não foi diagnosticado e/ou tratado, fazendo a doença evoluir. Outro destaque é para a própria rinite: são lesões habitadas por treponemas.

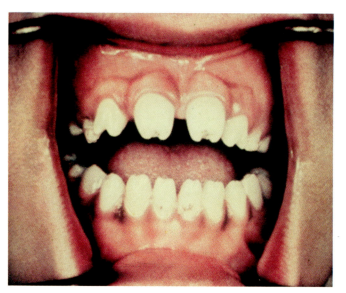

Figura 1-177
Sequela de sífilis congênita tardia: dentes de Hutchinson.

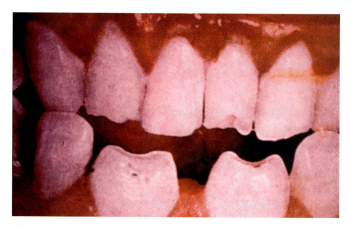

Figura 1-178
Outro quadro de dentes de Hutchinson.

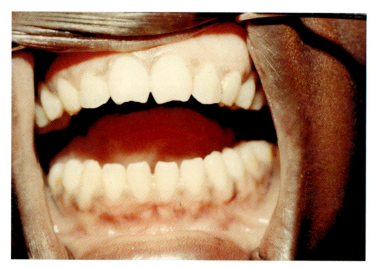

Figura 1-179
Incisivos centrais superiores e inferiores com coroas semelhantes à parte ativa de uma chave de fenda, conhecidos como incisivos de Hutchinson e representativos da sífilis congênita.

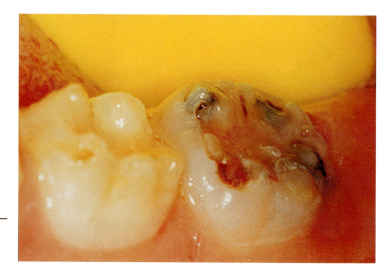

Figura 1-180
Primeiro molar permanente em forma de amora, conhecido como molar de Fournier, cuja hipoplasia é resultado da sífilis congênita.

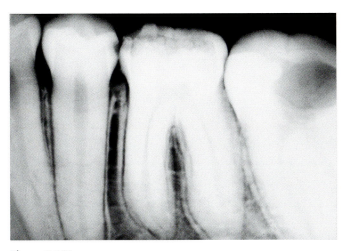

Figura 1-181

Radiografia dentária mostrando o aspecto globular, semelhante a uma amora, observado na face oclusal de um primeiro molar e consequente da sífilis congênita.

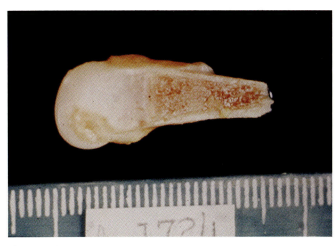

Figura 1-182

Osso – fêmur: irregularidade da linha epifisária, periósteo espessado e área de necrose (goma) na medula.

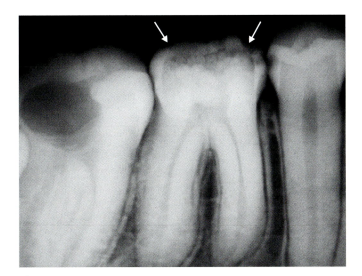

Figura 1-183

Radiografia dentária do tipo periapical mostrando o aspecto globular (setas) semelhante a uma amora, observado na face oclusal de um primeiro molar permanente, caracterizando hipoplasia dentária como consequência da sífilis congênita. Observa-se, ainda, que o tamanho da coroa e das raízes do dente são menores do que as dimensões apresentadas pelo segundo molar, o que carecteriza anomalia dentária e contraria os aspectos morfológicos dimensionais de normalidade.

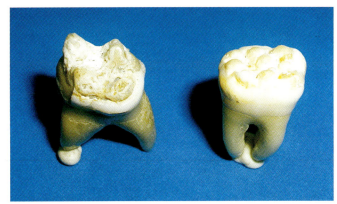

Figura 1-184

Dois espécimes de primeiros molares permanentes mostrando alterações morfológicas que conferem à porção oclusal aspecto globular semelhante a amora, característica da sífilis congênita.

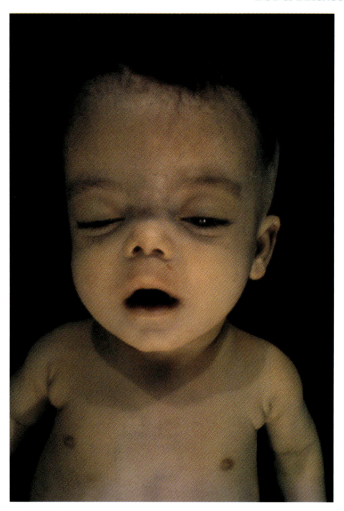

Figura 1-185
Recém-nato. Nariz em cela e fronte olímpica.

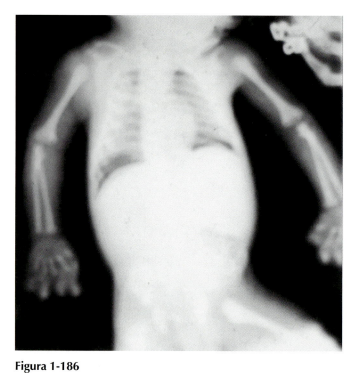

Figura 1-186
Radiografia de quadro ósseo de sífilis congênita onde ocorrem periostite e osteocondrite.

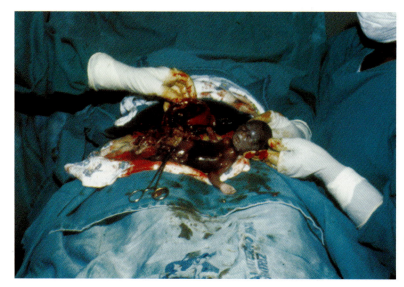

Figura 1-187
Sífilis congênita com feto natimorto. A opção pela via alta nesses casos deve ser excepcional.

Figura 1-188

Treponema pallidum visualizado em microscopia de campo escuro a partir de material clínico colhido de úlcera única, limpa, contornos nítidos e endurecidos (aumento de 1.000×). Conforme descrito na Figura 1-24, após produzir o exsudato, recebê-lo em salina sobre lâmina, misturar, cobrir com lamínula e observar imediatamente a fim de evitar ressecamento e, o mais importante, pelo fato de a bactéria ser anaeróbia, poderá perder a motilidade, característica fundamental para sua observação. Esta técnica é de bom uso para diagnóstico de sífilis primária por exame direto, entretanto, é importante experiência, adequada a um bom equipamento.

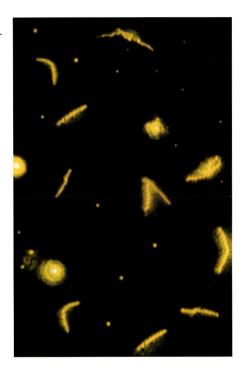

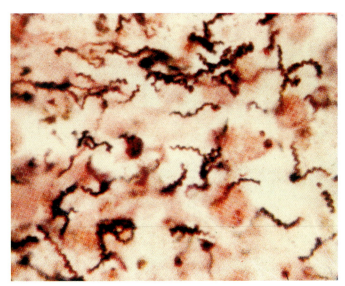

Figura 1-189

Treponema pallidum de material de biópsia de caso de sífilis congênita visualizados pela técnica de impregnação pela prata.

Figura 1-190

Outra técnica de exame direto é usar material de anticorpo antitreponema marcado com fluoresceína. A leitura será em microscópio de imunofluorescência.

O preparo da lâmina é igual ao da técnica de Fontana-Tribondeaux e os reagentes são os usados na sorologia pela técnica de FTA-Abs.

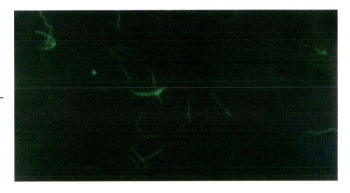

CAPÍTULO 2

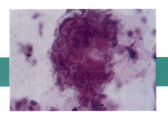

Herpes Genital

Sinonímia
Herpes febril.

Conceito
Doença infectocontagiosa sujeita a crises de repetição. Pode ser transmitida por relação sexual ou pelo canal do parto em gestantes infectadas. Em muitos casos a fonte de contaminação não é definida.

Período de Incubação
De 1 a 26 dias (média de 7 dias) após o contágio.
O contato com lesões ulceradas ou vesiculadas é a via mais comum, mas a transmissão também pode-se dar por meio do paciente assintomático. Em vários casos o período pode ser bem mais longo, de difícil precisão.

Agente Etiológico
O herpes simples é causado por dois tipos antigênicos: HSV 1 e HSV 2.
O HSV 1 ocorre mais em lesões dos lábios, da face e das regiões expostas à luz solar. O HSV 2 predomina na região genital. São DNA-vírus, termolábeis e sensíveis ao éter, fenol e formol, sendo parcialmente inativados pela radiação ultravioleta. Resistem bem ao resfriamento.

Manifestações Clínicas
- *Primomanifestação:* Precedida de sintomas subjetivos. Em cerca de 24 horas surgem as primeiras manifestações, como eritema, ardor, prurido e dor. Sobre a base eritematosa, aparecem vesículas agrupadas que permanecem de 4 a 5 dias e depois erosam. Todo esse processo dura de 2 a 3 semanas. A primomanifestação genital pode ser acompanhada de febre, cefaleia, mal-estar e mialgias. Adenopatias inguinais ou femorais ocorrem em 75% dos casos.
- *Infecção recorrente:* Como o HSV fica latente na bainha de mielina dos nervos periféricos novos surtos são esperados. Apresentam-se menos intensos do que o primeiro. No paciente com imunossupressão (aids ou outras situações) as lesões, em geral, são maiores e mais dolorosas.

Diagnóstico Laboratorial
O material retirado por raspado das lesões (preferência do fundo das vesículas) pode seguir para:
A) Citodiagnóstico (Papanicolaou ou Giemsa).
B) Cultura em meio celular.
C) Biologia molecular (PCR, captura híbrida).
O exame histopatológico pode ser utilizado nos casos de ulcerações extensas ou crônicas. A sorologia com IgG em ascendência é encontrada na fase ativa.

Avaliação dos Métodos Laboratoriais

Exame	Sensibilidade %	Especificidade %
Teste de Tzanck	40-50	> 99
Papanicolaou	30-40	> 95
IF direta	70-80	> 95
Cultura viral	25-90	> 95
PCR	> 95	> 95

Tratamento

- Primomanifestação:
    - Aciclovir 400 mg, VO, de 8/8 h, por 7-10 dias.
    - Aciclovir 200 mg, VO, de 4/4 h (exceto a dose da madrugada = 5 vezes ao dia), por 7-10 dias.
    - Famciclovir 250 mg, VO, de 8/8 h, por 7-10 dias.
    - Valaciclovir 1 g, VO, de 12/12 h, por 7-10 dias.
- Episódios recorrentes:
    - Aciclovir 400 mg, VO, de 8/8 h, por 5 dias.
    - Aciclovir 200 mg, VO, de 4/4 h (exceto a dose da madrugada = 5 vezes ao dia), por 5 dias.
    - Fanciclovir 125 mg, VO, de 8/8 h, por 5 dia.
    - Valaciclovir 500 mg, VO, de 12/12 h, por 5 dias.
- Terapia de supressão (indicada quando existem 6 ou mais surtos em um ano):
    - Aciclovir 400 mg, VO, de 12/12 h.
    - Fanciclovir 250 mg, VO, de 12/12 h.
    - Valaciclovir 500 mg, VO, de 12/12 h; todos por período não menor que 6 meses.
- Doença grave:
    - Aciclovir 5-10 mg/kg, EV, 8/8 h, por 2 a 7 dias ou até melhora clínica, em que se transfere para via oral até completar pelo menos 10 dias de tratamento.

Outras Drogas

Algumas drogas encontram-se ainda sob avaliação da sua eficácia, como a trifluorotimidina, a vidarabina e o cidofovir, podendo ser utilizadas em casos especiais.

Em razão das suas propriedades, o fitoterápico *Uncaria tomentosa* tem sido indicado, em apresentação de gel com 50 mg/g aplicado topicamente nas lesões herpéticas, 3 vezes ao dia.

Complicações

Infecção no sistema nervoso central (meningite/encefalites) ou doença disseminada.

A infecção neonatal é a de mais alta frequência com acometimento visceral e do SNC. Cerca de 70% dos recém-natos com herpes neonatal nascem de mães assintomáticas no momento do parto.

Além de malformações congênitas como hidroanencefalia e coriorretinite, as manifestações fetais envolvem abortamento, prematuridade e restrição ao crescimento intrauterino nos casos de transmissão vertical.

São fatores que aumentam a transmissão intrauterina: primomanifestação na gestante, lesões herpéticas múltiplas, ruptura prematura de membranas, introdução de eletrodos para monitorização fetal em gestante com história de herpes genital recidivante.

Estudos têm revelado que terapia de supressão com 400 mg de aciclovir de 8 em 8 horas a partir da 36ª semana e cesárea eletiva trazem alto benefício para se evitar a infecção no concepto em casos de gestantes com herpes recidivante.

Herpes simples recorrente está associado ao desenvolvimento de eritema multiforme de repetição. O HSV 1 é mais comumente associado ao fenômeno de hipersensibilidade.

Diagnóstico Diferencial

Cancro duro, cancro mole, esfoliações traumáticas, eritema polimorfo em genital e aftas genitais da aids.

Observações

- Em muitas situações o diagnóstico é clínico.
- Na nossa experiência, herpes genital é a doença infecciosa mais frequente quando o quadro é ferida genital.
- Parto cesáreo é indicado na vigência de lesão genital ou se esta aconteceu até 1 a 2 semanas antes do início do trabalho de parto, especialmente se for primomanifestação.

Capítulo 2
Herpes Genital

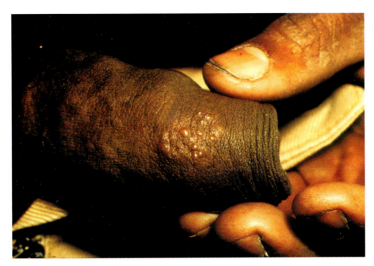

Figura 2-1

Paciente apresentando quadro bem típico de herpes genital: vesículas agrupadas tipo cacho de uvas na genitália externa.

Figura 2-2

Para o diagnóstico etiológico de infecção pelo vírus herpes simples, pode-se puncionar a vesícula com uma agulha de fino calibre, tendo o cuidado de romper lateralmente a vesícula. Isso visa evitar sangramento pois não se deve espetar a base da lesão. Depois, delicadamente, levanta-se a pele da vesícula deixando exposto o fundo da lesão. Nessa ocasião raspa-se suavemente a base da lesão com uma espátula de madeira. Daí prepara-se um esfregaço numa lâmina de vidro para posterior análise citológica.

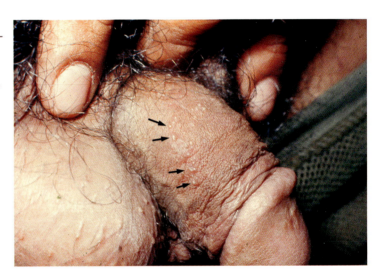

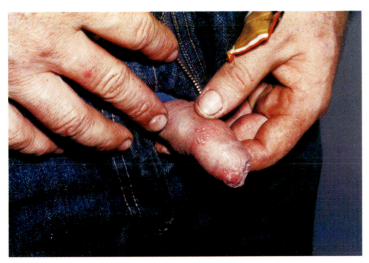

Figura 2-3

Mesmo quadro que os anteriores. Se for tentado o diagnóstico pela citologia, pode-se usar o citodiagnóstico de Tzanck onde se deixa a lâmina secar ao ar, pois a técnica será a de Giemsa. Se a opção for pelo Papanicolaou, deve-se introduzir rapidamente a lâmina em frasco próprio (o mesmo que é usado no "preventivo") contendo um fixador (álcool ou solução em partes iguais de álcool/éter). Outros fixadores também podem ser usados, como o carbovax.

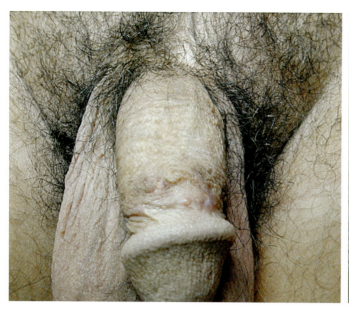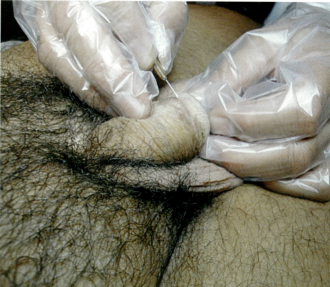

Figura 2-4

Homem com lesão única de vesícula em corpo de pênis. Disse que já apresentou quadro similar outras duas vezes nos últimos 12 meses.

Para melhor coleta de material da base da lesão é ideal que se rompa a vesícula e por raspagem do fundo da lesão com espátula de madeira seja coletado material para citologia corada ou teste de biologia molecular (que no nosso meio não é prática disponível).

No caso em questão, devido a lesão ser diminuta, preferimos coletar o matrerial da lesão pela técnica de *imprint*, no qual, após romper a vesícula aplica-se uma lâmina de vidro sobre a lesão fazendo-se movimentos tipo "mataborão".

Ver vídeo em DVD anexo.

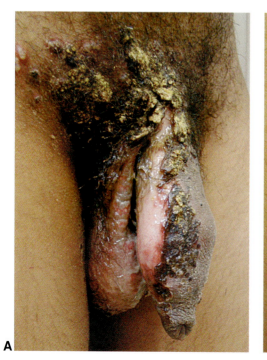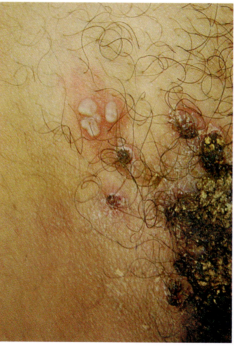

Figura 2-5

Paciente com 14 anos de idade, HIV positivo, com quadro severo de herpes genital com intensa infecção secundária em lesões genitais (**A**) e região inguinal (**B**).

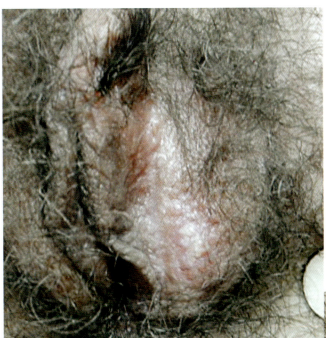
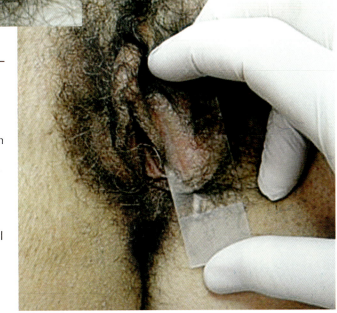

Figura 2-6

Mulher com quadro de herpes genital recidivante *(sic)*, mas que não tinha qualquer exame com confirmação diagnóstica.

Notar em grande lábio esquerdo lesões de vesículas agrupadas, porém com sinais de infecção secundária. Algumas vesículas já estavam rotas (**A**).

Procedemos a coleta de material da lesão pela técnica de *imprint* (**B**).

O resultado da citologia foi inespecífico, provavelmente pelo estágio da doença, pela infecção secundária e porque com as vesículas rotas há mais de 24 horas grande parte do material degenera-se. Entretanto, a nossa conduta é tentar estabecer o diagnóstico etiológico e não confiar, sempre, em dados de história clínica.

✷ *Ver vídeo da coleta de material da lesão em DVD anexo.*

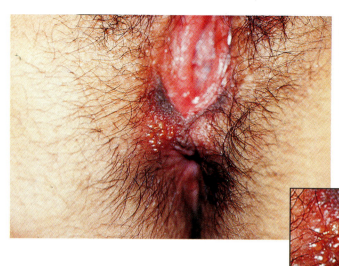

Figura 2-7

Esta paciente adolescente compareceu acompanhada pela mãe, pois tinha iniciado vida sexual há pouco tempo (três meses), para rotina de consulta ginecológica. Durante a anamnese relatou apenas "discreto" corrimento vaginal que, às vezes, apresentava moderado prurido. No exame físico observamos as vesículas típicas de infecção herpética. O diagnóstico foi feito com o encontro citopático de multinucleação em raspado do fundo da lesão.

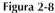

Figura 2-8

Paciente jovem, com lesões vesiculosas sobre uma base hiperemiada, caracterizando fase inicial de lesão herpética.
Na fase inicial, a clínica apresenta-se com hiperemia, prurido seguido de dor após o surgimento das flictenas. Posteriormente, com a rotura das vesículas, formam-se exúlceras, as quais são dolorosas. A cicatrização se iniciará com formação de crostas e se completará em um período de tempo variável, na dependência de ser primoinfecção, surto recorrente, ter infecções ou doenças associadas, principalmente infecção pelo HIV.

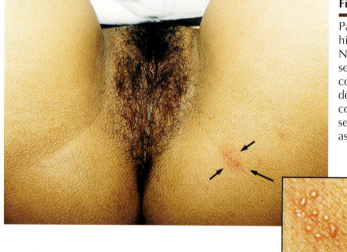

Figura 2-9

Herpes genital em área não protegida pelo preservativo masculino. Primeira manifestação (primomanifestação) com múltiplas vesículas coalescentes, em paciente jovem, que referia uso persistente de preservativo masculino. Na prática diária, muitos pacientes não comparecem para atendimento nesta fase de várias vesículas.

Herpes Genital

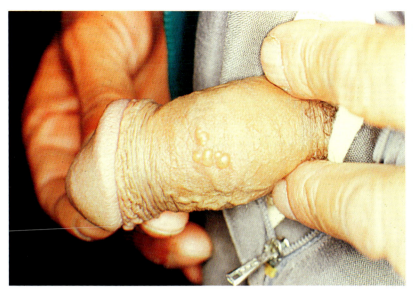

Figura 2-10

Quadro clínico de lesões vesiculosas e até bolhosas pelos seus tamanhos. Notar que neste caso não existe a base clássica de hiperemia, o que torna possível um diagnóstico diferencial com outra dermatite bolhosa. Todavia, no caso de herpes genital na fase bem inicial, a base de hiperemia pode ser bem mais visível somente quando se rompem as vesículas.

Figura 2-11

Neste caso a hiperemia ao redor das lesões vesiculosas está mais evidente.

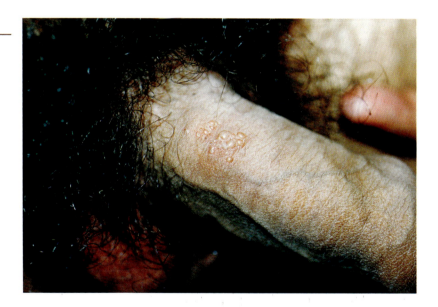

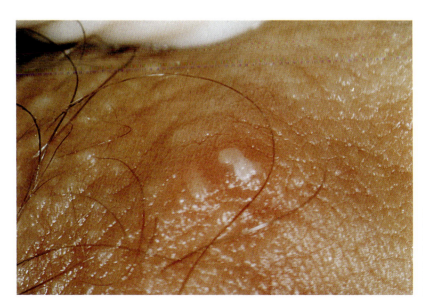

Figura 2-12

Essas lesões foram observadas durante um exame de peniscopia e aparecem como máculas aceto-brancas em regiões exulceradas, bem sugestivas de infecção herpética em fase pós-flictenular. A história clínica geralmente decide o caso.

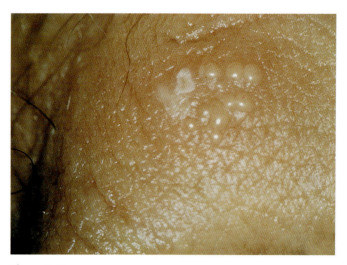

Figura 2-13

Várias lesões flictenulares ao lado de uma exulceração, todas de etiologia herpética, em diferentes fases de evolução da doença. A exulceração foi observada antes de tornar-se aceto-branca o que, aliado à proximidade com as lesões herpéticas e com a evolução para cicatrização em poucos dias, afastou a hipótese de lesão pelo HPV neste local.

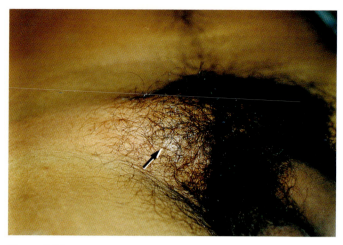

Figura 2-14

Paciente foi encaminhado ao nosso setor para tratamento de linfogranuloma venéreo. Durante a anamnese, fomos sabedores de que quadro similar já havia ocorrido duas vezes num período de dois meses. O processo involuía em uma semana com o paciente fazendo uso apenas de analgésicos.

Esse caso está bem parecido com o relatado na Figura 2-6; todavia, as lesões vesiculosas aqui não são bem evidentes. O caso foi definido como herpes genital.

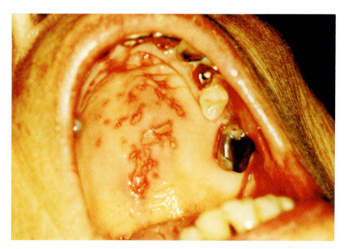

Figura 2-15

Úlceras herpéticas no palato duro em paciente praticante de felação, com muita frequência, cujo parceiro apresentava herpes no pênis.

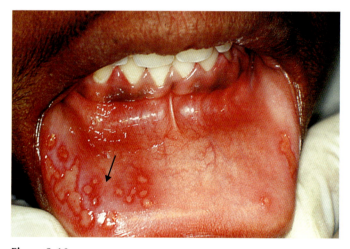

Figura 2-16

Paciente do sexo masculino, apresentando múltiplas ulcerações rasas puntiformes, algumas separadas (seta) e outras que coalesceram e formaram áreas maiores e irregulares na mucosa labial, caracterizando o diagnóstico de úlceras aftosas herpertiformes, pois não foram precedidas de vesículas e somente se apresentam em áreas da mucosa não ceratinizadas como assoalho bucal, ventre lingual, mucosa jugal, palato mole e mucosa labial, ao contrário das lesões herpéticas que envolvem áreas ceratinizadas, como o palato duro, gengiva e dorso da língua.

Capítulo 2
Herpes Genital

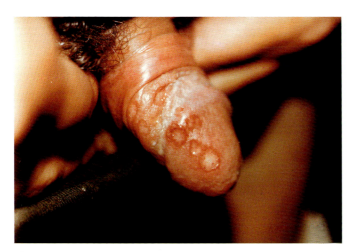

Figura 2-17

Caso de herpes genital em paciente que relatava que em nenhum momento, dos muitos surtos que teve, apresentou lesões de vesículas. Quase que invariavelmente apresentava um ligeiro prurido que, durante o coito, se houvesse no dia, tornava bem mais agradável (aumentava a libido) e mais rápida a ejaculação. Todavia, após tal situação apresentava dor e "irritação" local, que tornava, se tentasse, a prática sexual com o genital "desagradável".

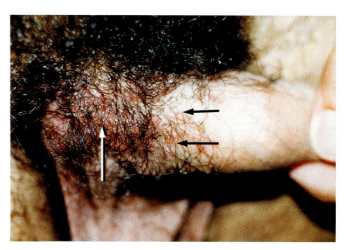

Figura 2-18

Aqui podem ser observadas lesões em fases diferentes durante um surto de herpes genital: vesículas íntegras, vesículas rotas e grande área de pele hiperemiada. Muitos pacientes, num período que antecede o aparecimento das lesões genitais, apresentam mal-estar geral de intensidade leve a moderada, semelhante a gripe, cefaleia, irritação e, nas regiões inguinais, é possível palpar-se linfopoliadenomegalia discretamente dolorosa.

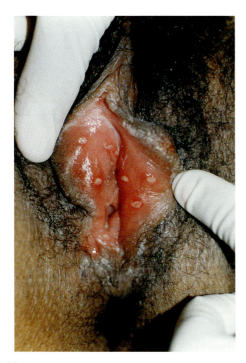

Figura 2-19

Paciente encaminhada de outro serviço em decorrência de quadro de úlceras vulvares dolorosas que, após dois dias de tratamento com antibiótico para cancro mole, não apresentava melhora. Ao exame físico fica claro que a hipótese de herpes genital merece total atenção. A paciente relatava que algumas vezes apresentava desconforto e pequenas "feridinhas" na genitália externa, e na maioria das vezes era medicada pelo ginecologista com pomadas vaginais polivalentes. Relatava, ainda, que não tinha relação sexual há seis meses.

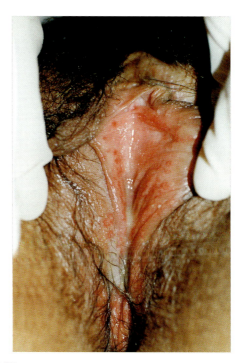

Figura 2-20

Caso muito parecido com o anterior, todavia, aqui a paciente tinha vida sexual ativa com parceiro fixo e apresentava, ainda, quadro concomitante de vaginose bacteriana. Não é raro quadro como este ter etiologia de vulvovaginite por *Trichomonas*. O exame a fresco da secreção vaginal faz parte da nossa rotina.

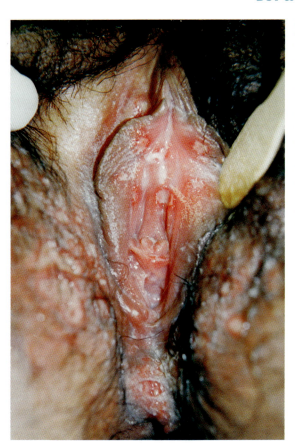

Figura 2-21

Quadro, também, de múltiplas lesões exulceradas que apresentam dor quando molhadas pela urina ou banho. Esta paciente em particular apresentava vulvovaginite por *Candida sp.* associada a herpes genital. A sorologia para sífilis foi reativa com título de 1:64; já a pesquisa de anticorpos anti-HIV foi negativa no momento desse atendimento. Cinco meses depois, a paciente retornou ao setor especialmente para preventivo do câncer ginecológico e refazer teste anti-HIV. O resultado da colpocitologia foi de inflamatório inespecífico, mas o anti-HIV foi reator. Segundo relato da paciente, com frequência deixava de usar preservativo, pois seu noivo era o único parceiro. Esse parceiro foi convidado a comparecer ao setor e informou que, às vezes, mantinha relação sexual com mulheres de "casa de massagem". Quase sempre usava camisinha. Era usuário, "muito moderado", de maconha e cocaína nasal em festas com pessoas de "alto padrão". As suas sorologias, sífilis, HIV e hepatite B foram positivas.

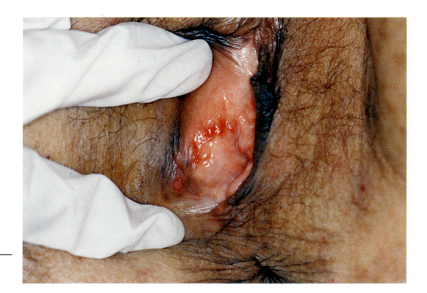

Figura 2-22

Quadro de herpes genital em mulher na 4ª década de vida e multípara.

Herpes Genital

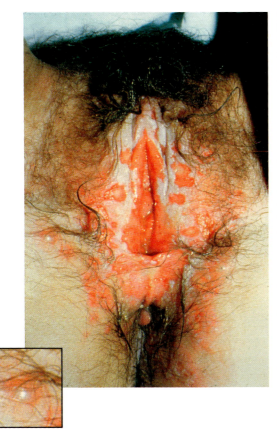

Figura 2-23

Paciente com 19 anos de idade compareceu às 23 horas no pronto atendimento de hospital privado apresentando esse quadro inicial há 24 horas, evoluindo para piora do estado doloroso, principalmente ao contato com urina ou água do banho. Informou que durante a semana que antecedeu esta primeira manifestação de herpes genital ficou desempregada, separou-se do marido (único parceiro sexual nos últimos quatro anos) e teve sua filha de 3 anos de idade internada com diagnóstico de pneumonia. Informou que antes da instalação das lesões genitais apresentou quadro de cefaleia, febre e inapetência, além de corrimento vulvovaginal com discreto prurido.

Durante o exame diagnosticamos associação do herpes com candidíase e retenção urinária de 1 litro. Como a paciente apresentava importante estresse emocional, ansiedade e ausência de companhia familiar, resolvemos mantê-la em observação hospitalar medicando-a com ansiolítico, cetoconazol e aciclovir oral. Como coadjuvante, usamos banho de assento com chá de camomila à temperatura ambiente, uma vez que *in vitro* a camomila apresenta efeitos antivirais e anti-inflamatórios. Em nossa experiência, tal procedimento melhora muito o desconforto local em tais situações.

Não indicamos, em casos dolorosos como esse, uso de anestésicos locais; apenas analgésicos e anti-inflamatórios orais. Em 16 horas a paciente apresentou-se bem melhor e recebeu alta hospitalar. Ela se manteve sob nosso acompanhamento por mais de 15 anos e não voltou a apresentar novo surto. O diagnóstico da etiologia viral foi definido pela citologia de raspado de líquido e fundo de uma vesícula (a do detalhe) rota por nós com uma agulha hipodérmica. Sua vida conjugal e empregatícia, bem como a saúde da filha, ficaram bem encaminhadas um mês depois do primeiro atendimento. As sorologias para sífilis e HIV foram, por duas vezes, não reatoras.

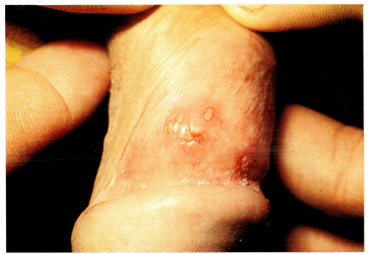

Figura 2-24

Como já citado anteriormente, em muitos dos quadros de herpes genital jamais é possível observar-se vesículas. Este apenas apresentava lesões exulceradas em bases de hiperemia. Destacamos, ainda, que as primomanifestações podem facilmente ser confundidas com outras infecções, principalmente porque ao se usar a abordagem sindrômica para as DSTs a involução acontecerá em uma semana. Nesta situação será possível imaginar que foram os antibióticos que curaram as lesões.

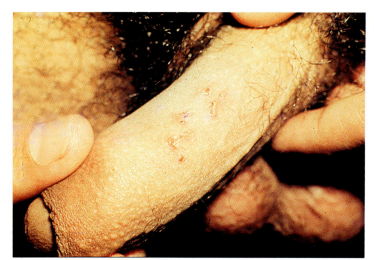

Figura 2-25

Na involução, a cicatrização completa ocorre, em geral, em uma semana. Na maioria das vezes sem deixar cicatrizes evidentes.

Figura 2-26

Quadro de herpes genital com algumas vesículas rotas já contaminadas com infecção secundária, que facilmente pode confundir o diagnóstico. No detalhe observa-se melhor a secreção purulenta cobrindo área de exúlcera.

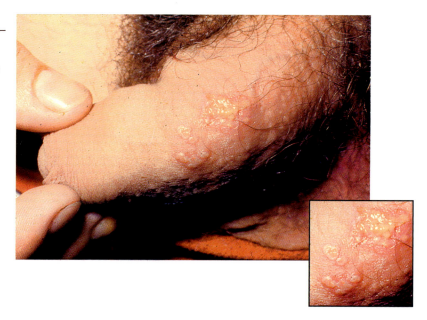

Capítulo 2
HERPES GENITAL

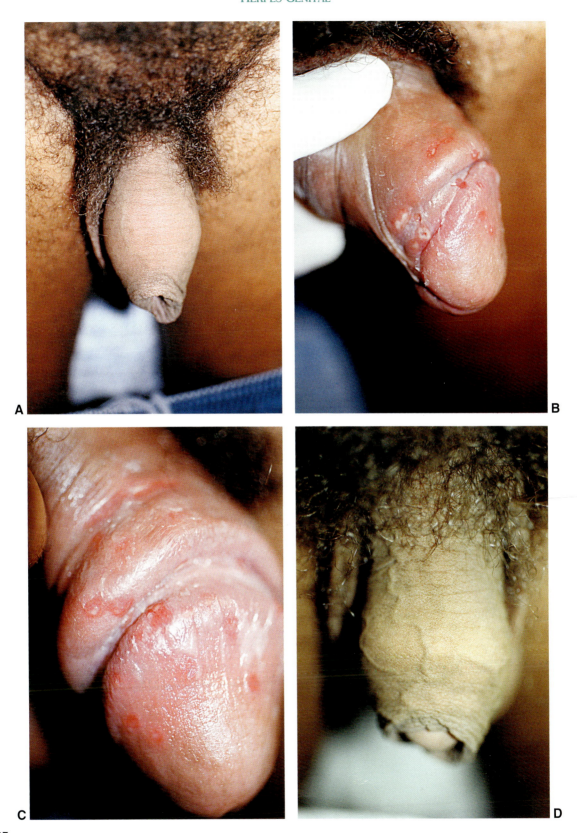

Figura 2-27

(**A**) Paciente procurou nosso setor queixando-se de edema, dor e feridas no pênis. Em (**B** e **C**) podem-se notar múltiplas lesões exulceradas com halos de hiperemia. No exame direto da secreção branca que cobria a glande e a face interna do prepúcio foram diagnosticadas numerosas hifas de *Candida*. A parceira sexual fixa foi examinada e também apresentava importante infecção vulvovaginal por *Candida*. Em (**D**), o pênis sem a pele hiperemiada, embora bem volumoso, mas sem sinais de edema, que era bem evidente em (**B** e **C**).

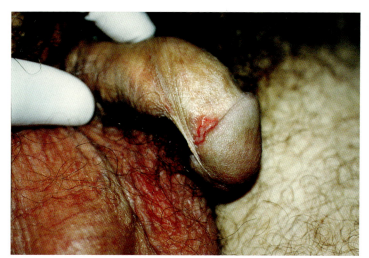

Figura 2-28

Este quadro, segundo informou o paciente, era de quatro vesículas que se romperam durante um banho e evoluíram para união de suas bases, formando esta úlcera única irregular e com halo de grande eritema.

Figura 2-29

Lesões de herpes parecidas com o caso anterior que também coalesceram-se ao redor do frênulo e face interna de prepúcio subjacente. Notar, ainda, edema e hiperemia das áreas afetadas. Inicialmente foi pensado em lesão sifilítica, pois era, segundo o paciente, a primomanifestação. Foi palpada micropoliadenomegalia inguinal bilateral, febre (38°C) e discreto *rash* cutâneo. Os exames de material colhido da lesão e sorológico para sífilis foram negativos. As sorologias para sífilis e anti-HIV foram por duas vezes repetidas, sendo não reatoras. Como não dispúnhamos de sorologia ou PCR para herpes e o paciente era de fácil controle, optamos por observação duas vezes por semana e medidas sintomáticas locais (banho com chá de camomila).

O quadro regrediu totalmente em oito dias. Novos surtos ocorreram posteriormente (seis surtos em um ano) sendo então prescrita terapia de supressão com aciclovir 400 mg duas vezes ao dia durante seis meses.

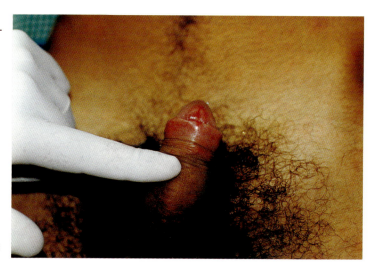

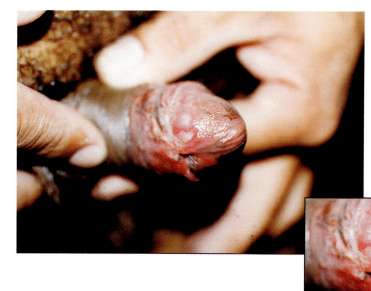

Figura 2-30

Este paciente portador de herpes genital recidivante apresentou um surto herpético concomitante com um quadro de sífilis papuloerosiva e balanite fúngica (mais bem observado no detalhe). A sorologia anti-HIV por duas vezes foi não reatora no intervalo de 60 dias. Uma das parceiras foi também examinada, sendo positiva para sífilis e para HIV.

Figura 2-31

Caso muito parecido com outro mostrado anteriormente (Figura 2-13), todavia essas lesões ulceradas com halos de eritema eram, sobretudo, na glande e sulco balanoprepucial.

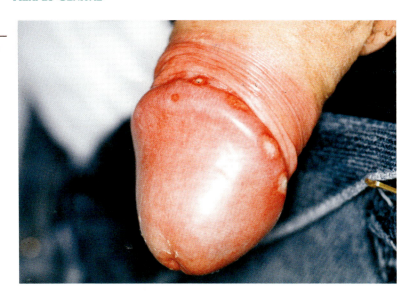

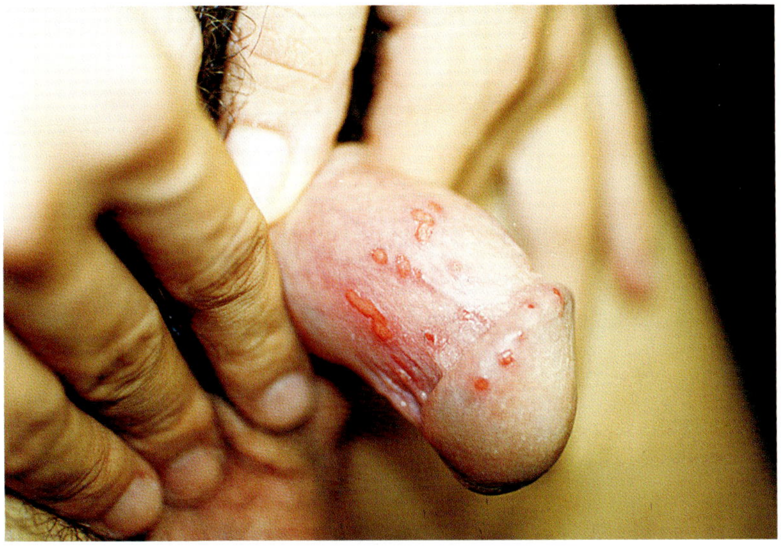

Figura 2-32

Intenso surto de recidiva de herpes genital onde é possível observar coalescência de algumas exúlceras.

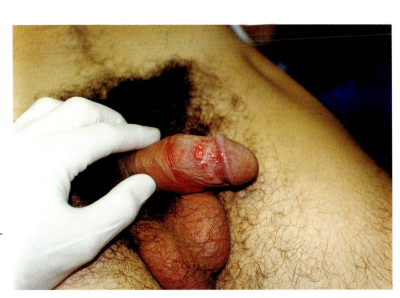

Figura 2-33

Quadro praticamente igual ao anterior. Este paciente em particular apresentou quatro surtos seguidos de herpes genital. As sorologias para sífilis e HIV foram não reatoras.

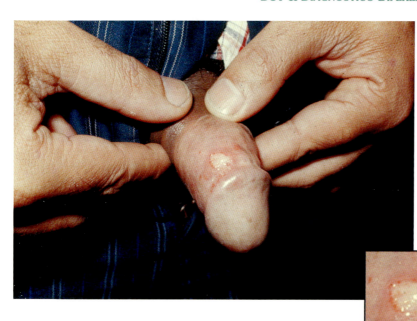

Figura 2-34

Paciente foi encaminhado para serviço de DST com este quadro que já permanecia há oito dias. Foi medicado com penicilina benzatina no segundo dia do surto, não obtendo melhora. Relatou que cerca de um ano antes teve episódio parecido, que cicatrizou mais precocemente. Como o paciente não aplicava qualquer medicação local nos últimos dois dias, coletamos material para citologia, sendo essa positiva para inclusões herpéticas.

Notar no detalhe a margem de eritema da lesão ulcerada.

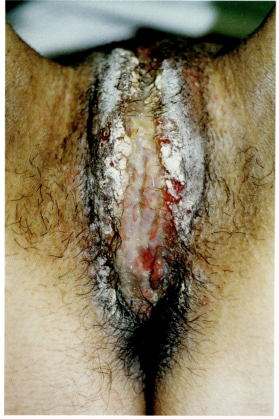
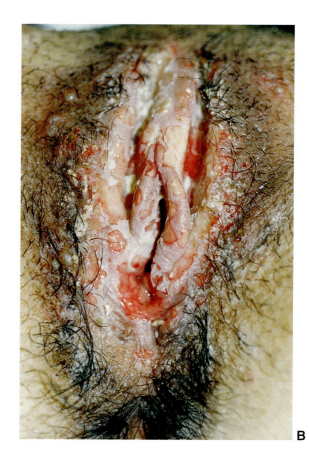

A   B

Figura 2-35

(**A**) Paciente encaminhada ao nosso setor com este quadro vulvar de evolução de uma semana. Reclamava de intensa dor local. Para aliviar, colocava talco na área. Apresentava poliadenomegalia, discreto *rash* cutâneo e informou que no início do quadro apresentou febre e cefaleia. Fez uso de antibiótico oral (não sabia qual) sem qualquer melhora.

Em (**B**), após limpeza cuidadosa e delicada da região, é possível notar as características das lesões herpéticas. Notar ainda algumas bolhas na pele ao redor da vulva. Como em caso já apresentado (Figura 2-19), também apresentava candidíase associada. Relatou ser a primomanifestação, ter parceiro fixo e não usar preservativo. Esse parceiro foi examinado e negava qualquer história compatível com herpes ou outra infecção genital. As sorologias para sífilis e HIV em ambos foram negativas.

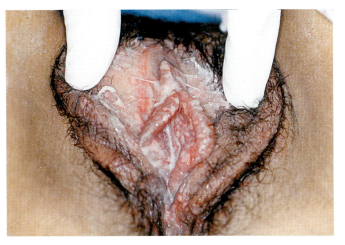

Figura 2-36

Caso similar ao anterior, inclusive na associação com candidíase. Devemos enfatizar que, apesar da reclamação de dor, não recomendamos aplicação de gel de anestésico local. O tratamento da candidíase ou outra infecção associada é decisivo para melhora do quadro mais rapidamente. Preferencialmente, usamos medicações orais.

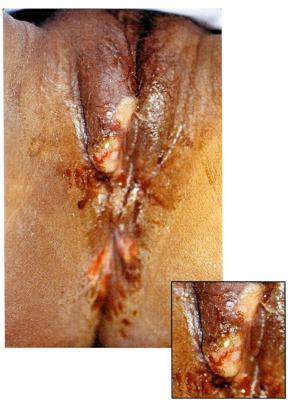

Figura 2-37

Paciente HIV positivo apresentando extensa manifestação recidivante, de evolução de mais de duas semanas de herpes genital. Notar no detalhe o processo de infecção secundária bacteriana, assim como edema local.

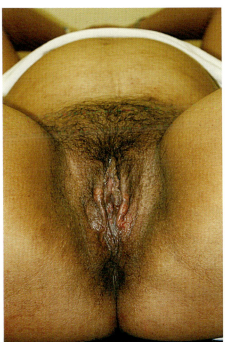
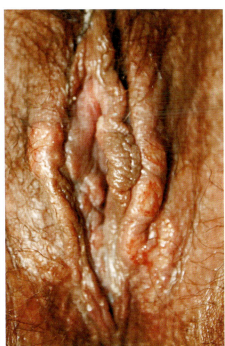

Figura 2-38

Gestante com 35 semanas de gestação atendida na maternidade da Faculdade de Medicina de Valença, RJ, com quadro de estrangúria, prurido e dor vulvar há três dias. Procurou atendimento no dia anterior tendo sido prescrita nistatina creme vaginal para tratamento de candidíase vulvovaginal (sic). Porém, como não houve qualquer melhora do quadro, retornou no dia seguinte. A paciente apresentava quadro típico de herpes genital, sendo prescrito aciclovir oral, 400 mg 3x dia, por 10 dias. A remissão total das lesões ocorreu em uma semana.

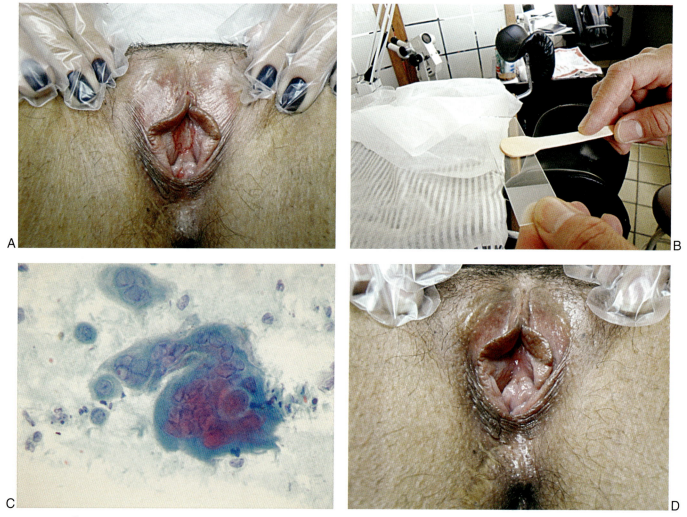

Figura 2-39

Paciente encaminhada por médico de serviço de saúde suplementar com queixa de ferida genital com ardência e dor de grande intensidade iniciada recentemente. Informou que foi a primeira vez que apresentava tal alteração e que, na noite anterior ao aparecimento da lesão, teve mal-estar geral e grande sudorese noturna.

(**A**) Notar lesão exulcerada em região suprameatouretral, de fundo eritematoso e com bordas hiperemiadas. Foi coletado material por esfregaço da lesão para pesquisa de células herpéticas, que mostra multinucleação (**B** e **C**).

Após a coleta do material foi aplicado, massageando a lesão, gel de *Uncaria tomentosa* 50 mg/g.

Enquanto solicitavam-se exames sorológicos, prescrição medicamentosa (*Uncaria tomentosa* 50 mg/g em gel 3x dia) e instruções gerais, a paciente relatou grande melhora do quadro doloroso genital.

No retorno da paciente para controle, em uma semana, a cliente relatou que a lesão desapareceu em cerca de quatro dias (**D**), inclusive já estava mantendo atividade sexual, com preservativo. Quanto ao desconforto de dor e ardência genital estas cederam em 48 horas.

As sorologias para sífilis e HIV foram negativas. Como não sabia informar sobre vacinação contra hepatite B e os exames anti-HBs e HBsAg foram não reatores, prescrevemos esquema vacinal contra hepatite B.

❉ *Ver vídeo em DVD anexo.*

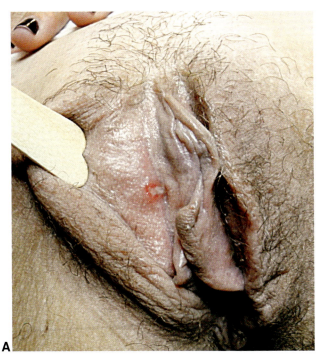
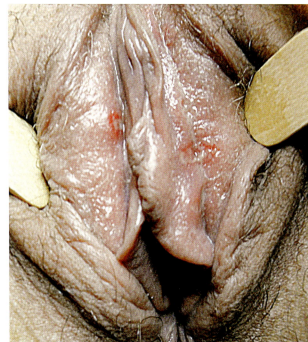

Figura 2-40

Outro caso de primomanifestação de herpes genital no qual também foi aplicado o fitoterápico *Uncaria tomentosa* 50 mg/g em gel 3x dia, massageando a lesão.

Em (**A**) mostramos a lesão que a cliente notou e por ela procurou auxílio médico. Em (**B**) mostramos mais lesões não citadas pela paciente.

O quadro doloroso cedeu rapidamente e, em três dias, as lesões tinham desaparecido.

✳ *Ver vídeo do caso em DVD anexo.*

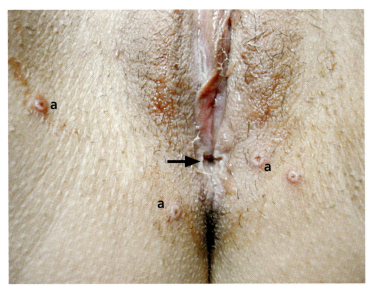

Figura 2-41

Paciente adolescente atendida em clínica privada com quadro de dor de intensidade leve em genital associada à queixa de corrimento vaginal.

Ao exame clínico foi possível perceber lesão ulcerada em fúrcula vaginal (seta), bem como lesões papuloulceradas com umbilicação central em períneo e região genitofemoral (a).

Foi coletado por raspado de lesão ulcerada em fúrcula vaginal material para citologia e foi feita exerese de uma lesão papuloulcerada.

Prescrevemos aciclovir 400 mg VO 3x dia e aplicação tópica de fitoterápico *Uncaria tomentosa 50 mg/g* em gel, também 3x dia.

Para a nossa surpresa, ambos os exames foram positivos para efeito citopático (multinucleação) característico de infecção por Herpes Vírus *Simplex*. Pedimos revisão das lâminas, pois as lesões umbilicadas eram características de molusco contagioso; entretanto confirmou-se de que se tratava de herpes genital.

Clinicamente, as lesões regrediram completamente em uma semana.

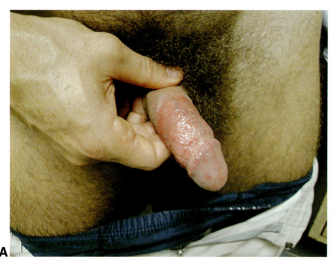
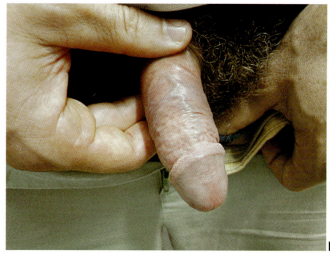

Figura 2-42

Paciente procurou o Setor de DST com este quadro e queixando-se de grande ardência e dor em genital. Relatou que foi a primeira vez que apresentou tal sintomatologia. Informou, ainda, febre e mal-estar geral na noite anterior ao agravamento das lesões (**A**), 72 horas antes do atendimento. Disse que as primeiras alterações apareceram há cerca de três semanas e já aplicou vários produtos.

Ao exame notamos discreta adenomegalia inguinal pouco dolorosa.

As sorologias para sífilis e HIV foram não reatoras. A bacteriologia pelo Gram e em campo escuro nada esclareceram. A citologia corada pelo Papanicolaou evidenciou células epiteliais com multinucleação compatível com herpes genital.

Foi medicado com gel de *Uncaria tomentosa* (50 mg/g) em três aplicações diárias com melhora da sintomatologia em 24 horas e remissão total em três dias (**B**).

Foi prescrito, também, esquema vacinal contra hepatite B, pois não se sabia sobre o seu *status* vacinal e os exames anti-HBs e HBsAg foram não reatores.

❋ *Ver vídeo em DVD anexo.*

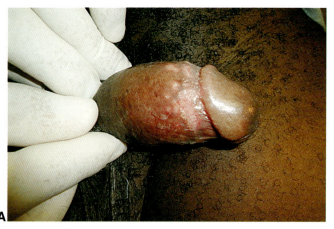
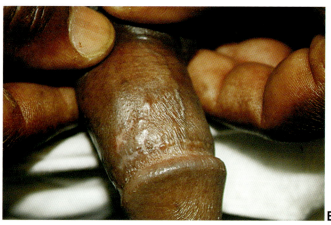

Figura 2-43

(**A**) Paciente com mais de 40 anos de idade atendido no Setor de DST da UFF com quadro de úlceras e exúlceras em pênis com evolução de cerca de 10 dias. Informou ter recebido, em outro serviço médico público, azitromicina oral, mas sem melhora. Informou que é a primeira vez que apresenta essas lesões. Não encontramos adenomegalia inguinal e as lesões se apresentam sem enduramento e pouco dolorosas, mas com sensação de ardência local. Foi coletado, das lesões, material para bacterioscopia pelo Gram, campo escuro e citologia corada. Foi solicitado, ainda, sorologia para sífilis e HIV.

Os exames realizados durante o primeiro atendimento, Gram e campo escuro, assim como a citologia corada tiveram resultados inespecíficos. As sorologias foram não reatoras.

Sintomaticamente, e com amostra grátis, indicamos gel de *Uncaria tomentosa*, 3x dia por cinco dias.

(**B**) Uma semana após o primeiro atendimento e uso por quatro dias de fitoterápico tópico o paciente retornou apresentando sensível melhora, ou melhor, com lesões cicatrizadas. A citologia não foi conclusiva para efeito citopático por HSV. Esse fato não nos surpreende, pois em casos como este a falha da citologia do raspado da lesão é grande. Fica a dúvida, também, se o gel de *Uncaria* melhorou a lesão ou se a própria evolução da doença ocorreu sem interferência do produto. Entretanto, cabe registrar as palavras do paciente que já no primeiro dia da aplicação do fitoterápico as sensações locais de desconfortos "sumiram rapidamente".

❋ *Ver vídeos em DVD anexo.*

Capítulo 2
HERPES GENITAL

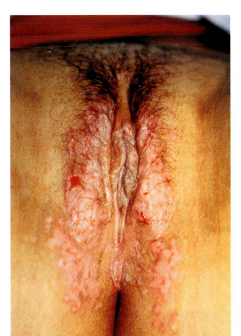

Figura 2-44

Depois da primomanifestação de herpes genital, ficou como sequela cicatriz hipertrófica de vulva (motivo de nova consulta). Isso ocorreu aproximadamente duas semanas depois do tratamento.

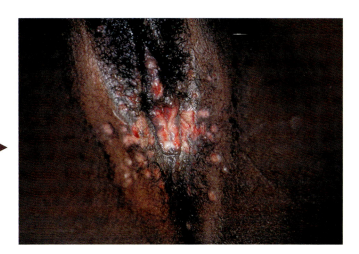

Figura 2-45

Primomanifestação de herpes genital com lesões ulceradas coalescentes em toda a vulva. A paciente apresentava importante dificuldade à micção, pois o contato da urina com essas lesões causava muita dor. Tal situação pode provocar inclusive retenção urinária. Também é comum como sequela áreas cicatriciais acrômicas ou hipocrômicas, principalmente em pessoas de cor negra.

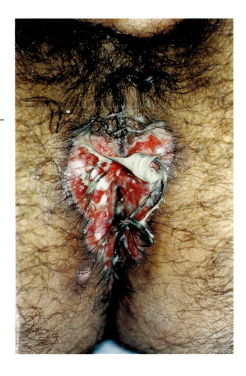

Figura 2-46

Paciente masculino com 25 anos de idade compareceu ao nosso setor com este quadro: úlcera perianal altamente dolorosa, coberta de secreção purulenta. Informava que em dois atendimentos anteriores em outros serviços fora medicado com antibióticos, analgésicos e anti-inflamatórios. Em nenhum dos atendimentos foi conversado sobre testes para sífilis e/ou HIV.

Relatava que a lesão estava presente há cerca de três semanas e que anteriormente já havia apresentado umas "feridinhas" na bolsa escrotal que cicatrizavam rapidamente.

Durante nosso atendimento foi feito aconselhamento para testes sorológicos (VDRL e HIV).

O diagnóstico final foi de herpes genital em paciente HIV positivo.

Figura 2-47

Quadro praticamente idêntico ao anterior, diferindo apenas na história pregressa. A paciente em questão negava qualquer episódio anterior de herpes genital. Aqui, o quadro de aids abriu com esta manifestação agressiva de herpes. Como já citado, não se deve postergar nenhum minuto a investigação de infecção por HIV, sífilis e hepatite. Essa paciente era positiva para todas essas patologias.

A abordagem sindrômica para as úlceras genitais, inicialmente empregada, foi de pouca ajuda, assim como a administração de aciclovir em doses convencionais.

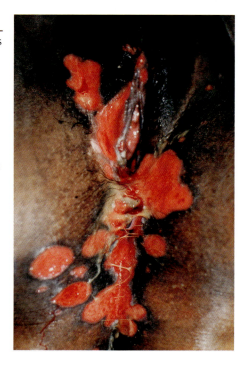

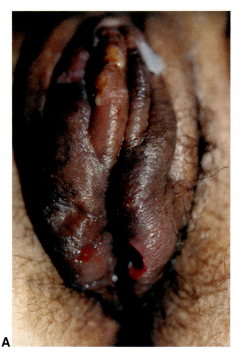

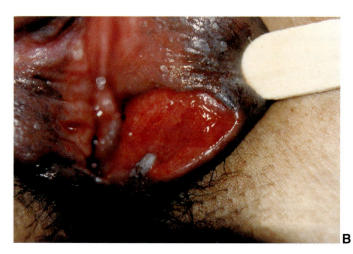

A   B

Figura 2-48

(**A**) Paciente procurou nosso atendimento depois de ir a vários postos de saúde com este quadro que já durava três meses. Informava que tinha feito uso de inúmeras medicações locais, orais e injetáveis (IM) obtendo discreta melhora. Em todo esse tempo não foi feito nenhum exame. A paciente já apresentava sinais de caquexia, reclamava de "caroços" pelo corpo e febre vespertina. Era HIV positiva com manifestação genital intensa de herpes.

Tanto em (**A**) como em (**B**) é possível observar a agressividade das lesões. Em (**A**) mais o edema vulvar e em (**B**) a imensa úlcera em pequeno-grande lábio esquerdo.

Aqui, o banho de assento com chá de camomila frio pode ser bom coadjuvante. Todavia, as medidas gerais de suporte, bem-estar físico, alimentar e psíquico, juntamente com medicações antivirais (herpes) e antirretrovirais (HIV), são as práticas que irão reverter o quadro.

Herpes Genital

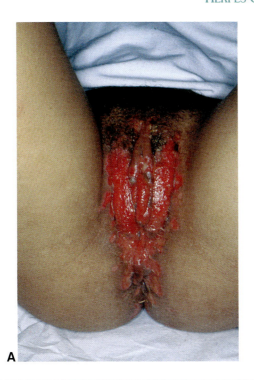
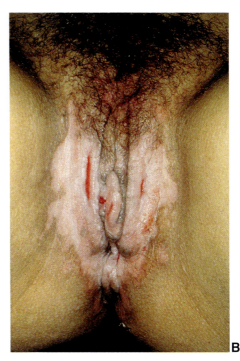

Figura 2-49

(**A** e **B**) Gestante HIV positivo em 26ª semana de gestação. Apresentou este quadro com início súbito. Relatava ter sido a primeira manifestação. Foi instituído tratamento com aciclovir 1.800 mg divididos em três doses diárias de 600 mg via EV. Evoluiu para cicatrização em duas semanas. O parto aconteceu com 37 semanas, e o recém-nato nasceu sem quaisquer alterações. Durante a gestação e trabalho de parto, foi utilizado esquema clássico de AZT (Protocolo 046).

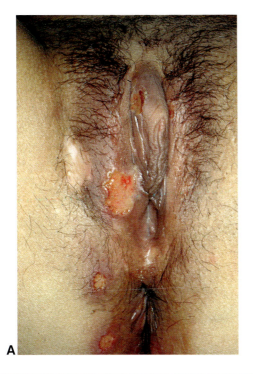
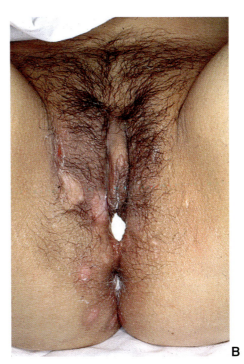

Figura 2-50

(**A**) Paciente com 28 anos de idade, HIV positivo ciente do diagnóstico há dois anos e estava em terapia antirretroviral tríplice. Começou a apresentar queda de CD4 e resistência ao esquema antirretroviral. Concomitantemente a isso, apresentou este quadro de úlceras genitais altamente dolorosas. Relatava episódios anteriores de herpes genital, mas jamais com essa intensidade. (**B**) Lesões cicatrizadas depois de altas doses de aciclovir.

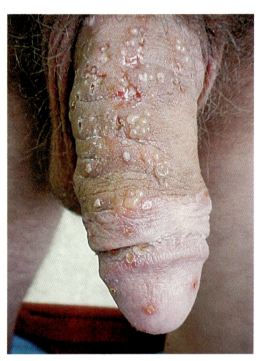

Figura 2-51

Quadro grave de herpes genital em homem adulto jovem. Em todos os casos de lesões genitais sorologia para sífilis e para HIV não devem ser postergadas, pois não é raro a associação, principalmente com a infecção por HIV.

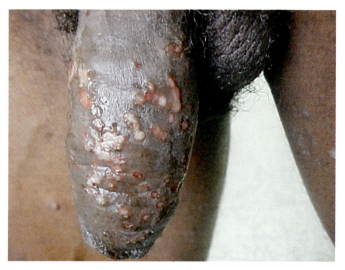

Figura 2-52

Caso de herpes genital em homem, semelhante ao anterior no que diz respeito a gravidade clínica. Todavia, aqui as lesões estão sem as vesículas.

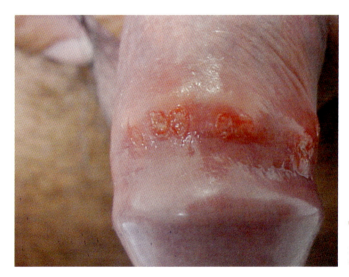

Figura 2-53

Paciente adolescente com lesões de herpes genital. Notar que são lesões múltiplas, rasas e com bordas hiperemiadas.

Capítulo 2
HERPES GENITAL

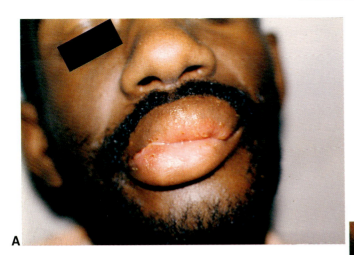

Figura 2-54

(**A** a **D**) Paciente encaminhado para nosso setor apresentando essas lesões bucais há mais de dois meses. Biopsias foram realizadas mas não esclareceram o caso. Durante esse tempo foi medicado com antibióticos, analgésicos e anti-inflamatórios sem melhora significativa. Relatava ter parceira fixa exclusiva há oito anos. O teste anti-HIV foi positivo, assim como a citologia de esfregaço de lesões na língua evidenciou inclusões herpéticas. A esposa, mãe de dois filhos, foi examinada e também estava infectada pelo HIV. Ela relatou que o marido era seu único parceiro sexual e que jamais usou preservativo.

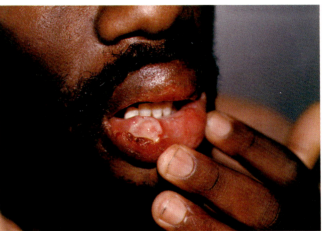

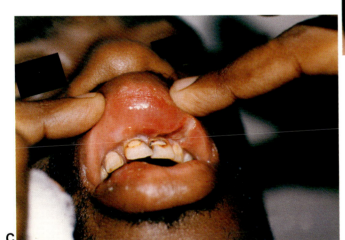

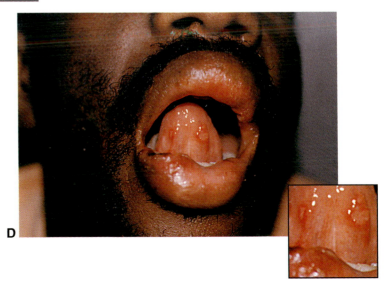

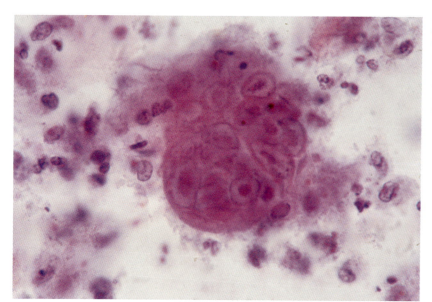

Figura 2-55

É possível observar, nessa fotografia, multinucleação com amoldamento nuclear (um aderido ao outro) com a cromatina deslocada para a periferia nuclear. É relatada ainda a aparência do núcleo como vidro fosco despolido. Técnica Papanicolaou ×100.

Figura 2-56

Nesta foto, como nas demais citologias de raspado de fundo da vesícula, é possível mostrar as múltiplas inclusões virais ocorrendo junto com multinucleações PAP ×100.

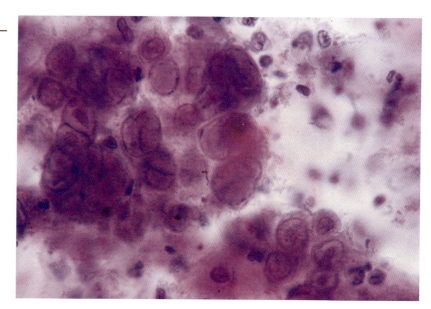

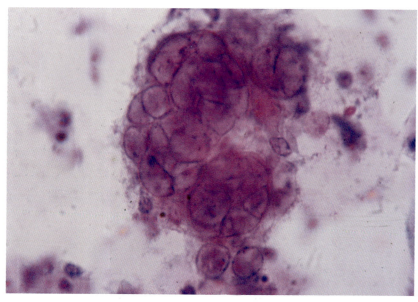

Figura 2-57

Nesta foto também mostramos o amoldamento nuclear, multinucleação e inclusões virais.

Figura 2-58

É muito típico citar que o efeito citopático do vírus herpes é a multinucleação, todavia, é possível que a célula fique também mononuclear, o que é possível observar nesta fotografia. Neste esfregaço, aliás, existem multinucleação e célula mononucleada, ambas com inclusões causadas pelo herpesvírus simples. PAP ×40.

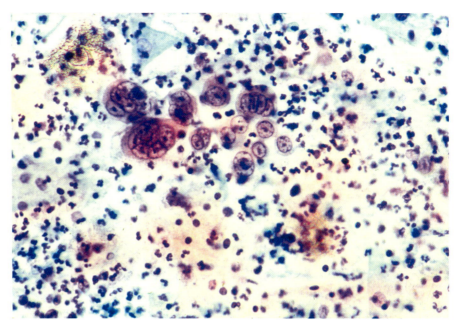

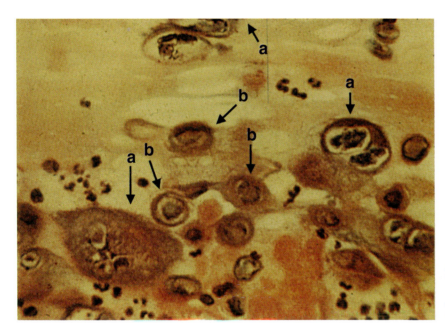

Figura 2-59

Aqui também fica evidente mostrar em *(a)* células com multinucleação e, em *(b)*, células mononucleadas.

CAPÍTULO 3

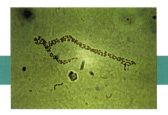

Cancro Mole

Sinonímia
Cancroide, cancrela, cancro venéreo simples, úlcera mole, cancro de Ducreyi, cavalo.

Conceito
DST aguda, localizada, fagedênica e autoinoculável.

Período de Incubação
De 2 a 5 dias. Períodos mais longos são raros.

Agente Etiológico
Haemophilus ducreyi: Cocobacilo, gram-negativo e agrupado em cadeias (estreptobacilo). Cultivado em meios artificiais enriquecidos; todavia, sua cultura é de difícil sucesso.

Manifestações Clínicas
Lesões ulceradas, geralmente múltiplas, com bordas irregulares, autoinoculáveis, fagedênicas, inflamadas e acompanhadas, geralmente, de adenite regional unilateral (bubão), que evolui frequentemente para supuração em orifício único.

No **homem**, os locais mais frequentes são: frênulo e sulco balanoprepucial; na **mulher**: fúrcula e face interna dos pequenos e grandes lábios da vulva. Em 30 a 50% dos pacientes observa-se adenite inguinal unilateral dolorosa (bubão) que pode supurar por orifício único.

São relatados cerca de 20 casos em homens para 1 caso em mulher.

Diagnóstico Laboratorial
- *Exame direto das lesões:* Bacterioscopia pelo método de Gram. O preparo do esfregaço da lâmina deve ser em único sentido, para não alterar o arranjo das bactérias. Coletar material das bordas. Evitar o pus superficial.
- *Cultura:* Para melhor rendimento do método, semear imediatamente depois da coleta.
- *PCR multiplex (M-PCR):* É o exame de maior sensibilidade e especificidade, mas ainda não comercialmente disponível, além de requerer equipamento e treinamento especial.

Avaliação dos Métodos Laboratoriais

Exame	Sensibilidade %	Especificidade %
Gram	> 50	50-70
Cultura	30-70	> 98
PCR	80-90	> 99

Tratamento e Controle de Cura
- Azitromicina 1 g, VO, dose única.
- Ciprofloxacino 500 mg, VO, por 12/12 h, por 3 dias.*
- Eritromicina (estearato) 500 mg, VO, de 8/8 h, por 7 dias.
- Doxiciclina 100 mg, VO, de 12/12 h, ou 200 mg, VO, 1 vez ao dia, por 7 dias.*

*Contraindicado para gestantes, nutrizes e crianças.

- Tianfenicol granulado 5 g (2 envelopes de 2,5 g), VO, dose única.
- Tianfenicol 500 mg, VO, de 8/8 h, por 7 dias.
- Ceftriaxona 250 mg, IM, dose única.

Nos pacientes coinfectados pelo HIV, os esquemas terapêuticos mais longos são recomendados, recaindo a primeira opção na ciprofloxacina.

Complicações
Deformações locais e sequelas por cicatrizações (baixa gravidade).

Diagnóstico Diferencial
Cancro duro, herpes simples (principalmente em imunodeprimidos), linfogranuloma venéreo, donovanose, erosões traumáticas e infectadas secundariamente.

Principais Diferenças entre o Cancro Duro e o Cancro Mole

Cancro duro	*Cancro mole*
Período de incubação – 21 a 30 dias	Período de incubação – 2 a 5 dias
Lesão única	Lesões múltiplas
Erosão ou ulceração	Ulceração
Base dura (infiltrado linfoplasmocitário)	Base mole (reação purulenta)
Fundo limpo, eritematoso, seroso	Fundo sujo, purulento, anfractuoso
Bordas planas	Bordas escavadas
Adenopatia bilateral, não inflamatória, indolor, múltipla, não fistulizante, ocorrendo em quase 100% dos casos	Adenopatia unilateral, inflamatória, dolorosa, única, fistulizante por orifício, em 30 a 60% dos casos

Observações
- Não é doença de alta incidência/prevalência em nosso meio, portanto não é um problema de saúde pública no Brasil.
- O cancro mole opera como importante fator para aquisição e transmissão do HIV além do papel facilitador das úlceras genitais, e a infecção pelo *H. ducreyi* recruta linfócitos CD4 e macrófagos para a região infectada expondo as células-alvo do HIV à contaminação.
- Considerar manifestações clínicas com lesão única.
- O achado clínico é muito mais comum em homens do que em mulheres.
- Não se deve esquecer da coinfecção com o cancro duro, o cancro misto de Rollet, em que as características iniciais são do cancro mole e em seguida do protossifiloma.
- Com dados epidemiológicos de publicações brasileiras recentes (2011), a abordagem sindrômica das DSTs (aqui úlceras/feridas genitais) não encontra suporte que a sustente sob a ótica da medicina com evidência científica.

Capítulo 3
CANCRO MOLE

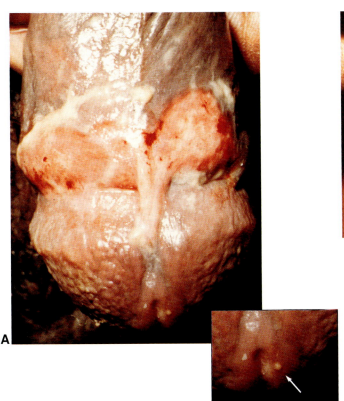
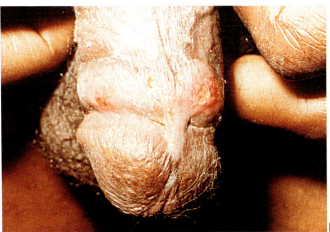
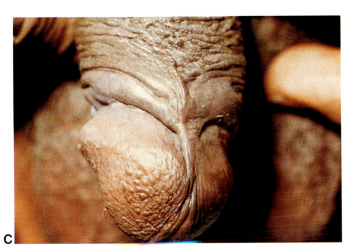

Figura 3-1

(**A**) Paciente de 58 anos apresentando extensa lesão ulcerada com grande quantidade de secreção purulenta. Relatava importante quadro doloroso. Informava ter parceira fixa, mas eventualmente gostava de sair com umas "prostitutazinhas"(não menores de idade, *sic*). Esse eventual era duas vezes por semana. Não usava preservativo, apenas lavava bem o pênis depois das relações. Segundo o paciente, essas lesões apareceram cerca de uma semana depois de relação com uma vizinha casada. No detalhe da seta, pode-se observar pequena pústula muito próxima do meato uretral. (**B**) Em processo de cicatrização: fotografia após uma semana de tratamento. (**C**) Seguimento do caso anterior depois do tratamento da dose única de 5 g VO de tianfenicol. Paciente não relatou qualquer efeito colateral. Destacou apenas que notou a melhora já em 24 horas após a ingestão da medicação.

Figura 3-2

Caso de cancro mole em que as múltiplas úlceras são evidentes. A secreção purulenta não é evidente porque, instantes antes da consulta, o paciente limpou o pênis com papel higiênico, água e sabonete no banheiro do serviço. Tal medida dificulta o exame bacteriológico, direto ou cultura.

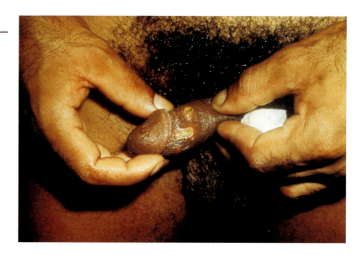

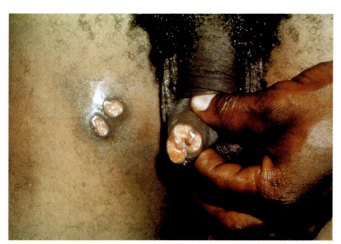

Figura 3-3

Observa-se neste caso a característica marcante do cancro mole: autoinoculabilidade. No passado (até a década de 70) alguns médicos, para definir o diagnóstico de cancro mole, tentavam demonstrar essa característica fazendo o seguinte: removiam a secreção purulenta da lesão genital e com uma agulha fina escarificavam a pele da região do deltoide inoculando-a nessa área. Cobriam a pele com um vidro de relógio e após cinco dias procuravam a ocorrência da lesão típica do cancro mole. Alguns mais rigorosos faziam um esfregaço da secreção da lesão pela técnica de Gram, em busca dos cocobacilos agrupados em cadeia, característicos de infecção pelo *H. ducreyi*. Talvez esses médicos buscassem identificar a doença procurando seguir os postulados de Koch.

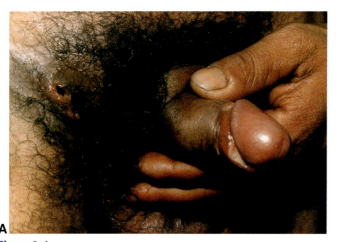
A

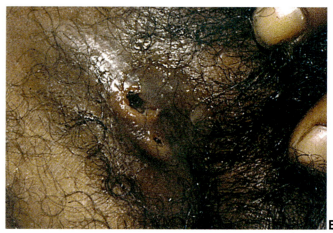
B

Figura 3-4

(**A**) Outra característica típica do cancro mole é a drenagem em um único orifício da adenopatia satélite concomitante com as lesões ulceradas purulentas e dolorosas no pênis. É possível demonstrar por bacterioscopia direta corada pela técnica de Gram os cocobacilos gram-negativos compatíveis com *H. ducreyi*. (**B**) Observação mais detalhada da drenagem em buraco da adenopatia-satélite inflamatória, geralmente unilateral, do cancro mole. Essa drenagem é totalmente diferente do linfogranuloma venéreo, que é em múltiplos e pequenos orifícios similares a um bico de regador.

Capítulo 3
CANCRO MOLE

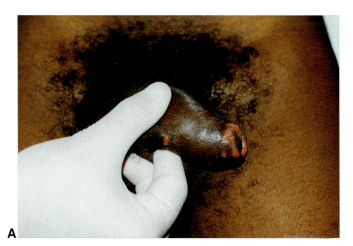
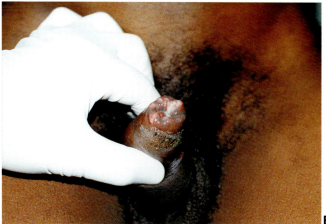
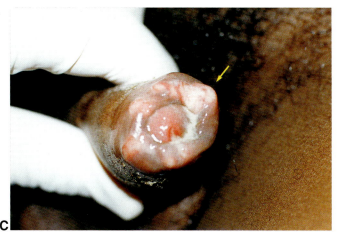

Figura 3-5

(**A**) Massa inguinal unilateral proeminente associada a inúmeras lesões ulceradas e purulentas no pênis. É muito comum nos casos de cancro mole a presença de importante processo inflamatório mediado por polimorfocelular. (**B**) Neste caso, o diagnóstico foi de infecção por *H. ducreyi* (bacterioscopia-Gram) e sífilis (bacterioscopia de campo escuro e imunofluorescência positiva, VDRL de 1:64). Na verdade, não era cancro misto de Rollet, pois o estágio da sífilis era de sifílide papulosa e não a fase inicial de cancro duro. Este paciente apresentava ainda soropositividade para HIV. (**C**) A seta mostra a lesão mais papulosa.

Figura 3-6

Lesão de cancro mole com grande quantidade de secreção purulenta que escorre, podendo confundir-se com secreção uretral. Nessas situações limpa-se, suavemente, o pus da glande e depois orienta-se ao paciente a tentar ordenhar a uretra da parte posterior para o meato. Isto, para um diagnóstico mais apurado de cancro mole sem ou com quadro simultâneo de corrimento uretral.

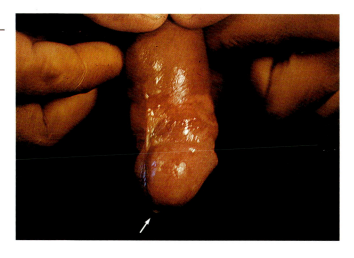

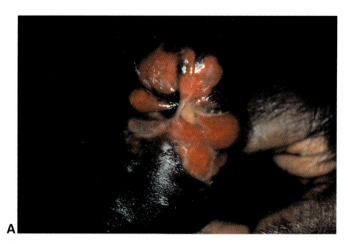
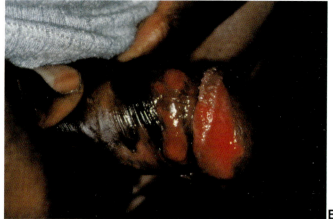

Figura 3-7

Extensas lesões fagedênicas de cancro mole. (**A**) Face posterior do pênis. (**B**) Face lateral. Geralmente essas lesões são altamente dolorosas e, se em pacientes com HIV/aids, a etiologia viral, herpes, deve ser sempre pesquisada. Nunca usamos, mas já existe, conjunto para diagnóstico por biologia molecular de três agentes de úlcera genital: herpes, treponema e *H. ducreyi* (multiplex).

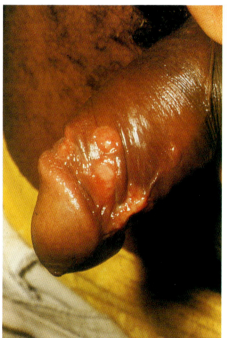

Figura 3-8

Quadro típico de cancro mole: múltiplas lesões purulentas, dolorosas, início rápido, em paciente com histórico de não usar preservativo, ter múltiplas parceiras e baixo nível socioeconomicocultural.

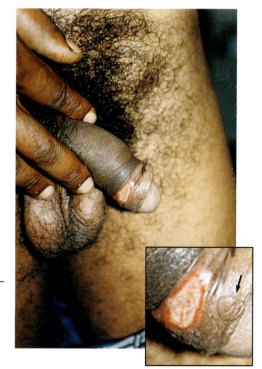

Figura 3-9

Este caso, além da lesão em que foram encontradas bactérias cocobacilos gram-negativas intracelulares em polimorfonucleares e/ou agrupadas em cadeia, para muitos imitando trilhos de trem, havia lesão papulosa que antecedia o aparecimento das úlceras, cuja biópsia revelou células coilocitóticas, caracterizando associação à infecção por HPV. A lesão por HPV é mostrada no detalhe com sinalização pela seta. Poderia, todavia, ser uma lesão papulosa de sífilis.

Capítulo 3
Cancro Mole

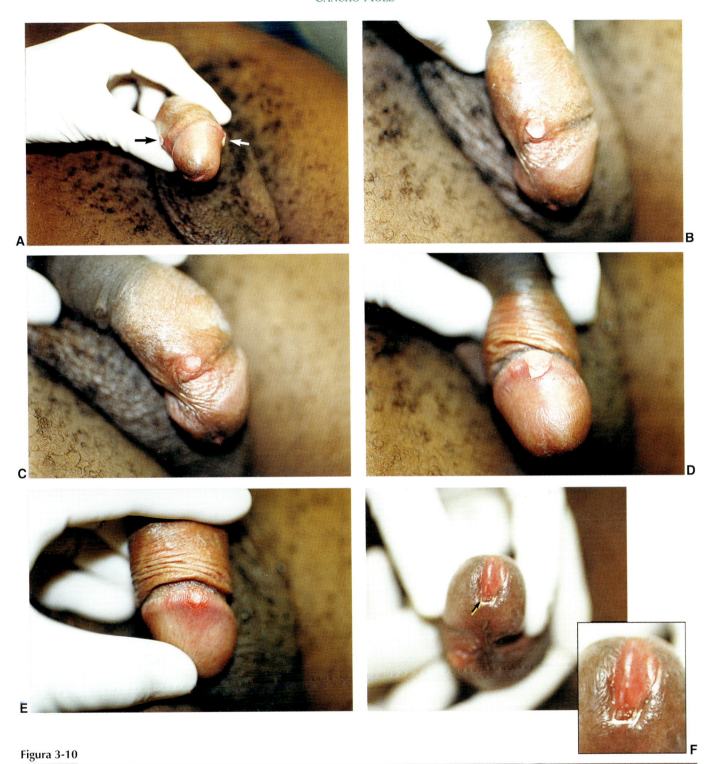

Figura 3-10

Paciente compareceu ao Setor de DST-UFF, relatando lesões no pênis iniciadas há cinco dias. Informava dor no local, assim como na região inguinal esquerda. Em (**A**), notam-se duas lesões sinalizadas pelas setas. Em (**B**), a lesão está suja, bem ao lado do frênulo. Já em (**C**), aparece limpa depois da coleta para bacterioscopia pelo Gram. Com a lesão limpa procedemos expressão da base, que está mole, para raspar material para pesquisa também de espiroquetas. Em (**D**) suja e em (**E**) limpa, usamos a mesma rotina.

Quando fazíamos todos esses procedimentos, notávamos uma lesão vegetante parecida com uma pequena couve-flor, mostrada em (**F**) no detalhe, cuja remoção e posterior histopatologia revelou associação com condiloma acuminado (HPV) em meato uretral.

Os exames bacterioscópicos foram totalmente compatíveis com cancro mole. As sorologias para sífilis e HIV foram negativas em dois exames.

Embora uma parceira apresentasse quadro de corrimento vaginal e cervical, não conseguimos definir qualquer DST nela. As sorologias também foram negativas. Mesmo assim, optamos por medicá-la com a mesma droga usada em seu parceiro: azitromicina. Não foi possível examinar outras parceiras, pois, mesmo mandando convite pelo paciente atendido, elas não compareceram.

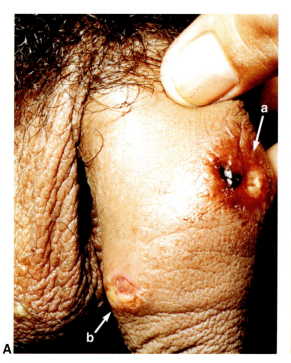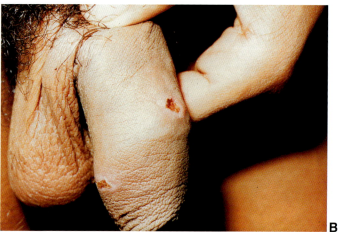

Figura 3-11

(**A**) Paciente apresentando duas lesões bem distintas. Na seta *(a)*, úlcera mole à palpação com grande hiperemia e até área de necrose e secreção purulenta. Os exames diretos mostraram apenas positividade para cocobacilos gram-negativos em cadeia e intracelular em polimorfonuclear (PMN). Na seta *(b)*, úlcera de base endurecida à palpação onde a bacterioscopia direta pela técnica de microscopia e campo escuro evidenciou bactérias espiroquetas similares a *T. pallidum* e ausência de formas bacterianas típicas de *H. ducreyi*. Nossa opinião é de que não se trata de cancro misto, pois eram lesões bem distintas, facilmente observadas clinicamente. (**B**) Em fase de cicatrização após uma semana de antibioticoterapia (penicilina G benzatina e sulfametoxazol + trimetoprim).

Figura 3-12

Múltiplas lesões ulceradas e purulentas na vulva. A literatura revela ser muito mais frequente casos em homens do que em mulheres. Alguns chegam a citar a proporção de 20 casos masculinos para um caso feminino. Não se conhece explicação cientificamente definida para tal situação.

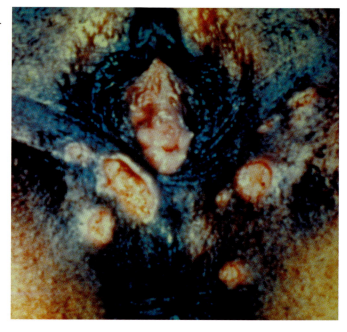

Cancro Mole

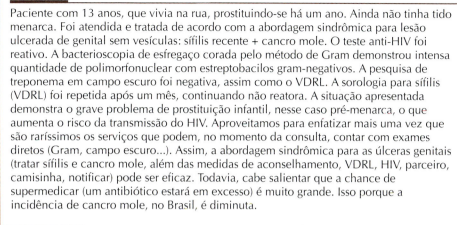

Figura 3-13

Paciente com 13 anos, que vivia na rua, prostituindo-se há um ano. Ainda não tinha tido menarca. Foi atendida e tratada de acordo com a abordagem sindrômica para lesão ulcerada de genital sem vesículas: sífilis recente + cancro mole. O teste anti-HIV foi reativo. A bacterioscopia de esfregaço corada pelo método de Gram demonstrou intensa quantidade de polimorfonuclear com estreptobacilos gram-negativos. A pesquisa de treponema em campo escuro foi negativa, assim como o VDRL. A sorologia para sífilis (VDRL) foi repetida após um mês, continuando não reatora. A situação apresentada demonstra o grave problema de prostituição infantil, nesse caso pré-menarca, o que aumenta o risco da transmissão do HIV. Aproveitamos para enfatizar mais uma vez que são raríssimos os serviços que podem, no momento da consulta, contar com exames diretos (Gram, campo escuro...). Assim, a abordagem sindrômica para as úlceras genitais (tratar sífilis e cancro mole, além das medidas de aconselhamento, VDRL, HIV, parceiro, camisinha, notificar) pode ser eficaz. Todavia, cabe salientar que a chance de supermedicar (um antibiótico estará em excesso) é muito grande. Isso porque a incidência de cancro mole, no Brasil, é diminuta.

Figura 3-14

Lesões ulceradas de base mole e evolução rápida. Os exames para sífilis foram negativos (bacterioscopia/sorologia). A adenomegalia era unilateral, moderadamente dolorosa e inflamatória. Relatava ser primoinfecção. A bacterioscopia evidenciou quadro típico de cancro mole. A citologia pela técnica de Giemsa não mostrou multinucleação. Foi medicado com azitromicina 1 g VO, evoluindo para cura clínica em uma semana.

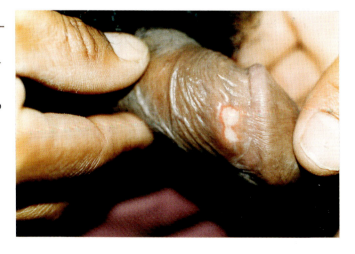

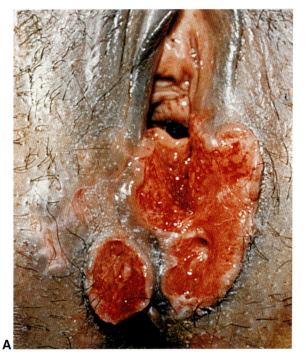
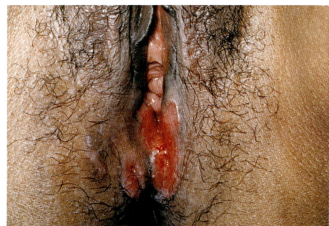
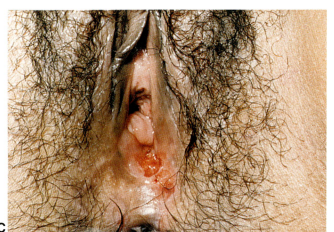

Figura 3-15

(**A**) Extenso quadro de úlcera genital dolorosa. Os exames diretos revelaram apenas quadro compatível com cancro mole. Foram feitas apenas sorologias para sífilis (em três oportunidades), sendo todas com resultados negativos. Este caso foi atendido no início da década de 80, época em que não dispúnhamos de sorologia anti-HIV. Foi medicada com tianfenicol evoluindo para cura clínica muito rapidamente. (**B**) Seguimento do caso anterior. Fotografia após uma semana do início do tratamento.
(**C**) Fotografia tirada duas semanas após tratamento. Casos similares a esse, sempre que possível, a rotina deve incluir, além da pesquisa *H. ducreyi* e *Treponema pallidum*, herpes genital, donovanose e infecção pelo HIV.

Figura 3-16

Lesões ulceradas com bases amolecidas acompanhadas de grande secreção purulenta. As sorologias (sífilis e HIV) foram não reatoras no momento da consulta, contudo, a fim de se evitar surpresas, deve-se repetir as sorologias 30 dias após tratamento. Neste caso, ambas continuaram negativas. A parceira foi examinada e, clinicamente, apresentava apenas vaginose bacteriana. As sorologias na parceira também foram não reatoras. Com muito boa vontade, é possível notar múltiplas lesões em bolsa escrotal. Eram lesões pruriginosas e o diagnóstico foi escabiose. O tratamento da escabiose foi feito com ivermectina oral, dois comprimidos de 6 mg cada.

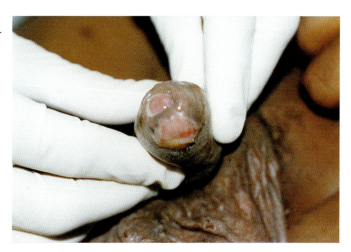

Cancro Mole

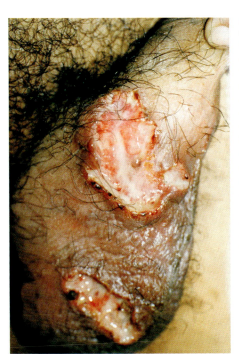

Figura 3-17

Extensas lesões no corpo do pênis e bolsa escrotal. O paciente apresentava ainda duas outras lesões no prepúcio. Todas elas eram amolecidas e purulentas. Havia adenomegalia inguinal unilateral moderadamente inflamatória. Paciente relatava ter parceira fixa, não exclusiva, que, com frequência, praticava sexo oral. Segundo o paciente, essa parceira colocava toda a bolsa escrotal na boca e ficava suavemente "mordendo". O mesmo fazia com o pênis. Com essa parceira não usava preservativo. Com outras eventuais, quase sempre usava camisinha masculina. Apenas a bacterioscopia direta de esfregaço de uma lesão evidenciou presença de cocobacilos gram-negativos em cadeia e no interior de PMN associado a satelitismo com cocos gram-positivos. As demais pesquisas para donovanose, sífilis, HIV foram negativas. Como o paciente apresentava essas lesões de três para quatro semanas, procedemos biópsia que mostrou somente processo inflamatório altamente purulento. A parceira fixa foi examinada, sendo diagnosticado apenas quadro de vaginose bacteriana. As sorologias para sífilis e anti-HIV foram, por duas vezes, não reatoras. De interessante na história dela, citamos que relatou ter tido um quadro de abscesso dentário por volta de um mês antes de o namorado apresentar essas lesões.

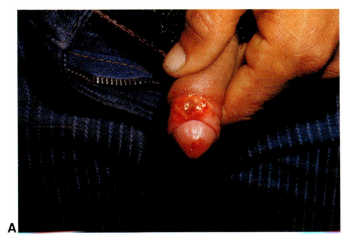
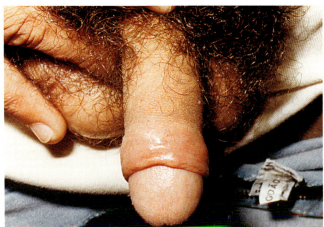

Figura 3-18

(**A**) Este caso de cancro mole mostra que, embora rara, a lesão única pode acontecer. Contudo, o paciente em questão informou que no início, uma semana antes da fotografia, apareceram duas pequenas úlceras que em três dias se fundiram numa só. (**B**) Paciente totalmente curado. Fotografia após cinco semanas do tratamento com dose única de 5 g VO de tianfenicol.

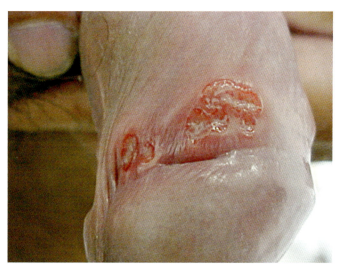

Figura 3-19

Caso de cancro mole em adolescente. Notar que as lesões são profundas e fagedênicas.

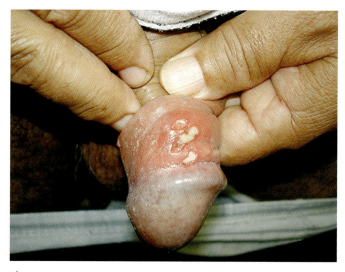

Figura 3-20

Paciente com quadro de úlceras penianas diagnósticas pela bacterioscopia corada pela técnica de Gram, como cancro mole. A bacterioscopia evidenciou o que clinicamente era suspeitado: associação com balanite fúngica. Foi medicado com azitromicina e higiene com água boricada.

Figura 3-21

Neste caso, podemos observar a extensa úlcera com adenopatia inguinal. Embora no Brasil a resistência antimicrobiana não seja algo frequente (pelo menos não há relatos), ela pode ocorrer. A princípio pensamos nessa possibilidade, uma vez que o paciente relatou que já havia tomado dois tipos de antibióticos. Todavia, após detalhada anamnese, descobriu-se que nas duas vezes o paciente fez uso inadequado dos antibióticos (dose e intervalo). No próprio Setor de DST da UFF, com administração supervisionada, repetimos o primeiro antibiótico, obtendo-se cura clínica completa em uma semana.

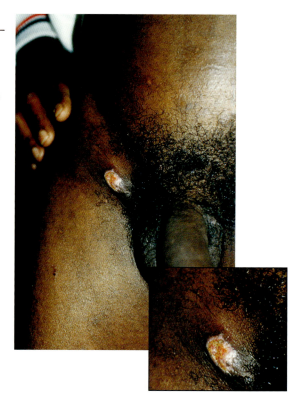

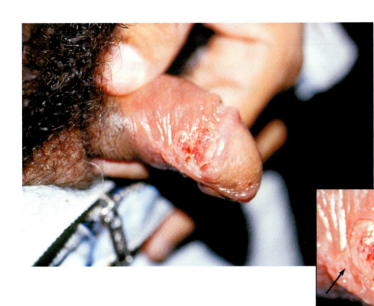

Figura 3-22

Cancro mole é típica doença que acomete, principalmente, pessoas de baixo nível socioeconômico-cultural. Este caso é uma exceção, pois o paciente era de nível superior e com renda acima de vinte salários mínimos. Mas a raridade não para aí: é um caso de cancro misto de Rollet (cancro mole + cancro duro). Clinicamente as lesões se confundem, pois possuem características das duas doenças. É interessante citar que é mais provável que tenha ocorrido contaminação por diferentes pessoas. Três a quatro semanas antes do início das lesões, aconteceu a transmissão da sífilis e uma semana antes do aparecimento das lesões, deu-se a contaminação do cancro mole. Daí, as duas doenças manifestaram-se num mesmo período, apresentando características de cada uma simultaneamente. Evidente que só será possível o diagnóstico para aqueles colegas que aplicarem a rotina de investigar úlceras genitais pensando nas várias possibilidades. Cabe enfatizar que em aproximadamente 25% das úlceras, mesmo usando-se boas técnicas clínicas e laboratoriais, a etiologia não chega a ser seguramente definida. A seta mostra a área onde havia enduração.

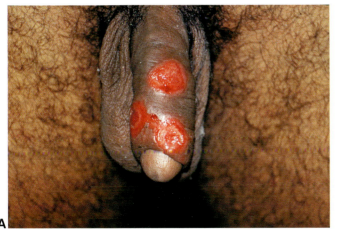
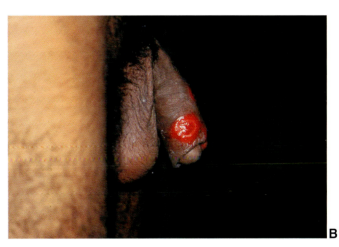

A   B

Figura 3-23

(**A** e **B**) Cancro misto de Rollet (cancro mole e cancro duro associados). Nesses casos existem lesões clinicamente confusas (lembram tanto a sífilis quanto o cancro mole). Os exames diretos revelaram a presença de espiroquetas (microscopia em campo escuro) e cocobacilos gram-negativos em cadeia no interior de polimorfonucleares. Essas lesões se mostravam bem fagedênicas (destrutivas). O paciente não apresentava manifestações de roséolas. É bom que se diga que a ocorrência de cancro misto é evento bem raro.

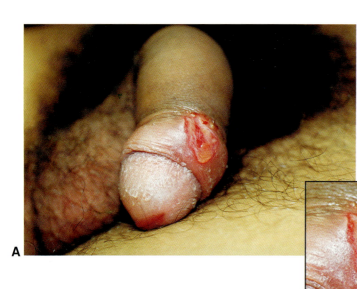

Figura 3-24

(**A**) Paciente apresentando lesão ulcerada de evolução de uma semana, única, pouco dolorosa, com base moderadamente amolecida, sobre a qual existia secreção seropurulenta (não pus), melhor observado no detalhe. Apresentava ainda descamação na glande, onde o paciente também queixava-se de prurido. Existia adenite pouco dolorosa, principalmente durante a palpação, de característica de micropoliadenomegalia. O VDRL foi reator 1:8. O teste anti-HIV foi não reator. Os exames bacterioscópicos diretos, de esfregaço da lesão (**B**), evidenciaram tratar-se de cancro mole.

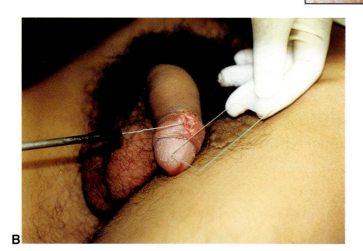

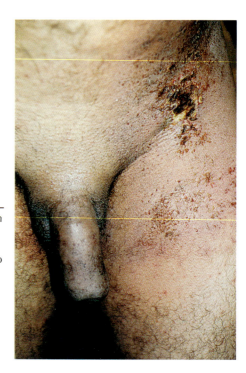

Figura 3-25

Paciente apresentando importante adenite supurada, inclusive com área de necrose (gangrena) associada a processo de hiperemia na pele da coxa anterior. Tais alterações estavam associadas a similares processos na glande e face posterior do prepúcio em cujo pênis nota-se, ainda, grande edema.

Devido à intensa dor não foi possível visualizar a contento as lesões penianas. Todavia, foi coletado material com uma fina zaragatoa para exames bacterioscópicos. Como resultado, encontramos o diagnóstico de cancro mole. Devido ao extenso quadro compatível com invasão bacteriana local, optamos por tratamento antibiótico, antitérmico/analgésico por dez dias.

Capítulo 3
CANCRO MOLE

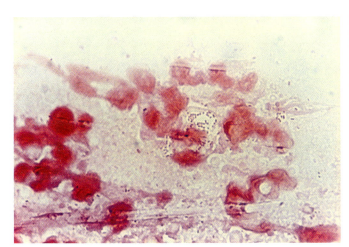

Figura 3-26

Esfregaço de secreção purulenta corada pelo método de Gram, de úlceras em prepúcio, demonstra característicos cocobacilos gram-negativos, intra e extracelulares, sugestivos de *Haemophilus ducreyi* (×1.000).

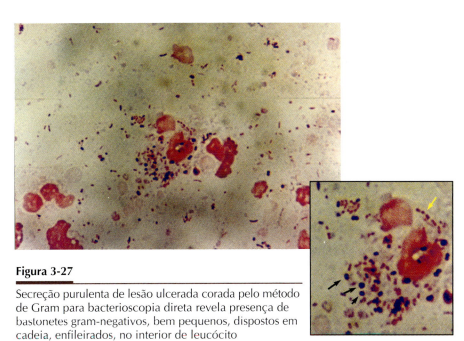

Figura 3-27

Secreção purulenta de lesão ulcerada corada pelo método de Gram para bacterioscopia direta revela presença de bastonetes gram-negativos, bem pequenos, dispostos em cadeia, enfileirados, no interior de leucócito polimorfonuclear, sugestivos de *Haemophilus ducreyi*. Observar, também, uma situação que ocorre com frequência: vários cocos gram-positivos, provavelmente do gênero *Staphylococcus*, que estariam fornecendo o fator V de crescimento (nicotinamida adenina dinucleotídeo) – fenômeno de satelitismo (×1.000). No detalhe, mostramos o enfileiramento dos cocobacilos gram-negativos (seta amarela) e cocos gram-positivos (setas pretas).

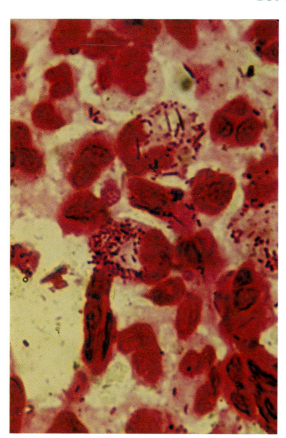

Figura 3-28

Quadro bem parecido com o descrito nos casos 24 e 25, porém aqui, provavelmente por problemas da técnica de coloração, os cocobacilos apresentam-se não tipicamente rosados e sim mais escuros.

Figura 3-29

Fotografia de material de cultura mostrando os *H. ducreyi* agrupados em cadeia, imitando trilhos de trem. Tal aparência bacterioscópica de material coletado de úlceras genitais é característica de cancro mole.

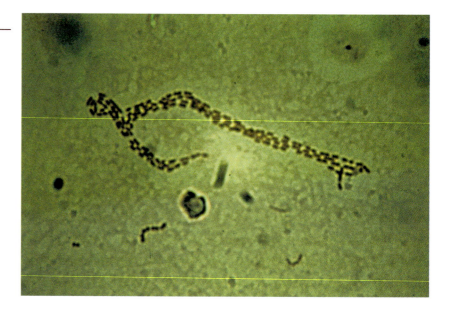

CAPÍTULO 4

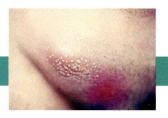

Linfogranuloma Venéreo

Sinonímia
Linfogranuloma inguinal, doença de Nicolas-Favre-Durand, adenite climática, quarta moléstia, poroadenite supurativa benigna. Popularmente é conhecido como "mula".

Conceito
Doença de transmissão exclusivamente sexual e caracterizada pela presença de grande bubão inguinal na fase aguda.

Período de Incubação
Uma a duas semanas.

Agente Etiológico
Chlamydia trachomatis, cepas L1, L2 e L3.

Manifestações Clínicas
A adenite inguinal inflamatória e dolorosa (bubão) domina o quadro clínico. As lesões podem ser genitoinguinais (fase aguda) ou genitorretais (fase crônica).
A fase aguda pode evoluir com fistulização multifocal, que é reconhecida como supuração tipo bico de regador. Nesta fase, mal-estar geral tipo gripe pode ocorrer.
A fase crônica pode acometer os linfonodos pararretais, causando estenose do reto. No genital pode evoluir para estiomene (elefantíase com fístulas e úlceras).

Diagnóstico Laboratorial
O diagnóstico é feito em bases clínicas, mas a comprovação pode ser com exame direto por coloração de Giemsa ou Papanicolaou, detecção de *C. trachomatis* por Elisa, imunofluorescência, biologia molecular (PCR, captura híbrida) de materiais coletados das lesões ou do bubão. A sorologia terá importância se o título for maior ou igual 1:32.

Avaliação dos Métodos Laboratoriais

Exame	Sensibilidade %	Especificidade %
Giemsa	45	95
Papanicolaou	62	96
Elisa	70-80	> 99
Imunofluorescência	80-92	> 99
PCR, CH	> 95	> 99
Sorologia	40-50	85

Tratamento e Controle de Cura
- Doxiciclina 100 mg, VO, de 12/12 h ou 200 mg 1 vez ao dia, por 21 dias.
- Azitromicina 1 g, VO, 1 vez por semana, durante 3 semanas.
- Eritromicina (estearato de) 500 mg, de 6/6 h, VO, por 21 dias.
- Sulfametoxazol 800 mg + trimetoprim 160 mg, VO, de 12/12 h, por 21 dias.
- Tianfenicol 500 mg, VO, de 8/8 h, por 21 dias.

Complicações
O tratamento inadequado facilita as manifestações tardias, estiomene, ulceração vulvar, retite estenosante, elefantíase da vulva, do pênis, do escroto e do períneo.

Diagnóstico Diferencial
Deve-se considerar, principalmente, cancro mole, sífilis, tuberculose ganglionar/vulvar, doença da arranhadura do gato (linforreticulose benigna) e doença de Hodgkin.

Observações
- O uso do antibiótico não apresenta um efeito dramático na duração da linfoadenopatia inguinal, mas os sintomas agudos frequentemente são erradicados de forma rápida. Também não reverte sequelas da fase crônica.
- A adequação terapêutica é associada ao declínio do título de anticorpos.
- Em gestantes, a azitromicina pode ser a melhor opção, enquanto a doxiciclina é contraindicada.
- Considerar a opção de punção para esvaziamento do bubão com agulha de grosso calibre. Todavia, incisão e drenagem cirúrgica são formalmente contraindicadas.
- Não é doença de alta incidência/prevalência em nosso meio, não sendo considerada, no Brasil, problema de saúde pública. Entretanto, algumas publicações têm evidenciado aumento de casos em homossexuais homens infectados pelo HIV.

Capítulo 4
Linfogranuloma Venéreo

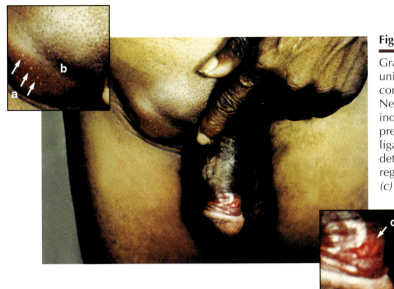

Figura 4-1

Grande massa inguinal altamente inflamatória, dolorosa e unilateral. Também chamada de bubão e popularmente conhecida em algumas regiões do Brasil como "mula". Neste caso, muito raro, é possível observar a lesão inicial de inoculação em sulco balanoprepucial. Notar, ainda, o pregueamento da massa inguinal causado por aderência ao ligamento de Poupart fazendo o "sinal da ombreira". Nos detalhes: *(a)* poros de iniciação de drenagem ("bico de regador"); *(b)* aderência em ligamento de Poupart; *(c)* lesão de inoculação.

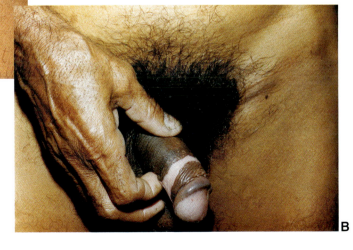

Figura 4-2

(**A**) Caso muito similar ao anterior. Contudo, a massa inguinal está bem menor. A área de pele branca é vitiligo. Esses casos de bubão, conjuntamente com a lesão inicial de inoculação (no detalhe), em nossa experiência, são raros. Neste caso, uma das parceiras, a fixa, foi examinada e não apresentava qualquer infecção genital. (**B**) Acompanhamento do caso anterior já totalmente curado.

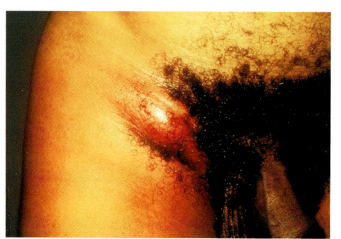

Figura 4-3

Este caso de bubão é verdadeiramente típico do linfogranuloma venéreo ou linfogranuloma inguinal. Representa a fase aguda de síndrome genitoinguinal. Embora possamos mostrar aqui vários casos de LGV, essa doença não representa, para nós, um sério problema de saúde pública. Muito se falava de sua maior ocorrência no Nordeste ou Norte do país, contudo, mesmo nessas regiões, os serviços de DST não reportam muitos casos. Tampouco observam qualquer aumento no número de casos nos últimos 20 anos.

Figura 4-4

Caso idêntico ao anterior. Uma das parceiras também foi examinada e apresentava apenas vulvovaginite por cândida. Em todos os nossos casos não conseguimos identificar um só caso de linfogranuloma venéreo em parceira de homem com LGV. Também em nossa experiência, esta infecção foi mais observada no sexo masculino. Talvez uma possível explicação seja não dispormos, na rotina, de sorologia ou PCR para *Chlamydia* em todos os casos.

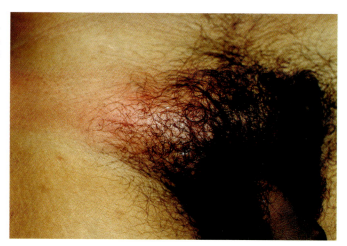

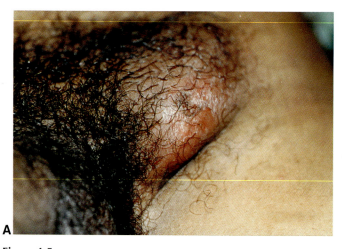

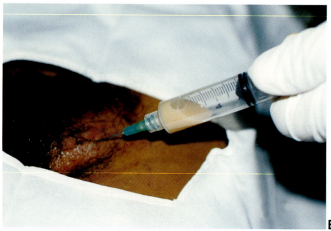

Figura 4-5

(**A** e **B**) Casos de LGV com frequência apresentam muita dor na região da adenopatia inflamatória: é a fase aguda de síndrome genitoinguinal. Nestas situações a punção com agulha de grosso calibre pode oferecer um conforto ao paciente, pois, diminuindo a protrusão na pele, diminui, assim, o estado doloroso. A pesquisa de *Chlamydia* nesse material pode oferecer positividade, contudo, se semeado em meios artificiais, o crescimento principal será de bactérias piogênicas.

Capítulo 4
LINFOGRANULOMA VENÉREO

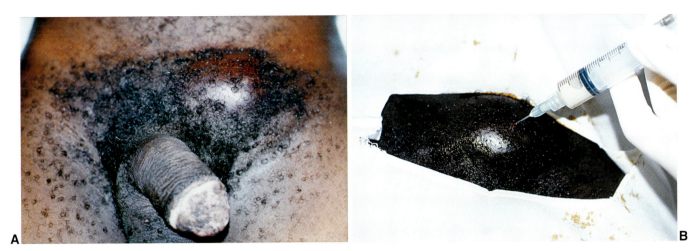

Figura 4-6

(**A** e **B**) Mesma situação que foi descrita no caso anterior. A glande desse paciente apresentava sequela de acometimento anterior de dois episódios de "cavalo de cancro" *(sic)*. Neste paciente, no acompanhamento, foi possível diagnosticar soropositividade para o HIV um ano após o atendimento. Para a punção pode-se fazer um pequeno botão anestésico com xilocaína e agulha fina (de insulina) para facilitar a introdução de outra agulha maior. Todavia, alguns médicos preferem introduzir direto a agulha maior, pois acreditam que a dor causada pela injeção da anestesia local diminui muito pouco o incômodo do ato no geral. Em nossa opinião, ambas as condutas são válidas, desde que feitas de maneira suave e tranquila, visando sempre ao bem-estar do paciente. Atitudes bruscas, com "mão pesada", com a finalidade de dar aula ou visando somente à "ciência" devem, em nossa visão, ser totalmente abolidas.

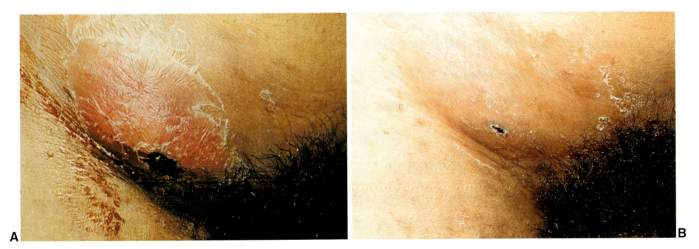

Figura 4-7

(**A**) Paciente apresentando quadro de extensa linfoadenomegalia inflamatória já com áreas de início de drenagem. Alguns, inclusive, com necrose periorificial. Com muita frequência, o paciente em fase aguda do LGV, juntamente com o quadro de bubão doloroso, que dificulta bastante a deambulação, está acometido de mal-estar geral tipo gripe, febre de baixa a moderada intensidade (38°C), cefaleia e inapetência. Na maioria absoluta das vezes, o diagnóstico é eminentemente clínico, exclusivo e por prova terapêutica. Isso porque os exames geralmente disponíveis numa clínica de DST (VDRL, anti-HIV) são negativos. O hemograma, quando efetuado, revela discreta leucocitose e a VHS (velocidade de hemossedimentação) elevada. Em nossa conduta indicamos, normalmente, afastamento das atividades profissionais por pelo menos dois dias, devido, principalmente, ao estado doloroso. (**B**) No acompanhamento, paciente em franco processo de resolução de massa inguinal uma semana após início da antibioticoterapia.

Figura 4-8

Caso de uma criança de 6 anos de idade que estava sendo encaminhada para incisão e drenagem de grande massa inguinal inflamatória e dolorosa. Foi inicialmente diagnosticada como simples abscesso inguinal necessitando de cirurgia. Quando tomamos conhecimento do caso, imediatamente suspendemos a incisão e a drenagem e começamos a pesquisar a possibilidade de abuso sexual. Fomos informados pela mãe que um tio muito chegado à família e à criança havia apresentado quadro idêntico há um mês. Decidimos apenas puncionar com agulha de grosso calibre para aliviar o bubão. Não conhecemos as razões científicas, mas por relatos transmitidos por outros colegas mais experientes a cicatrização de um bubão de LGV é muito demorada e, por experiência de todos nós, a melhora após início de antibioticoterapia associada a anti-inflamatórios/analgésicos ocorre rapidamente. Assim, não se justifica incisão + drenagem. Como na maioria dos casos de abuso sexual em nosso país, a coisa não evolui para punição do abusador. Este caso não fugiu à regra.

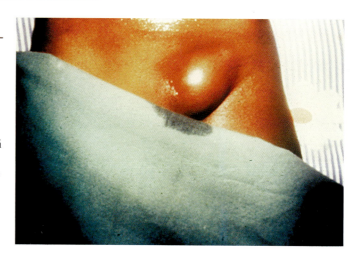

Figura 4-9

(**A**) Paciente com LGV em fase aguda: síndrome genitoinguinal onde é possível observar a formação inicial de processo que poderá evoluir para fistulização em múltiplos orifícios ("sinal de bico de regador"). Neste caso em particular esta fistulização não ocorreu completamente porque o tratamento foi instituído. A rotina clássica de tratamento é tetraciclina 500 mg 4x ao dia ou doxiciclina 100 mg 2x ao dia, sempre durante duas semanas. Atualmente a azitromicina também pode ser usada, contudo, não em dose única. Pensar que, para esta doença, a terapêutica deve cobrir duas semanas de antibioticoterapia. Se usar, a dose de 1 g VO deve ser repetida em uma semana. No detalhe: *(a)* poros quase prontos para drenar; *(b)* poro já drenado; *(c)* secreção de saída de poro drenado. (**B**) Outra visão do mesmo caso demonstrando a proeminente massa inguinal.

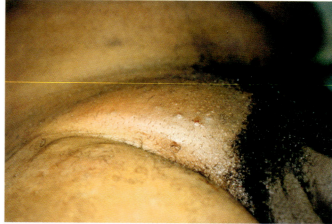

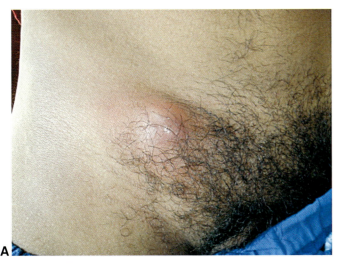 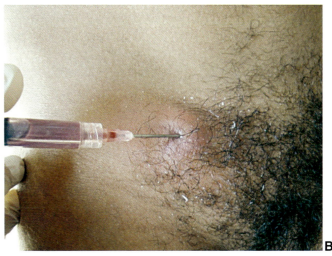

Figura 4-10

(**A** e **B**) Adolescente de 19 anos de idade com quadro de tumor, calor e rubor em região inguinal direita. Informou que o quadro teve início há duas semanas com uma "feridinha" no pênis, que logo desapareceu, seguida de incômodo na virilha. Disse que procurou Posto de Programa Saúde de Família de área rural de município do interior do Estado de Rio de Janeiro, onde profissional de enfermagem o, encaminhou-o para o Posto Central. Primeiramente vimos o paciente fora de uma unidade de saúde. No dia seguinte, então, em posto médico, procedemos esvaziamento do bubão, solicitamos exames complementares e medicamos com azitromicina 1 g VO a cada três dias, por três tomadas, e piroxican 10 mg VO diariamente, por três dias. Como o paciente afirmou que não foi vacinado para hepatite, prescrevemos esquema vacinal contra hepatite B. As sorologias para sífilis e para HIV foram negativas. A sorologia (ELISA) para clamídia foi reatora.

Ver vídeos em DVD anexo.

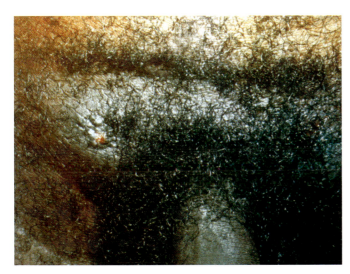

Figura 4-11

Caso de LGV em fase de cicatrização das múltiplas fístulas em paciente cujo tratamento só foi iniciado após o início das fistulizações.

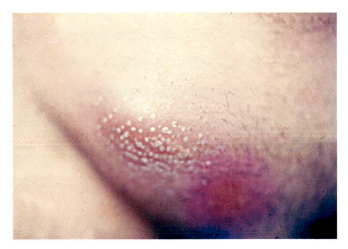

Figura 4-12

Embora seja essa uma observação clássica em casos de LGV, "sinal de bico de regador", sua ocorrência é extremamente rara. Notam-se os múltiplos orifícios com halos de hiperemia inflamatória iniciando a drenagem de material purulento. No meio do bubão é possível observar, ainda, o "sinal de ombreira" que significa a fixação dos linfonodos, mais profundos, aderidos ao ligamento de Poupart fazendo uma vala. Para muitos isso dá a aparência de uma ombreira.

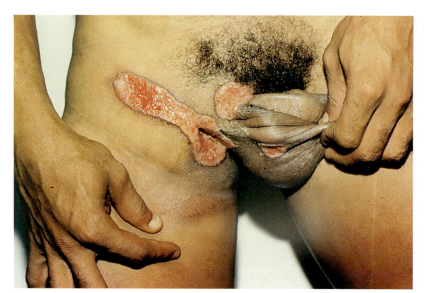

Figura 4-13

Linfogranuloma venéreo de evolução crônica para quadro de ulcerações em bolsa escrotal e região inguinal. Juntamente com as úlceras pode ser observado aumento do genital.

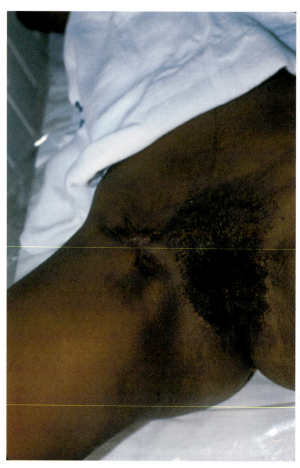

Figura 4-14

Linfogranuloma curado. Todavia, o processo de sequela com retrações ocasionadas pela cicatrização das úlceras e fístulas dificilmente poderá ser melhorado.

Capítulo 4
LINFOGRANULOMA VENÉREO

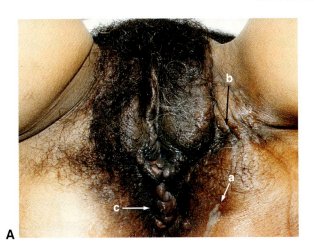
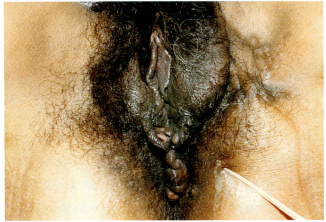

Figura 4-15

(**A**) Quadro raríssimo atualmente: estiomene, que significa edema (elefantíase) dos genitais com fístulas drenando material purulento e retrações. Tal situação caracteriza a fase crônica de síndrome genitorretal. Nessa fase geralmente ocorrem fistulizações de linfonodos infectados das cadeias profundas para o reto. Com isso, evolui para cicatrizações com retrações, levando à estenose de reto/ânus. Não infrequentemente, os pacientes apresentam "fezes em fita" em razão de comprometimento retal. Embora possa ser efetuada cirurgia, em geral não se consegue grande sucesso, pois o comprometimento crônico dificulta ou até impede boa reconstituição. Como na maioria dos casos de LGV, o diagnóstico, em nosso meio, é basicamente clínico, por exclusão de outras doenças e com prova terapêutica. Doenças como tuberculose de vulva e paracoccidioidomicose não devem ser esquecidas. A sorologia para *Chlamydia* pode ajudar e, mesmo que não possa ser efetuada de imediato, deve ser coletado sangue com armazenamento do soro em congelador para possível análise futura no próprio serviço ou encaminhado para centro de maior complexidade. O mesmo pensamento deve ser usado para outros materiais, como por exemplo, um fragmento para biópsia (conservar em formol tamponado) ou fragmento de biópsia mantido em frasco seco, lacrado e em congelador para possível análise de DNA. Nas setas assinalamos: *(a)* fístula drenando secreção purulenta; *(b)* poros drenados e cicatrizados com retrações; *(c)* comprometimento retal com estenose. (**B**) Nesta fotografia é possível demonstrar o pertuito de uma fístula perineal até a fúrcula vaginal.

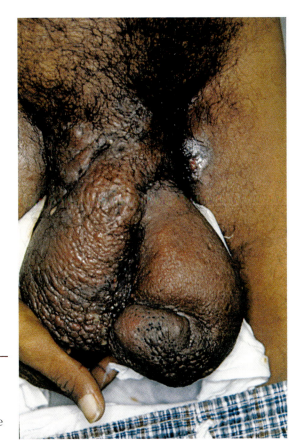

Figura 4-16

Elefantíase genital masculina. Paciente com história de início de aumento da genitália após DST ulcerada 15 anos antes. Paciente não informou com exatidão qual DST nem que medicação usou. Informou, todavia, que teve íngua na virilha. É possível imaginar tratar-se de fase crônica com sequelas de LGV.

CAPÍTULO 5

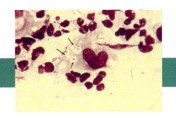

Donovanose

Sinonímia
Granuloma inguinal, granuloma tropical, granuloma contagioso, granuloma ulcerativo, granuloma esclerosante, úlcera venérea crônica, granuloma Donovani.

Conceito
Doença progressiva caracterizada por lesões granulomatosas, ulceradas, indolores e autoinoculáveis. Acomete mais a pele e as mucosas das regiões genitais, perianais e inguinais.

Período de Incubação
Muito variável, 3 dias a 6 meses.

Agente Etiológico
Calymmatobacterium granulomatis, bactéria corada pelo Giemsa, Leishman, Wright. É encontrada em lesões, dentro do citoplasma de histiócitos ou macrófagos, caracterizada como um cocobacilo encapsulado, pleomorfo, de extremidades arredondadas e mais intensamente coradas, o que dá aspecto de alfinete de fraldas. A análise filogenética do *C. granulomatis*, utilizando-se a técnica do PCR, determinou sua posição taxonômica, mostrando uma estreita relação com os gêneros *Klebsiella* e *Enterobacter*, com similaridade de 95 e 94%, respectivamente. Talvez seja um microrganismo intestinal normal que pode ser transformado em patógeno pela ação de um bacteriófago. No laboratório cresce com muita dificuldade.

Manifestações Clínicas
São ulcerações de bordas planas ou hipertróficas, com fundo granuloso de aspecto vermelho vivo e sangramento fácil. As lesões podem ser múltiplas que evoluem para necrose. Classicamente, são lesões crônicas **não** acompanhadas de linfadenopatia regional.

Diagnóstico Laboratorial
Esfregaços e/ou biópsia das lesões coradas pelos métodos de Wright, Papanicolaou, Giemsa ou Leishman, podem identificar os corpúsculos de Donovan. Uma boa conduta é fazer mais de uma lâmina, raspando-se a área central e uma das bordas de aparência recente. O mesmo serve para as biópsias, que deve conter pele sadia.
A lâmina para Giemsa deve ser seca ao ar. As lâminas para Wright, Leishman ou Papanicolaou devem ser fixadas em álcool ou outro fixador citológico.
Lesão genital com mais de 30 dias de evolução, principalmente aquelas que não cicatrizaram com a abordagem sindrômica para as DSTs, impõem estudo histopatológico.

Avaliação dos Métodos Laboratoriais

Exame	Sensibilidade %	Especificidade %
Esfregaços e biópsia	40-50	< 50

Não é recomendada a cultura.

Tratamento e Controle de Cura

- Doxiciclina 100 mg, VO, de 12/12 h, ou 200 mg, VO, 1 vez ao dia, até cura clínica (mínimo 3 semanas).*
- Sulfametoxazol/Trimetoprim (160 e 800 mg), VO, de 12/12 h, até a cura clínica (mínimo 3 semanas).
- Ciprofloxacino 500 mg, VO, de 12/12 h, até a cura clínica (mínimo 3 semanas).*
- Tianfenicol granulado 2,5 g, VO, dose única, no primeiro dia de tratamento; a partir do segundo dia, 500 mg, VO, de 12/12 h, até a cura clínica.
- Eritromicina (estearato) 500 mg, VO, de 6/6 h, até a cura clínica (mínimo 3 semanas).
- Azitromicina 1 g, VO, 1 vez por semana, durante 3 semanas.

*Contraindicado para gestantes, nutrizes e crianças.

Complicações

Lesões de longa duração podem sofrer infecções secundárias levando a possíveis mutilações e fístulas.
Na mulher, o predomínio de fenômenos obstrutivos linfáticos leva à forma elefantiásica.
Apesar de rara, a localização extragenital ocorre, em geral, a partir de lesões genitais primárias, levando a complicações e lesões ósseas, entre outras.

Diagnóstico Diferencial

Sífilis, cancro mole, tuberculose cutânea, neoplasia ulcerada, leishmaniose tegumentar americana e outras doenças cutâneas ulceradas e granulomatosas.

Observações

- Não é raro o parceiro sexual não apresentar a doença.
- Já foi citado que talvez um bacteriófago no interior da bactéria seja necessário para que esta passe a ser patogênica.
- Em grávidas, a azitromicina é excelente opção.
- Não é doença de alta incidência/prevalência em nosso meio.

Capítulo 5
DONOVANOSE

Figura 5-1

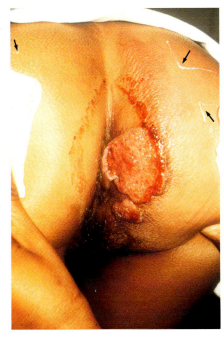

Paciente apresentando lesões ulceradas crônicas (mais de três anos) com bordas elevadas. Fez uso, irregularmente, de inúmeros antibióticos. Tal irregularidade era de dose, intervalo e duração. Notar, assinalado com setas, marcas de goma de esparadrado. Isso porque a paciente fazia curativo, muitas das vezes, em posto de saúde. Nesse tempo todo jamais foi coletado material para exame direto, citologia ou biópsia. Recorda-se de ter tomado mais de 10 ampolas de "benzetacil". Nunca usou preservativo em toda sua vida; teve apenas dois parceiros sexuais que não apresentavam lesão no pênis. Foi coletado material (citologia pela técnica de Giemsa e biópsia) sendo positivas para corpúsculo de Donovan. Atendimento em 1982.

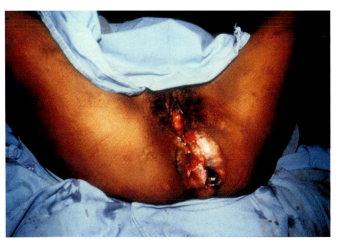

Figura 5-2

Paciente chegou à maternidade (1978) da rede pública (SUS) em trabalho de parto, período expulsivo, apresentando essas lesões vulvoperineais de evolução de mais de dois anos. Segundo informou, foi a mais de cinco consultas pré-natais (rede SUS), porém em nenhum momento foi indicado exame ginecológico. Como não apresentava qualquer quadro doloroso e sentia vergonha do problema, nada falava com o obstetra. Alegava ter tido, nos últimos 10 anos, mais de 10 parceiros sexuais. Notar área de grande necrose tissular. Deve-se destacar que as melhores áreas para coleta de material – esfregaço para citologia (Giemsa, Papanicolaou, Warthin-Stary, Wright) ou biópsias – devem ser bordas com aparência de mais granulação e não considerar centro da lesão. Em nossa rotina incluímos pelo menos três lâminas e/ou três fragmentos de locais diferentes das lesões. Isso para dar melhor oportunidade de encontro das alterações celulares típicas do agente etiológico.

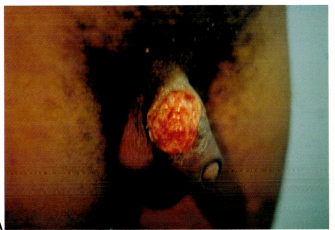
A

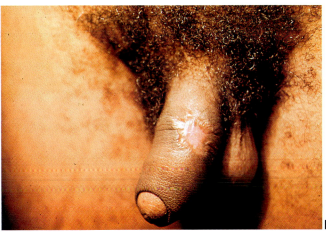
B

Figura 5-3

Este paciente chegou para atendimento apresentando duas grandes úlceras separadas apenas por uma área de pele de aproximadamente 0,3 cm, com evolução de quatro semanas. Relatava discreta dor. As lesões estavam cobertas por pouca secreção seropurulenta. Existia ligeira adenite não inflamatória unilateral. O paciente relatou que não usava preservativo, tinha múltiplas parceiras e que havia feito uso de duas ampolas de injeção de penicilina há duas semanas, quando ocorreu discreta melhora inicial. Todavia, depois de uma semana, as lesões continuavam aumentando. Durante o atendimento, nosso pensamento clínico foi para diagnóstico de cancro mole, mas coletamos materiais para exames bacteriológicos e, sob tratamento supervisionado, administramos 5,0 g VO de tianfenicol granulado. (**A**) Após quatro dias o paciente retornou para controle (quando fotografamos a Figura 5-3A) apresentando esta lesão ulcerada no corpo do pênis. O paciente informou que depois de dois dias de administração do tianfenicol as lesões fundiram-se, porém já notava grande melhora do incômodo genital e inguinal. O diagnóstico dos exames revelou apenas donovanose. (**B**) Fotografia tirada 40 dias após início do tratamento, que começou com 5,0 g de tianfenicol granulado e seguido de 2,5 g VO de tianfenicol em dias alternados até completar cinco doses.

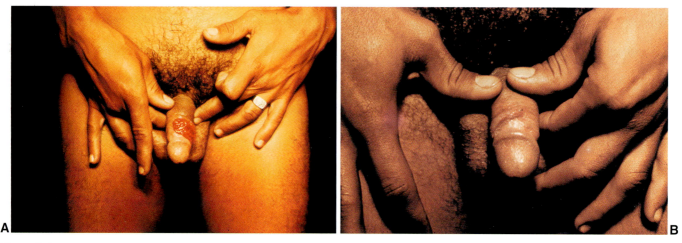

Figura 5-4

(**A**) Paciente com úlcera crônica, com mais de dois meses de evolução de donovanose. (**B**) Paciente totalmente curado e, como no caso anterior, a sequela com cicatrização é bem evidente.

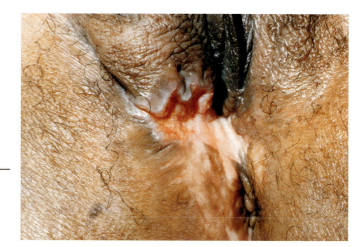

Figura 5-5

As lesões de donovanose quase que invariavelmente evoluem de forma crônica e fagedênica. Esta paciente já havia apresentado ulcerações em períneo que foram tratadas e cicatrizaram. Ela, no entanto, apresentou novamente ulceração que agora foi documentada como donovanose.

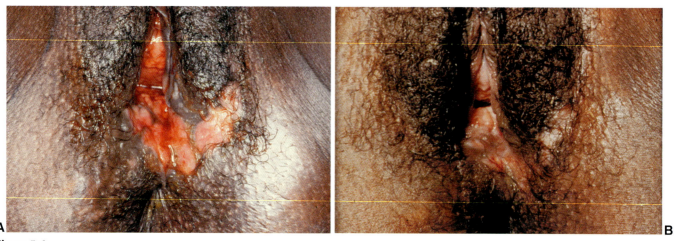

Figura 5-6

(**A**) Diagnosticar lesões de donovanose com paciente apresentando o início da doença com menos de 30 dias é muito raro. Este foi um caso. A paciente chegou para atendimento com apenas duas semanas de evolução. Como nossa rotina, sempre que possível, é composta de coleta de materiais para vários exames, como bacterioscopia pelo Gram, campo escuro e/ou Fontana-Tribondeaux, Giemsa, Papanicolaou, a fresco e lâmina reserva, foi possível identificar este caso como donovanose. Na verdade, se a lesão apresentar quatro ou mais semanas, incluímos biópsias (centro e bordas novas) com dois ou três fragmentos. (**B**) Quinze dias depois do início de tratamento com tianfenicol granulado.

Capítulo 5
DONOVANOSE

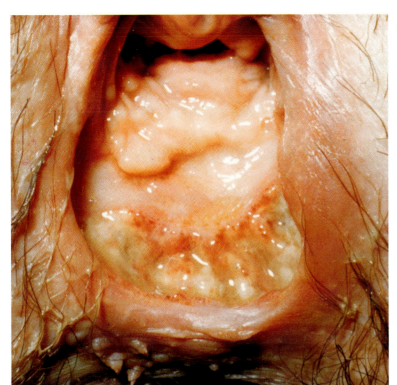

Figura 5-7

Donovanose em fúrcula vaginal. Paciente relatava ter parceiro único que foi examinado e nada apresentava de alterações genitais.

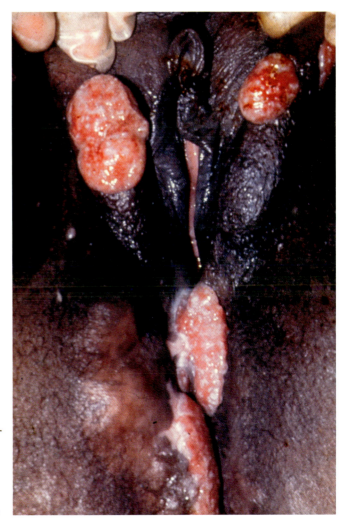

Figura 5-8

Clinicamente, a donovanose pode apresentar-se de várias maneiras: lesões ulceradas, com bordas hipertróficas, lesões vegetantes, extragenital, sistêmica. Se for bem observada, esta fotografia evidencia, no períneo, lesão vegetante que facilmente se diagnosticaria como condiloma acuminado. As biópsias revelaram tratar-se apenas de infecção por *Calymmatobacterium granulomatis*.

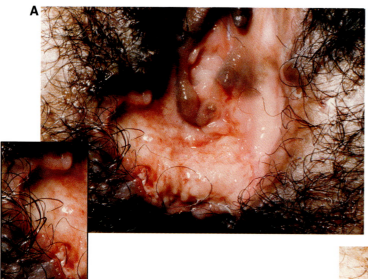

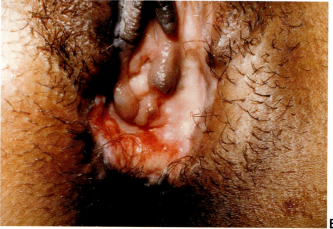

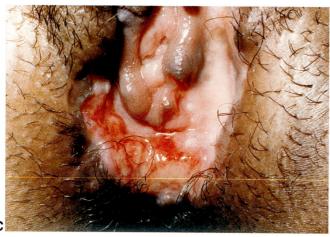

Figura 5-9

(**A**) Caso de donovanose em região perineal mostrando, no detalhe, bordas hipertróficas. Em (**B** a **D**) é possível visualizar a regressão da lesão. Esta paciente teve a úlcera totalmente cicatrizada, todavia, por problemas técnicos, não temos a fotografia.

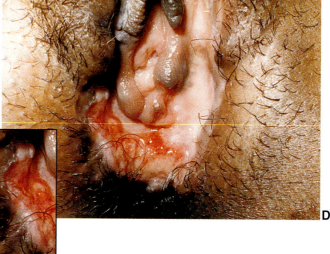

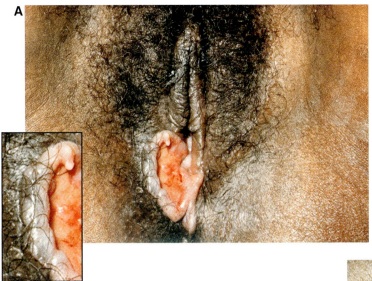
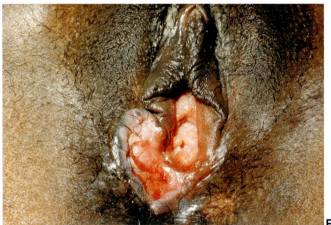
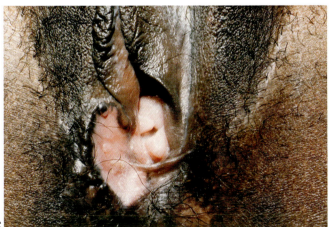
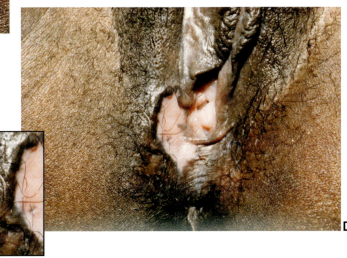

Figura 5-10

(**A**) Caso muito parecido com o anterior. No detalhe, também mostramos a borda hipertrófica. Esta paciente tinha, com frequência, relação sexual com três parceiros diferentes. Conseguimos examinar todos e não encontramos donovanose em nenhum deles. Essa situação compromete a classificação de que se trata de uma DST. Há relatos de que, como na difteria, em que o *Corynebacterium* só produz toxina se infectado por um fago específico, o *Calymmatobacterium granulomatis* também exige tal condição. Em (**B** a **D**) fica clara a involução até cicatrização completa. Está também evidente a sequela na pele vulvar.

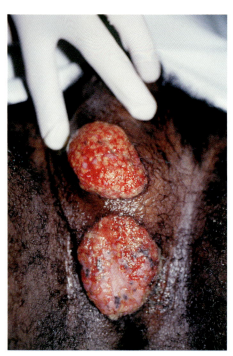

Figura 5-11

Homem de 27 anos de idade relatando apresentar essas lesões há quatro meses. Informa que nos últimos dois anos teve duas diferentes parceiras sexuais e que, inicialmente, apareceu a lesão inferior, do tamanho de uma cabeça de alfinete, evoluindo lentamente. Aplicou várias pomadas locais. Fez uso de sulfametoxazol + trimetoprim durante uma semana, obtendo pouca melhora. Depois, usou tetraciclina 2× dia durante apenas cinco dias, porque não conseguiu mais o medicamento. Em razão da disponibilidade da droga e de aplicação, foi usada estreptomicina 1 g IM durante três semanas, ocorrendo cura completa. Uma parceira foi examinada e apresentava vaginite por Trichomonas vaginalis. Destacamos que, atualmente, não devemos incentivar o uso de estreptomicina nestas situações.

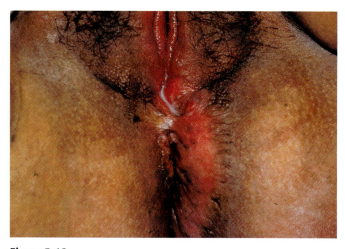

Figura 5-12

Paciente gestante de segundo trimestre procurou o serviço (Fundação Alfredo da Matta, Manaus) com extensa lesão granulomatosa em períneo e região perianal. A evolução era de mais de três meses. Na histopatologia corada pela técnica de Warthin-Stary existiam corpúsculos de Donovan, confirmando donovanose. Foi tratada com eritromicina (500 mg VO de 6/6 h) até cura clínica. Ocorreu recidiva no último trimestre (também confirmada por histopatologia). Foi medicada depois do parto com doxiciclina (100 mg VO 2× ao dia até cura clínica). *Obs.:* As recidivas de donovanose não respeitam sequer as cicatrizes anteriores.

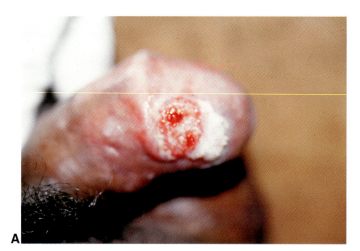
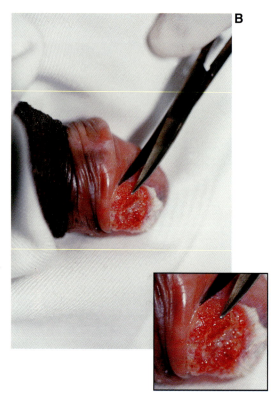

Figura 5-13

(**A**) Paciente de 24 anos de idade apresentando lesão ulcerovegetante com moderada secreção purulenta. Negava dor. Não apresentava adenomegalia. Informava início há três meses com uma pequena pápula indolor que evoluiu vagarosamente. Relatou passado de sífilis há dois anos, sendo tratado com quatro injeções de "benzetacil". O VDRL foi reator 1:2 e o anti-HIV negativo. A biópsia e a citologia corada pela técnica de Giemsa foram positivas para donovanose. Em (**B**) e no detalhe, mostra-se o momento da biópsia em uma borda usando-se tesoura curva e delicada.

DONOVANOSE

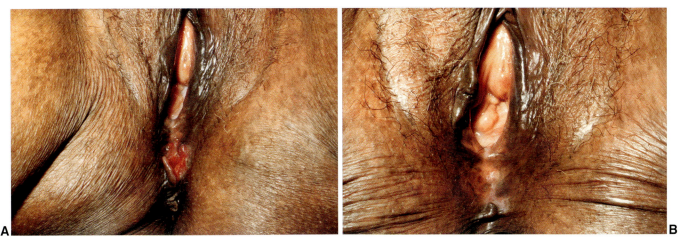

Figura 5-14

(**A**) Paciente com 67 anos de idade relatando ausência de atividade sexual há mais de três anos. Notou pequeno ferimento na fúrcula vaginal há oito meses, que aumentou apesar de aplicação local de "pomadas de antibióticos". Fez uso irregular e descontínuo de sulfa, ampicilina, eritromicina, tetraciclina e fosfomicina. Todos os primeiros exames realizados foram negativos. A paciente foi orientada a ficar uma semana sem usar qualquer medicação local ou sistêmica. Isso porque, em muitas situações, tais práticas dificultam, e até impedem, encontrar o agente etiológico na lesão. A paciente só retornou duas semanas depois. A citologia pelo Giemsa e a biópsia concluíram diagnóstico de donovanose. (**B**) Lesão totalmente cicatrizada após três semanas de estreptomicina 1g IM/dia. Mais uma vez destacamos que, hoje, a estreptomicina deve ser evitada em casos de donovanose e reservada ao tratamento de infecções por micobactérias.

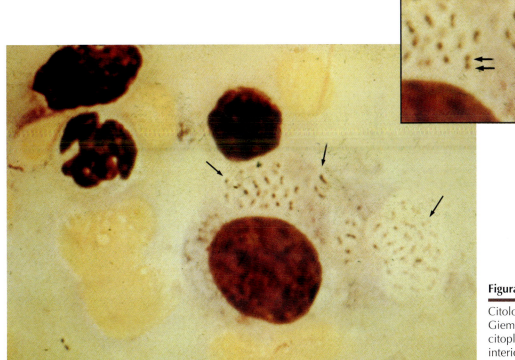

Figura 5-15

Citologia corada pela técnica de Giemsa que mostra os vacúolos citoplasmáticos contendo, em seus interiores, a bactéria causal da donovanose (sinalizado pelas setas).

Figura 5-16

Fotografia de esfregaço de lesão de donovanose evidenciando os corpúsculos de Donovan no interior de célula mononuclear mostra ainda, no detalhe (setas), as bactérias em forma de halteres, muito bem documentadas por dois pesquisadores brasileiros (Aragão e Viana), em 1912, na cidade do Rio de Janeiro. Tão excelentes foram as observações desses dois professores que o nome da bactéria, *Calymmatobacterium granulomatis* (grande manto, cápsula que envolve a bactéria e sua resposta inflamatória de granuloma), ficou como reconhecimento de seus estudos.

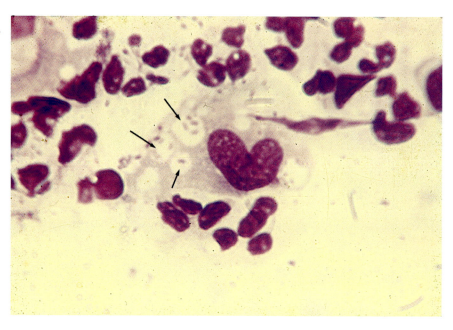

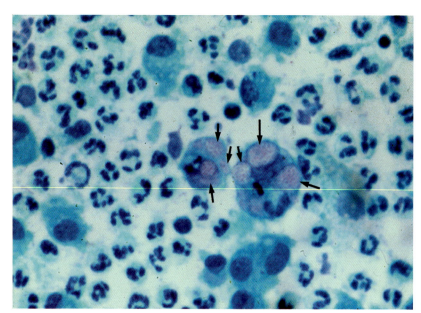

Figura 5-17

Esta citologia corada pela técnica de Papanicolaou mostra esfregaço com inúmeros polimorfonucleares e, no centro do campo, destaque com setas, os corpúsculos de Donovan. Reafirmamos que é importante coletar mais do que uma lâmina, pois o encontro dos corpúsculos contendo bactérias não é tarefa fácil, em razão da escassez de células infectadas. Do mesmo modo, se o paciente estiver fazendo uso de antissépticos ou pomadas de antibióticos, o encontro do agente etiológico ficará mais difícil ainda.

CAPÍTULO 6

Infecção por Gonococo e Clamídia

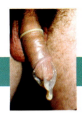

GONORREIA

Sinonímia
Doença gonocócica, blenorragia, pingadeira, gota matinal, estrela da manhã, fogagem, esquentamento e escorrimento.

Conceito
Doença infectocontagiosa de mucosas, clássica DST, sendo excepcional a contaminação acidental ou por fomites. Estima-se que mais de 60 milhões de casos ocorram no mundo a cada ano. No Brasil são mais de 1,5 milhão de novos casos por ano.

Período de Incubação
Dois a 10 dias após contato infectante. Contudo, leem-se relatos de casos cujo período de incubação foi de 24 horas e casos que ultrapassaram os 20 dias.

Agente Etiológico
Neisseria gonorrhoeae. É uma bactéria diplococo gram-negativa e intracelular de polimorfonuclear. Todavia, podem ter suas características morfotintoriais alteradas nos processos crônicos ou após o uso de antibióticos. Em fase bem inicial, os gonococos também podem ser encontrados extracelularmente.
São sensíveis à maioria dos antissépticos, morrendo facilmente fora do seu hábitat.
Com frequência têm sido detectadas cepas com resistência antimicrobiana, plasmidial e cromossômica.

Manifestações Clínicas
- *Homem:* Início com sensação de formigamento ou prurido intrauretral com disúria. Logo após, surge o fluxo uretral mucoso que, rapidamente, torna-se mucopurulento, com eliminação abundante e espontânea ou à mais leve pressão. As bordas do meato uretral tornam-se edemaciadas e eritematosas.
- *Mulher:* A uretrite gonocócica não possui exuberância dos sintomas como no homem, e o quadro clínico é composto de disúria, urgência urinária e, menos frequentemente, secreção amarelada. Em geral, os casos são explicados apenas por endocervicite que, associada aos dados da anamnese, torna-se possível suspeitar de infecção gonocócica.

Admite-se que metade das mulheres infectadas pelo gonococo seja oligossintomática ou mesmo assintomática. Em mulher com muco cervical turvo ou purulento que apresente queixa de dor pélvica ou toque vaginal combinado doloroso, impõe-se investigação para gonococo e clamídia.
Quadros de vulvovaginites purulentas por gonococo, embora raros, são mais frequentes em vítimas de estupro, crianças, adultas que na primeira relação sexual entram logo em contato com o gonococo ou em mulheres menopausadas.
O comprometimento da faringe e do ânus em homens que fazem sexo com homens permanece, na maioria dos pacientes, oligossintomáticos ou assintomáticos. O mesmo acontece com mulheres com infecção faríngea ou anal.

Diagnóstico Laboratorial
- *Bacterioscopia:* O Gram da secreção uretral evidencia a presença de diplococos gram-negativos no interior de polimorfonucleares.
- *Cultura:* Meio seletivo de Thayer-Martim.

Nos casos de uretrites agudas no homem, a bacterioscopia é um bom método. Na mulher, a cultura de material de canal cervical é a melhor opção. Todavia, se estiverem disponíveis técnicas de biologia molecular, PCR, ou captura híbrida (CH), estas passarão a ser os exames padrão-ouro. As técnicas de biologia molecular têm importante vantagem prática sobre as demais, visto que em uma mesma amostra pode-se dispor de testagem também para *Chlamydia trachomatis*.

Em mulheres, pesquisar nos dois sítios, simultaneamente, uretra e endocérvice é uma boa conduta, pois aumentam as chances de resultados positivos em pessoas infectadas por gonococo.

Avaliação dos Métodos Laboratoriais

Exame	Sensibilidade %	Especificidade %
Gram		
Uretra	90-95	95-99
Endocérvice	45-65	90-99
Vagina, ânus	Não recomendado	
Cultura		
Uretra	94-98	> 99
Endocérvice	85-95	> 99
Biologia molecular		
PCR, CH	95-98	> 99

Tratamento e Controle de Cura

Uretrites e endocervicites agudas
- Ciprofloxacino 500 mg, VO, dose única.
- Ofloxacino 400 mg, VO, dose única.
- Cefixima 400 mg, VO, dose única.
- Ceftriaxona 250 mg, IM, dose única.
- Tianfenicol 2,5 g, VO, dose única.
- Espectinomicina 2 g, IM, dose única.
- Rosoxacino 300 mg (2 comprimidos de 150 mg), VO, dose única.
- Levofloxacino 500 mg, VO, dose única.

Nas infecções crônicas, extragenitais e/ou complicadas, os esquemas não devem ser com doses únicas, mas sim com doses e intervalos clássicos e por tempo não menor que 10 dias.

Em crianças e gestantes está contraindicado o uso de ciprofloxacino e ofloxacino.

Em razão da lenta absorção, níveis séricos baixos e índices de resistência, não existe indicação para uso de penicilina benzatina no tratamento de qualquer forma de gonorreia.

Havendo o correto tratamento e a remissão da sintomatologia, e se o parceiro sexual também for adequada e concomitantemente tratado, não há indicação de controle de cura com nova testagem, a menos que os sinais e os sintomas reapareçam ou o parceiro sexual não tenha sido corretamente tratado.

Entretanto, na mulher, alguns advogam a necessidade de cultura do material de endocérvice 7 a 10 dias após o término do tratamento, principalmente se este foi com dose única.

Complicações
- *Homens:* Balanopostite, litrite, cowperite, prostatite, epididimite e estenose de uretra.
- *Mulheres:* Bartholinite, salpingite, doença inflamatória pélvica (DIP), pelviperitonite e periepatite.

A disseminação da gonorreia ocorre em 0,3 a 3% e afeta principalmente a pele (dermatite), articulações (artrite) e, com menor frequência, as válvulas cardíacas (endocardites) e as meninges (meningite). Gonococcemias são casos raros.

Diagnóstico Diferencial
- *Homens:* Uretrites não gonocócicas (*Chlamydia trachomatis*, *Mycoplasma hominis*, *Ureaplasma urealyticum* ou *Trichomonas vaginalis*), principalmente uretrite química (introdução de substâncias irritantes na uretra com finalidades profiláticas ou curativas); uretrite traumática (pelo hábito de expressão da glande – ordenha – para evidenciar secreção). Homens com dor e/ou aumento testicular podem ter tumor ou torção de testículo.
- *Mulheres:* Endocervicites, bartholinites e salpingites por clamídia.

Observações
- O insucesso terapêutico pode ser em razão da resistência bacteriana.
- Casos de gonococos resistentes a ciprofloxacino em diversos países como, costa oeste dos Estados Unidos, Canadá, Havaí, Indonésia e Índia, por vezes inviabilizam o uso deste antibiótico.
- No Brasil não há monitorização do *Neisseria gonorrhoeae* produtora de penicilinase. Apenas trabalhos isolados apontam no sentido de que ainda é seguro o uso de quinolona para tratamento de infecção gonocócica.
- O risco de transmissão nas parceiras de homens com gonorreia uretral é de 90 a 97%; nos parceiros de mulheres acometidas por gonorreia, o risco é de 50 a 60%.
- Com dados epidemiológicos de publicações brasileiras recentes, a abordagem sindrômica das DSTs, na rotina, não encontra suporte que a sustente sob a ótica da medicina com evidência científica. A frase "sempre que se pensar em infecção por gonococo deve-se pensar em tratar infecção por clamídia concomitante" pode representar um uso abusivo de antibióticos. E a natureza cobra pelos abusos humanos.
- Após tratamento de uretrite gonocócica masculina, havendo persistência de secreção, sensação de fisgada e/ou prurido no meato uretral, deve-se pesquisar e, se positivo, tratar a clamídia. Permanecendo o quadro, deve-se pesquisar e instituir medicação para tricomoníase.
- Já foi relatado que 5 a 10% de homens e mulheres com gonorreia também são portadores de tricomoníase.
- Quadros de artrite infecciosa no adulto jovem têm no gonococo e na clamídia os principais agentes etiológicos.
- Quinolonas são contraindicadas para gestantes, nutrizes e crianças.

INFECÇÃO POR *CHLAMYDIA TRACHOMATIS*

Sinonímia
Uretrite não gonocócica, UNG, cervicite, doença inflamatória pélvica, DIP.

Conceito
DST que se apresenta sob forma de uretrite, endocervicite, oftalmia subaguda ou quadro de DIP.

Período de Incubação
Duas semanas, podendo estender-se até 1 mês ou mais.

Agente Etiológico
Chlamydia trachomatis, cepas D, E, F, G, I, J e K. São bactérias parasitas intracelulares obrigatórias, principalmente de células epiteliais cilíndricas. No citoplasma celular multiplicam-se no interior de vacúolos de inclusões levando à lise celular em 72 horas. Só se desenvolvem em cultivos celulares tipo células de McCoy. Pelo pequeno tamanho e crescimento apenas em meio celular, as clamídias foram por muito tempo confundidas com vírus.

Manifestações Clínicas
- *Homens:* Principal quadro é uretrite com secreção clara e mucoide, raramente purulenta, acompanhada de disúria leve ou moderada.
- *Mulheres:* Endocervicites com muco cervical igual ao da uretrite masculina, que, aliás, pode ocorrer também no sexo feminino. Quadros de ectopia e friabilidade com sangramento fácil da mucosa cervical não são raros.

Mais da metade dos homens e das mulheres infectados por clamídia é oligossintomática ou assintomática.

Diagnóstico Laboratorial
Só quem pensar e pesquisar clamídia efetuará seu diagnóstico. Dos locais suspeitos (principalmente uretra e canal cervical) deverá ser coletado material, por zaragatoa (*swab*) ou escovinha e acondicionado segundo as normas do conjunto (*kit*) fornecido pelo laboratório. Caso a técnica seja por PCR ou CH (captura híbrida), pequena quantidade da primeira urina também pode ser utilizada. A sorologia só tem indicação em casos de infecção complicada,

como salpingite (DIP), artrite, pneumonia ou linfogranuloma venéreo. As sorologias serão consideradas positivas quando igual ou maior do que 1:32. Embora a cultura ainda seja considerada padrão-ouro, hoje está restrita a algumas pesquisas científicas.

No diagnóstico de clamídia não cabem improvisações. Necessitam-se de recursos para a coleta, o transporte e o armazenamento de espécimes clínicos adequados, bem como execução correta das técnicas laboratoriais.

Avaliação dos Métodos Laboratoriais

Exame	Sensibilidade %	Especificidade %
Giemsa	45	95
Papanicolaou	62	96
Elisa	70-80	> 99
Imunofluorescência	80-92	> 99
PCR, CH	85-95	> 99
Sorologia	40-50	85

Tratamento e Controle de Cura

- Doença não complicada ou do trato genital baixo (uretrites, endocervicites).
  - Azitromicina 1 g, VO, em dose única.
  - Doxiciclina 100 mg, VO, de 12/12 h ou 200 mg 1 vez ao dia, por 7 dias.
  - Eritromicina (estearato) 500 mg, de 6/6 h, VO, por 7 dias.
  - Ofloxacino 400 mg, VO, de 12/12 h, por 7 dias.
  - Levofloxacino 500 mg, VO, 1 vez ao dia, por 7 dias.
- Doença complicada ou do trato genital alto (endometrites, salpingites (DIP), epididimites, artrites etc.).
  - Doxiciclina 100 mg, VO, de 12/12 h ou 200 mg 1 vez ao dia, durante 14 dias.

Não é necessário novo exame para controle de cura, a menos que os sintomas não regridam ou que a possibilidade de reinfecção seja grande.

Complicações

Epididimite, orquite, prostatite, salpingite, pelviperitonite, periepatite, infertilidade, esterilidade, artrite.

Diagnóstico Diferencial

Em todos os quadros clínicos em que há suspeita de infecção por gonococo ou micoplasma, e vice-versa. Homens com dor e/ou aumento testicular podem ter tumor ou torção de testículo.

Observações

- A infecção por clamídia tem elevada incidência e prevalência em todo o mundo. Admite-se que no Brasil ocorram quase 2 milhões de novos casos por ano. A maioria absoluta dos casos é em mulheres. No mundo são mais de 90 milhões de casos a cada ano, e a maior parte delas é assintomática. Um terço das mulheres com clamídia terá DIP.
- Com dados epidemiológicos de publicações brasileiras recentes, a abordagem sindrômica das DSTs, na rotina, não encontra suporte que a sustente sob a ótica da medicina com evidência científica. A frase "sempre que se pensar em infecção por gonococo deve-se pensar em tratar infecção por clamídia concomitante" pode representar uso abusivo de antibióticos. E a natureza cobra pelos abusos humanos.
- Em 2006 foi identificada, na Suécia, uma nova variante de *Chlamydia trachomatis* (swCT), que não é identificada pelos exames de biologia molecular disponíveis no comércio. Isso aconteceu porque muitos pacientes com quadros clínicos compatíveis com clamídia tinham exames negativos. Não conhecemos dados similares no Brasil, mas acreditamos que, com o tempo, essa cepa espalhe-se pelo mundo, pois já foram relatados casos na Dinamarca, Noruega e Irlanda.
- Rotinas empregadas em vários países desenvolvidos, de pesquisar, anualmente, clamídia em adolescentes sexualmente ativas, revelam taxas importantes de positividade. Isso propicia diagnóstico e tratamento precoce e tende a prevenir complicações e sequelas no trato genital superior.
- Quinolonas e tetraciclinas são contraindicadas para gestantes, nutrizes e crianças.

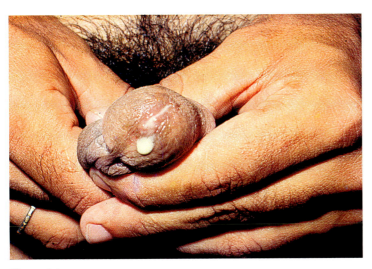

Figura 6-1

Quadro típico de uretrite gonocócica aguda em adulto jovem. Grande secreção purulenta que espontaneamente aflora pela uretra. A quantidade, às vezes, é tanta, que chega a pingar no chão; daí a sinonímia popular de pingadeira.

Junto com o quadro de secreção, normalmente o paciente se queixa de dor/ardência ao urinar. Não é raro o paciente usar a expressão: "Doutor, quando urino, parece que está tudo queimando."

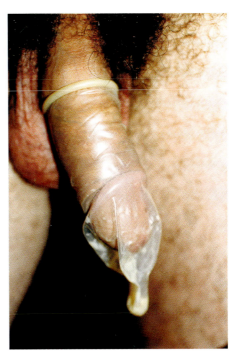

Figura 6-2

Tamanha era a quantidade de secreção, que este paciente chegou ao serviço com camisinha, a fim de evitar sujar a roupa íntima. Muitos homens envolvem a glande com papel higiênico ou lenço, pois a secreção flui em quantidade.

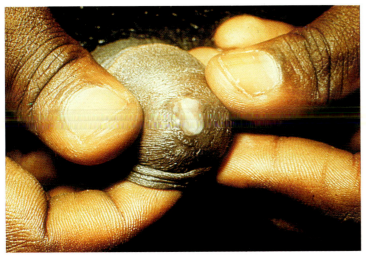

Figura 6-3

Em geral diz-se que a secreção por *Chlamydia trachomatis* é bem menor, mais aquosa e menos purulenta, causando menor desconforto ao urinar.

Muitas vezes é verdade. Todavia, em nossa experiência, não devemos confiar cegamente na sintomatologia. Processos crônicos, já medicados anteriormente, fazem com que uma gonorreia apresente o quadro mais característico de *Chlamydia*. Por outro lado, casos agudos de *Chlamydia*, imitam a sintomatologia clássica de infecção pelo gonococo.

Para tumultuar ainda mais a situação, não é rara a coinfecção pelos dois agentes. Com isso, na nossa visão, se a rotina do serviço não puder, rápida e adequadamente, pesquisar e ter a certeza do acompanhamento do paciente, a abordagem sindrômica para corrimento uretral pode ser uma conduta de primeira escolha.

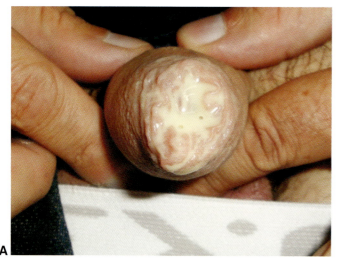
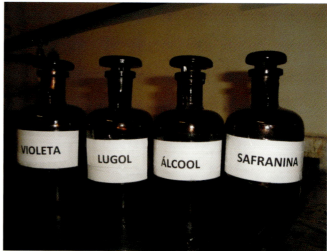
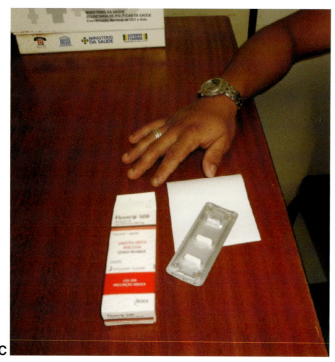

Figura 6-4

Paciente homossexual infectado por HIV que mantém relação sexual, sem preservativo, com parceiro fixo, também infectado por HIV. Informou que o parceiro procurou auxílio médico, em outro serviço, com queixas de ardência e desconforto anal. Sem ser examinado, foi medicado com metronidazol oral. Em nosso atendimento no Setor de DST da UFF procedemos coleta de secreção purulenta uretral (**A**) para bacterioscopia pela técnica de Gram (**B**) e cultura em meio de Thayer-Martin. A bacterioscopia evidenciou polimorfonucleares com diplococos gram-negativos intracelulares.

O cliente recebeu orientações para comparecer para controle clínico com o parceiro sexual. O paciente recebeu, ainda, medicação (**C**) no momento da consulta (terapia supervisionada).

Por meio de cultura e identificações bioquímicas, foi identificado *Neisseria gonorrhoeae*. O teste de sensibilidade mostrou sensibilidade a ciprofloxacino.

Ver vídeos em DVD anexo.

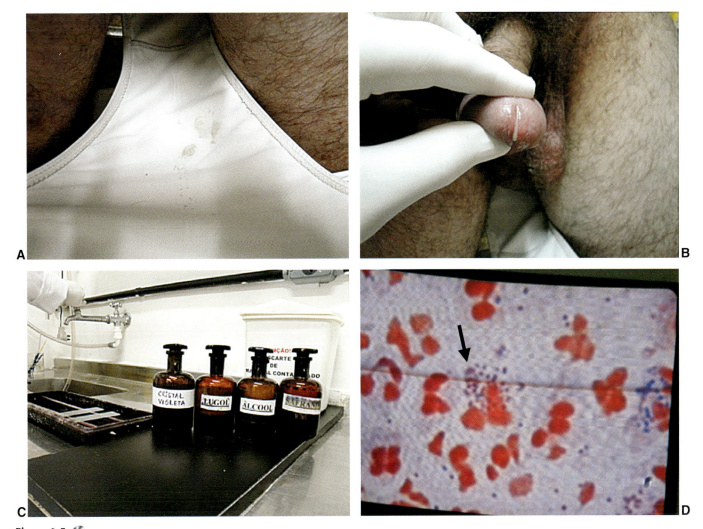

Figura 6-5

Paciente com 50 anos de idade atendido no Setor de DST da UFF com queixa de secreção uretral e ardência miccional. Informou que três dias antes teve relação sexual com parceira conhecida que durante a relação sentiu dor na barriga *(sic)*. Relatou, ainda, que no primeiro coito usou preservativo, mas no segundo não usou porque não havia camisinha disponível.

(**A**) Vendo a cueca com manchas amareladas é possível imaginar o quanto de secreção está sendo eliminada. Em (**B**) observa-se secreção uretral, embora purulenta, não muito amarelada. Em (**C**) vê-se os frascos com as soluções usadas no método de Gram. Em (**D**) mostra-se polimorfonucleares com inúmeros diplococos gram-negativos intracelulares (seta).

Ver vídeos em DVD anexo.

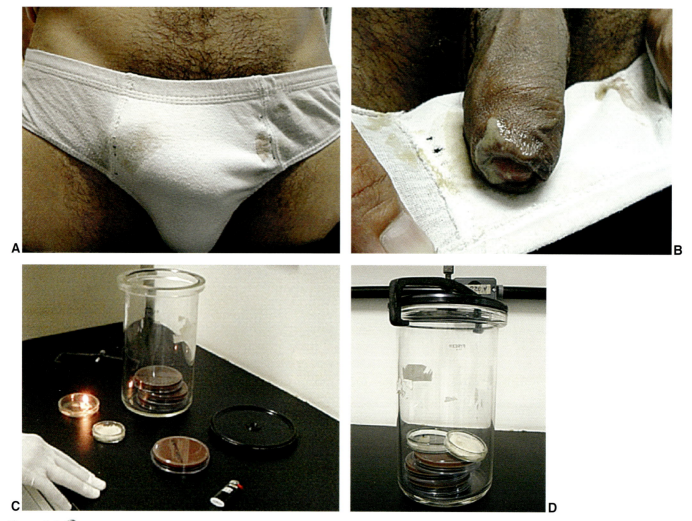

Figura 6-6

Paciente atendido no Setor de DST queixando-se de corrimento, ardência e sangramento uretral (**A** e **B**). Informou que o quadro instalou-se há alguns dias, mas 24 horas antes do nosso atendimento procurou atenção médica em uma Unidade Básica de Saúde do município (UBS) e não conseguiu ser atendido. Pela manhã, antes do atendimento no Setor de DST foi novamente na mesma UBS e um médico, sem examinar, encaminhou-o para nosso serviço. Foram procedidos exames bacteriológicos (**C** e **D**) e o diagnóstico foi gonorreia. Foi tratado e orientado em educação em saúde sexual reprodutiva. Sorologias foram solicitadas e, como negava vacinação contra hepatite, foi prescrito esquema vacinal próprio.

Ver vídeos em DVD anexo.

Capítulo 6
INFECÇÃO POR GONOCOCO E CLAMÍDIA

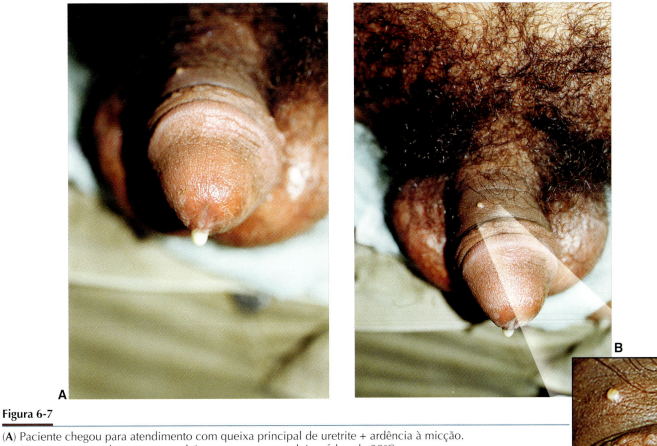

Figura 6-7

(**A**) Paciente chegou para atendimento com queixa principal de uretrite + ardência à micção.
Na anamnese soubemos que também apresentava artralgia e febre de 38°C.
Nota-se quadro típico de uretrite purulenta que, após coleta e processamento da secreção, foi identificada *Neisseria gonorrhoeae*.
(**B**) Durante o exame da genitália notamos pústula na pele do pênis (no detalhe), que também teve seu conteúdo examinado. A bacterioscopia evidenciou diplococo gram-negativo no interior de PMN. A cultura identificou *N. gonorrhoeae*.
Com a sintomatologia geral foi possível imaginar que o paciente estava iniciando um quadro septicêmico.
Foi tratado com a medicação que o serviço dispunha, naquele momento, amostra grátis, lomefloxacina 400 mg VO 2x dia durante 10 dias, obtendo-se cura clínica e microbiológica.
As sorologias VDRL e HIV foram não reatoras por duas vezes.
Uma parceira foi examinada e tratada sindromicamente, pois quando foi para exame, estava em uso de pomada vaginal para "tratamento de corrimento".

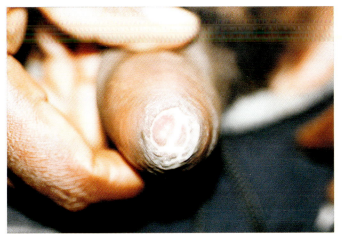

Figura 6-8

Adolescente com quadro de balanopostite gonocócica. Apresentava tal quadro há uma semana e não acreditava ser uma DST, pois dois outros colegas também mantiveram relação sexual com a mesma pessoa e não apresentavam quaisquer alterações.
Conseguimos examinar um desses dois companheiros e realmente era completamente assintomático. Apesar disso, realizamos exames (cultura e Elisa-Vidas) de *swab* uretral: negativo para gonococo e clamídia.

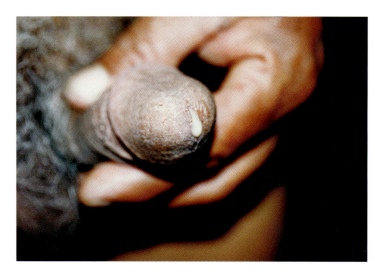

Figura 6-9

Paciente com quadro de uretrite aguda.

Para coleta de material para exames microbiológicos, o ideal é desprezar a secreção que sai espontaneamente. Geralmente esse material tem muitas células danificadas para um bom exame, e as bactérias também podem estar deterioradas para crescimento em meio artificial. Assim, remover esta primeira gota de ordenha uretral possibilita a coleta de um bom material para exame. Melhor mesmo é introduzir uma zaragatoa (*swab*) 1 a 2 cm na uretra.

Figura 6-10

Além de uretrite, este paciente apresentava, ainda, infecção clínica tipo couve-flor por HPV.

As associações de DST são mais comuns do que muitos possam supor. Na rotina, devem-se oferecer testes sorológicos para sífilis, HIV e hepatite B sempre que possível.

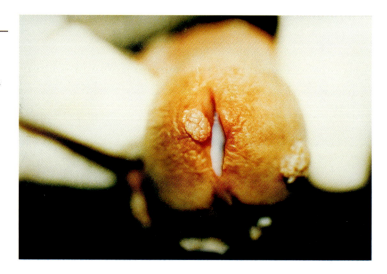

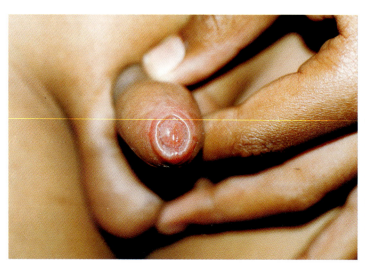

Figura 6-11

Adolescente de 11 anos com balanopostite e uretrite por gonococo.

Foi trazido pela mãe porque notou "sujeirinha" na cueca. A mãe não conversou sobre atividade sexual do menor.

Durante a anamnese, o menor relatou que tinha tentado manter relação sexual com um rapaz do bairro, mas não conseguiu a penetração anal. O parceiro, então, manteve no pênis do paciente sexo oral.

A sintomatologia teve início aproximadamente uma semana depois dessa relação.

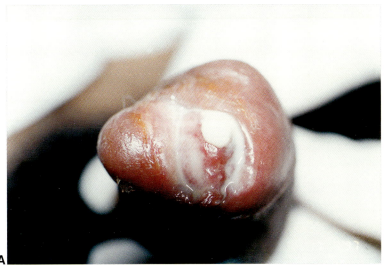
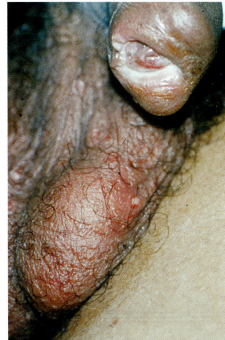

Figura 6-12

(**A**) Paciente encaminhado para avaliação de tumor no pênis. Ao exame constatou-se tratar de uretrite + balanopostite gonocócica + escabiose genital + sífilis.

O pus acumulava-se entre a glande e o prepúcio, causando essa deformidade.
(**B**) Notar as lesões em bolsa escrotal causadas pela escabiose. A sorologia para HIV foi não reatora, mas o VDRL foi positivo, 1:64. Mesmo sendo um caso de gonorreia aguda em homem, achamos que estava complicado, com o grande acúmulo de pus e, assim, optamos por tratamento em doses convencionais e não usamos medicação em dose única.

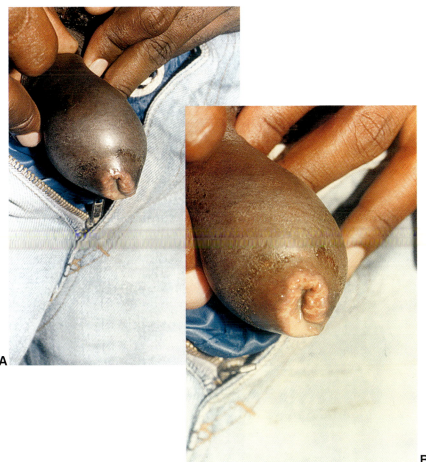

Figura 6-13

(**A**) Paciente procurou pronto-socorro por estar apresentando, há mais de uma semana, aumento e dor intensa no pênis.

Na triagem, somente pela história clínica, foi encaminhado para profissional da cirurgia geral que, ao exame constatou que não era caso cirúrgico e encaminhou-o, no mesmo instante, para nosso parecer.

Tratava-se de uretrite gonocócica em que o pus acumulou-se entre a glande e o prepúcio, fazendo grande volume. Como o paciente tinha prepúcio longo (fimose), a secreção saía por transbordamento. (**B**) O acúmulo de pus, dor e dificuldade de higiene tornaram a pele macerada, fazendo um quadro de úlceras no prepúcio.

A doença básica era uretrite gonocócica, iniciada há três semanas, que foi medicada com alguns comprimidos de tetraciclina por balconista de farmácia.

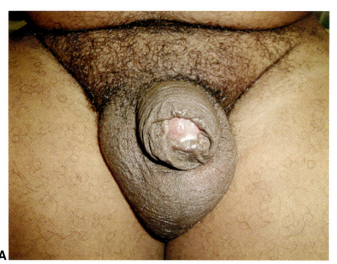
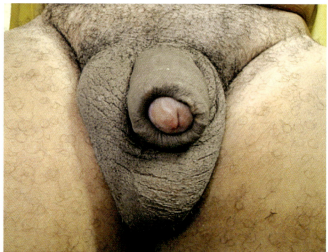

Figura 6-14

(**A**) Paciente com mais de 50 anos de idade atendido no Setor de DST da UFF com quadro severo de uretrite gonocóccica. Na história clínica destacamos que ele não usava preservativo, tinha duas parceiras fixas e outras eventuais. Há dois meses foi atendido em nosso serviço com quadro clínico similar e o diagnóstico, pela bacterioscopia direta da secreção, foi gonorreia. Na ocasião foi medicado com ciprofloxacino 500 mg, VO em dose única.

No atual atendimento o diagnóstico foi o mesmo, entretanto, coletamos, também, material para cultura e antibiograma. Medicamos com levofloxacino e não com lomefloxacino como, por equívoco, citamos em vídeo anexo. Em (**B**), totalmente curado e sem dados relevantes na cultura.

Ver vídeos em DVD anexo.

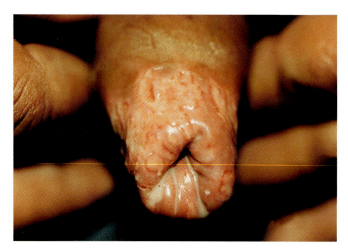

Figura 6-15

Paciente encaminhado ao serviço para esclarecimento de quadro de úlcera genital.

Notar que a secreção era intensa. Devido à dor, causada com a manipulação da área, não foi possível visualisar o meato uretral. Porém, quando se procedia discreta ordenha da uretra distal para a proximal, já no meio do pênis, o pus escorria pelo excesso de prepúcio que está sendo mostrado.

As fissuras e até exúlceras e úlceras longitudinais são características do processo de maceração da pele pela secreção. Óbvio que também pode ser devido à coinfecção por fungo.

Os exames microbiológicos definiram apenas gonococo.

Embora seja um quadro de uretrite gonocócica aguda em homem, em casos assim não usamos dose única para tratamento.

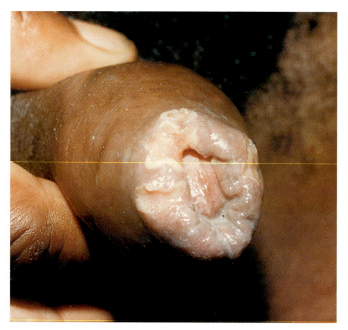

Figura 6-16

Quadro parecido com os anteriores, contudo, aqui as úlceras são mais marcantes, mas continuam longitudinais e a uretra é bem visualizada, assim como a secreção purulenta.

A princípio, pensar em síndrome de úlcera genital + síndrome de corrimento uretral pode não ser totalmente errado, bem como proceder à abordagem terapêutica.

As pesquisas para cancro mole, sífilis e HIV foram negativas.

A bacterioscopia foi clássica para gonococo.

Capítulo 6
INFECÇÃO POR GONOCOCO E CLAMÍDIA

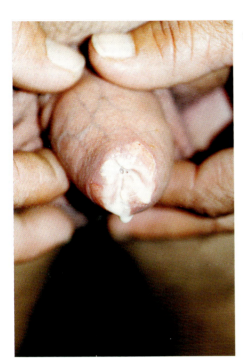

Figura 6-17

Parece repetição do caso anterior, só que neste o teste anti-HIV foi positivo.

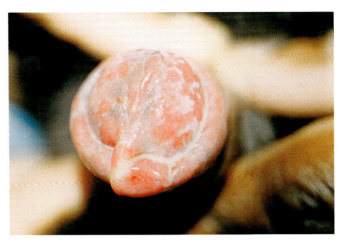

Figura 6-18

Neste caso o paciente adolescente foi encaminhado para avaliação, pois a esposa apresentava candidíase de repetição.
 Na anamnese, fomos informados de que o paciente tinha outras parceiras sexuais, não usava preservativo com constância e que há uma semana, além da "coceirinha" no pênis, começou a apresentar secreção, pequeno desconforto e ardência à micção.
 Os exames microbiológicos diretos e cultura definiram quadro de *Neisseria gonorrhoeae* e *Candida albicans*.

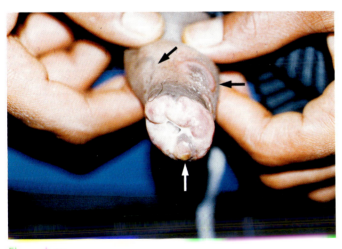

Figura 6-19

Quadro bem similar aos anteriores, mas neste as lesões são pápulas e há, ainda, lesões de sifílides na pele do pênis (setas). Era caso de uretrite por gonococo e clamídia + sífilis recente (fase papulosa) + HIV positivo.

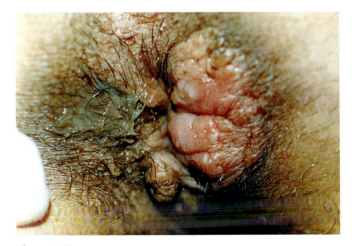

Figura 6-20

Paciente homem que faz sexo com homem, apresentando dor, edema e secreção anal.
 Era quadro microbiologicamente definido como proctite gonocócica.
 A opção terapêutica jamais será de dose única, aliás, o paciente já havia tomado, por duas vezes em dois meses, doses únicas, claro que com insucesso.

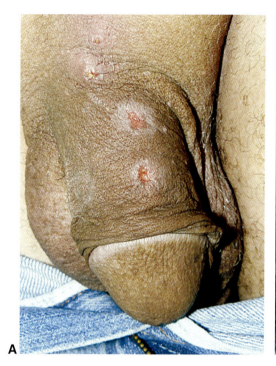 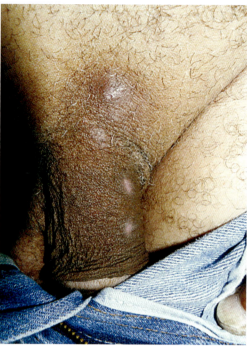

Figura 6-21

(**A**) Paciente de 62 anos, viúvo, aposentado, com úlceras genitais que surgiram sete dias depois de relacionamento sexual com parceira eventual, sem penetração, mas com "esfregação", pois tem dificuldade de manter ereção *(sic)*. As lesões iniciaram, concomitantemente, com pápulas que ulceraram rapidamente, com leve dor e sem secreção. Foi efetuada bacterioscopia pela técnica de Gram do raspado do fundo da lesão em que se observaram numerosos diplococos gram-negativos intracelulares de polimorfonucleares. O paciente não apresentava desconforto ou secreção uretral. Por se tratar de gonococo extrauretral, foi medicado com ciprofloxacino, 500 mg, VO, 2x dia, por sete dias. (**B**) Uma semana da terapia inicial.

Destaca-se, com este caso, a necessidade de exames complementares clássicos para as DSTs, pois, na verdade, procedemos à bacterioscopia de esfregaço das lesões com o pensamento em cancro mole. Mas o resultado revelou outro agente etiológico. Vale, ainda, valorizar as palavras do paciente: não penetrou, porém esfregou muito. Assim, o gonococo acometeu a área atritada e não a uretra, como convencional. Por outro lado, os hábitos de higiene do cliente diminuíram, sensivelmente, o quadro purulento, comum nas infecções gonocócicas.

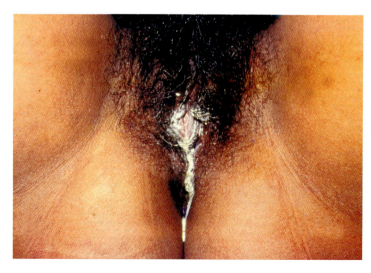

Figura 6-22

Os quadros de vulvovaginites gonocócicas são raros. Quando ocorrem, são mais comuns em crianças, estupros, primeira relação sexual e parceiro com gonorreia ou infecção na mulher menopausada. Isso se deve às características de defesa nessas circunstâncias.

Este quadro exuberante de secreção purulenta que transborda a vulva existe quando há infecção aguda maciça pelo gonococo.

Nestas situações a bacterioscopia direta, corada pela técnica de Gram, frequentemente, elucida a questão.

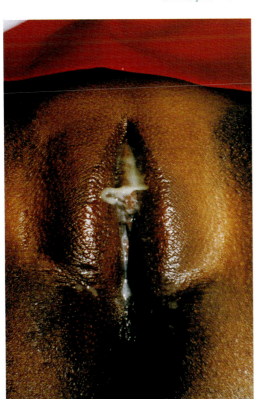

Figura 6-23

Criança de 8 anos de idade apresentando quadro de vulvovaginite gonocócica.

Em tais situações deve-se pensar em abuso sexual e notificar ao conselho tutelar do município, para melhor encaminhar o caso. Normalmente é questão de difícil esclarecimento e, mesmo quando se caracteriza o abuso sexual, o abusador raramente sofre as sanções penais e as orientações psicológicas que o problema merece.

O caso em questão é da criança apresentada no Capítulo 8 (HPV), Figura 8-83, onde, quatro anos antes, tinha sido vítima de abuso sexual por parente próximo e apresentou grande condilomatose vulvar.

Neste quadro de gonorreia não foi possível estabelecer nexo causal com abuso sexual.

Figura 6-24

Quadro de muco-turvo, ectrópio, congestão e friabilidade do colo são sinais propícios para existência de infecção por gonococo, clamídia, ureaplasma entre outros.

Definir a situação pela aparência clínica não é seguro, uma vez que pode mostrar exame positivo para um agente, dois, três ou nenhum.

Queremos dizer com isso que, para definir esses quadros é necessário fazer exame de boa qualidade.

Claro que, se houver história epidemiológica sugestiva, principalmente parceiro com uretrite atual, ou no passado recente, a paciente, além desse quadro, apresentar dor pélvica aguda, a possibilidade de infecção por gonococo ou clamídia será alta.

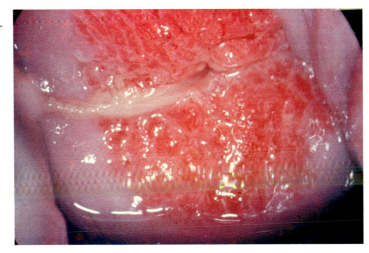

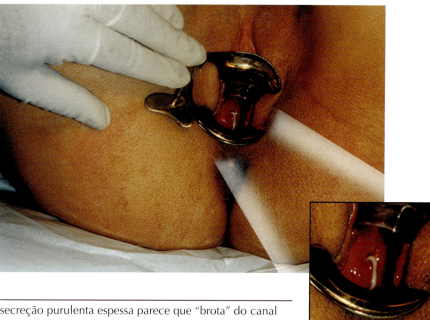

Figura 6-25

Neste caso, a secreção purulenta espessa parece que "brota" do canal cervical.

A bacterioscopia pelo Gram, se for positiva para gonococo, é confiável. Mas, se negativa, não se deve descartar a possibilidade de ser infecção gonocócica. É o tipo de exame que serve bem, mas apenas quando positivo.

Destacamos que, sempre que for coletado material para clamídia, deve-se ter cuidado para obter material melhor, como células epiteliais, e não o pus propriamente dito. Assim, tentar remover o pus com uma escovinha ou outro *(swab)* pode ser uma técnica mais apropriada.

A cultura em meio seletivo, como Thayer-Martin, é recomendada. Cuidado, coletar material em zaragatoa *(swab)* seca e entregá-lo à paciente para que leve ao laboratório é jogar tempo, expectativa e dinheiro fora. Se não houver material apropriado (meio para transporte) e rapidez (evitar passar de duas horas até a chegada ao laboratório), em nossa opinião, é melhor não fazer esse exame. Existem disponíveis, porém, conjuntos para pesquisa de material genético para gonococo e clamídia.

Os que puderem fazer, ótimo. São exames bastante confiáveis.

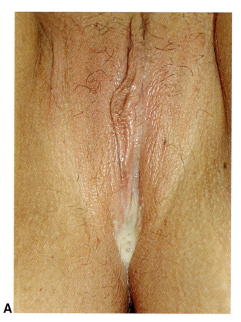
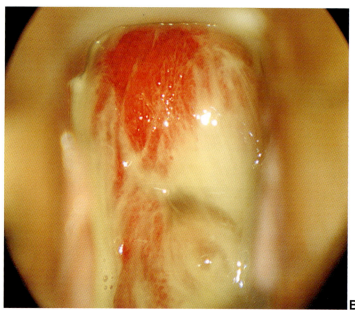

Figura 6-26

(**A**) Paciente adolescente com queixa de corrimento vaginal. (**B**) O exame ao espéculo mostrou quadro de endocervicite. Embora o conteúdo seja purulento, a pesquisa de gonococo e clamídia é mandatória.

Capítulo 6
Infecção por Gonococo e Clamídia

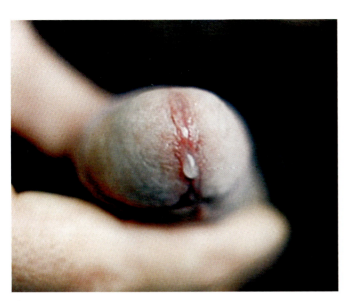

Figura 6-27

Adolescente com quadro de corrimento uretral turvo, mas não de aparência purulenta, e discretíssima ardência miccional. Informou que usava preservativo em quase todas as relações sexuais. Todavia, como está "namorando firme" há seis meses, com parceira fixa exclusiva, parou de usar camisinha há cerca de um mês. A pesquisa de clamídia foi positiva e a pesquisa de gonococo foi negativa por biologia molecular (captura híbrida – CH).

A parceira sexual foi consultada e relatou que tinha dispareunia. O exame ao espéculo mostrou colo uterino com mácula rubra e muco turvo. O toque vaginal bimanual foi doloroso e a pesquisa de clamídia por CH foi positiva. Já a pesquisa para gonococo foi negativa.

As sorologias para sífilis, HIV e hepatite, em ambos, foram não reatoras.

Foram medicados com doxiciclina e prescreveu-se esquema vacinal para hepatite B.

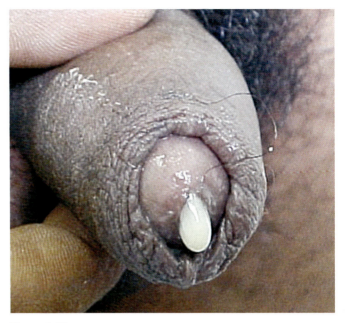

Figura 6-28

Adolescente com uretrite gonocócica. Embora seja um corrimento purulento, a cor da secreção está mais para branco leitoso do que para amarelada.

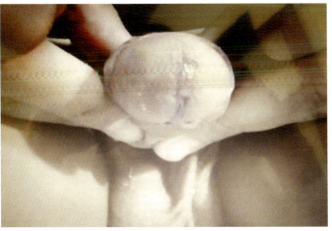

Figura 6-29

Paciente atendido no Setor de DST da UFF relatando que há um mês teve relação sexual sem preservativo e uma semana após apresentou disúria e secreção uretral purulenta. Procurou atendimento em serviço de saúde pública, onde foi atendido por profissional não médico que apenas pela história clínica dispensou um comprimido de azitromicina. O paciente informou que teve uma pequena melhora, mas continuou com o "problema".

No momento de nosso exame foi observada secreção uretral turva e o paciente informava discreto desconforto local.

Foi coletado material para bacterioscopia direta pela técnica de Gram (no momento da consulta) e o resultado foi presença de inúmeros polimorfonucleares com diplococos gram-negativos intracelulares.

Foi medicado, no serviço, apenas para gonococo com levofloxacino. A avaliação clínica duas semanas após mostrou remissão total da sintomatologia.

As sorologia para sífilis, HIV e hepatite B foram não reatoras. Como o paciente não tinha informação sobre vacinação contra hepatite e os marcadores foram negativos, indicamos esquema vacinal contra hepatite B.

Mesmo com muita ênfase sobre a importância de examinarmos os últimos contatos sexuais, não conseguimos tal atividade.

✱ *Ver vídeos em DVD anexo.*

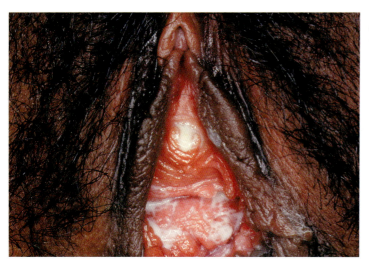

Figura 6-30

Caso de síndrome uretral aguda em mulher de 34 anos que apresentava, ainda, vaginite por tricomonas, uretrocistocele e rotura perineal de 2º e 3º graus.
  A etiologia gonococo/clamídia não pode ser esquecida.

Figura 6-31

Falar que bartholinite aguda ou crônica pode ser complicação de infecção cervical/uretral de gonococo/clamídia é verdade. O que não é verdade é que isso ocorra sempre. Aliás, na medicina, como no amor, deve-se evitar usar o sempre e o nunca.
  É boa norma investigar tais possibilidades antes de afirmar que se trata de uma DST.
  O caso aqui apresentado era complicação de gonorreia, definida microbiologicamente.
  A paciente apresentava, ainda, onicomicose.

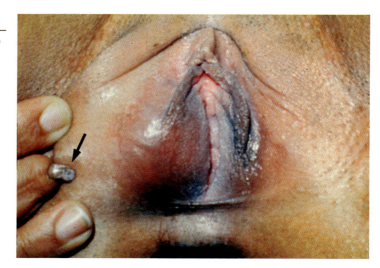

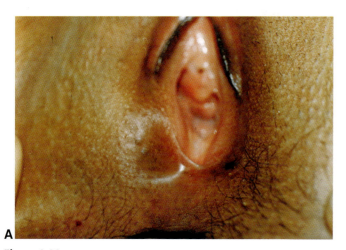
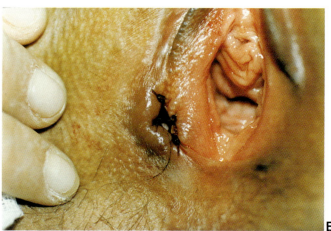

Figura 6-32

(**A**) Paciente jovem apresentando episódio de agudização (segunda vez) de bartholinite. Como não temos no serviço condições para proceder marsupialização, limpeza sob anestesia geral de curta duração, referenciamos a paciente para hospital da rede para efetuar o procedimento.
  Antes, porém, coletamos material endocervical para pesquisa de *Neisseria* e *Chlamydia*, além de sangue para sorologia (VDRL e HIV), após aconselhamento e orientações gerais, inclusive para retornar ao serviço. (**B**) Quando a paciente retornou foi possível perceber que o procedimento feito, embora tenha equacionado o problema do abscesso, foi incisado na região onde, originalmente, não se localiza o orifício glandular.

Capítulo 6
INFECÇÃO POR GONOCOCO E CLAMÍDIA

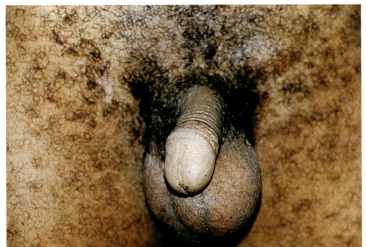

Figura 6-33

Epididimite, orquite e infecção da uretra posterior são complicações possíveis de infecção por gonococo e clamídia.
 Aqui podemos observar quadro de aumento da bolsa escrotal onde, geralmente, o paciente queixa-se de muita dor.

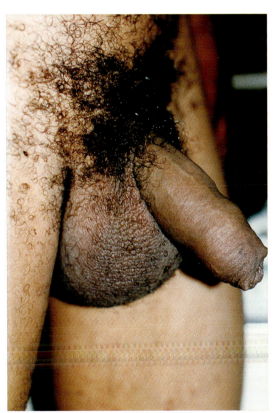

Figura 6-34

Outro caso de complicação de uretrite gonocócica, onde se vê uma bem delimitada área com rubor, tumor e o paciente apresentando calor e dor na bolsa escrotal direita.
 Em alguns casos, essa sintomatologia ocorre após episódio de uretrite não tratada adequadamente, em espaço de tempo que pode variar de semana a meses.
 Somos da opinião de que o parecer de um urologista é conveniente, a fim de se evitar cometer graves enganos; por exemplo, "tratar" como epididimite ou orquite um caso que na verdade, é uma torção testicular ou outra situação mais intensa.
 A história de hérnia ou de dor súbita, que se agrava sem qualquer relato de passado de uretrite, pode ajudar nas hipóteses, bem como traumatismo, principalmente em esportes.

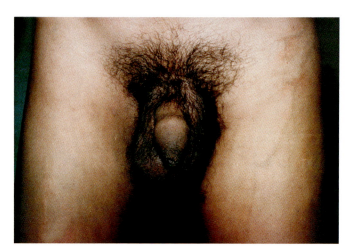

Figura 6-35

Outro caso de epididimite por possível complicação de uretrite infecciosa.

O paciente em questão relatou passado de mais de oito episódios de uretrites, todos medicados por balconista de farmácia, sendo que nos três últimos (num espaço de tempo de seis meses) usou penicilina G benzatina.

Ainda é uma "praga" no Brasil, paciente com uretrite ser medicado com penicilina benzatina. Muitos balconistas de farmácia, como médicos, equivocadamente indicam tal produto. Verdade porém seja dita, alguns raros casos beneficiam-se com essa droga. Contudo, não deve ser indicada para essa finalidade.

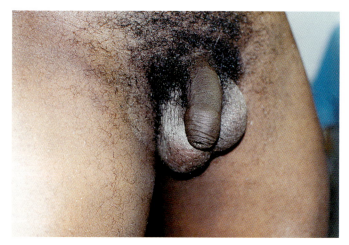

Figura 6-36

Mais um caso de orquiepididimite por complicação de uretrite.

Em geral esses pacientes apresentam, além da dor local, dificuldade de deambulação, mal-estar geral, febre e inapetência.

Nossa conduta impõe, além de antibioticoterapia, pensando-se em gonococo e clamídia, analgésico, antitérmico, repouso na cama por 48-72 horas, e um adorno interior que impeça a distensão dos testículos.

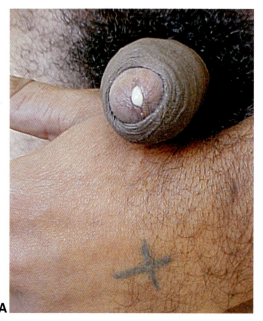
A

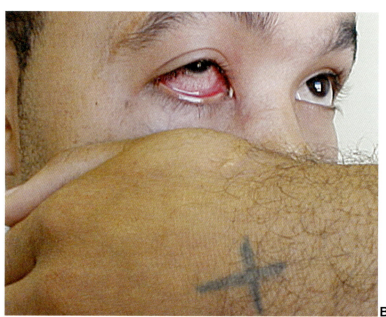
B

Figura 6-37

Homem com 20 anos idade com a seguinte queixa: corrimento uretral amarelado (**A**) há 5 dias, acompanhado de disúria. Foi à consulta, principalmente, por apresentar nas últimas 24 horas "olho vermelho" (direito) (**B**), com abundante material purulento ("remela").

Foi coletado material da secreção ocular e do corrimento uretral para bacterioscopia pela técnica de Gram, no momento do atendimento. Foi visibilizado pela bacterioscopia, diplococos gram-negativos intra e extracelulares.

Diagnóstico: uretrite gonocócica + conjuntivite gonocócica.

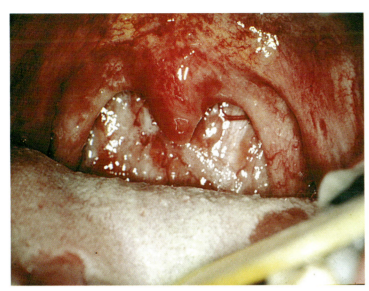

Figura 6-38

Paciente do sexo feminino, praticante de felação, apresentando edema e aspecto eritematoso da úvula, áreas pustulares e eritematosas na parede posterior da faringe e erosões irregulares no dorso da língua. A história clínica revelada na anamnese, e o material coletado para exame laboratorial por esfregaço foram patentes na identificação de gonococos, e a cultura em Thayer-Martin foi confirmadora para o diagnóstico da gonorreia.

Figura 6-39

Paciente do sexo masculino, homossexual, praticante de sexo oral, soropositivo para o HIV, apresentando áreas de intenso infiltrado inflamatório que embota os aspectos morfológicos da região de orofaringe, decorrente de gonorreia.

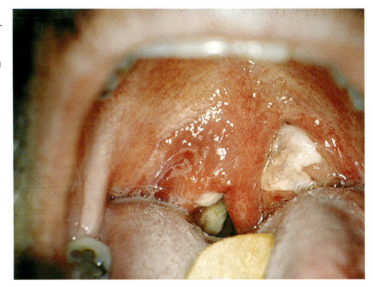

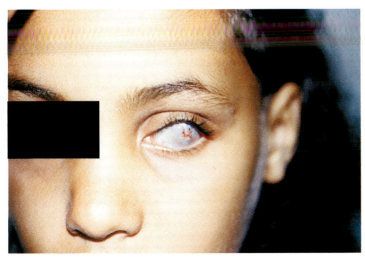

Figura 6-40

Criança que, com 3 anos de idade, compareceu ao serviço trazida pela mãe para tratamento de irritação vulvar.

Durante o exame clínico, encontramos lesão de condiloma acuminado e foi possível, muito rapidamente, encontrar história bem delimitada de abuso sexual por parente próximo.

Sobre a alteração no olho esquerdo, foi causada por oftalmia neonatal que demorou a ser tratada adequadamente. Ficou mais de duas semanas apenas com uso de colírio (não se lembra qual) dado no posto. O parto foi normal. A mãe fez pré-natal de péssima qualidade (apenas duas consultas), sem quaisquer exames ginecológicos. Na época da gravidez, o marido apresentou quadro de "infecçãozinha no pênis", tratada na farmácia. A esposa não fez qualquer tratamento. Nossa hipótese é de que tenha ocorrido uma oftalmia gonocócica neonatal, não tratada a tempo de evitar a sequela de cegueira, mostrada nesta foto.

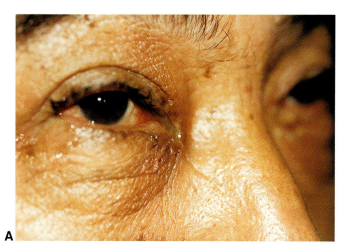
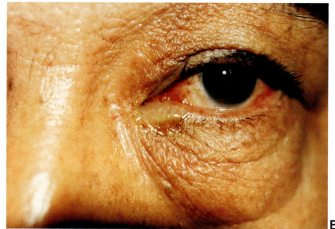

Figura 6-41

(**A**) Homem de mais de 40 anos apresentando oftalmia purulenta em ambos os olhos. (**B**) Notar hiperemia e secreção purulenta. Alegava prurido, lacrimejamento, dor local que, embora melhorasse com colírios, não desaparecia completamente.

Orientamos para ficar, no mínimo, três dias sem quaisquer medicamentos antibióticos locais e depois coletamos material para pesquisas microbiológicas.

A positividade ocorreu para *Chlamydia trachomatis*.

Havia, ainda, relato do paciente de passados remoto (mais de cinco anos) e recente (quatro meses) de uretrite pelo mesmo agente infeccioso.

Em doença complicada, extragenital ou crônica, por gonococo ou clamídia, não está indicada dose única.

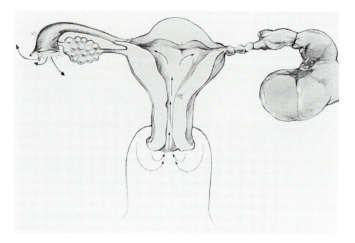

Figura 6-42

Esta é uma esquematização da disseminação do gonococo ou clamídia do fundo de saco vaginal e, principalmente, do canal endocervical para as tubas uterinas.

Os microrganismos podem sair pelo pavilhão tubário e cair na cavidade abdominal ou ficar na tuba, causando sequelas de abscessos ou obstruções.

Em geral, o quadro é doloroso (baixo ventre, dispareunia), existe febre, o hemograma pode mostrar leucocitose à custa de bastões, desvio para a esquerda, a velocidade de hemossedimentação está aumentada, assim como aumentada estará a proteína C reativa.

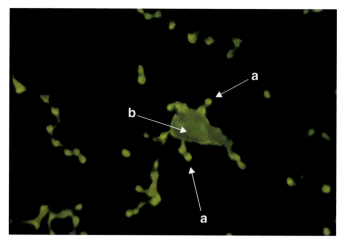

Figura 6-43

Imunofluorescência mostrando bactérias diplococos *(a)* aderidas à membrana de *Trichomonas vaginalis (b)*.

Talvez *Trichomonas vaginalis* e espermatozoides funcionem como vetores, carregando gonococos ou outras bactérias para a cavidade endometrial e daí às tubas, facilitando a forma de disseminação do trato genital inferior para o superior, principalmente tubas uterinas.

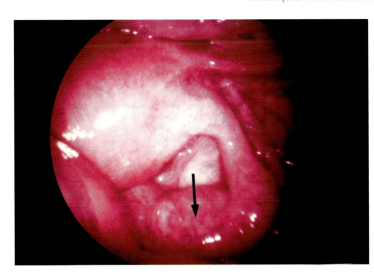

Figura 6-44

Visão por laparoscopia pélvica de mulher que apresentava quadro de dor pélvica. Notar tuba edemaciada, hiperemiada, já com obstrução distal (seta).

Nestas situações, a recuperação dos agentes infecciosos nas tubas uterinas primárias não é tarefa fácil.

Em muitas vezes gonococo ou clamídia sobem até as tubas e começa o problema, mas, na fase de abscesso e agudização, são as bactérias anaeróbias que mais aparecem. Algumas vezes são outras bactérias, à parte gonococo/clamídia, as causadoras primárias da também chamada infecção do trato genital superior.

Figura 6-45

Notar o grande abscesso tubário. Embora atualmente seja tecnicamente viável abrir esta tuba via videolaparoscopia para drenagem e lavagem, na maioria das vezes a recuperação completa do epitélio tubário não ocorrerá. Com isso poderá facilitar um quadro de gravidez tubária, uma vez que sequelas de estenose, sinéquias e alterações na motilidade poderão ficar presentes.

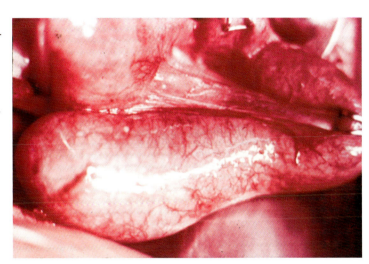

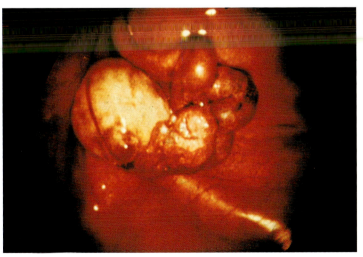

Figura 6-46

Caso crônico de salpingite, infecção do trato genital superior, onde a tortuosidade e a hidrossalpinge estão muito evidentes.

Na busca dos agentes etiológicos, inclui-se coleta de líquido abdominal. Havendo possibilidade, a pesquisa de *Neisseria gonorrhoeae* e *Chlamydia trachomatis* por técnicas moleculares (p. ex.: captura híbrida), muito mais fidedignas do que as habituais (cultura, Elisa...), deve ser empregada.

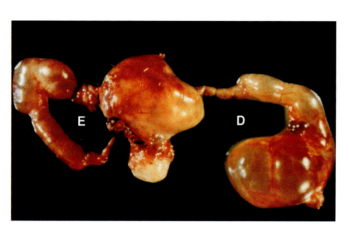

Figura 6-47

Grave processo de hidrossalpinge bilateral em paciente com severo quadro abdominal.

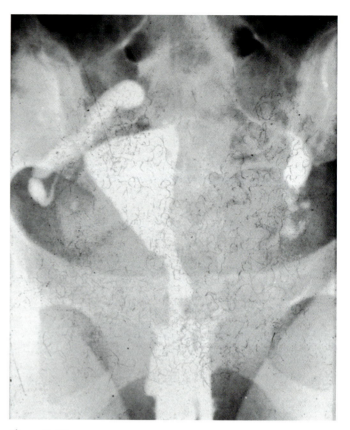

Figura 6-48

Hoje, totalmente obsoleta, mas na década de 1970 muito usada, histerossalpingografia mostrando obstrução tubária bilateral e formações dilatadas, tortuosas e irregulares das tubas com ausência de contraste na cavidade abdominal.

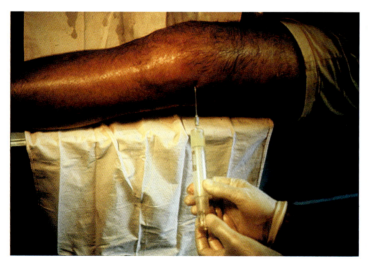

Figura 6-49

Paciente de 48 anos de idade, atendido em pronto-socorro, alegando que, após trauma em partida de futebol, começou a apresentar dor e edema no joelho esquerdo. Durante a anamnese, fomos informados pelo paciente que tinha discreta secreção uretral, quase sem incômodo ao urinar, febre vespertina de leve intensidade, às vezes suores noturnos e que, na verdade, já estava sentindo leve dor no referido joelho antes do futebol.

Os exames mostraram tratar-se de artrite gonocócica.

Nessas situações, a recuperação por cultura de *Neisseria gonorrhoeae* não se dá em mais de 60%. Deve-se incluir, na rotina, citologia do líquido, dosagem de glicose, cloreto e proteína. Captura híbrida ou PCR para gonococo e clamídias são muito mais eficazes, principalmente em todos os casos de infecção extragenital, onde a quantidade de microrganismos é bem menor.

Figura 6-50

Caso de dermatite gonocócica, onde se é possível observar uma pústula.
   Isso mostra que está ocorrendo uma disseminação sistêmica da doença gonocócica.

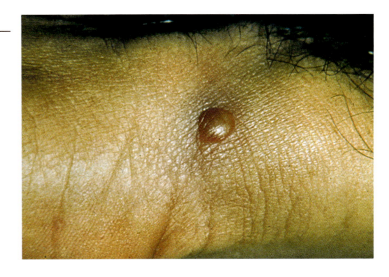

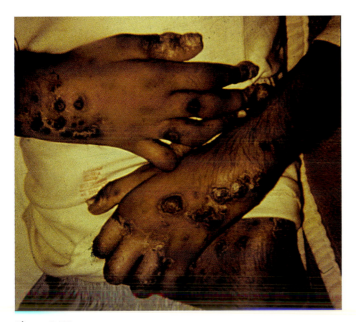

Figura 6-51

Caso raro de gonococcemia, que significa maciça disseminação hematogênica do gonococo, como aliás ocorre mais na doença meningocócica.
   As complicações de coagulação intravascular disseminada, choque e hemorragia da suprarrenal ocorrem de forma similar à meningococcemia. Para o diagnóstico, deve-se incluir hemocultura.

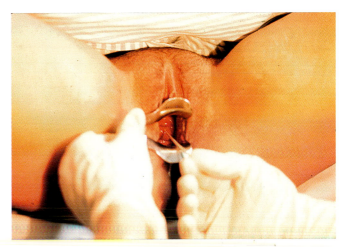

Figura 6-52

Pensando em recuperar gonococo ou clamídia em genitália feminina, a pesquisa tem que ser na endocérvice.

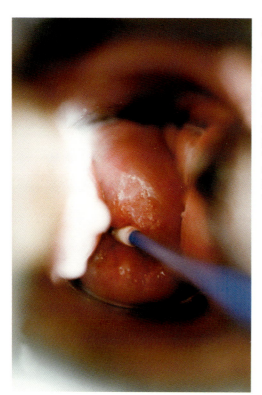

Figura 6-53

Notar que o algodão da zaragatoa deve penetrar no canal cervical, para que se possa, em movimentos rotatórios suaves, a fim de evitar sangramento, expremer as criptas endocervicais e melhor recolher material para pesquisa de gonococo e clamídia. Normalmente são conjuntos (*kits*) diferentes, sendo necessárias duas ou mais coletas. A primeira amostra deve ser para gonococo. *Importante*: Não tocar o algodão na parede vaginal – se for usada captura híbrida ou PCR, a coleta será única –, o pus endocervical não é um bom material para pesquisa da clamídia, esta necessita mais de células epiteliais.

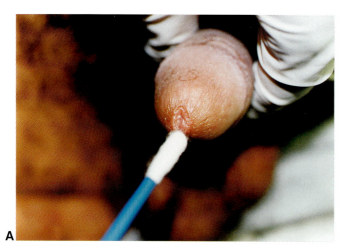

A

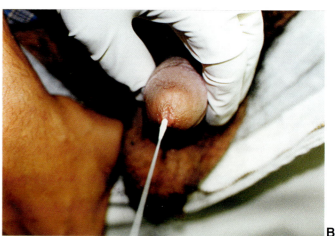

B

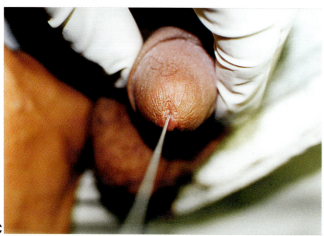

C

Figura 6-54

(**A**) Deve-se ter o cuidado de usar zaragatoa proporcional ao local da coleta. (**B**) Em uretra (masculina ou feminina), recomendamos material mais fino. (**C**) Notar que o algodão desaparece completamente na uretra. Introduzir de 1 a 2 cm e fazer leves movimentos rotatórios de 180°.

Capítulo 6
INFECÇÃO POR GONOCOCO E CLAMÍDIA

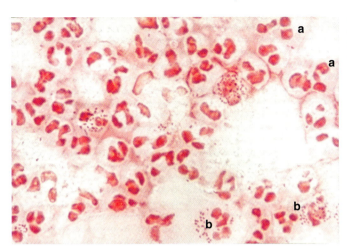

Figura 6-55

Bacterioscopia direta pela técnica de Gram: inúmeros polimorfonucleares (a) e diplococos gram-negativos no interior de PMN (b).

Figura 6-56

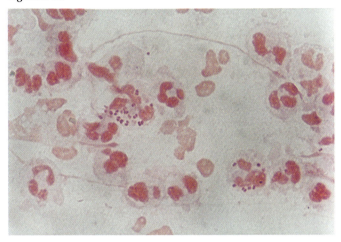

Figuras 6-56 a 6-58

Presença de vários gram-negativos, riniformes, extra e intracelulares, em alguns leucócitos polimorfonucleares (aumento de 1.000x).

Figura 6-57

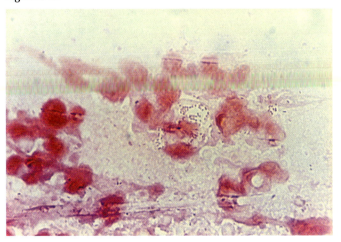

Figura 6-58

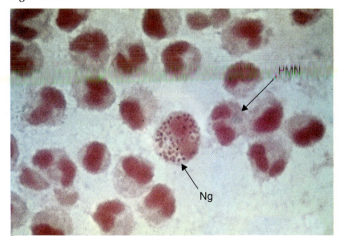

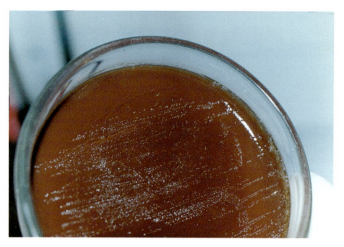

Figura 6-59

Placa com meio de Thayer-Martin, com crescimento puro de *Neisseria gonorrhoeae*.

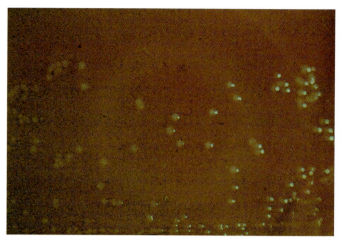

Figura 6-60

Notar que são pequenas colônias, convexas, mucoides e sem produção de pigmentos.

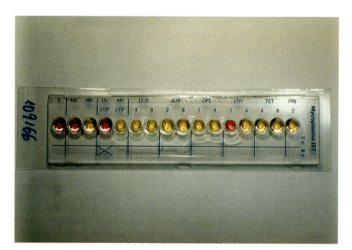

Figura 6-61

Várias são as possibilidades para identificação da *Neisseria*. Em geral usam-se testes de fermentação de açúcares.

O que mostramos aqui é o conjunto API Bio Merieux, que coloca os vários testes em uma única cartela.

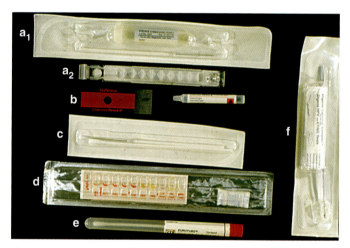

Figura 6-62

Como já comentamos, para pesquisa de tais bactérias é necessário material apropriado a_1 e a_2, conjunto de coleta e de processamento da técnica Elisa-vidas (Elisa com leitura de fluorescência, automatizado); *(b)* lâmina para esfregaço citológico pela técnica de imunofluorescência; *(c)* zaragatoa delicada para uretra ou colo com orifício muito pequeno; *(d)* cartela para inoculação de amostra de cultura para identificação de *Neisseria*; *(e)* zaragatoa normal; *(f)* conjunto para análise por técnica de captura híbrida. Aliás, é o mesmo conjunto usado para pesquisa de HPV. Numa mesma amostra pode-se pesquisar gonococo, clamídia e HPV, evidente que se houver a devida indicação.

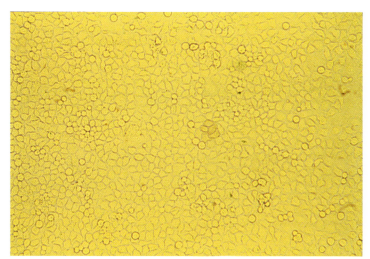

Figura 6-63

Fotografia de monocamada de células de McCoy íntegra, pronta para receber material para cultivo *in vitro* para *Chlamydia trachomatis*. Esta técnica já foi muito utilizada. Atualmente, em razão das dificuldades e custo para manutenção de cultura celular em laboratório de análises clínicas, e por conta do avanço de outras técnicas de alta sensibilidade e especificidade, de biologia molecular ou não, caiu em desuso na prática médica.

Figura 6-64

Inclusões citoplasmáticas de *C. trachomatis*.

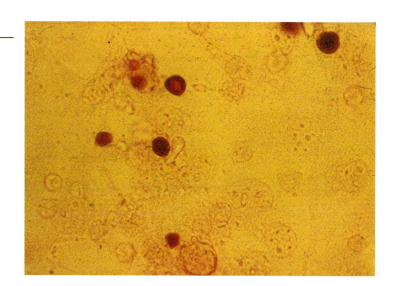

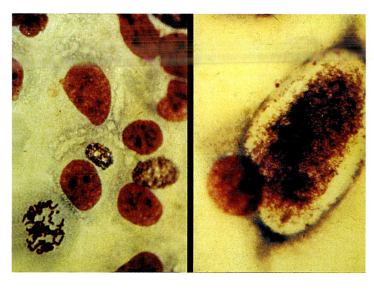

Figura 6-65

Visualização de corpúsculos de Gamma-Miyagawa contendo inúmeros corpúsculos reticulares, forma de replicação intracelular de clamídia, visualização por técnica de coloração citológica de Giemsa.

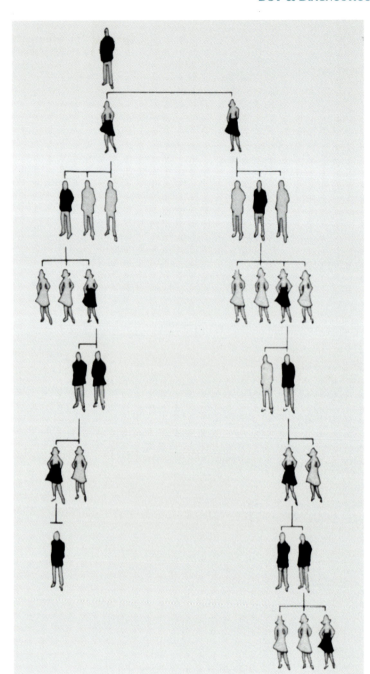

Figura 6-66

Esta figura é uma esquematização da disseminação da gonorreia através de um caso de uretrite gonocócica aguda em homem. Quem está de camisa preta ou saia preta está infectado por gonococo. Assim, partindo de um caso, é possível identificar 15 outros, fazendo uma cadeia de disseminação.

Quem apresentou esse diagrama foi o médico francês Andre Siboulet, do Instituto Alfred Fournier, de Paris. Por ele pode-se, ainda, visualizar que a transmissão não é 100% efetiva, como em praticamente todas as doenças infectocontagiosas, desde gripe até a aids, passando pelo Ebola, cólera, tuberculose, hanseníase, hepatite...

CAPÍTULO 7

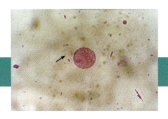

Vulvovaginites

VAGINOSE BACTERIANA

Sinonímia
Corrimento, leucorreia, corrimento de cheiro ruim ou podre, VB.

Conceito
A VB ocorre por um desequilíbrio da microbiota vaginal caracterizada pela redução dos lactobacilos de Döderlein, com consequente diminuição da concentração de peróxido de hidrogênio, o que propicia um grande aumento de algumas bactérias aeróbias e anaeróbias.

Período de Incubação
A patogênese e o papel da transmissão sexual no desenvolvimento deste distúrbio não são claros, logo, não encontramos um período de incubação determinado.

Agente Etiológico
Gardnerella vaginalis, *Mobiluncus* sp, *Mycoplasma hominis*, anaeróbios gram-negativos (bacteroides, *Prevotella*) e *Peptostreptococcus sp*.

Manifestações Clínicas
Assintomática em 50% dos casos ou manifesta-se com corrimento de coloração acinzentada, branca ou amarelada, fluido e homogêneo, apresentando como principal característica, um odor desagradável ("odor de peixe podre"), que se acentua após o coito vaginal sem preservativo. Não há, em geral, inflamação vaginal, prurido, disúria ou dispareunia.
Relata-se que cerca de 30% dos casos de VB podem regredir mesmo sem tratamento específico. Por outro lado, cerca de 40% apresentam recidiva após 3 meses do tratamento.

Diagnóstico Laboratorial
Exame a fresco/salina do conteúdo vaginal: presença de célula-guia, célula-chave, célula-alvo ou *clue cell* (células vaginais epiteliais com muitas bactérias aderidas).
A bacterioscopia pelo Gram, de esfregaço de conteúdo vaginal, evidencia ausência de lactobacilos e de polimorfonucleares com a presença de célula-alvo e numerosos cocobacilos ou bacilos gram-negativos.
O pH vaginal está > 4,5 e o teste das aminas geralmente é positivo (em razão da associação com outros germes anaeróbios).
O teste de KOH a 10% positivo representa a volatilização de aminas presentes no conteúdo vaginal, causando o forte odor de peixe estragado ou de amônia.
A colpocitologia ("preventivo") pode evidenciar *clue cell* e a microbiota anormal, mas não deve ser realizada de rotina com esta finalidade.
Em casos de VB envolvendo *Mobiluncus sp.* e/ou *Peptostreptococcus sp.* a presença de polimorfonucleares no conteúdo vaginal pode acontecer.

Avaliação dos Métodos Laboratoriais

Exame	Sensibilidade %	Especificidade %
Exame a fresco/salina	70-90	95-100
Gram	60-80	95-100
pH	75-80	60-70

Tratamento e Controle de Cura
- Metronidazol 500 g, VO, de 12/12 h, por 7 dias.
- Metronidazol ou secnidazol ou tinidazol 2 g, VO, dose única.
- Metronidazol gel 0,75%, aplicação vaginal de 5 g, 2 vezes ao dia por 5 dias.
- Clindamicina 300 mg, VO, de 12/12 h, por 7 dias.
- Clindamicina creme 2%, aplicação vaginal de 5 g ao deitar, por 7 dias.

Embora os esquemas com dose única apresentem maior adesão, possuem mais recidivas. Repetir a dose uma semana após pode melhorar a eficácia.

Complicações
Aumenta o risco de parto prematuro, de corioamnionite, de ruptura prematura de membranas, de infecção puerperal, de infecção (celulite) após aborto, neoplasia intraepitelial (talvez seja um cofator para o HPV). É um fator de risco importante para infecção pelo HIV.

Diagnóstico Diferencial
Tricomoníase, gonorreia e candidíase.

Observações
- Os sintomas da tricomoníase podem ser confundidos com os da vaginose bacteriana, portanto, o diagnóstico laboratorial torna-se indispensável também nestes casos.
- A recorrência em 3 meses geralmente é de 30%.
- Não é considerada uma DST clássica, por isso não é rotina tratar o parceiro sexual, exceto se este apresentar sintomatologia e presença dos agentes envolvidos na VB.
- O metronidazol pode apresentar como efeitos colaterais gosto metálico, náuseas e dores abdominais. Deve-se orientar para evitar ingestão de bebida alcoólica durante o tratamento oral devido aos riscos de ocorrência de efeito antabuse.
- A VB representa um importante risco biológico para outras infecções do trato genital. Muitos indicam, de rotina, o rastreio em mulheres grávidas, como nas infectadas por HIV, uma vez que a metodologia para diagnóstico tem alta efetividade.

CANDIDÍASE

Sinonímia
Corrimento, leucorreia, flores brancas.

Conceito
Infecção causada por fungo do gênero *Candida* no trato geniturinário da mulher (principalmente vulva e vagina) e do homem. Sua presença em cavidade oral está relacionada com a imunodeficiência. Embora alguns parceiros também apresentem infecção por *Candida* no pênis, não se considera uma DST clássica.

Período de Incubação
Uma vez admitido que a *Candida* possa fazer parte da microbiota vaginal, um desequilíbrio da ecologia local propicia o crescimento do fungo e o estabelecimento de sinais e sintomas. Não se tem definido o período de incubação da candidíase.

Agente Etiológico

Candida albicans é a responsável por mais de 90% dos quadros de candidíase. O restante deve-se à infecção por outras *Candidas* não *albicans*. A *Candida* é um fungo oportunista, que vive como comensal na mucosa do aparelho digestório e da vagina. É uma levedura desprovida de clorofila, gram-positiva, que se desenvolve melhor em pH ácido (< 4,0) e que se apresenta de duas formas: uma vegetativa ou de crescimento (pseudo-hifa) e outra de reprodução (esporo).

Manifestações Clínicas

- *Candidíase não complicada:* candidíase esporádica, leve ou de moderada intensidade, por *C. albicans* e em imunocompetente.
- *Candidíase complicada:* infecções recorrentes (3-4 surtos/ano) de grave intensidade, quando causadas por *C.* não *albicans* ou acometendo pacientes imunodeprimidos ou com diabetes não controlados.
- *Mulher:* corrimento tipo leite talhado, inodoro, com prurido, hiperemia e edema vulvar (maior nas grávidas). Há relatos de ardência ao coito, disúria ou polaciúria.
- *Homem:* balanopostite com maior ou menor intensidade de eritema, edema e acúmulo de secreção de cor esbranquiçada no sulco balanoprepucial. O prurido também é frequente.

Diagnóstico Laboratorial

- Exame a fresco (KOH a 10%) de esfregaço do conteúdo vaginal pode visibilizar as pseudo-hifas ou esporos do fungo. A bacterioscopia pelo Gram também pode ser utilizada.
- pH vaginal < 4,0.
- Cultura em meios próprios, tipo Sabouraud.
- O Gram ou a colpocitologia corada de Papanicolaou podem evidenciar tanto as pseudo-hifas como os esporos.
- Uma vez que 10 a 15% das mulheres colonizadas são completamente assintomáticas, recuperar a *Candida* na vagina não representa, necessariamente, uma doença e consequente necessidade de tratamento. A clínica deve ser sempre valorizada.

Avaliação dos Métodos Laboratoriais

Exame	Sensibilidade %	Especificidade %
Exame a fresco (KOH a 10%)	40-60	> 99
Cultura	70-80	> 99

Tratamento e Controle de Cura

- Candidíase não complicada:
  - Tioconazol, clotrimazol, isoconazol, miconazol, terconazol, nistatina em cremes, pomadas ou óvulos vaginais, aplicação vaginal ao deitar em dose única ou por 10 dias.
  - Fluconazol 150 mg, VO, dose única.
  - Itraconazol 100 mg, VO, 2 cp, repetir após 12 h.
  - Cetoconazol 200 mg, VO, 12/12 h, por 5 dias.
- Candidíase complicada:
  - Fluconazol 150 mg, VO, dia em intervalos de 3 dias por 3 doses.
  - Ácido bórico 600 mg, em óvulo ou gel vaginal, aplicação vaginal ao deitar, por 2 semanas (indicado para os casos de *Candida* não *albicans*).

Complicações

A forma disseminada é representada por endocardite, meningite e septicemia, comumente fatal. A disseminação ocorre por via hematogênica. Em pacientes diabéticos e imunocomprometidos a candidíase é a infecção mais constante, aparecendo precocemente assim que começa o comprometimento da imunidade celular. Além da candidíase vulvovaginal recorrente, a infecção pode localizar-se na orofaringite ou disseminar, nos estádios mais avançados da imunossupressão, causando esofagites, abscessos pulmonares e lesões do trato digestório até o ânus.

Para pacientes com quadro de candidíase vulvovaginal recorrente, impõe-se o oferecimento, com ênfase, de sorologia anti-HIV.

Diagnóstico Diferencial
Outras vulvovaginites como vaginose bacteriana, tricomoníase, vaginite hipotrófica, vaginite inflamatória esfoliativa, processos alérgicos, líquen e doença de Paget vulvar.

Observações
- A maioria das mulheres tem pelo menos um surto de candidíase durante a vida.
- Os variados esquemas de tratamento (local e/ou oral) apresentam eficácias semelhantes, que raramente ultrapassam os 90%.
- Em casos recidivos (mais de três episódios/ano) ou graves impõem-se as pesquisas de diabetes e de anticorpos anti-HIV.
- Gestantes devem receber apenas medicação vaginal por 12 a 14 dias.
- Nem todo prurido vulvovaginal é causada por candidíase.

TRICOMONÍASE

Sinonímia
Corrimento, leucorreia, escorrimento.

Conceito
Infecção causada pelo protozoário *Trichomonas vaginalis* no trato geniturinário da mulher e do homem. Representa, em conjunto com a candidíase e com vaginose bacteriana, um dos principais tipos de infecção vaginal. É classificada, junto com sífilis, gonorreia e clamídia, como clássica DST curável.
Estima-se que ocorram no mundo mais de 170 milhões de casos a cada ano. No Brasil são mais de 4,3 milhões de novos casos por ano.

Período de Incubação
T. vaginalis é um patógeno exclusivo dos humanos, assim, quase não existem estudos detalhados. Admite-se que, após a inoculação do *T. vaginalis* na vagina, a sintomatologia ocorra em 1 a 2 semanas. Todavia, dependerá da quantidade do inóculo, virulência do parasita e imunidade local.

Agente Etiológico
Trichomonas vaginalis: protozoário ovoide de grande motilidade em razão de seus quatro flagelos. Seu tamanho é um pouco maior do que um leucócito e menor do que uma célula epitelial vaginal.
É facilmente morto pela dessecação e exposição prolongada à luz solar. Contudo, material vaginal misturado com soro fisiológico pode manter o parasita ativo por mais de cinco horas. Já foram descritos raros casos de transmissão não sexual por fomites, inclusive em crianças.

Manifestações Clínicas
As mulheres são as principais vítimas da doença, embora muitas (50%) sejam oligossintomáticas ou assintomáticas. Nelas, pode ocorrer corrimento amarelo-esverdeado, bolhoso, com odor desagradável, ardência ao coito e colpite difusa, também chamada de colpite "tigroide" (multifocal). Muitas apresentam prurido vulvar. A maioria dos homens infectados são assintomáticos.

Diagnóstico Laboratorial
No exame a fresco/salina da secreção vaginal é possível visibilizar o protozoário, movendo-se ativamente entre as células epiteliais e leucócitos. A bacterioscopia pelo Gram e a colpocitologia corada também podem evidenciar o parasita.
A cultura em meio de Diamond oferece ótimos resultados, uma vez que técnicas de biologia molecular, embora excelentes, não são rotinas.
Um conjunto com meio de cultura acondicionado em sachê plástico, In Pouch TV, é de extrema praticidade, sensibilidade, especificidade e poderia ser usado com mais frequência.

O pH vaginal está > 4,5 e o teste das aminas geralmente é positivo (em decorrência da associação a outros germes anaeróbios).

Como na vaginose bacteriana, nos quadros de tricomoníase existe uma microbiota exuberante de bactérias anaeróbias; assim, o teste das aminas (KOH a 10%) do conteúdo vaginal frequentemente é positivo.

Avaliação dos Métodos Laboratoriais

Exame	Sensibilidade %	Especificidade %
Exame a fresco (salina)	50-70	> 99
Cultura	80-90	> 99
Sondas de DNA	> 95	> 99

Tratamento e Controle de Cura
- Metronidazol 2 g, VO, dose única ou 250 mg, VO, de 8/8 h, por 7 dias.
- Secnidazol 2 g, VO, dose única.
- Tinidazol, 2 g VO, dose única.

O controle de cura pode ser feito com os mesmos exames usados no diagnóstico, 1 a 2 semanas após o tratamento. O parceiro, mesmo que não apresente sintomas, deve ser chamado para orientações e tratamento.

Já foi documentada resistência ao metronidazol usado em dose única. Nestes raros casos, indicam-se metronidazol 500 mg VO de 8/8 h + metronidazol vaginal por 10 dias.

As recidivas ocorrem mais por falta de tratamento dos parceiros e/ou pelo uso incompleto do tratamento primário. Embora os esquemas com dose única apresentem maior adesão, possuem mais recidivas. Repetir a dose uma semana depois pode melhorar a eficácia.

Complicações
- *Homens:* Prostatite e epididimite, tendo como agravante maior a oligospermia, determinante, por vezes, de infertilidade conjugal.
- *Mulheres: Trichomonas vaginalis* pode ser um dos vetores de microrganismos da doença inflamatória pélvica (DIP).

Diagnóstico Diferencial
Vaginose bacteriana, gonorreia, candidíase, vaginite hipotrófica (que também faz quadro de colpite multifocal) e vaginite inflamatória esfoliativa (causada por estreptococos grupo B).

Observações
- As vulvovaginites, como todas as lesões genitais, favorecem a transmissão de outras DSTs, incluindo o HIV.
- Após tratamento de clamídia e/ou uretrite gonocócica masculina, havendo persistência de secreção, sensação de fisgada e/ou prurido no meato uretral, deve-se pesquisar e medicar para tricomoníase.
- Já foi relatado que 5 a 10% dos homens com gonorreia também são portadores de tricomoníase.
- Para nós é uma epidemia negligenciada.
- Embora estejam sendo diagnosticados cada vez menos casos de tricomoníase, vários trabalhos nacionais e internacionais apontam para o encontro de mais de 3% de tricomoníase em rastreio por Papanicolaou, lâmina a fresco, cultura seletiva ou por pesquisa por biologia molecular (PCR) de conteúdo vaginal de mulheres atendidas em clínicas ginecológicas.

Capítulo 7
VULVOVAGINITES

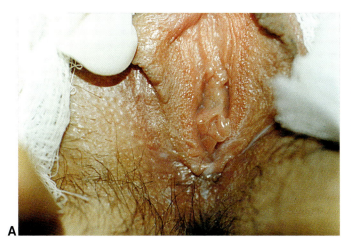
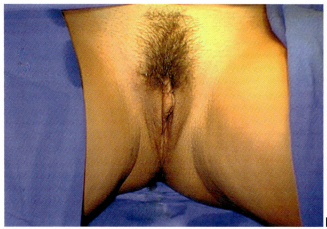

Figura 7-1

(**A**) Vulva de aparência normal. É extremamente comum haver secreção no introito vaginal e não ter qualquer alteração de ordem infecciosa. De outra maneira, é comum à ectoscopia da vulva não se notar quaisquer problemas clínicos e a paciente estar apresentando um processo infeccioso. Principalmente quando este é no colo uterino.

Notar, ainda, as formações papilares, absolutamente normais, presentes na face interna dos lábios menores. (**B**) Atualmente, muitas mulheres abusam da depilação da vulva. É importante que se diga que os pelos ajudam a manter a microbiota natural, de proteção da vulva. Essa microbiota normal, anfibiôntica, mantém a ecologia normal da região, dificultando a instalação de microrganismos patogênicos. Nos pelos, por outro lado, existem ácidos graxos que ajudam, também, na proteção. Outra situação agravante, é que, em muitos casos, a depilação com cera ou lâminas pode causar irritações na pele, favorecendo as infecções. A maioria absoluta das mulheres de nossa sociedade acreditam, erroneamente, que a ausência ou grande diminuição de pelos, nos genitais, torna a área mais higiênica.

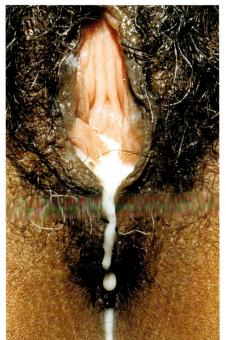

Figura 7-2

Aqui, uma vulva que apresenta grande quantidade de secreção, inclusive com bolhas. O esperado é que esteja ocorrendo algum tipo de alteração. Esta pode ser uma DST (tricomoníase) ou um desequilíbrio da microbiota vaginal (vaginose bacteriana). Ambas as situações merecem ser investigadas e tratadas.

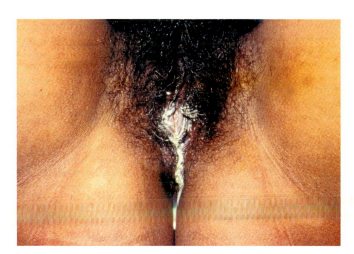

Figura 7-3

Caso muito parecido, em volume, com a situação anterior; todavia, aqui se nota claramente que a secreção é purulenta, espessa, amarelada, o que foge bastante do quadro clínico das principais vulvovaginites (vaginose bacteriana, candidíase e tricomoníase).

Este quadro, que aliás já descrevemos no Capítulo 6, é de gonorreia.

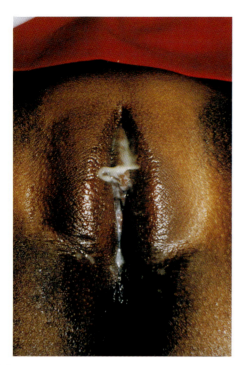

Figura 7-4

Quadro também já apresentado no capítulo anterior: vulvovaginite por gonococo em criança.

Destaca-se que os quadros de vulvovaginite gonocócica são raros e, quando ocorrem, são mais frequentes em crianças, em vítimas de estupro, em menopausadas e em adultas cujo primeiro coito vaginal foi com indivíduo infectado pelo gonococo.

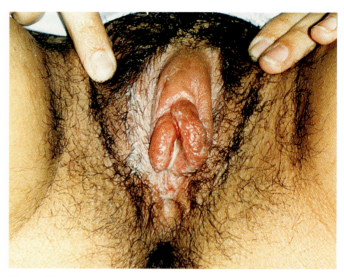

Figura 7-5

Quadro de intensa vulvite por *Candida sp.* onde, além da secreção branca, grumosa, tipo uma pasta, talco molhado ou leite talhado, veem-se, ainda, edema vulvar e hiperemia da região.

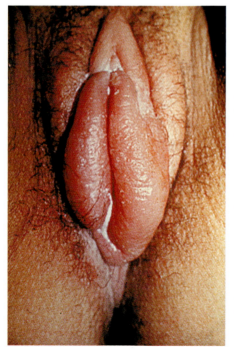

Figura 7-6

Idem ao quadro anterior. É bastante relatado que essas formas, com proeminente edema, ocorrem mais em mulheres grávidas.

A reação imunológica local, assim como o aumento dos níveis de prostaglandinas, podem favorecer e aumentar essa situação. O prurido é queixa comum desses quadros. Porém, inúmeras são as situações que podem levar a mulher a relatar prurido vulvovaginal, sem que a participação do fungo seja a razão determinante. Assim, indicar tratamentos apenas na queixa de prurido pode ser um grande equívoco. Principalmente naquelas mulheres tratadas com antifúngicos previamente. É padrão documentar o achado do fungo para a caracterização de candidíase recidivante.

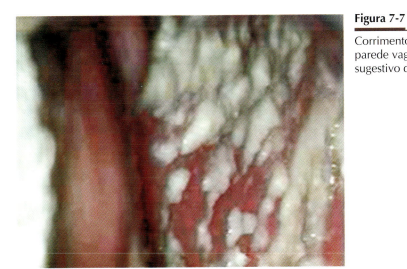

Figura 7-7

Corrimento branco, em placas, aderido à parede vaginal. Clinicamente é altamente sugestivo de candidíase.

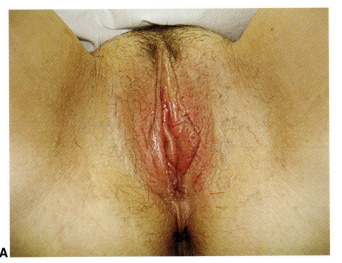
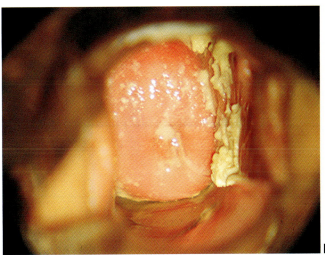

Figura 7-8

Em (**A**) vulva com hiperemia e em (**B**) conteúdo vaginal grumoso, tipo leite talhado aderido à parede vaginal e também no colo uterino. Quadro bem característico de candidíase vulvovaginal.

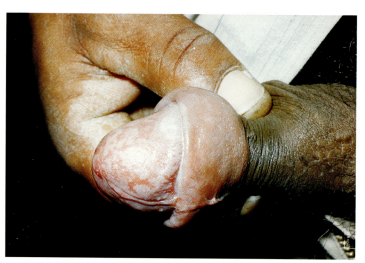

Figura 7-9

Não julgamos ser de rotina indicar tratamento para parceiros de mulheres com candidíase porém, é nossa rotina sugerir o exame clínico do mesmo. Caso o parceiro apresente sintomatologia específica e positividade microbiológica para *Candida sp.*, orientamos terapêutica.

É o caso desse paciente, apresentando importante balanopostite fúngica. A parceira havia apresentado três episódios seguidos de candidíase nos últimos quatro meses.

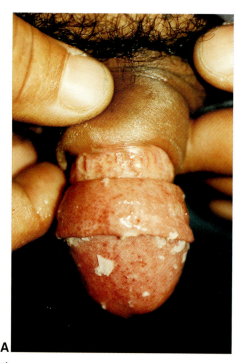
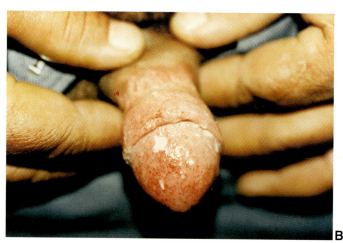

Figura 7-10

(**A** e **B**) A história desse paciente é bem parecida com a anterior. Parceira com episódios recidivantes de candidíase. Nesse caso aconteceu um agravante, havia história de passado de multiplicidade de parceiras e ele era sabidamente soropositivo para o HIV, mas não havia, ainda, contado a situação para a atual parceira, que há seis meses era fixa exclusiva e com uso irregular de preservativo.

No serviço participou de algumas entrevistas, orientações e, um mês depois, sua parceira compareceu ao serviço para consulta. Também apresentava candidíase genital e seu teste anti-HIV também foi positivo.

É lógico imaginar que os processos de hiperemia e fissuras, causados por infecção micótica, tenham facilitado a transmissão do HIV, caso a parceira, antes de iniciar o relacionamento sexual com o atual parceiro, já não fosse portadora do HIV.

Notar, nesse caso, as fissuras, hiperemia e placas brancas bem características de maciça infecção fúngica no pênis.

Este quadro ilustra bem a importância de procurar atender o casal, quando um dos parceiros apresentar infecções no genital, mesmo que não sejam as clássicas DSTs. Errado é "tratar" sem examinar.

Capítulo 7
VULVOVAGINITES

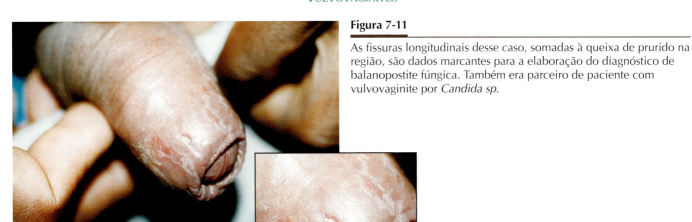

Figura 7-11

As fissuras longitudinais desse caso, somadas à queixa de prurido na região, são dados marcantes para a elaboração do diagnóstico de balanopostite fúngica. Também era parceiro de paciente com vulvovaginite por *Candida sp.*

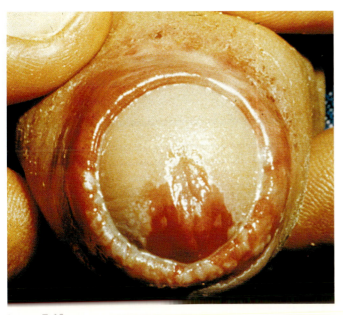

Figura 7-12

Vista frontal do pênis, onde é possível observar grande área de eritema ao redor do meato uretral e na face posterior do prepúcio.

A parceira foi atendida em seguida, e também apresentava quadro clínico e microbiológico de candidíase.

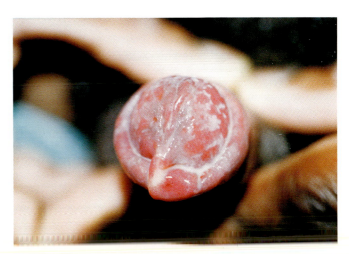

Figura 7-13

Caso também já apresentado no capítulo anterior, onde o jovem paciente apresentava balanopostite por *Candida albicans* e uretrite por gonococo.

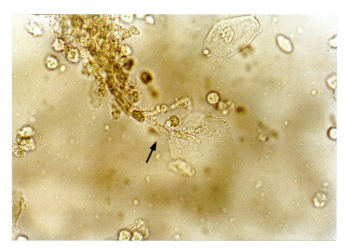

Figura 7-14

Exame a fresco da secreção vaginal com KOH a 10%, entre lâmina e lamínula, deixada em repouso à temperatura ambiente por 10 minutos em câmara úmida. Este processo otimiza a observação microscópica, porquanto clarifica o material e estimula a refringência das estruturas leveduriformes, pseudo-hifas e blastóporos, que aparecem na candidíase vaginal (×400).

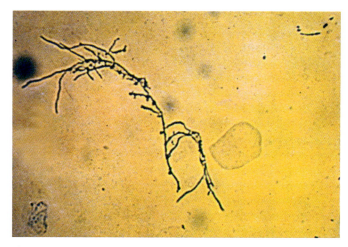

Figura 7-15

A diferença, aqui, é que o exame a fresco com solução a 10% de hidróxido de potássio tem, como material, raspado de glande com balanopostite pruriginosa.

Em nossa prática de consultório, fazemos o exame a fresco durante o momento da consulta.

Muitas das vezes, enquanto o/a paciente troca de roupa, estamos efetuando a leitura da lâmina.

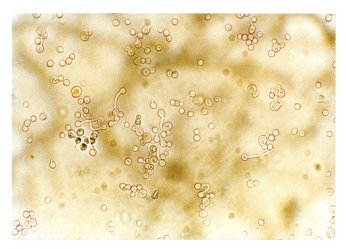

Figura 7-16

Teste para formação de tubos germinativos por *Candida albicans*. Homogeneizar uma a duas colônias do isolado em 0,5 mL de soro de carneiro ou soro humano. Incubar a 36°C por até três horas. Observar entre lâmina e lamínula a partir da 1ª hora, geralmente aparece na 2ª hora, com objetiva de 40x.

Tubo germinativo pode ser definido como um apêndice, que é metade da largura e três a quatro vezes o tamanho da estrutura leveduriforme, apresentando-se de maneira contínua, sem ponto de constrição no local de origem.

Este teste é rápido, fácil e útil para diferenciar *Candida albicans* de outras espécies de *Candida*, que apresentam perfil de sensibilidade alterado às drogas geralmente usadas no tratamento das candidíases vaginais.

É importante o reconhecimento da *Candida dubliniensis*, especialmente em pacientes com aids, pois esta também produz tubo germinativo.

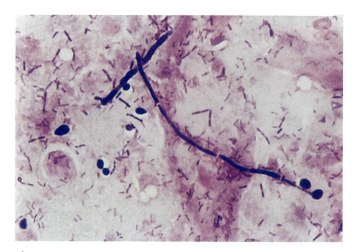

Figura 7-17

Secreção vaginal corada pelo método de Gram, onde pode ser vista microbiota rica em bastonetes gram-positivos. Em primeiro plano observam-se pseudo-hifas e blastóporos, estruturas típicas de leveduras, que sempre se comportam como gram-positivas (×1.000).

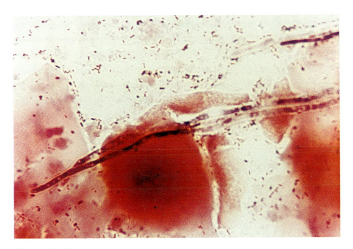

Figura 7-18

Aqui, a microbiota ao redor das pseudo-hifas é mais de curtos bacilos gram-negativos, alguns cocos gram-positivos e raros polimorfonucleares.

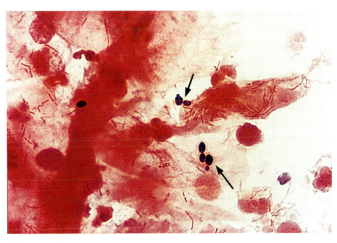

Figura 7-19

Esfregaço de secreção vaginal, onde, nessa foto, aparecem, além de células epiteliais, PMN, bacilos de Döderlein e esporos de *Candida sp.* (setas) corados em azul-escuro.

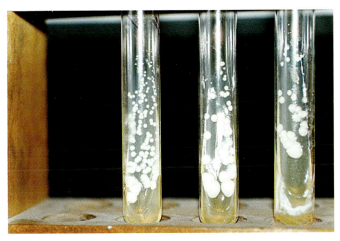

Figura 7-20

Como já assinalado anteriormente, é boa conduta identificar, microbiologicamente, a *Candida*, antes de rotular uma mulher com queixa de corrimento vaginal e/ou prurido vulvovaginal como portadora de candidíase recidivante.

Embora possa ser mais mito do que dado verdadeiro, de que muitas mulheres "inventem" dor de cabeça ou outras situações para não ter relação sexual com seus parceiros, já atendemos um caso em que a parceira, evitando coito com seu marido, passou quase seis meses alegando prurido e ardência genital. No início, apenas usava as pomadas vaginais prescritas pelo ginecologista. Depois, tendo "consciência" de que tal procedimento poderia causar malefícios, durante a noite apenas passava uma pequena quantidade de creme no introito vaginal, simulando assim estar em uso de medicações para corrimento. Atingia, com isso, a microbiota vulvar.

É nossa opinião que a situação pode ser dificultada quando o médico, que assiste a um caso de candidíase, escreve no verso da receita que a mulher deve "parar atividade sexual". Preferencialmente, indicamos, nas situações com clínica mais exuberante, evitar coito vaginal e sinalizamos que pode ser, também, prazeroso namorar sem penetração.

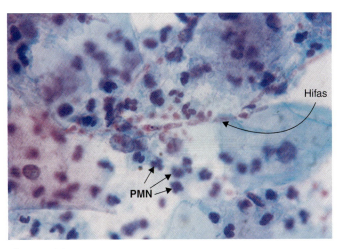

Figura 7-21

Esfregaço cervicovaginal corado pelo método de Papanicolaou, onde é possível observar células epiteliais, PMN e pseudo-hifas de cândida (×1.000).

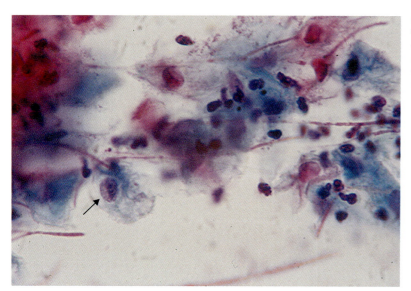

Figura 7-22

Além dos elementos descritos na fotografia anterior, é possível observar, também, halo perinuclear (seta) em célula epitelial, que aliás é uma alteração comum de processos inflamatórios cervicovaginais (×1.000).

Figura 7-23

A diferença dessa foto de lâmina, corada pelo Papanicolaou (×1.000), para as anteriores, é a escassez de PMN. As hifas, por outro lado, estão em maior quantidade. Nota-se, ainda, aumento do volume nuclear.

Ainda em nosso meio, inúmeros colegas usam a colpocitologia corada para investigação e controle de quadros de leucorreia. Não é raro consultar uma paciente que nos traz dois ou mais resultados de "preventivos", em intervalo de um ano ou menos, usados para diagnóstico e tratamento de queixa de corrimento vaginal.

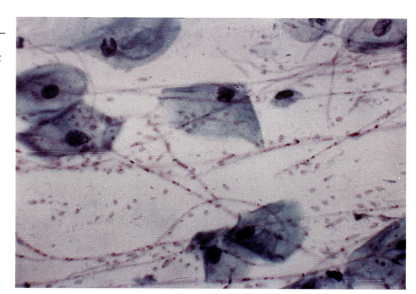

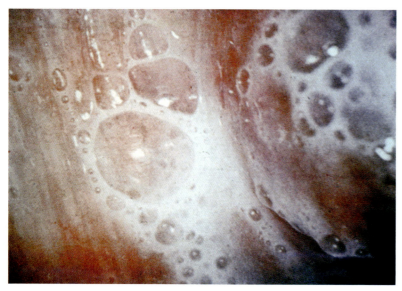

Figura 7-24

Quadro de colpite com grande quantidade de secreção branco-amarelada, além de inúmeras bolhas provenientes da produção de gases por bactérias associadas à infecção por *Trichomonas vaginalis*.

Capítulo 7
VULVOVAGINITES

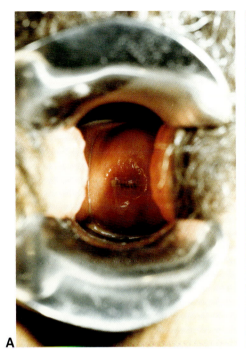
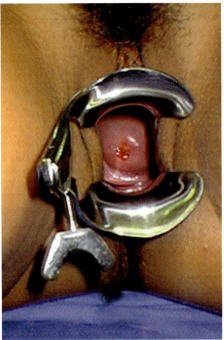

Figura 7-25

(**A**) Colpite com colo apresentando muco turvo, hiperemia periorificial, onde várias etiologias devem ser pesquisadas, incluindo gonococo e *C. trachomatis*.
(**B**) Outra aparência de colo com aspecto de colpite.

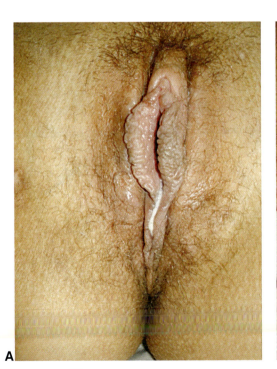
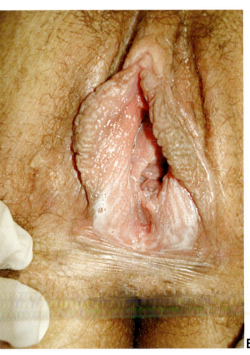

Figura 7-26

(**A** e **B**) Gestante adolescente atendida no Setor de DST com quadro de corrimento vaginal.

Informava discreto prurido e ardência genital. Perguntada se apresentava odor desagradável em genital, respondeu negativamente. Disse que o médico do posto de saúde onde acompanhava o pré-natal já tinha prescrito, por duas vezes, "pomada de nistatina".

Relatou, também, que não foi submetida a qualquer exame local para elucidar o diagnóstico, nem mesmo preventivo.

Procedemos exame a fresco do conteúdo vaginal e também coleta de material para colpocitologia oncótica. Ambos foram positivos para tricomoníase. Destaca-se, então, a necessidade de exames laboratoriais para correto diagnóstico de queixas de corrimento vaginal, de que nem todo prurido vulvovaginal é candidíase e que ter consulta em pré-natal não é sinônimo de pré-natal de qualidade.

✺ *Ver vídeo deste caso e de outros casos em DVD anexo.*

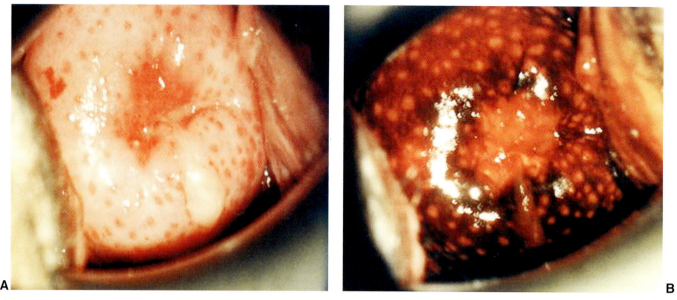

Figura 7-27

Fotocolposcopia mostrando colpite multifocal de quadro de tricomoníase. (**A**) Sem qualquer preparo e (**B**) após aplicação de lugol.

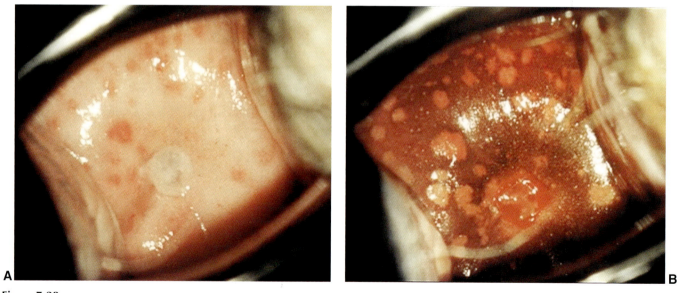

Figura 7-28

Fotos de tricomoníase similares às anteriores. Em (**A**) sem preparo e em (**B**) após aplicação de lugol.

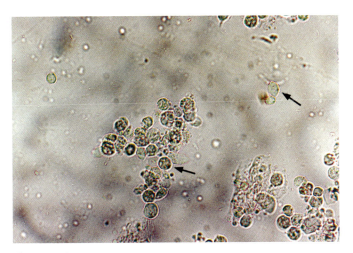

Figura 7-29

Tricomoníase vaginal. Exame a fresco, com microscópio óptico comum, condensador baixo e aumento de 400×. Observar, no menor tempo possível, pois, quando o protozoário (seta) perde a motilidade, pode ser confundido com piócitos presentes na secreção. É evidente que um observador atento e experiente faz a diferenciação com certa facilidade.

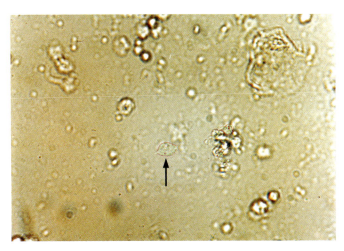

Figura 7-30

Exame direto, a fresco, de secreção de fundo de saco vaginal, de aspecto bolhoso, pH maior que 4,5 e odor fétido, contendo *Trichomonas vaginalis*. O material pode ser colhido com zaragatoa (*swab*), espátula ou pipeta Pasteur com pera de borracha, colocado sobre uma lâmina com solução salina, misturado, coberto com lamínula e observado em microscópio com condensador baixo, com objetiva de aumento de 20× e depois com a de 40×. Dica: todo material deve estar limpo. Lâmina e/ou lamínula sujas e/ou óptica do microscópio com poeira dificultam e atrapalham um bom exame.

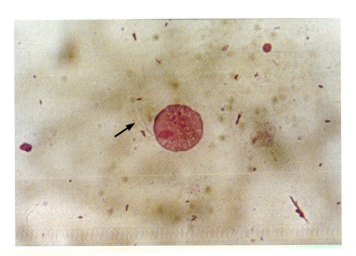

Figura 7-31

Trichomonas vaginalis corado pelo método de Gram, usando safranina como contracorante. Com isso, o protozoário apresenta-se na cor rosa-maçã, arredondado ou piriforme, bem característico. Observar a sutileza de seus flagelos (seta) (aumento de 1.000×).

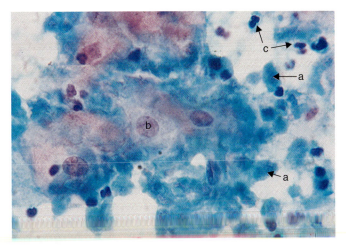

Figura 7-32

Citopatologia corada pelo método de Papanicolaou, evidenciando infecção maciça por *T. vaginalis* (a), rodeando célula epitelial que aparece com núcleo aumentado (cariomegalia) (b) e PMN (c).

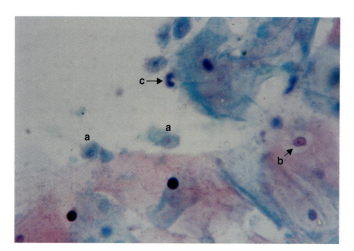

Figura 7-33

Além de *T. vaginalis* (a), PMN (c), destacamos os halos perinucleares comuns nesses processos inflamatórios (b).

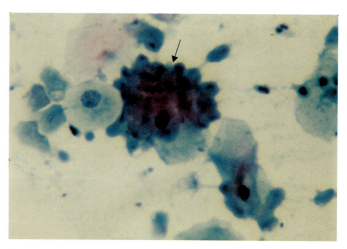

Figura 7-34

Esta fotografia de esfregaço vaginal corado pela técnica de Papanicolaou mostra o que é típico do processo inflamatório por *Trichomonas vaginalis*: célula em banquete, ou seja, aglomeração dos protozoários ao redor da célula epitelial (seta).

É bom que seja, mais uma vez, reforçado que a tricomoníase é uma doença onde todas as rotinas indicam, seguindo as normas clássicas de atenção médica, tratamento para os parceiros sexuais de portadoras da patologia. Porém, a nosso juízo, o tratamento deve ser feito após consulta médica. Não recomendamos receitar sem atender o paciente.

Como não é comum ter-se, para diagnóstico, exames como cultura ou PCR, indicamos exame clínico e lâmina a fresco (soro fisiológico) para controle da cura.

Embora seja clássico, em nosso meio, tratamento com drogas em dose única, sempre que possível damos preferência a tratamento com metronidazol, durante 7 a 10 dias.

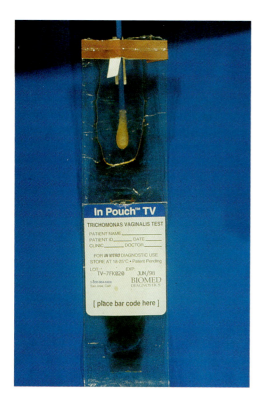

Figura 7-35

Desenvolvido pelo prof. Ken Borchardt (São Francisco, EUA), o *In pouch TV* é um conjunto com meio de cultura para *T. vaginalis* que, por nossa experiência, oferece excelentes resultados práticos.

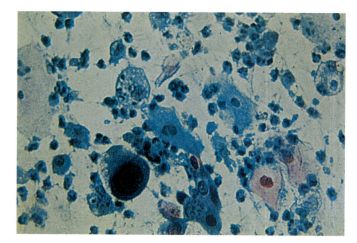

Figura 7-36

Essa lâmina revela, além do processo inflamatório por *T. vaginalis*, alteração de displasia epitelial.

Recomenda-se, quando isso ocorre, principalmente em processos de leve intensidade, proceder tratamento para o protozoário, repetindo-se a colpocitologia em 90 dias (três ciclos menstruais).

Capítulo 7
VULVOVAGINITES

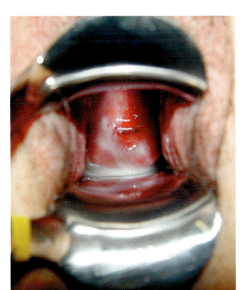

Figura 7-37

Outro caso de vaginose bacteriana. Notar que há hiperemia na ectocérvice, quadro que não é o habitual.

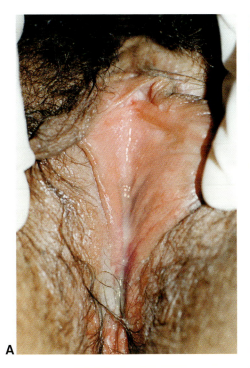
A

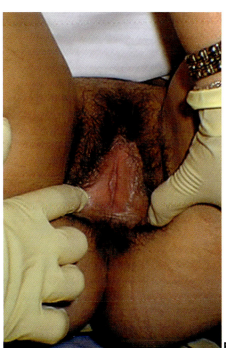
B

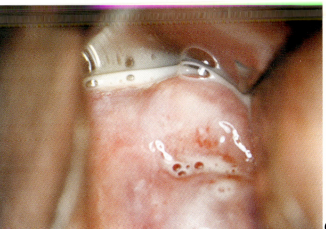
C

Figura 7-38

(**A**) Vulva apresentando secreção branca no introito vaginal.
De rotina, a secreção pode ser de cor branca, acinzentada ou amarelada. Em geral, é homogênea e a mucosa vaginal não aparece hiperemiada.
(**B**) Neste caso, a aparência da vulva é de normalidade, não há secreções ou hiperemia. Todavia, o conteúdo vaginal era característico de vaginose bacteriana. A queixa principal era de odor muito ativo na área, principalmente após ejaculação do parceiro. (**C**) Aparência do colo uterino e fundo vaginal com grande quantidade de secreção branco-amarelada, bolhosa e epitélio vaginal sem sinais inflamatórios, típicos de vaginose bacteriana.

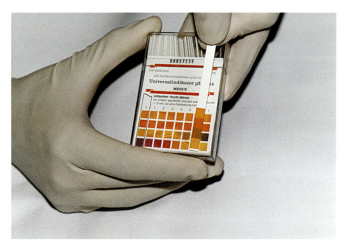

Figura 7-39

Nessa foto, mostramos fita de pH que, antes, foi colocada na parede vaginal de mulher apresentando quadro de vaginose bacteriana. Notar que a graduação revela pH acima dos padrões de normalidade.

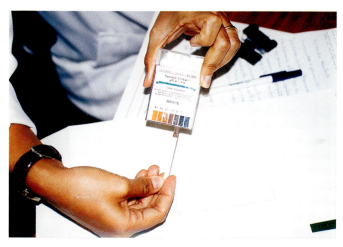

Figura 7-40

Mesma situação anterior, apenas mudando a marca da fita de medição de pH. É importante afirmar que, embora seja procedimento simples e que pode acrescentar dados na investigação das leucorreias, na prática, para muitos serviços, é de difícil manuseio. As boas fitas não são tão baratas como se imagina. Uma caixa de um produto de boa qualidade pode custar mais de R$ 200,00. O calor, a umidade nos ambientes ou o manuseio direto no papel podem alterar a fidedignidade no resultado do exame.

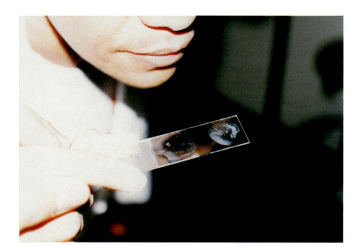

Figura 7-41

De preferência, homogeneizamos, numa mesma lâmina, secreção vaginal com uma gota, em cada canto, de soro fisiológico e solução de KOH 10%. O hidróxido de potássio a 10% alcaliniza o meio, fazendo volatizar aminas (cadaverina, putrescina) dando um forte odor de amônia. Essas aminas são produtos do catabolismo de bactérias anaeróbias (bacteroides), que estão associadas ao processo de vaginose bacteriana.

Não raramente, algumas mulheres relatam que um odor muito desagradável (como peixe podre), fica bem ativo após o coito vaginal, onde o parceiro, sem uso de preservativo, ejacula. Como o sêmem tem pH alcalino, este, em contato com a secreção vaginal, alcaliniza o meio, facilitando a volatização das aminas. É o teste de Pheiffer ou teste amínico.

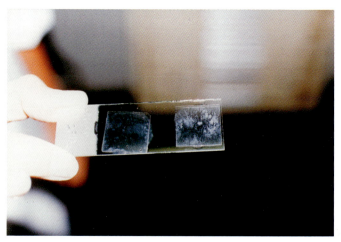

Figura 7-42

Após o procedimento anterior, colocamos lamínulas em cima dos esfregaços e levamos ao microscópio óptico comum, para proceder o exame a fresco do conteúdo vaginal, entre lâmina e lamínula com soro fisiológico e hidróxido de potássio.

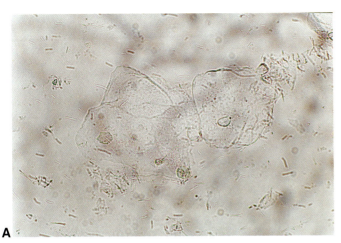 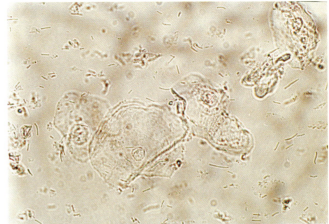

Figura 7-43

(**A** e **B**) Secreção vaginal de mulher apresentando células epiteliais normais, bem definidas. Microbiota normal com predomínio de *Lactobacillus sp.* Material recebido sobre lâmina em salina, e observado com aumento de 400×.

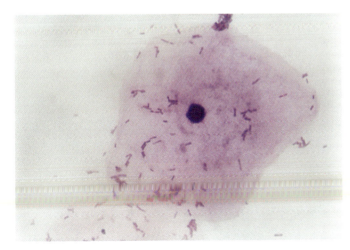

Figura 7-44

Secreção vaginal normal corada pelo método de Gram, mostrando microbiota de bastonetes gram-positivos, típicos de *Lactobacillus sp.* (×1.000).

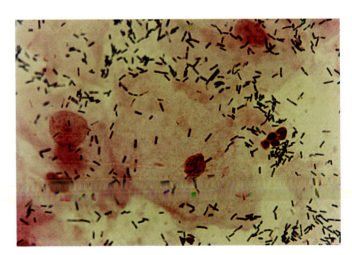

Figura 7-45

Secreção vaginal corada pelo método de Gram, apresentando microbiota com elevado número de bastonetes gram-positivos, possivelmente diferentes espécies de *Lactobacillus sp.* (×1.000).

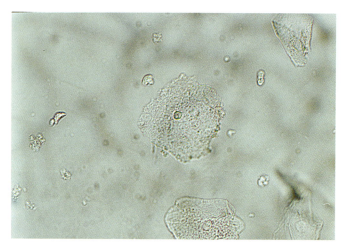 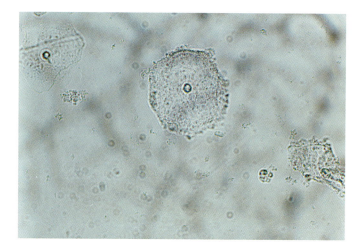

Figuras 7-46 e 7-47

Exame a fresco de secreção vaginal com diagnóstico clínico de vaginose bacteriana, mostrando *clue cell* (célula pista), que é uma célula epitelial recoberta em toda a sua superfície por numerosas bactérias cocobacilares, especialmente se concentrando nas bordas, fazendo com que a mesma fique com os contornos mal definidos e obliterados (×400).

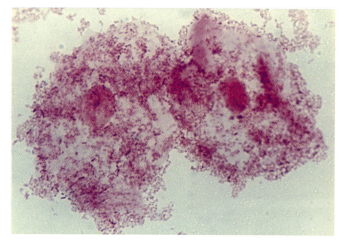 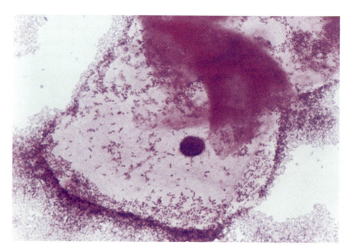

Figura 7-48

Secreção vaginal corada pelo método de Gram de mulher com diagnóstico clínico de vaginose bacteriana. Presença de numerosos cocobacilos gram-negativos, aderidos à superfície de duas células, que assim são chamadas de células pista, alvo ou *clue cells* (×1.000).

Figura 7-49

Secreção vaginal acinzentada, homogênea, aderente, de aspecto bolhoso, pH > 4,5 e teste das aminas positivo em KOH a 10%. Apresentou, no exame bacterioscópico corado pelo método de Gram, ausência de *Lactobacillus sp.* e também não foram observados leucócitos. Esta imagem confirma suspeita diagnóstica de vaginose bacteriana, mostrando característica colonização bacteriana nas bordas da célula epitelial, deixando-as obscuras: *clue cell* (aumento de 1.000×).

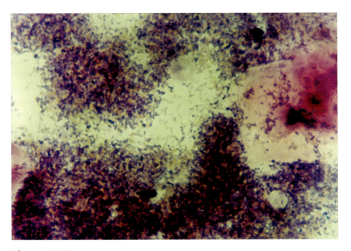

Figura 7-50

Secreção vaginal característica de vaginose bacteriana, corada pelo método de Gram, com células epiteliais completamente cobertas por microbiota cocobacilar, numerosos bastonetes curvos sugestivos de *Mobiluncus sp.* e mostrando, ainda, algumas estruturas leveduriformes (blastosporos). Observar a natureza gram-lábil destas bactérias (aumento de 1.000×).

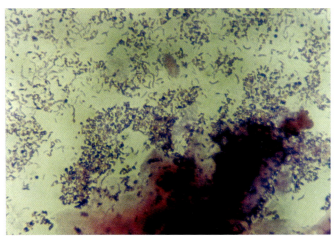

Figura 7-51

Numerosos bastonetes curvos, gram-lábeis, com predominância de Gram-positivos, sugestivos de *Mobiluncus sp.* (×1000).

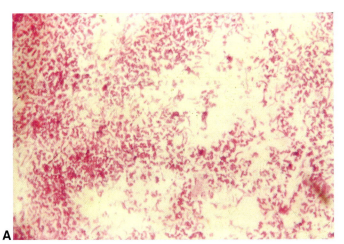

A

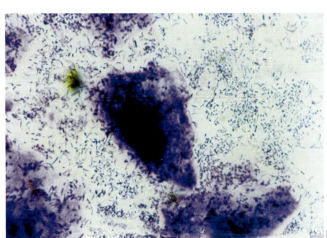

B

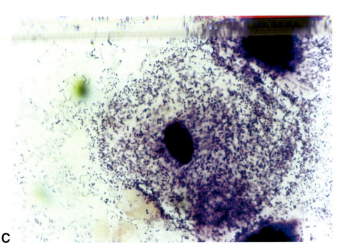

C

Figura 7-52

(**A**) Secreção vaginal corada pelo método de Gram modificado por Kopeloff-Beerman, com diagnóstico clínico de vaginose bacteriana. Presença de numerosos bastonetes gram-negativos pequenos (> 10^{10} UFC/mL), característicos de *Gardnerella sp.*, *Prevotella sp.* e assemelhados. Notar ausência de morfotipos de *Lactobacillus sp.* (bastonetes gram-positivos) e presença de *Mobiluncus sp.* (bastonetes gram-negativos, curvos) (×1.000). (**B** e **C**) Outras lâminas coradas pelo Gram habitual não Kopeloff. Embora as morfologias sejam as mesmas, as cores ficam diferentes. Todavia, um observador atento faz boa descrição.

Figura 7-53

Esta imagem, nem sempre comum, de esfregaço vaginal, mostra morfotipos bacterianos típicos de vaginose bacteriana, com destaque para os bastonetes gram-negativos curvos, sugestivos de *Mobiluncus sp.*, associados a pseudo-hifas e blastóporos (aumento de 1.000×).

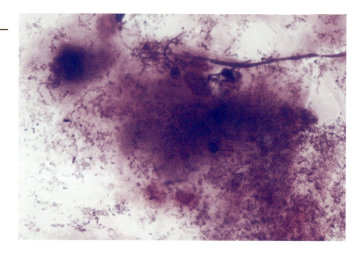

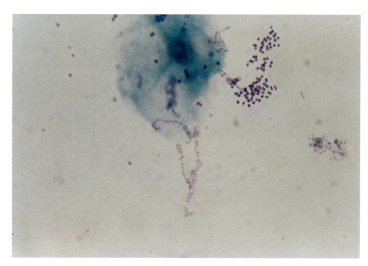

Figura 7-54

Este esfregaço de conteúdo vaginal, corado pelo método de Gram, mostra-nos presença maciça de cocos gram-positivos em cadeias típicas de *Streptococcus sp.*

Em situações como essa, deve-se pensar tratar-se de infecção pelo *S. agalactie* (grupo B) que, em mulheres no climatério e, principalmente, em gestantes (com gestação de alto risco, inclusive), pode causar a vaginite inflamatória esfoliativa. Esta patologia, durante a gestação, pode evoluir com complicações graves de infecção no concepto e/ou infecção puerperal.

O quadro clínico vaginal pode ser: secreção amarelada, purulenta, bastante hiperemia na mucosa, grande presença de células parabasais e PMN, pH acima de 4,5 com teste amínico negativo.

O tratamento, em geral, é com amoxacilina ou ampicilina oral, em doses convencionais, por 10 dias. Todavia a recolonização da bactéria no meio vaginal é comum. Nenhuma rotina de órgãos de saúde pública recomenda tratamento para o parceiro sexual.

Devido ao quadro clínico (hiperemia + corrimento purulento) alguns a confundem com uma DST (gonorreia, clamídia).

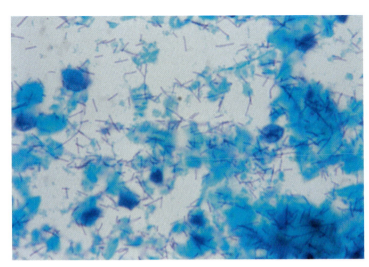

Figura 7-55

Fotografia de uma lâmina de um quadro clínico, não aceito por todos, de vaginite citolítica. Nessas situações está presente enorme quantidade de bactérias tipo Döderlein, junto com inúmeros núcleos celulares soltos. Para muitos, são lactobacilos não produtores de peróxido de hidrogênio, que, portanto, não geram efeito protetor do ecossistema vaginal, pelo contrário, agridem a mucosa vaginal, causando corrimento branco, hiperemia e prurido/ardência vaginal. Tal quadro é muito similar ao de infecção por *Candida sp.* Assim, o exame microbiológico adequado do conteúdo vaginal deve ser efetuado (PAP ×1.000).

Figura 7-56

Nesta preparação, observa-se o mesmo que foi descrito anteriormente usando-se menor aumento (PAP ×400).

Empiricamente, para tratamento dessas situações, muitos usam aplicações vaginais, por ducha de solução de água bicarbonatada (10 g, duas colheres de sopa, para cada 500 mL de água potável) uma ou duas vezes por dia, durante uma semana.

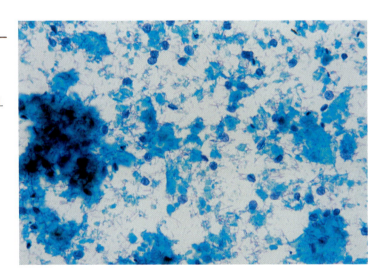

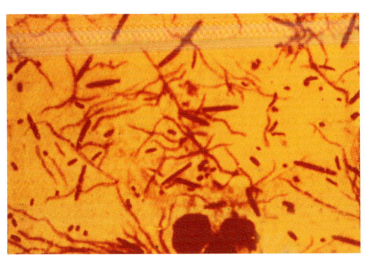

Figura 7-57

Situação nada comum é mostrada nesse preparo de secreção vaginal que acusa a presença maciça da associação de duas bactérias (fusoespirilar), prevalecendo sobre os lactobacilos e cocos da microbiota vaginal. A paciente foi medicada com aplicação local de sulfa, uma vez à noite, por uma semana.

AUTOCOLETA DE CONTEÚDO VAGINAL

Desenvolvemos um conjunto de autocoleta de conteúdo vaginal que já foi testado em vários cenários como consultório privado com mulheres de alto nível socioeconômico e cultural, clínica de DST e módulo de saúde da família dos municípios de Niterói e Piraí, ambos no estado do Rio de Janeiro.

Este material foi testado comparando o padrão-ouro, coleta por médico em ambiente ambulatorial *versus* coleta pela própria usuária do serviço público e em domicílio. Os resultados de material satisfatório para análise microbiológica do conteúdo vaginal pela técnica de Gram foram estatisticamente semelhantes.

Assim, não temos dúvidas de que a mulher em ambiente domiciliar pode coletar o seu próprio conteúdo vaginal e encaminhar para análise microbiológica pela técnica de Gram.

Atualmente estamos na fase de teste usando os Correios para envio do material.

A última publicação dessa pesquisa pode ser recuperada em:
http://www.scielo.br/scielo.php?pid=S1413-86702007000200017&script=sci_arttext&tlng=en
Accuracy of a self-collection kit for the microbiological study of the vaginal content

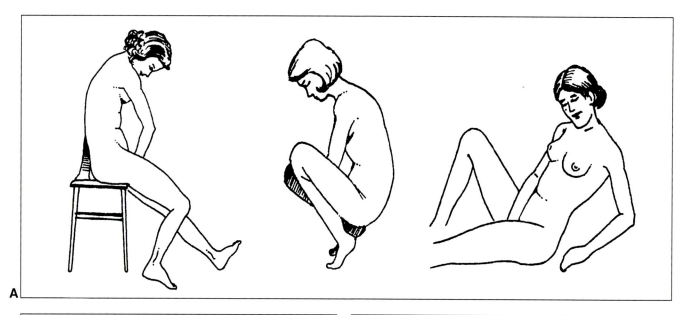

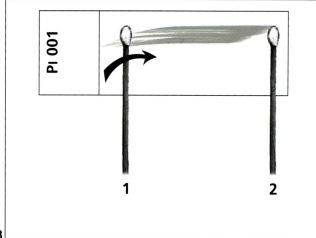

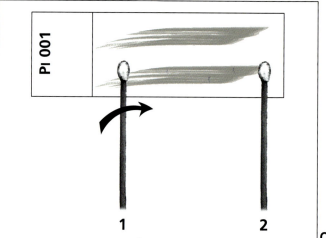

Figura 7-58

(**A**) Exemplos de posições para coletar material vaginal. (**B**) Escorrer o algodão do grande cotonete da posição 1 para a posição 2. (**C**) Repetir o que foi feito na figura 2.

GUIA DE PROCEDIMENTOS

Prezada Usuária,
Você vai colher sozinha o material de sua própria vagina. Leia com atenção as instruções. Havendo qualquer dúvida, pergunte ao profissional de enfermagem que entregou esse material para você.

IMPORTANTE

Não colher o material se estiver com sangramento vaginal, usando qualquer produto vaginal ou tomando antibiótico. Também não deve colher o material vaginal caso você esteja para ficar menstruada.
Você não deve ter relação sexual vaginal 3 dias antes da autocoleta e nem até ser examinada pelo médico do posto. Esperar pelo menos 3 dias após o término da menstruação para colher o material.

Siga corretamente esta ordem de atividades

- Coloque todo o material de forma que seja fácil pegar cada peça.
- Sem calcinha, sente na beira da cama, de uma cadeira ou de um vaso sanitário.
- Se preferir, pode deitar na cama de barriga para cima com as pernas dobradas e afastadas uma da outra.
- Introduza, lentamente, o tubo oco na vagina o mais fundo possível.
- Coloque a escovinha dentro do tubo oco o mais fundo que puder, fazendo com que você sinta tocar o fundo de sua vagina.
- Faça um suave movimento de rodar a escovinha, assim você poderá colher material do fundo de sua vagina.
- Retire a escovinha e esfregue-a com delicadeza 3 vezes na lâmina. Observe antes o lado certo da lâmina vendo o número de identificação.
- Coloque imediatamente a lâmina no frasco e depois tape-o.
- Coloque a escovinha e o tubo oco no saco plástico, feche com o araminho e joque no lixo.
- Assim que for possível, entregue o conjunto de autocoleta na Unidade de Saúde indicada pelo profissional de saúde. Neste momento, um médico irá te examinar e coletar novo material vaginal. *SUA IDA AO POSTO DE SAÚDE NÃO DEVE PASSAR DE 2 DIAS.*
- Guarde o comprovante, que foi dado a você, de recebimento de seu material.
- Retorne à Unidade de Saúde 3 semanas depois para receber os resultados e ser orientada pelo médico.

TENHA CERTEZA DE QUE A SUA PARTICIPAÇÃO É IMPORTANTE

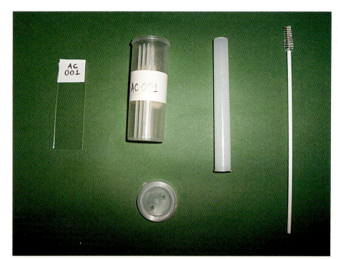

Figura 7-59

Modelo do material usado no estudo já publicado.

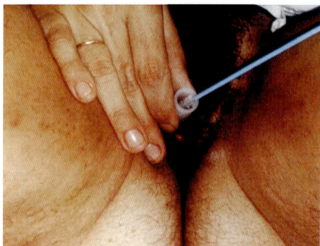
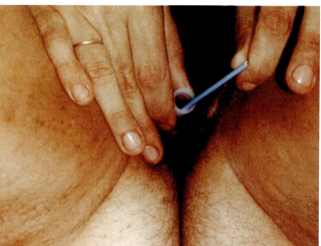

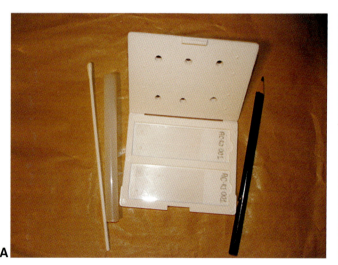
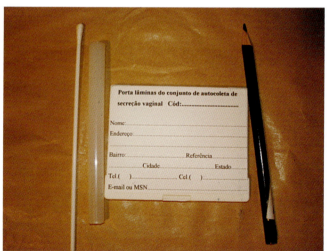

Figura 7-60

(**A** e **B**) Modelo do material em teste e que será usado o Correios para envio do conjunto de autocoleta de conteúdo vaginal para análise microbiológica pela técnica de Gram pelo laboratório de Setor de DST da UFF.

CAPÍTULO 8

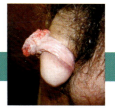

Condiloma Acuminado – Infecção por Papilomavírus Humano

Sinonímia
Condiloma acuminado, verrugas anogenitais, *thymus*, fícus, crista-de-galo, figueira e HPV.

Conceito
Causada pelo HPV (*Human Papillomavirus* – papilomavírus humano) é a virose mais comum transmitida por via sexual. Todavia, nem sempre se pode definir o modo e quando a contaminação ocorreu. É mais prevalente nas mulheres e está ligado às neoplasias intraepiteliais do colo uterino. Sua patogenia está fundamentada em induzir a multiplicação celular (hiperplasia celular).

Período de Incubação
De 3 semanas a 8 meses (em média 3 meses). Esta variabilidade pode estar relacionada com a competência imunológica do indivíduo. Contudo, o tempo pode ser indeterminado.

Agente Etiológico
HPVs são DNA-vírus não cultiváveis *in vitro*. Existem mais de 100 tipos, sendo 35 específicos para o epitélio anogenital. Os tipos mais frequentes, de acordo com o aumento de risco para neoplasia intraepitelial cervical (NIC), são:

- *Baixo risco:* HPV 6, 11, 42, 43, 44 – são encontrados, comumente, não integrados ao genoma da célula hospedeira. Estão mais presentes em lesões condilomatosas (verrugas).
- *Intermediários:* HPV 33, 35, 51, 52.
- *Alto risco:* HPV 16, 18, 31, 39, 45, 56, 58, 59, 68 – são encontrados, geralmente, integrados ao genoma da célula hospedeira. Estão associados às displasias moderadas, acentuadas, carcinomas *in situ* e invasores.

As lesões de alto ou baixo grau não dependem exclusivamente do tipo viral, mas sim de um complexo e ainda não totalmente decifrado sistema de mecanismos de agressão e defesa. Existem lesões benignas causadas pelos tipos de alto risco e lesões malignas pelos tipos de baixo risco, ou até com os dois tipos.

Manifestações Clínicas
Trabalhando com a medicina por evidência científica, atualmente já se pode afirmar que estudos genéticos com HPV demonstraram que essas infecções poderão seguir três cursos:

- Apresentar-se como infecções transitórias, em cerca de 50% dos casos, com completa eliminação do vírus, caso o organismo esteja imunologicamente competente.
- Determinar o aparecimento de lesões que, por sua vez, podem regredir espontaneamente em 30 a 50% dos casos.
- Evoluir para lesões que, mesmo após tratamento, não conduzam à eliminação viral, estabelecendo infecções persistentes, resistentes aos tratamentos convencionais e consideradas de alto risco para desenvolvimento de câncer.

As lesões podem ser únicas ou múltiplas, que podem desaparecer espontaneamente ou evoluir em número e tamanho até formarem grandes massas vegetantes com o aspecto de "couve-flor".
Podem expressar-se de forma clínica ou subclínica (mais bem visualizadas com ajuda de instrumentos – colposcópio).

Localizações mais Comuns

- *Homem:* Glande, prepúcio, frênulo, sulco balanoprepucial, meato uretral e bolsa escrotal.
- *Mulher:* Vulva, períneo, meato uretral e colo do útero. Quase sempre há concomitância de corrimento vaginal.

Em ambos os sexos ocorrem, com frequência, envolvimento do ânus, reto e boca.
Para auxiliar na visualização de lesões subclínicas utiliza-se o ácido acético a 1-3%, que torna a área suspeita esbranquiçada (acetobranca). Entretanto, tal acetoreação não é patognomônica de infecção por HPV. Inúmeras razões podem conferir reação branca ao ácido acético sem significar doença por HPV.

Diagnóstico Laboratorial

Citologia e histologia podem apontar o efeito citopático mais característico: coilocitose.
Para a caracterização da presença viral dentro das células podem-se usar microscopia eletrônica, imuno-histoquímica e técnicas de biologia molecular – captura híbrida ou PCR.
Resultados de colpocitologias relatando sugestivo de HPV devem ser encarados com prudência e exigem análises conjuntas com dados clínicos e colposcópicos.
Biomarcadores que detectam e quantificam os transcritos dos oncogenes virais E6 e E7 estão sendo considerados para a avaliação da atividade oncogênica viral associada à progressão da infecção/neoplasia em colo do útero.

Avaliação dos Métodos Laboratoriais

O uso rotineiro do teste de HPV por biologia molecular é controverso. Em casos de ASCUS, alteração de células escamosas de significado indeterminado ou alterações de células escamosas que não se pode excluir alto grau pode indicar necessidade de mais cuidado, se tipos de alto risco estiverem presentes. Mas, quem dita a conduta clínica é o grau de alteração celular, e não a presença/ausência de HPV. Entretanto, existem trabalhos que indicam a pesquisa de DNA de HPV de alto risco para rastreio de populações suscetíveis a câncer de colo uterino.
Ainda não está padronizada a aferição de carga viral para definir evolução ou regressão da doença, e a indicação desse exame em períodos regulares de mês em mês ou de 3 em 3 meses não tem sustentação científico-clínica.

Exame	Especificidade %	Sensibilidade %
Sondas de DNA	88-89	96-99

Tratamento e Controle de Cura

- Aplicação pelo próprio paciente:
  - Imiquimod (creme a 5%): Uso tópico. Não é indicada para uso interno (vaginal). A aplicação deve ser em cada lesão, 3× por semana, por um período de 4 a 8 semanas. Efeito colateral como irritação/queimadura no local não é raro. Pode ser usado isolado ou após método de destruição física tipo exerese cirúrgica ou eletrocoagulação.
  - Podofilotoxina a 0,5%: Uso tópico. Usada em ciclos de 2× ao dia, por 3 dias, dando-se um intervalo sem aplicação por 4 dias. Não deve ser usada por mais de quatro ciclos. Irritações locais são frequentes. Deve-se orientar o paciente para cessar o uso quando isso acontecer. Não usar em gestantes.
- Aplicação pelo médico:
  - Podofilina a 25% (em tintura de benjoim): Uso tópico. Teratogênica, não sendo indicada para mucosas. Deve-se lavar a região 4 horas após a aplicação. Cuidado com os excessos – repetir aplicação a cada semana.
  - Ácido tricloroacético (30 a 90%): Uso tópico. Aplicação semanalmente seriada até a involução das lesões.
  - Remoção cirúrgica: Pode ser o método mais simples e eficaz. Várias são as maneiras de proceder à excisão das lesões, desde que com tesoura delicada e posterior cauterização suave das bases a uso de *laser* ou bisturi elétrico (eletrocoagulação).
  - Crioterapia com nitrogênio líquido: Aplicação semanal seriada nas lesões até a regressão.
  - Interferon (uso sistêmico ou intralesional): Apresenta efeitos colaterais tipo mal-estar geral gripal. Isolado não é melhor que os tratamentos anteriores.

Para alguns, a combinação de tratamentos pode diminuir as recidivas. Todavia, podem aumentar as complicações.
Após seis meses sem apresentar manifestação clínica da doença o paciente deve receber alta.
Podofilotoxina e podofilina não devem ser aplicados em gestantes. Podofilina e ácido tricloroacético não devem ser aplicados pelos próprios pacientes em casa.

- *Vacina contra HPV:* Um estudo de fase II, multicêntrico, randomizado, duplo-cego e controlado com placebo foi realizado com o objetivo de avaliar a eficácia de uma vacina quadrivalente (HPV 6, 11, 16 e 18). Tais tipos estão relacionados com 70% dos casos de câncer de colo uterino e com 90% das verrugas genitais.

No estudo conduzido no Brasil, Estados Unidos e Europa, 277 mulheres com média de idade de 20,2 anos (entre 16-23 anos) receberam a vacina quadrivalente contra HPV, e 275 mulheres de mesmo grupo etário receberam placebo no primeiro dia, dois meses e seis meses depois (0, 60,180 dias).

Durante três anos as participantes foram acompanhadas com exames clínicos colposcópicos, citológicos e com pesquisas de DNA-HPV de espécimes cervicovaginais.

O objetivo principal do estudo foi avaliar a eficácia combinada da vacina na redução da incidência de infecção persistente por HPV 6, 11, 16 e 18 e doenças relacionadas, incluindo lesões NIC, câncer de colo uterino e/ou lesões genitais de condiloma acuminado.

Após 30 meses de acompanhamento, a redução na incidência combinada da infecção ou doença por HPV 6, 11, 16 e 18 foi de 90% (intervalo de confiança de 95%, 71-97, $p < 0,0001$) nas pacientes que receberam a vacina quadrivalente em comparação com aquelas que receberam pela mesma via IM de aplicação de doses de placebo.

De acordo com esse estudo, a vacina específica contra os HPVs tipos 6, 11, 16 e 18 reduziu substancialmente a infecção e a doença clínica causada pelos tipos mais frequentes de HPV. Os materiais imunogênicos usados foram partículas semelhantes a vírus (*virus like particles* – VLP) específicas de HPV tipos 6, 11, 16 e 18.

Essas partículas representam apenas os capsômeros virais, sem quaisquer conteúdos genéticos. Isso faz com que as imunogenicidades sejam mantidas sem a menor possibilidade de causar infecções. Tal metodologia é ampla e seguramente usada em outras vacinas, como na vacina para hepatite B.

Estudo similar usando apenas dois tipos de HPVs (16 e 18) referem resultados semelhantes no que diz respeito à profilaxia das NICs e do câncer de colo uterino.

Atualmente dispomos de duas vacinas seguras e eficazes para infecções e doenças causadas pelos tipos de HPV contidos nos produtos. A primeira vacina foi aprovada em 2006 e conta com quatro VLPs (6, 11, 16 e 18). Assim, confere proteção aos condilomas acuminados (verrugas anogenitais) e ao mesmo tempo para as neoplasias intraepiteliais e câncer de vulva, de vagina, de colo uterino e de ânus. Sua posologia é de 3 doses IM: 0 dia, 60 dias e 180 dias. No Brasil (maio de 2011) está liberada para uso em meninas e mulheres de 9 a 26 anos de idade. A segunda vacina, no Brasil, está aprovada desde 2008 para uso em meninas e mulheres de 10 a 25 anos de idade e comprovou eficácia apenas para as neoplasias intraepitaliais e câncer do colo uterino. Esta vacina contém duas VLPs (16 e 18). Também deve ser aplicada em 3 doses IM: 0, 30 e 180 dias.

Em setembro de 2009 a agência americana que regula drogas e alimentos (FDA) aprovou o uso da vacina quadrivalente contra HPV 6, 11, 16 e 18 em homens de 9 a 26 anos de idade.

Na Europa, o comitê similar, EMEA, também aprovou algo bem importante: a extensão do uso da mesma vacina para mulheres de até 45 anos de idade. Anteriormente, a Organização Mundial de Saúde já dera a sua chancela a este produto.

A vacina bivalente com HPV 16 e 18 também já foi aprovada pelo FDA americano.

Atualmente, sabe-se que o efeito protetor dessas vacinas profiláticas já ultrapassa sete anos.

Em recente congresso, Eurogin 2010, Monte-Carlo, Mônaco (Joura EA *et al*. Impact of Gardasil® in women who have undergone definite therapy, SS 4-3) os autores demonstraram que há benefícios no uso de vacina quadrivalente contra HPV em mulheres que tiveram doenças em colo ou em vulva e que foram devidamente tratadas. Uma vez que relataram taxas significativamente menores de novas doenças causadas por HPV na área genital.

Mais recentemente ainda, estudo internacional mostrou bons resultados com a vacina quadrivalente na prevenção de lesões penianas e anais em pesquisa envolvendo apenas homens.

Tudo isso comprova que estas vacinas trazem grandes benefícios para a espécie humana, com baixos efeitos colaterais. Um inconveniente ainda é seu alto preço comparado com o poder aquisitivo da maioria da população brasileira. Agrava a situação a demora dos gestores brasileiros em saúde pública decidirem incorporar a vacinação contra HPV para os adolescentes, principalmente. Piora ainda mais o problema HPV a prática inconstante, pela população brasileira (de alta e de baixa escolaridade e renda), dos conceitos de prevenção primária em educação sexual e reprodutiva.

Vacinas contra HPV estão disponíveis em todo o mundo. Alguns países já conseguiram vacinar grande parcela de seus adolescentes. Todavia, outros avanços fazem-se necessários.

Em 23 de maio de 2011 a Anvisa ampliou o uso da vacina quadrivalente contra HPV 6, 11, 16 e 18 para meninos e homens de 9 a 26 anos.

Complicações

Está muito relacionado com as lesões intraepiteliais do colo uterino. Em menor frequência, também com as de vagina, vulva, pênis e ânus.

A maioria dos cânceres tem etiologia multifatorial. O HPV parece ser insuficiente para produzir sozinho a transformação maligna. Vários fatores podem estar envolvidos, principalmente coinfecção com clamídia e herpesvírus. Fumantes também apresentam risco aumentado para evolução maligna da infecção pelo HPV.

Grandes massas condilomatosas podem exigir largas cirurgias. Assim, deformidades podem ocorrer.

Condiloma gigante é uma entidade conhecida como tumor de Buschke-Löwenstein e significa manifestação por HPV 6/11 fortemente agressiva local no que diz respeito ao comprometimento da região genital. Histopatologicamente, não é maligno.

Diagnóstico Diferencial

Condiloma latum (condiloma plano/sifílides papulosas – sífilis secundária), molusco contagioso, tumores benignos, malignos e neoplasias de origem não viral.

Observações

- Em 1 a 5% dos casos de NIC não se encontra HPV.
- Tratamento de infecções secundárias locais e sistêmicas favorecem a remissão das lesões. O mesmo acontece no pós-parto.
- Quando existem inúmeras terapias é sinal de que nenhuma delas é suficiente para um controle ideal. Todas, para o HPV, sem exceção, possuem altos índices de recidiva (> 50%).
- Com os conhecimentos atuais, não é verdade dizer que uma vez com HPV sempre com HPV.
- As NICs, principalmente as de baixo grau ou grau 1, em sua maioria tendem a involuir.
- Só pensar em parto cesáreo quando as lesões obstruírem o canal de parto, impossibilitarem qualquer tipo de episiotomia, lesões cervicais de alto grau ou vegetantes com alto risco de lacerações e hemorragia.
- Reexaminar o paciente 3 meses após o desaparecimento das lesões é uma boa conduta.
- Por acreditar na transmissão sexual e na associação de DST, somos favoráveis à consulta dos parceiros. Isto é diferente de apenas fazer "peniscopia".
- As agressões emocionais por verbalização de conceitos inverídicos ou ultrapassados podem ser maiores do que as lesões clínicas. Neste tema específico indicamos a leitura do livro **HPV, Que Bicho É Esse?** (*http://virushpv.wordpress.com*)
- Em 2010 foi apresentado e publicado estudo internacional, com amostras histológicas provenientes de vários países, mostrando a participação isolada de HPV 6 (principalmente) e de HPV 11 em casos de câncer de pênis, embora o tipo mais prevalente nesse tipo de câncer seja o HPV 16. Até agora o HPV tem sido detectado em cerca de 60% dos casos de câncer peniano. Também já foi encontrado, como único tipo presente, HPV 6 em peças histológicas de câncer de colo uterino.
- É vedado ao médico exagerar a gravidade do diagnóstico ou prognóstico, complicar a terapêutica, exceder-se no número de visitas, consultas ou quaisquer outros procedimentos médicos (Código de Ética Médica, Art. 60).

Capítulo 8
Condiloma Acuminado – Infecção por Papilomavírus Humano

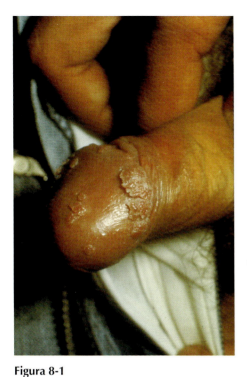

Figura 8-1
Quadro clínico típico de condiloma acuminado: verruga genital.

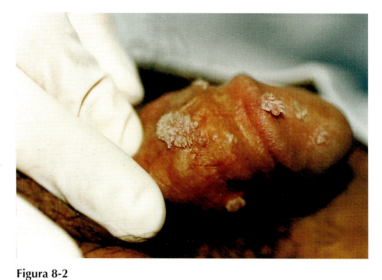

Figura 8-2
Embora as lesões possam ocorrer uma colada à outra, a multicentricidade é marcante. Notar o distanciamento.

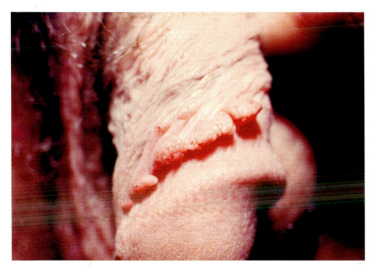

Figura 8-3
É muito difícil garantir que, quanto mais ceratinizado, menor é o poder de contaminação. Porém, em nossa prática, encontramos inúmeros pacientes com formas clínicas ceratinizadas, ressecadas, que possuem parceiros sexuais, às vezes mais de um examinado, sem lesões de HPV.

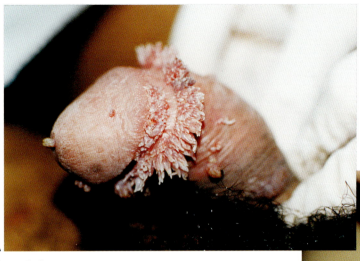

Figura 8-4

(**A**) Apesar de ocorrerem lesões isoladas, satélites (inclusive em meato uretral), este caso se apresenta como uma verdadeira cordilheira, um colar que circunda praticamente toda a glande. (**B**) Sempre que possível preferimos tratar as verrugas genitais procedendo com exerese das mesmas. Contudo, em situações como este caso, uma possível sequela cicatricial pode ser desastrosa. Assim, tentar diminuir o número e o tamanho das lesões, no caso, com ácido tricloroacético a 70, 80 ou 90%, pode ser uma boa tática.

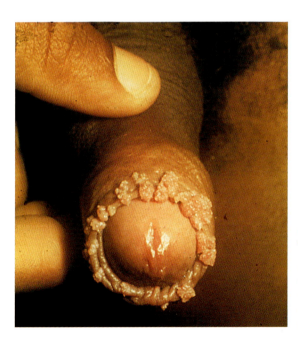

Figura 8-5

A patogenia do HPV causa, no tecido infectado, uma hiperplasia, traduzindo-se numa excrescência como a observada, mais uma vez, com este quadro parecido com o anterior, porém menor.

Capítulo 8
Condiloma Acuminado – Infecção por Papilomavírus Humano

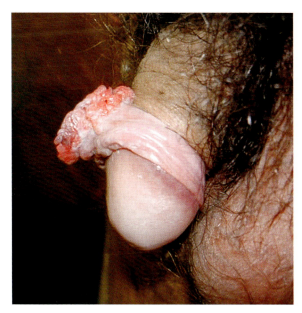

Figura 8-6

Paciente com condiloma acuminado em prepúcio peniano. Popularmente esta doença é conhecida como "crista de galo".

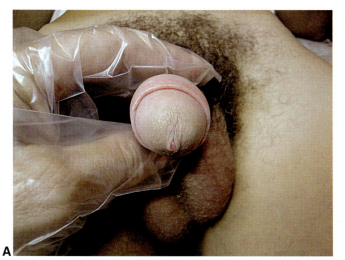

A

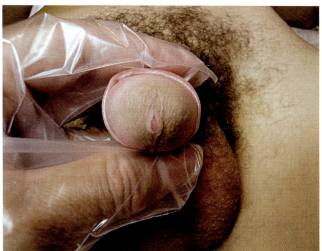

B

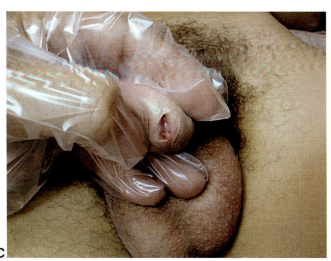

C

Figura 8-7

(**A** a **C**) Condiloma em meato uretral. Vale destacar que a lesão é mais bem visibilizada quando se afastam as paredes do meato uretral.
Ver vídeo em DVD anexo.

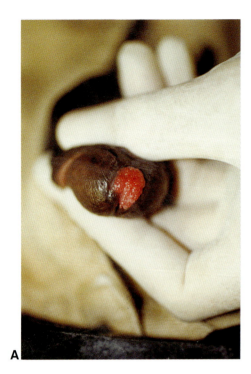
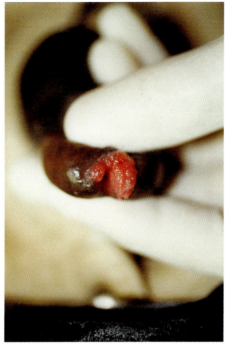

Figura 8-8

(**A**) A princípio parece que as lesões condilomatosas estão apenas ao redor do meato uretral. (**B**) Observando mais atentamente, pode-se notar que as bases dos condilomas estendem-se na mucosa uretral.

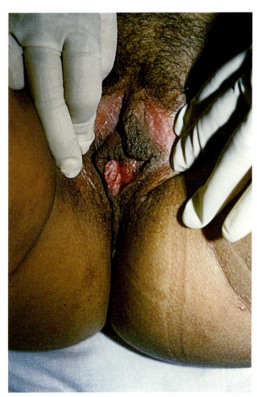

Figura 8-9

Gestante, com 15 anos de idade, apresentando lesões de condiloma acuminado em introito vaginal. Atenção clássica: não usar podofilina, pois esta droga é altamente tóxica, provocando sérios problemas para a gestação em concepto, anexos e gestante.

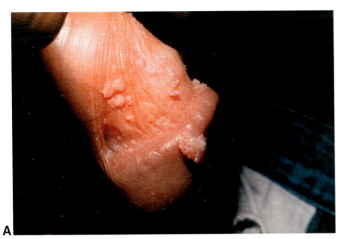
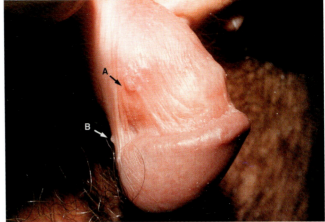
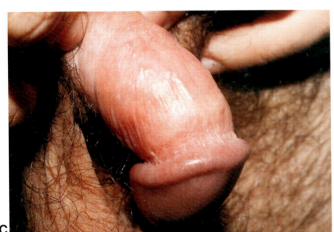

Figura 8-10

(**A**) Este caso de condiloma acuminado faz parte de um estudo randomizado, duplo-cego, multicêntrico, envolvendo quatro grupos: 1. exerese cirúrgica com eletrocoagulação das bases; 2. interferon-α 2b 2.500.000 UI em subcutâneo da pele do abdome, em dias alternados, num total de oito aplicações; 3. combinação dos procedimentos 1 e 2; 4. placebo (líquido do diluente do interferon-α 2b). (**B**) Ao final do tratamento. (**C**) Duas semanas após o tratamento apenas com interferon.

O resultado final da pesquisa, que envolveu 100 pacientes (25 em cada grupo), foi: exerese cirúrgica: cura em 56%; interferon: cura em 48%; exerese + interferon: 72%; e placebo: 4%.

O critério de cura utilizado no estudo foi ausência de lesões de condiloma depois de genitoscopia, por um período mínimo de seis meses após o tratamento.

Detalhes no artigo publicado no JBDST:
http://www.dst.uff.br//revista16-2-2004/4.pdf

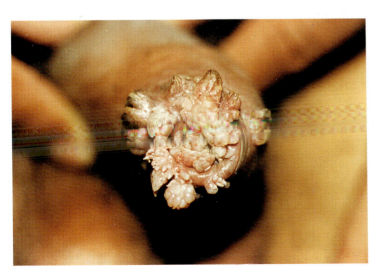

Figura 8-11

Após inúmeras tentativas frustradas de tratamento com cáusticos em postos de saúde, este paciente foi encaminhado ao nosso serviço para tratamento final.

Examinamos, reexaminamos e, por sentirmos necessidade de avaliação de um urologista, encaminhamos para outro serviço, pois havia falta de condições cirúrgicas em nosso setor (sala de cirurgia e anestesista).

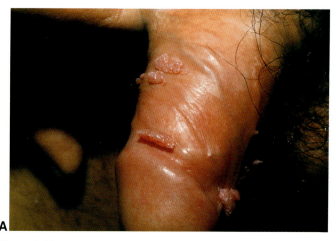
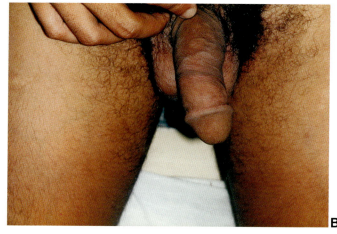

Figura 8-12

(**A**) Mais um caso do protocolo interferon-α 2b que obteve sucesso. (**B**) Quando funciona, e em nossa experiência apenas em 48%, a grande vantagem do uso de interferon é a ausência de cicatrizes residuais. Desvantagens: preço alto, efeitos colaterais (febre, cefaleia, mal-estar geral como gripe) e taxa de cura baixa. Em casos selecionados, pode ser uma opção razoável.

Figura 8-13

(**A**) Homem jovem, parceiro único de mulher com condiloma acuminado vulvovaginal, que estava em tratamento com outro profissional, foi para nós encaminhado.

Durante a coleta de história clínica, ficamos sabendo que ele também era monogâmico. Seu último contato sexual, com outra mulher, ocorrera há mais de oito anos. Fomos informados, ainda, que já havia feito duas peniscopias nos últimos dois meses, com resultados normais.

Na foto (**A**), não é possível notar qualquer suspeita de HPV. (**B**) Contudo, quando se abre bem o meato uretral, é possível observar facilmente vários condilomas viróticos.

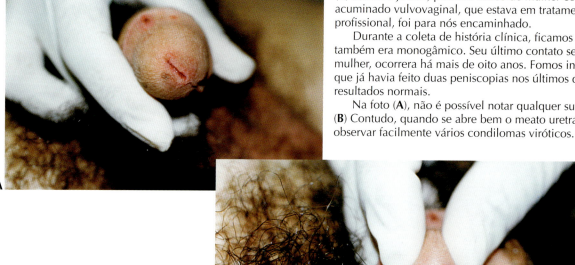
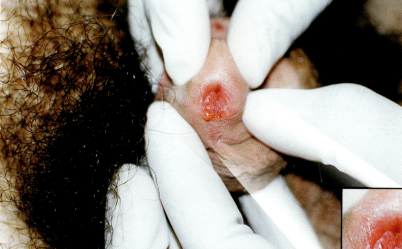

Condiloma Acuminado – Infecção por Papilomavírus Humano

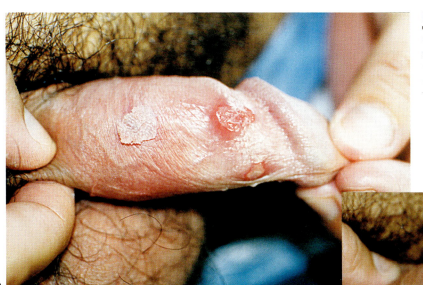

Figura 8-14

(**A**) Paciente apresentando condiloma acuminado, simultaneamente com quadro de úlcera genital recidivante (herpes genital). (**B**) Aqui está sendo mostrada a aplicação cuidadosa de ácido tricloroacético na lesão condilomatosa, e as lesões herpéticas com halos eritematosos.

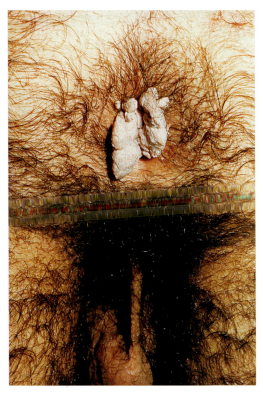

Figura 8-15

Paciente encaminhado para peniscopia, pois sua parceira apresentava HPV em colo uterino. Nenhuma lesão de HPV foi encontrada no pênis ou bolsa escrotal, todavia, lesões condilomatosas foram achadas na borda anal.
　　O paciente negou relação homossexual. Afirmou sexo oral mútuo com a parceira, inclusive na área afetada.

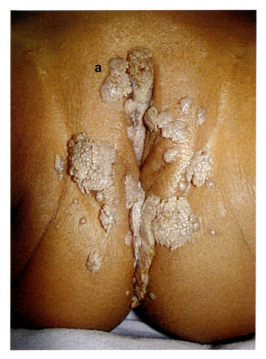
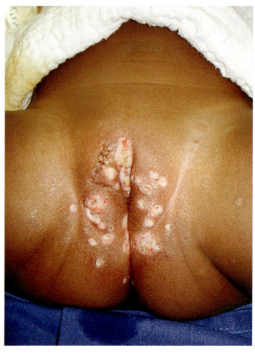

Figura 8-16

Criança com extensa condilomatose. A opção terapêutica foi exerese das lesões em ambiente cirúrgico e sob narcose. Julgamos que o tratamento em regime ambulatorial é muito penoso e estressante para todos: criança, família e equipe médica. Notar que em "a" optamos por remoção com bisturi a frio, pois a base era larga e procedemos sutura com categute. Não foi possível estabelecer nexo com abuso sexual, mas notificamos o Conselho Tutelar.

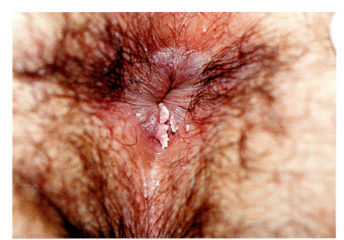

Figura 8-17

Paciente feminina apresentando condilomas, também, apenas em região anal. Esta, porém, mantinha eventualmente sexo anal e as lesões existiam em mucosa interna anal após esfíncter.

É importante frisar que, ao examinar paciente com suspeita, ou apresentando condiloma, o exame físico, obrigatoriamente, deve incluir órgãos genitais, boca e ânus.

Capítulo 8
Condiloma Acuminado – Infecção por Papilomavírus Humano

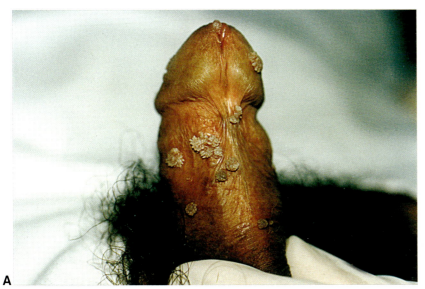

Figura 8-18

(**A**) Paciente adolescente apresentando múltiplas lesões de condiloma acuminado, reclamando, ainda, de ardência e secreção uretral. (**B**) Lesão vegetante por HPV em glande justauretral, mas sem atingir a mucosa da uretra propriamente dita.
Notar, nesta fotografia, que a secreção uretral não está evidente. Isso porque, instantes antes de entrar para consulta, o paciente urinou.
(**C**) Orientamos o paciente para aguardar na sala de espera, sem urinar, para que pudéssemos coletar apropriadamente o material uretral para exames. A bacterioscopia direta revelou diplococos gram-negativos intracelulares em PMN. A cultura em meio de Thayer-Martin, e demais testes bioquímicos, identificou *Neisseria gonorrhoeae*.
(**D** e **E**) Após exerese cirúrgica das lesões, com tesoura curva e delicada, fez-se eletrocauterização das bases para completa hemostasia. Ato em ambiente ambulatorial e sob anestesia local.

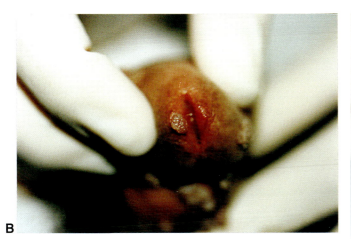
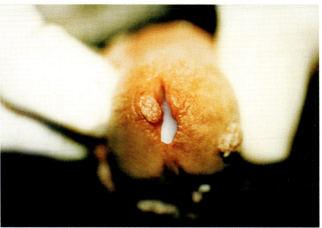
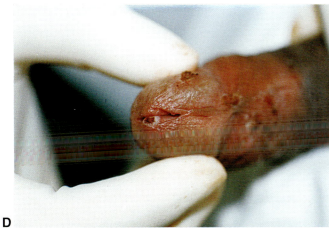
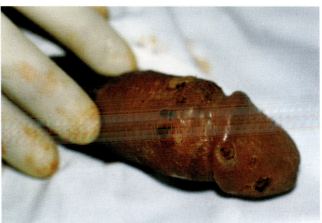

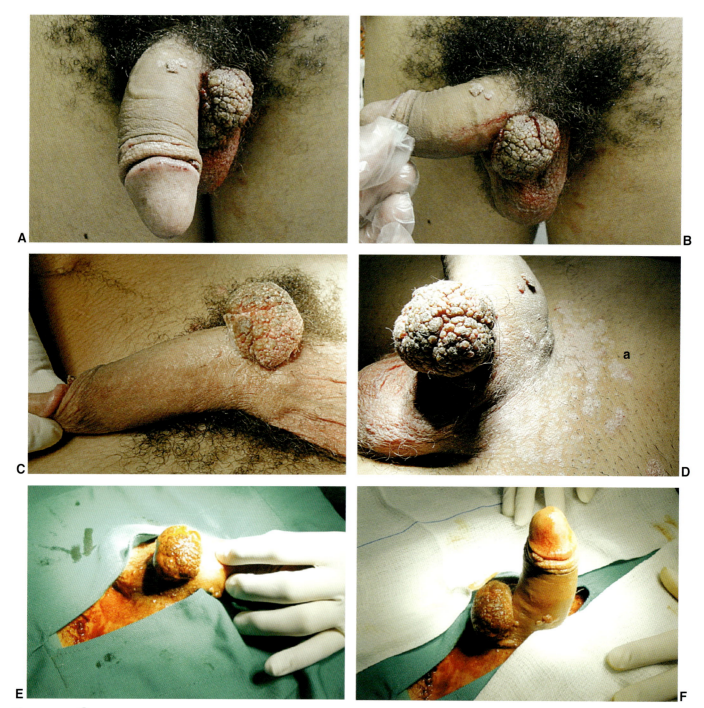

Figura 8-19

Paciente adolescente atendido no Setor de DST da UFF, Niterói-RJ, com condilomatose extensa em pênis. Notar massa condilomatosa em haste de pênis, próximo à raiz, com diâmetro aproximado de 6 cm. Apresenta, ainda, lesões de condiloma acuminado menores espalhadas pelo genital (**A** a **D**). É possível observar, também, em área pubiana, dermatomicose *(a)*.

Dado que merece destaque neste caso diz respeito ao tempo excessivamente demorado para resolução do problema. O paciente e a mãe informaram que por mais de sete meses procuram atenção na rede básica de saúde, mas não teve a questão resolvida *(sic)*. Informaram que a lesão começou pequena e logo procurou auxílio médico. Foram várias aplicações de soluções, mas o tempo entre as sessões eram de muitos dias, às vezes semanas. Assim, a massa condilomatosa só fez aumentar. Os dados lamentáveis são: as sorologias para sífilis e HIV só foram solicitadas após sete meses de acompanhamento do caso. Embora a mãe tenha informado que o adolescente tinha recebido vacinação contra hepatite, solicitamos exames sorológicos e o marcador anti-HBs foi não reator. Então, prescrevemos esquema vacinal contra hepatite B. As sorologias para sífilis e HIV foram, também, não reatoras.

Em 48 horas, no Hospital Orêncio de Freitas, em Niterói, com equipe cirúrgica liderada por urologista e com anestesista, foi realizada exerese das lesões em ambiente de centro cirúrgico com narcose e complementação com anestesia local (**E** a **L**).

Ver vídeos em DVD anexo.

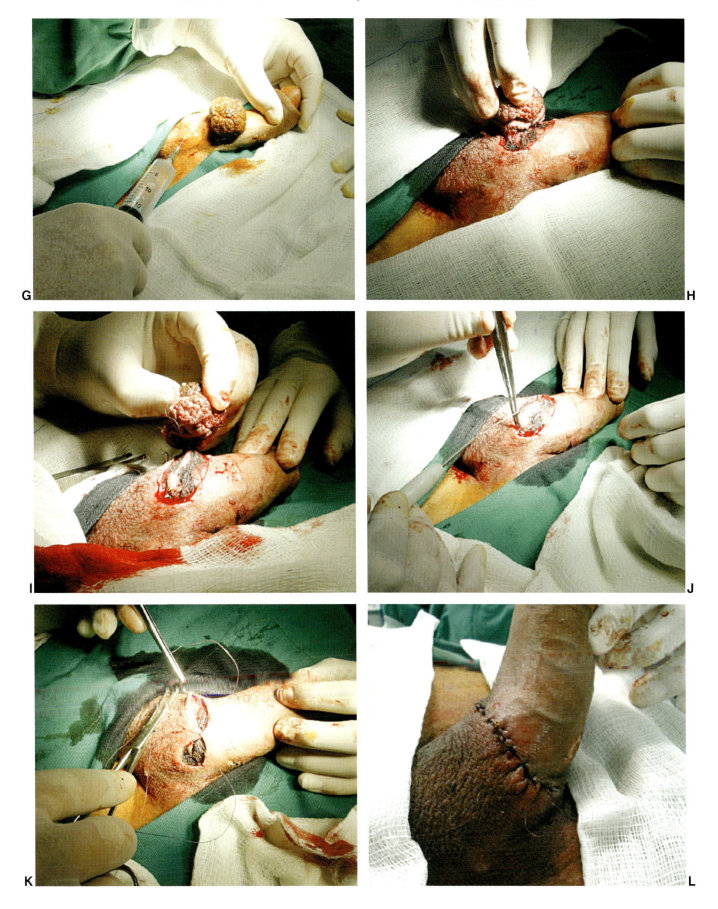

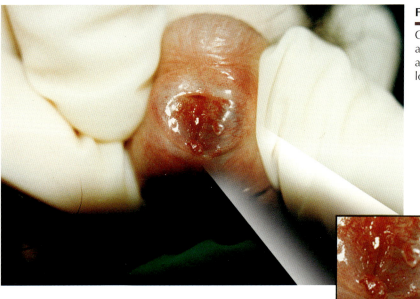

Figura 8-20

Caso similar ao mostrado na Figura 8-13, porém aqui é visível que as lesões de condiloma acuminado, além de na mucosa uretral, localizam-se também mais externamente.

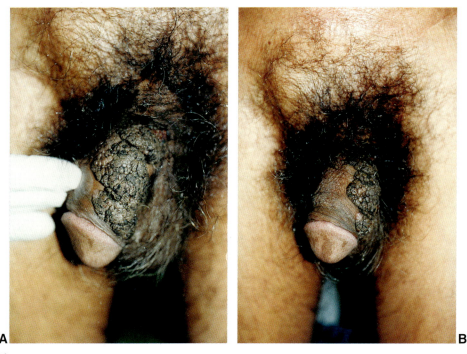

Figura 8-21

(**A** e **B**) Paciente de meia-idade apresentando lesões verrucosas no pênis há mais de oito anos. São lesões extremamente ceratinizadas, características de verruga vulgar. Tentar tratar tais lesões com solução de podofilina ou TCA quase sempre acaba em insucesso. A criocauterização (CO_2, nitrogênio líquido) pode ajudar bastante. A remoção cirúrgica pode acabar rapidamente com as verrugas, mas as sequelas cicatriciais não podem ser esquecidas.

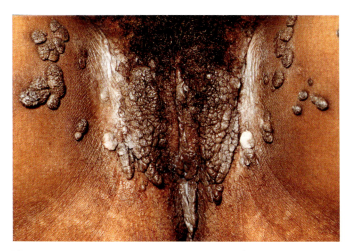

Figura 8-22

Como no caso anterior, verrugas muito ceratinizadas. Em nossa prática, essas lesões têm baixo poder de transmissibilidade. São muito secas. Sobre este caso, em particular, podemos afirmar que examinamos cinco parceiros sexuais desta jovem e nenhum apresentava lesões suspeitas ou típicas de HPV.

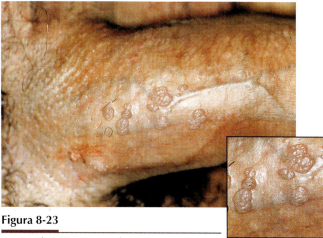

Figura 8-23

Lesões de HPV que, embora verrucosas, são mais aplanadas: alto-relevo rugoso.

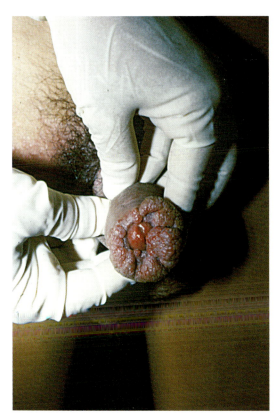

Figura 8-24

Em muitos casos as lesões de condiloma são resistentes a várias formas terapêuticas, tornando-se recidivantes. Isso pode levar a tal aflição que o próprio paciente dá ouvidos a fórmulas ditadas por amigos.

Neste caso o paciente "arrancava" as lesões com alicate de unha.

Notar a dermatomicose associada.

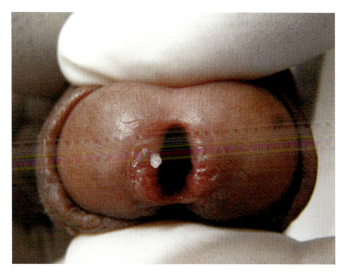

Figura 8-25

Condiloma acuminado em meato uretral. Em muitos desses casos o paciente demora a perceber a lesão ou valorizar a mesma. Não raramente o problema é percebido durante consulta médica e peniscopia porque a parceira sexual apresenta alterações genitais por HPV.

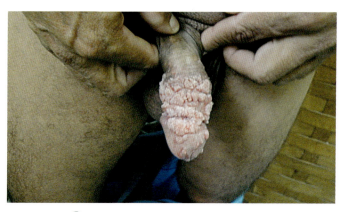
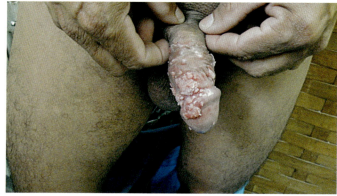

Figura 8-26

Paciente com aids usando TARV de forma irregular atendido no Setor de DST da UFF com extensa condilomatose por HPV resistente aos inúmeros tratamentos.
❂ Ver vídeo em DVD anexo.

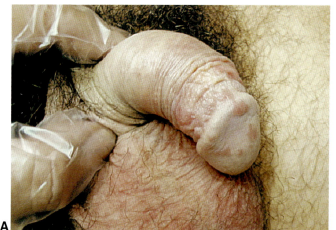
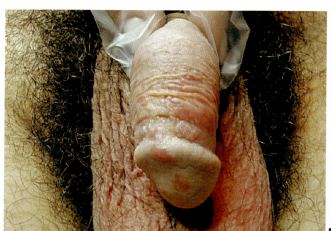

A

B

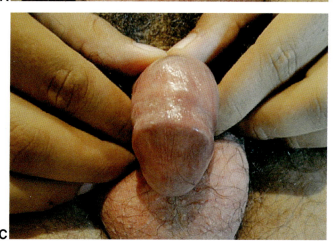

C

Figura 8-27

(**A**) Paciente com 24 anos de idade encaminhado para tratamento de lesões em placas avermelhadas em pênis que fazia tratamento com antifúngicos. (**B**) Apresentava, ainda, lesões em alto-relevo rugoso.

Foi efetuada biópsia em dois pontos distintos (lesão avermelhada e lesão de alto-relevo rugoso). Em ambas o resultado foi positivo para efeito citopático celular compatível com infecção por HPV com conclusão de condiloma aplanado. Foi medicado com imiquimod 3× semana. (**C**) Em poucas semanas ficou sem lesões.
❂ Ver vídeos em DVD anexo.

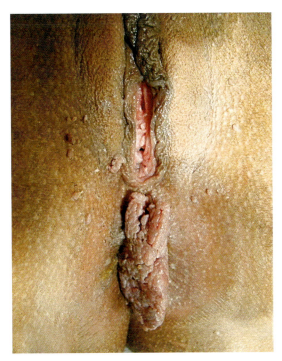
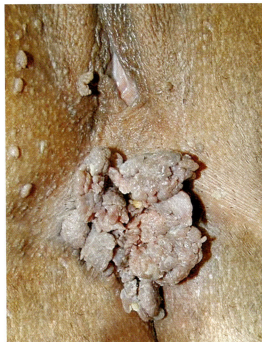

Figura 8-28

Extensa condilomatose perianal em gestante com 15 anos de idade. Nestes casos cabe lembrar que o uso tópico de podofilina é formalmente contraindicado.

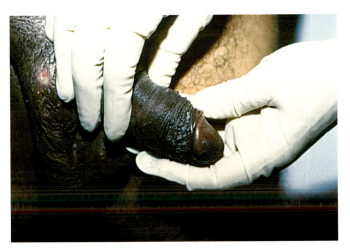

Figura 8-29

No caso apresentado, a angústia devia ser tanta que o paciente derramou, no pênis, com a finalidade de "queimar" as lesões, água de bateria de carro.

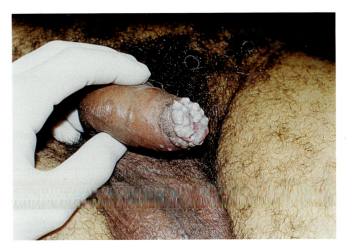

Figura 8-30

Muitas das vezes as lesões tornam-se maceradas em decorrência da umidade da área. Isso foi o que aconteceu com essas lesões de condiloma acuminado no prepúcio.

Deve-se sempre buscar diagnóstico diferencial ou coinfecção com condiloma plano sifilítico.

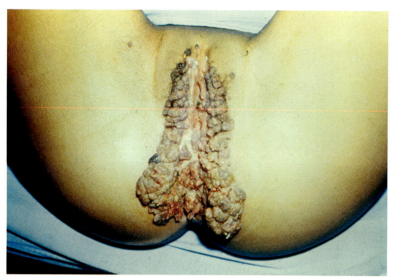

Figura 8-31

Em casos de condilomatose tão volumosa como essa, o primeiro passo é tratar infecções secundárias para buscar melhorar a imunologia local. Muitas das vezes, apenas tratando a gonorreia e a tricomoníase associadas, consegue-se diminuição do número e volume das lesões.

Por outro lado, queimar essas lesões, na concomitância de outras infecções, não é a melhor conduta, pois tecido morto facilita a disseminação da infecção.

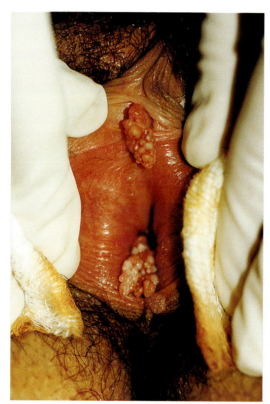

Figura 8-32

No processo terapêutico, muita atenção deve ser dada para as sequelas das áreas adjacentes; principalmente clitóris e uretra.

Capítulo 8
Condiloma Acuminado – Infecção por Papilomavírus Humano

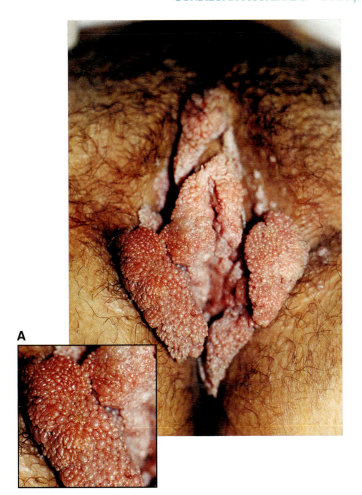
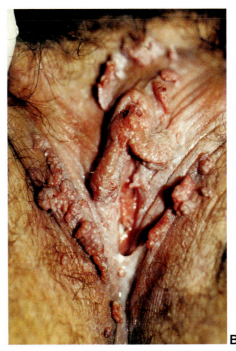

Figura 8-33

(**A**) Condilomatose e gravidez. Essa paciente só mostrou sinais de boa involução depois do parto. (**B**) Após o término da gravidez, como num passe de mágica, as lesões começam, em muitas das vezes, a regredir espontaneamente.

Tratar condiloma acuminado na gravidez, normalmente, é um grande desafio.

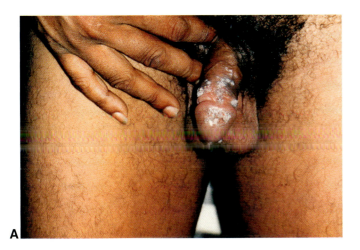
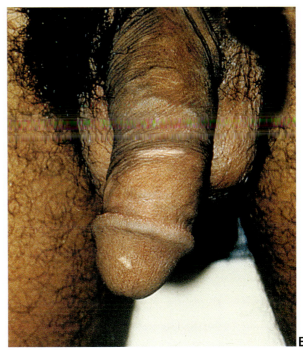

Figura 8-34

(**A**) Este é um dos pacientes que se beneficiaram com o uso de interferon-α 2b para o condiloma acuminado. (**B**) Remissão total após tratamento. Embora em alguns casos (48%) resolva bem, julgamos que a relação custo/benefício nem sempre seja vantajosa.

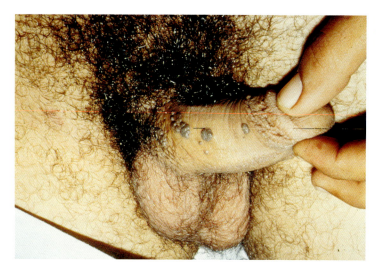

Figura 8-35

Lesões vegetantes de infecção por HPV.

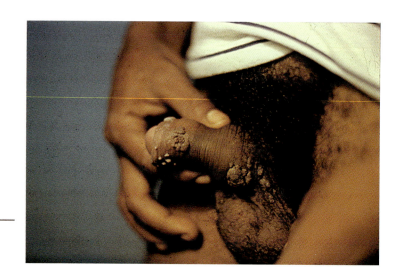

Figura 8-36

Embora parecido, é outro caso de lesões vegetantes, verrucosas e ceratinizadas de HPV. Notar a boa separação entre as lesões.

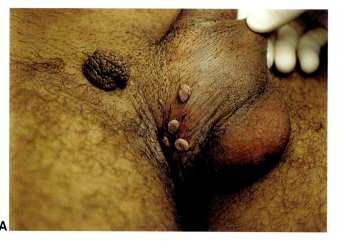

A

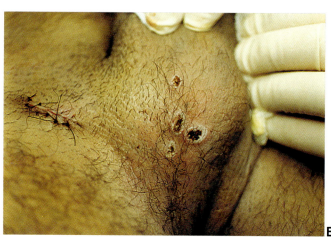

B

Figura 8-37

(A e B) Paciente apresentava essas verrugas há mais de sete anos. Assim, como nos dois casos anteriores, várias aplicações de soluções foram usadas, todas sem qualquer sucesso.

Segundo o paciente, ele foi, mais de 50 vezes, a cerca de 10 lugares diferentes para tentar tratamento.

Especificamente aqui não gastamos mais de 20 minutos para remover cirurgicamente todas as lesões visíveis.

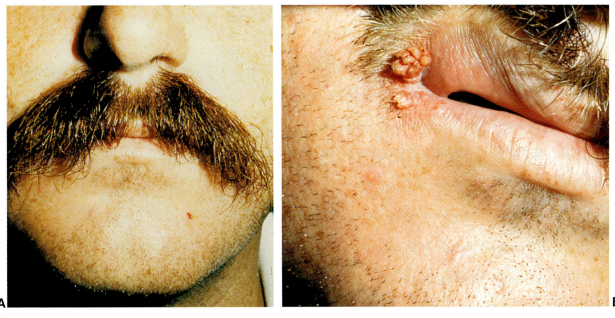

Figura 8-38

(**A**) Paciente foi encaminhado para nós com a finalidade de proceder peniscopia, pois a sua única parceira apresentava condilomas em genital *(sic)*.

A genitoscopia foi negativa. Todavia, ao comentar que boa conduta seria também examinar a boca, o paciente relatou que deixou o bigode crescer com vergonha da verruga que tinha no "canto da boca". (**B**) Durante a consulta, o paciente informou que, em média (nada de matemática), a cada dez vezes que tinha relação sexual com a parceira, em dez usava o pênis e em uma fazia sexo oral.

Perguntado sobre o tempo, achou difícil quantificar com precisão mas, com certeza, o tempo gasto com o sexo oral era bem menor do que com o pênis.

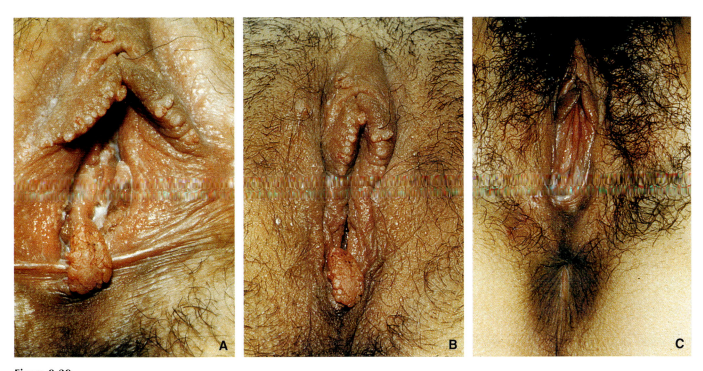

Figura 8-39

(**A**) Vulva com condiloma acuminado mais vulvovaginite por cândida. Este é o caso da parceira do paciente anterior. (**B**) Quadro involuindo. (**C**) Caso totalmente curado de lesões vegetantes condilomatosas por HPV. Foi usada podofilina a 25% em tintura de benjoim.

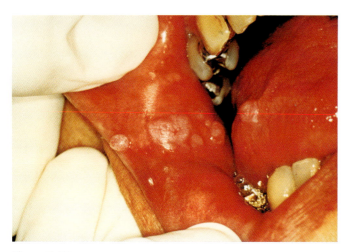

Figura 8-40

Condiloma acuminado. Lesões exofíticas e arredondadas, com superfície irregular, dispostas linearmente na mucosa jugal e outra lesão idêntica na borda lateral da língua em paciente praticante de felação, cujo parceiro apresentava lesões idênticas no pênis.

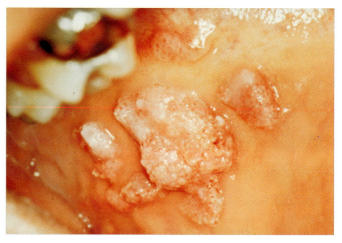

Figura 8-41

Condiloma acuminado. Múltiplos crescimentos de aspecto verrucoso, localizados na mucosa jugal de um paciente com aids.

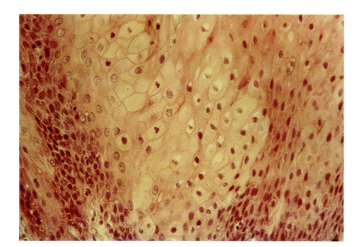

Figura 8-42

Condiloma acuminado. Aspecto histológico de lesão retirada da língua, observada em microscopia óptica, mostrando células epiteliais com intenso edema intracelular, presentes no extrato germinativo, caracterizando coilócitos frequentemente presentes em crescimentos epiteliais induzidos pelo HPV.

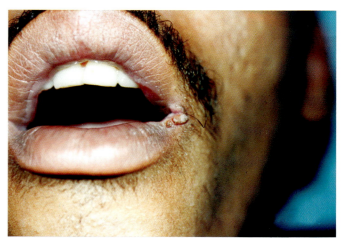

Figura 8-43

Paciente HIV positivo apresentando infecção por HPV apenas em comissura labial.

Negou ter apresentado, durante toda vida, alguma verruga em qualquer área do corpo.

A genitoscopia foi negativa para HPV e apresentava apenas discreta balanite fúngica.

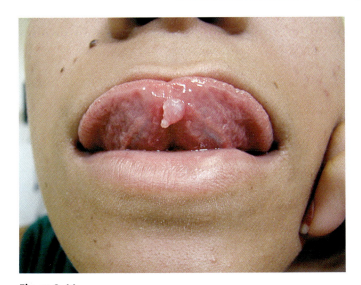

Figura 8-44
Condiloma acuminado em língua.

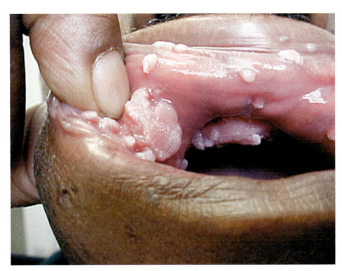

Figura 8-45
Paciente HIV infectado com extensa condilomatose (HPV) em cavidade bucal.

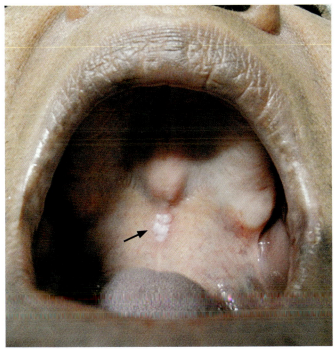

Figura 8-46
Paciente atendida no Setor de DST da UFF com lesão leucoplásica em palato duro com evolução de mais de um ano. Foi encaminhada para colega da patologia bucal da Faculdade de Odontologia da UFF, onde foi feita a ressecção da lesão e o diagnóstico histopatológico foi condiloma acuminado.
❋ Ver vídeo em DVD anexo.

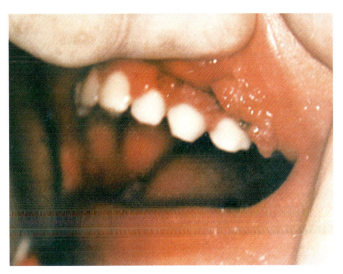

Figura 8-47
Menor, sexo masculino, de 6 anos de idade, atendido com grande lesão vegetante na boca, única, sugestiva de infecção por HPV. A irmã e o cunhado eram pacientes do Setor de DST da UFF e foi levantada suspeita de abuso sexual. Foi feito exame físico completo em busca de outros sinais de violência e investigação através de entrevista de revelação com psicólogo e assistente social, sem nenhuma evidência de abuso. A descoberta da fonte de contato se deu em uma consulta quando o menor pegou um aplicador ginecológico e começou a esfregá-lo na região da gengiva afetada. Na mesma hora sua mãe exclamou que ele "tinha mania de fazer o mesmo com os tubos da irmã".

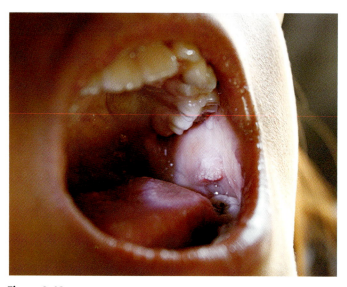 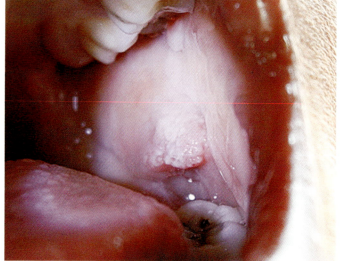

Figura 8-48

Menor indígena de 8 anos com múltiplas lesões de HPV na cavidade oral. Algumas pequenas, em lábios, e outras maiores (ver foto) na mucosa bucal. Trata-se de um caso de hiperplasia epitelial focal, também conhecido como Doença de Heck. Esta é uma enfermidade benigna e mais comumente encontrada em populações indígenas, sendo comum entre os indígenas de Roraima. Está correlacionado com os Papilomavírus humanos tipos 13 e 32.

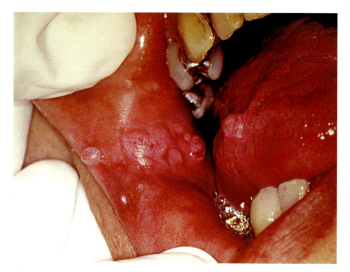 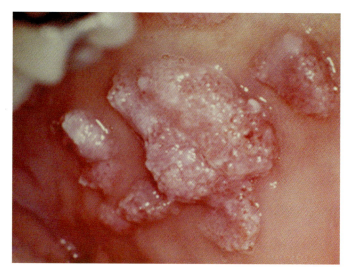

Figura 8-49

Condiloma acuminado. Lesões exofíticas e arredondadas, com superfície irregular, dispostas linearmente na mucosa jugal e outra lesão idêntica na borda lateral da língua em paciente praticante de felação, cujo parceiro apresentava lesões idênticas no pênis.

Figura 8-50

Paciente do sexo masculino, homossexual, praticante de felação, soropositivo para HIV, apresentando múltiplos crescimentos sésseis, de aspecto verrucoso, sangrantes ao toque com instrumento, localizados na mucosa jugal, cuja remoção e exame histopatológico revelaram tratar-se de condiloma acuminado.

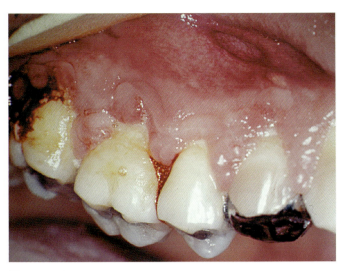

Figura 8-51

Visão da gengiva superior do lado direito do paciente apresentado na imagem anterior observando-se múltiplos crescimentos envolvendo e embotando as papilas gengivais, que sangram quando tocadas, sendo as lesões representativas de condiloma acuminado.

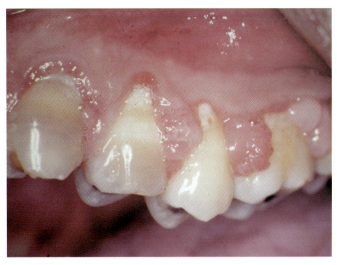

Figura 8-52

Visão da gengiva superior do lado esquerdo do paciente apresentado na imagem anterior observando-se múltiplos crescimentos envolvendo e embotando as papilas gengivais, sendo representativos de condiloma acuminado.

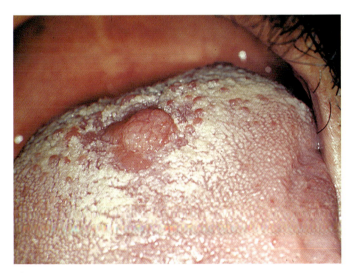

Figura 8-53

Paciente do sexo masculino, praticante de cunilinguismo, usuário de drogas, apresentando lesão exofítica séssil localizada na porção mediana do dorso da língua, com superfície irregular de coloração avermelhada que foi removida por biópsia do tipo excisional e o exame histopatológico identificou como sendo condiloma acuminado.

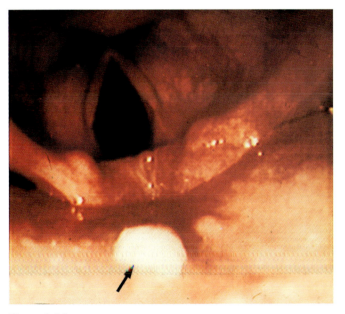

Figura 8-54

HPV na laringe. Durante exame de endoscopia digestiva para investigação de "gastrite", descobriu-se lesão verrucosa (seta) na laringe. A histopatologia da biópsia da lesão revelou ser condiloma acuminado. A sorologia anti-HIV foi positiva, CD4 = 180 células e carga viral de 150.000 cópias.

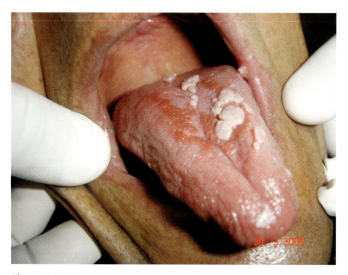

Figura 8-55

Paciente do sexo masculino, de comportamento bissexual, praticante de felação, cunilinguismo e anuliguismo, portador do vírus HIV, apresentando inúmeros crescimentos condilomatosos dispersos no dorso da língua, com tamanhos e formas diferentes, de coloração brancacenta, sendo possível observar-se áreas vermelhas de superfície rugosa entremeando parcialmente as lesões. Outras áreas como a mucosa jugal e a mucosa labial também apresentavam lesões idênticas.

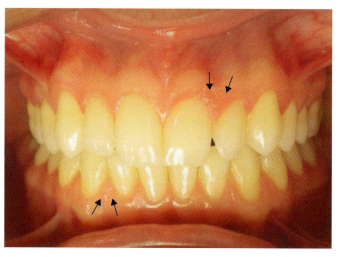

Figura 8-56

Paciente do sexo masculino, 26 anos de idade, praticante de sexo oral, durante exame de rotina odontológica foi observada a presença de um aumento de volume na papila gengival entre o incisivo central e o incisivo lateral da arcada superior do lado esquerdo (setas), o mesmo acontecendo na região inferior entre o incisivo lateral e o canino do lado direito (setas). A superfície das lesões apresentava-se com aspecto rugoso e granular. As lesões foram removidas e o exame histopatológico reconheceu características de condiloma acuminado.

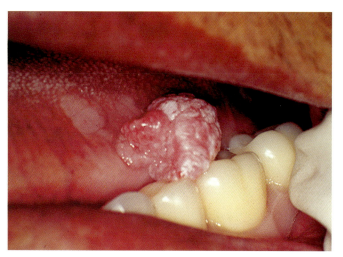

Figura 8-57

Paciente do sexo masculino, apresentando lesão exofítica de base séssil na borda lateral da língua com aspecto superficial irregular entremeando áreas de coloração rósea e brancacenta, removida cirurgicamente por biópsia excisional, e no exame histopatológico foi reconhecida característica de condiloma acuminado.

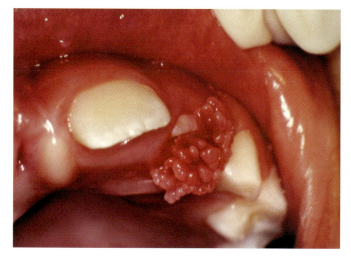

Figura 8-58

Múltiplas lesões exofíticas arredondadas, agrupadas em cachos, na superfície da mucosa de rebordo alveolar em criança com 7 anos de idade. O exame histopatológico confirmou condiloma acuminado.

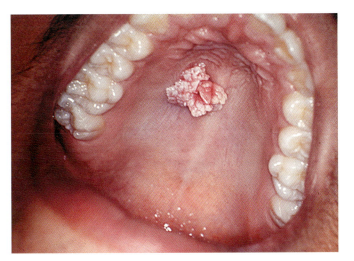

Figura 8-59

Paciente do sexo masculino, 32 anos de idade, apresentando crescimento exofítico papilífero de superfície irregular, pedunculada, lembrando uma "couve-flor", de coloração brancacenta, localizada paramedianamente do lado direito do palato duro em sua porção mediana. Removida a lesão, o exame histopatológico reconheceu tratar-se de um papiloma escamoso.

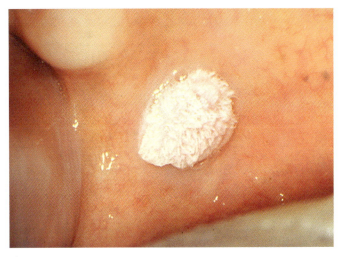

Figura 8-60

Paciente do sexo feminino, apresentando crescimento exofítico de aspecto superficial papilífero irregular, pedunculado, de coloração brancacenta, localizado no palato mole, que foi removido cirurgicamente e o exame laboratorial demostrou uma proliferação epitelial escamosa com múltiplas projeções papilares exibindo ilhas de tecido conectivo, caracterizando o diagnóstico de papiloma escamoso.

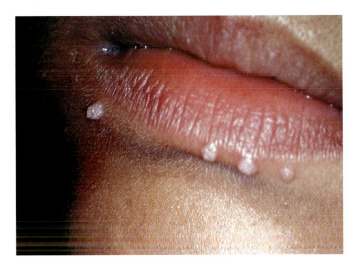

Figura 8-61

Paciente do sexo feminino, 9 anos de idade, apresentando múltiplos crescimentos exofíticos sésseis, separados, dispostos de forma linear, localizados na pele adjacente ao lábio inferior, com coloração brancacenta e aspecto superficial irregular. A criança apresentava duas lesões idênticas em seus dedos indicador e polegar da mão direita. Uma das lesões foi retirada cirurgicamente e encaminhada para o exame histopatológico que revelou inúmeras projeções papilares recobertas por epitélio escamoso estratificado hiperceratinizado, com cristas epiteliais alongadas localizadas na borda da lesão e convergindo em direção ao centro, caracterizando a verruga vulgar. As outras lesões peribucais e anulares foram cauterizadas quimicamente com podofilina resinosa à 25%.

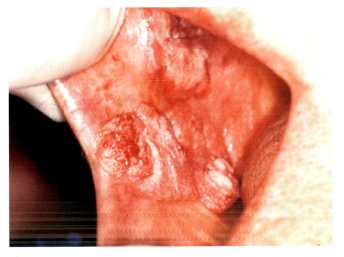

Figura 8-62

Paciente do sexo feminino com 68 anos de idade, tabagista, apresentando múltiplos crescimentos verrucosos espessados envolvendo a mucosa jugal do lado direito de superfície áspera. Uma lesão idêntica foi observada na região gengival de molares superiores do lado direito. Foram realizadas três biópsias incisionais em diferentes áreas. Os aspectos histopatológicos mostraram projeções de superfícies papilares pontiagudas, espessura variável de ceratina e cristas epiteliais alargadas, amplas e embotadas. Assim sendo, esses achados são compatíveis com o diagnóstico de leucoplasia verrucosa proliferativa que, de alguma forma, lembram crescimentos condilomatosos, porém devem ser controladas clinicamente, pois sua maioria evolui para lesões carcinomatosas.

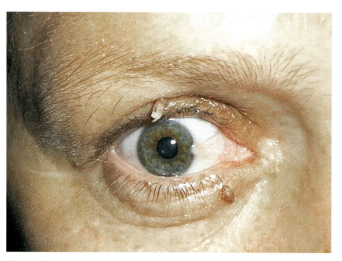

Figura 8-63

Lesões vegetantes de condilomas acuminados em pálpebras.

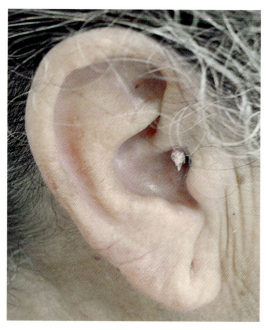

Figura 8-64

Condiloma acuminado em pavilhão auricular em mulher com mais de 60 anos de idade.

Figura 8-65

(**A**) Paciente profissional do sexo, com lesões verrucosas na vulva há mais de três anos. (**B**) Apresentava lesão de condiloma acuminado no lábio anterior.

Esta mulher, de tanto receber tratamentos cáusticos na vulva, deixou de ser prostituta porque, segundo ela, ficou com "aversão a sexo".

Foi por nós tratada em várias seções de cauterização.

Foi, ainda, encaminhada para acompanhamento psicológico.

Após um ano, segundo a mesma, retornou à atividade sexual. Casou-se, ficou monogâmica, teve uma filha e continuou trabalhando na mesma "casa" de antes, mas como cozinheira.

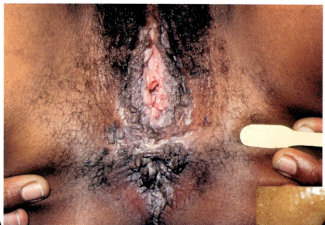

A

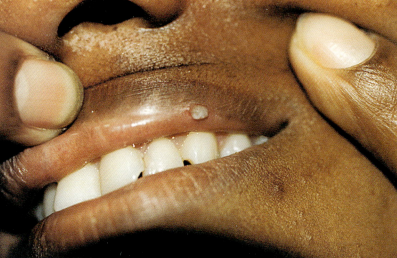

B

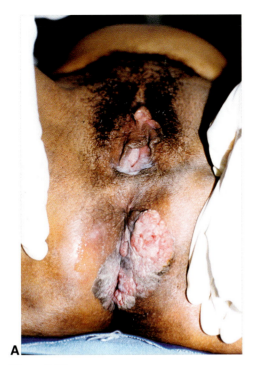
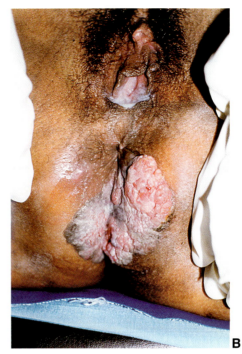

Figura 8-66

(**A**) Paciente grávida, em 6º mês de gestação, apresentando quadro de condilomas de formas mais aplanadas do que vegetantes. (**B**) Durante a investigação foi encontrada positividade para as sorologias de sífilis e HIV. Usar ATA a 60%, duas vezes por semana, pode ser uma boa conduta.

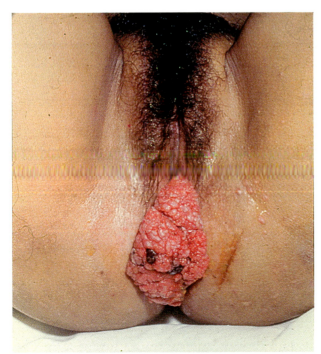

Figura 8-67

Neste caso as lesões coalesceram numa grande massa perianal. Foi encaminhada como condiloma gigante. Na verdade é apenas um condiloma grande. Condiloma gigante é uma entidade nosológica conhecida como tumor de Buschke e Löewenstein.

Observar que há, inclusive, dificuldade de irrigação da tumoração, pois notam-se áreas de necrose.

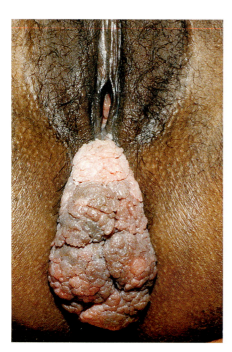

Figura 8-68

Este também formou uma grande massa. Todavia, era um cacho de condiloma, com apenas um fino pedículo no períneo.

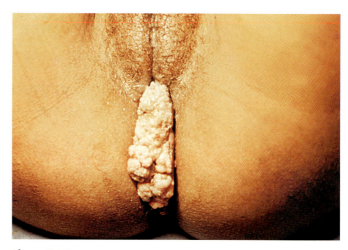

Figura 8-69

Quadro exatamente igual ao anterior. Essas pacientes apresentavam tais condilomas há vários meses.

Ambas foram tratadas rapidamente, pois apenas cortamos o pedículo, fizemos hemostasia e três pontos para aproximação da pele.

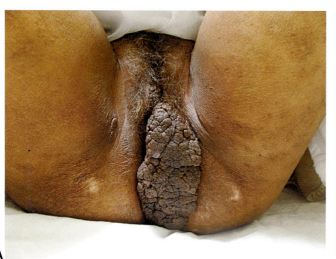
A

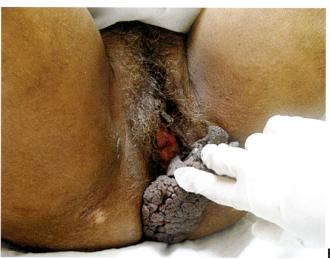
B

Figura 8-70

Paciente de 52 anos, doméstica, teve um único parceiro sexual, procurou Serviço de DST do HU-UFC com lesão verrucosa vulvar há oito meses (**A**). A lesão era pediculada, com implantação em fúrcula vulvar e em grande lábio esquerdo (**B**).

Foi encaminhada para retirada cirúrgica e a histopatologia da lesão foi condiloma acuminado sem achados de neoplasia.

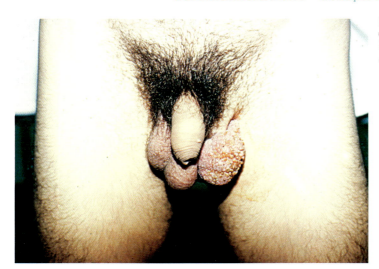

Figura 8-71

Notar neste paciente, de 16 anos de idade, a lesão condilomatosa pediculada na pele da coxa.

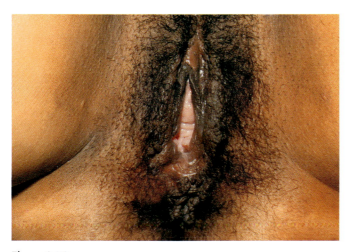

Figura 8-72

Paciente com pequenas lesões vegetantes, do tipo digitiformes, em região perianal e fúrcula vaginal.

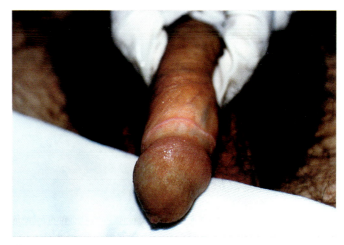

Figura 8-73

Paciente apresentando lesões de HPV, parecendo uma cordilheira, na região dorsal próxima ao sulco balanoprepucial.
 Em nossa conduta utilizamos como rotina a documentação do caso com biópsia, pois assim estabelece-se, com mais clareza, o diagnóstico.

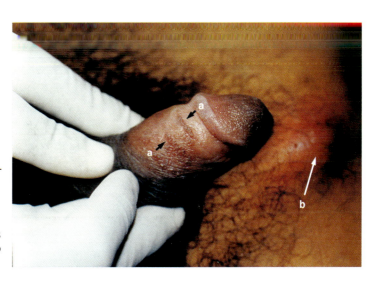

Figura 8-74

Caso muito parecido com o anterior. Este, contudo, além das lesões tipo cordilheira (*a*), possuía outras, isoladas.
 Este paciente apresentava, ainda, história de "feridinha" no pênis, ocorrida há dois meses, que cicatrizou com pomada de antibióticos, usada por três semanas. Junto com a ferida no pênis notou "caroço" na virilha, que nesta foto pode-se observar como adenite (*b*). O VDRL foi reator com título 1:64.

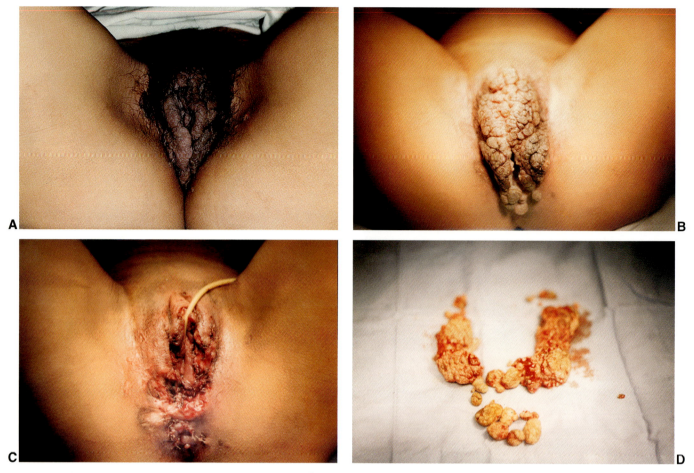

Figura 8-75

(**A**) A princípio parecem ser casos diferentes, mas não são.
Paciente adolescente, com essas lesões condilomatosas há mais de dez meses. Durante a anamnese relatou ter sido vítima, quando criança, de abuso sexual por parente próximo. Relatou ter parceiro único exclusivo, que também apresentava condiloma acuminado em genital. A última menstruação tinha ocorrido no mesmo mês da primeira consulta. (**B**) Depois de várias seções de tratamento (TCA, eletrocauterização), as lesões não diminuíram. Pelo contrário, só aumentavam. Nesse período, uns dois meses, não foi perguntado mais nada sobre última menstruação, nem comentado pela própria paciente.
Numa revisão do caso, pois a melhora não ocorria, foi questionada sobre a data da última menstruação. Esta citou que não se lembrava direito mas, com certeza, estava atrasada. O teste de gravidez foi positivo.
Como o quadro só aumentava, decidimos, no curso do 6º mês, proceder exerese cirúrgica em regime hospitalar e com anestesia locorregional.
(**C**) Instante final do procedimento. Devemos destacar que toda a atenção deve ser dispensada à paciente, a fim de evitar ou interceder rapidamente em parto prematuro. O repouso físico, psíquico e uterino devem receber todo o cuidado. Assim como cuidados para infecção secundária e dor local.
Mantivemos a paciente internada 48 horas após a intervenção para melhor controle dos itens já citados. (**D**) Mais de 400 g de condiloma foram retirados. Neste aspecto, o limite entre retirar muito tecido, deixar condiloma e ter pouca sequela é muito delicado. (**E**) Última fotografia do caso, tirada quatro anos após a intervenção (**C**) e também após dois partos normais com episiotomia mediolateral direita.
Como complicação do caso, temos a dizer que ocorreram recidivas de umas três pequenas lesões, que foram cauterizadas com TCA. O marido também apresentava pequenas lesões, que foram retiradas cirurgicamente.
Anualmente é examinada e não mais apresentou quadro de condiloma acuminado.

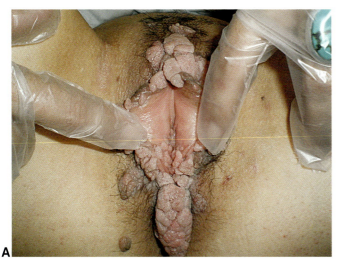
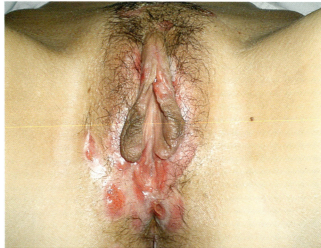

Figura 8-76

(**A**) Paciente com extensa condilomatose recidivante. (**B**) Foi tratada com aplicação tópica de imiquimod e exerese cirúrgica.
A descrição completa do caso pode ser recuperada em:
http://www.dst.uff.br//revista21-4-2009/6-Coindiloma%20acuminado%20-%20resposta%20terapeutica.pdf

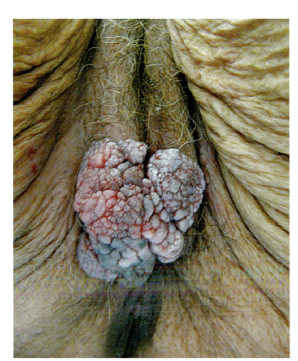

Figura 8-77

Paciente com 107 anos de idade, moradora em asilo de idosos, em Maceió, AL, cadeirante, rebelde, agressiva foi encaminhada pela médica do asilo para atendimento no PAM Salgadinho. Diagnóstico histopatológico: condiloma acuminado.

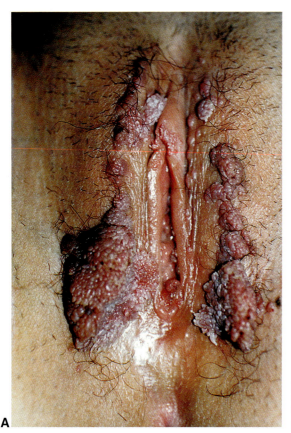
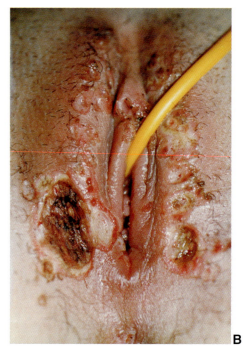

Figura 8-78

(**A**) Quadro algo similar ao da Figura 8-75.
(**B**) Foto imediatamente após a cirurgia.

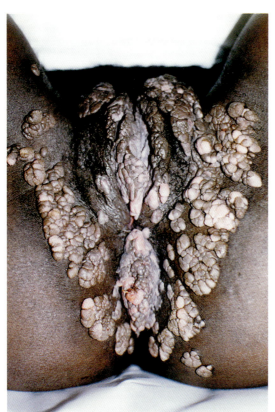

Figura 8-79

No que diz respeito à área, talvez seja este o caso de maior condiloma que já observamos. A paciente alegava que apresentava este quadro há mais de dois anos. Devido a dificuldades para internação, a paciente foi referida para outra instituição, com a finalidade de proceder cirurgia.

Capítulo 8
CONDILOMA ACUMINADO – INFECÇÃO POR PAPILOMAVÍRUS HUMANO

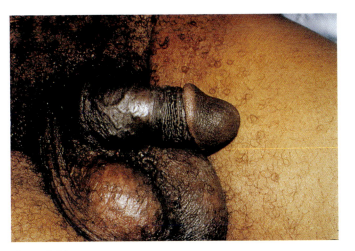

Figura 8-80
Esta foto é do genital do parceiro da paciente anterior. Embora relatasse atividade sexual nos últimos quatro anos, nunca apresentou qualquer lesão típica de infecção por HPV. Na verdade, estava sem atividade sexual com esta parceira há três meses.

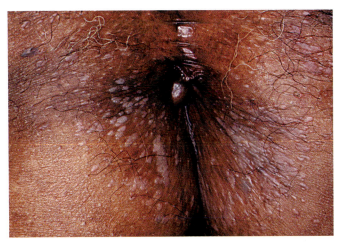

Figura 8-81
Paciente apresentava, há meses, inúmeras lesões papulosas, hipocrômicas, com aspecto aveludado, que procuramos definir melhor como lesões de alto-relevo rugoso.

Tratar tais lesões de HPV pode ser traumático, uma vez que se tem que atacar lesão por lesão.

Tratamos esta paciente com aplicação de 5-fluorouracil, duas vezes por semana, durante quatro semanas. Deve-se ter cuidado com a agressão dérmica do produto. Notando-se grande irritação, suspender a aplicação por uma semana é boa conduta.

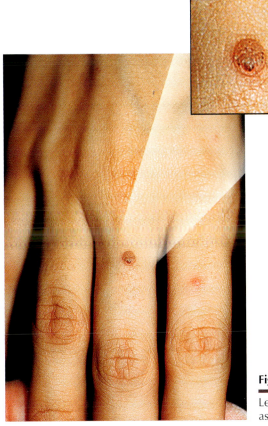

Figura 8-82
Lesão de HPV. No detalhe, percebe-se aspecto de verruga comum.

Figura 8-83

Criança de 4 anos de idade, abusada sexualmente por parente muito próximo, apresentando quadro de condiloma acuminado há vários meses.

Aproximadamente quatro anos mais tarde, retornou ao serviço com quadro de vulvite por gonococo. Esta infecção foi exaustivamente investigada e não conseguimos definir como novo abuso sexual. Está apresentada no Capítulo 6 (Figura 6-23).

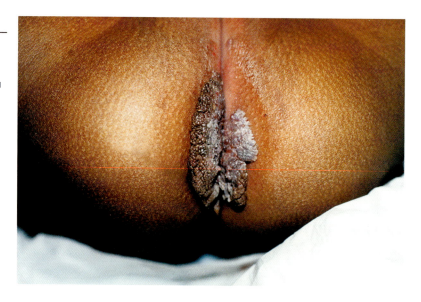

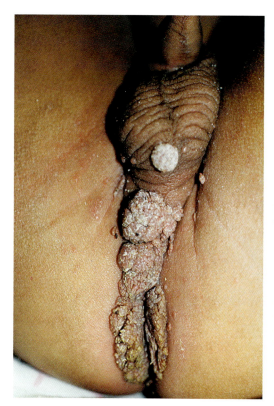

Figura 8-84

Criança de 6 meses de idade com inúmeras lesões de condiloma acuminado.

Avó relatou que a mãe também apresentou lesões, de mesmo aspecto, durante a gravidez. Todavia, só notaram a lesão verrucosa única, na bolsa escrotal, aos dois meses, quando procuraram auxílio médico no módulo de saúde do bairro. O colega examinou e encaminhou para um dermatologista. Como este especialista estava de férias e por problemas outros de saúde na família (mãe e pai), só depois de dois meses retornaram àquele posto.

O tratamento, por nós proposto, foi cauterização sob narcose em ambiente hospitalar.

Neste caso, após algumas abordagens aos familiares, não foram identificados atos suspeitos de abuso sexual.

Capítulo 8
CONDILOMA ACUMINADO – INFECÇÃO POR PAPILOMAVÍRUS HUMANO

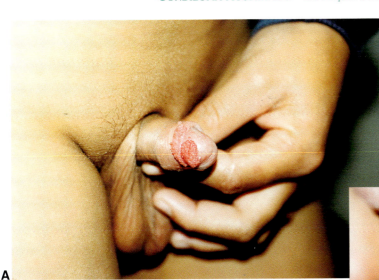

Figura 8-85

(**A**) Paciente com 10 anos de idade, que já tinha, esporadicamente, atividade sexual, apresentando condiloma acuminado em glande. (**B**) Totalmente curado daquelas lesões, após eletrocauterização.

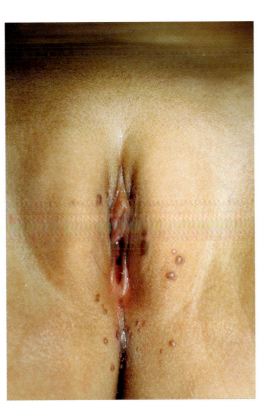

Figura 8-86

Criança com 3 anos de idade apresentando inúmeras lesões papulares na vulva e períneo, onde, após biópsia, foi identificada infecção por HPV.

Também, neste caso, não foi possível estabelecer qualquer nexo causal com abuso sexual.

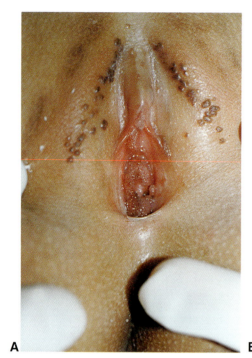

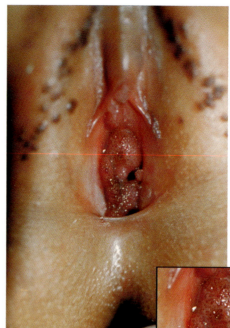

Figura 8-87

(**A**) Criança com 4 anos de idade, com grande indício (pela história clínica) de abuso sexual, apresentando lesões nos lábios maiores, na porção mais cranial, muito parecidas com o caso anterior, também HPV.
(**B**) Contudo, na fúrcula vaginal e face interna dos lábios vulvares menores, são lesões clássicas de condiloma acuminado.

Como habitual em nosso meio, embora bem investigado pelo Conselho Tutelar, órgão onde se deve notificar qualquer caso de suspeita de maus tratos ou abuso sexual contra a criança-adolescente, nenhuma punição formal aconteceu com o abusador.

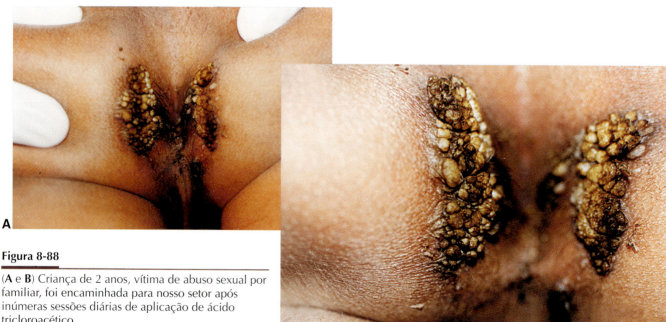

Figura 8-88

(**A** e **B**) Criança de 2 anos, vítima de abuso sexual por familiar, foi encaminhada para nosso setor após inúmeras sessões diárias de aplicação de ácido tricloroacético.
Notar áreas de queimaduras de lesões vegetantes.
Infelizmente, esses casos são difíceis de se acompanhar em ambulatório, pois são necessárias várias aplicações de soluções na área afetada. Na maioria das vezes a criança reage muito ao procedimento, uma vez que a dor física é exuberante. Isso fica acrescido pela agressão emocional pois, mais uma vez, seu genital está sendo atacado. A situação agrava-se quando as condições financeiras dos familiares são insuficientes até para custear o transporte para o serviço médico.
Julgamos que, em muitos desses casos, uma boa conduta é internar a criança e proceder a agressão às lesões em um único momento, com analgesia. Embora, à primeira vista, tal procedimento possa parecer bem mais angustiante para a criança, em nossa experiência, a manipulação, duas vezes por semana, durante várias semanas, é muito mais desgastante para todos, inclusive para a equipe de saúde que está acompanhando o caso.

Condiloma Acuminado – Infecção por Papilomavírus Humano

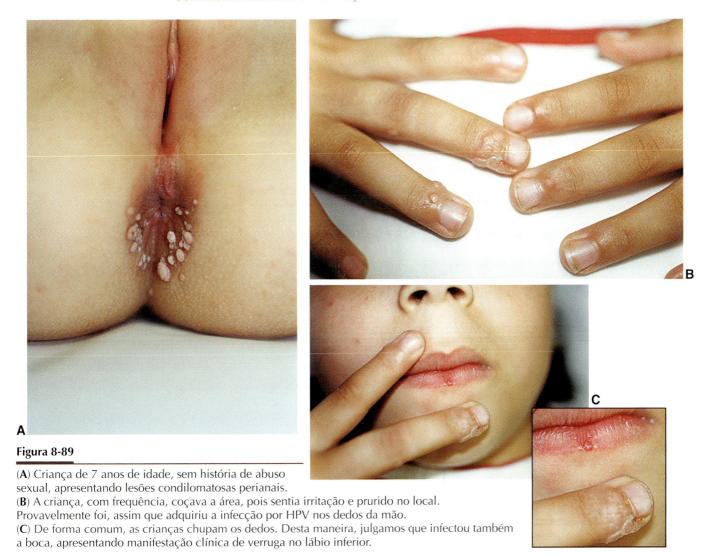

Figura 8-89

(**A**) Criança de 7 anos de idade, sem história de abuso sexual, apresentando lesões condilomatosas perianais.
(**B**) A criança, com frequência, coçava a área, pois sentia irritação e prurido no local. Provavelmente foi, assim que adquiriu a infecção por HPV nos dedos da mão.
(**C**) De forma comum, as crianças chupam os dedos. Desta maneira, julgamos que infectou também a boca, apresentando manifestação clínica de verruga no lábio inferior.

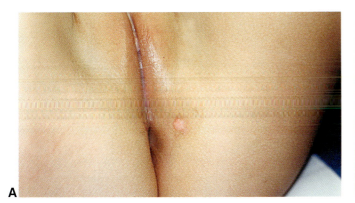
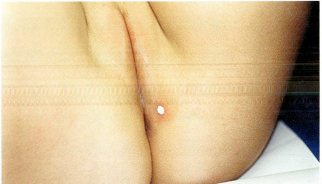

Figura 8-90

(**A** e **B**) Criança trazida pela mãe apresentando lesão de aproximadamente 1 cm de diâmetro, papulosa, como um alto-relevo rugoso, única, localizada à esquerda do esfíncter anal. Segundo a mãe, notou a lesão há três semanas. Notou ainda corrimento vulvovaginal.
Procedemos delicada biópsia da lesão, onde ficou estabelecida infecção por HPV. A análise da secreção revelou presença de cocos gram-positivos e cultura com crescimento para *S. aureus*. Indicamos medidas higiênicas na área, principalmente após necessidades fisiológicas, e tratamos a lesão com ácido tricloroacético a 70%, duas vezes por semana.
Também, neste caso, não foi possível estabelecer qualquer nexo causal com abuso sexual. Segundo relato da mãe, nenhum parente próximo apresentava queixa de lesão genital.

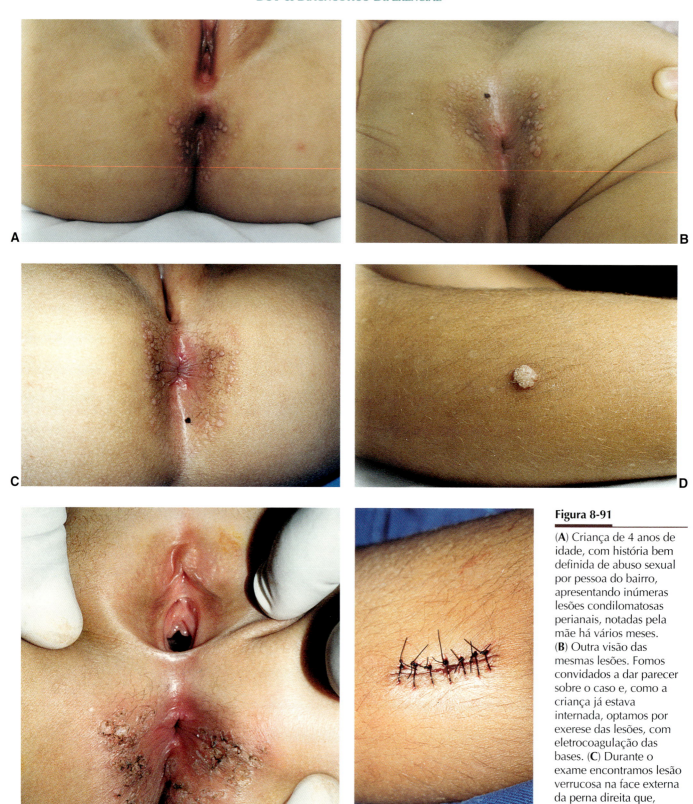

Figura 8-91

(**A**) Criança de 4 anos de idade, com história bem definida de abuso sexual por pessoa do bairro, apresentando inúmeras lesões condilomatosas perianais, notadas pela mãe há vários meses. (**B**) Outra visão das mesmas lesões. Fomos convidados a dar parecer sobre o caso e, como a criança já estava internada, optamos por exerese das lesões, com eletrocoagulação das bases. (**C**) Durante o exame encontramos lesão verrucosa na face externa da perna direita que, segundo a mãe, já existia bem antes das lesões perianais. (**D**) Quando chegamos ao ato cirúrgico propriamente dito em SO, notamos que as lesões tinham apresentado discreta diminuição, o que sutilmente pode ser observado. (**E**) Mesmo assim, procedemos a exerese e os materiais foram encaminhados para análise de DNA, para determinação de tipo viral.
Notar que é possível, se houver material delicado, efetuar a retirada sem grande agressão. (**F**) Também a verruga da pele da perna foi removida, esta de maneira excisional, com pontos de reparação. A peça também foi enviada para tipificação viral por técnica de PCR.

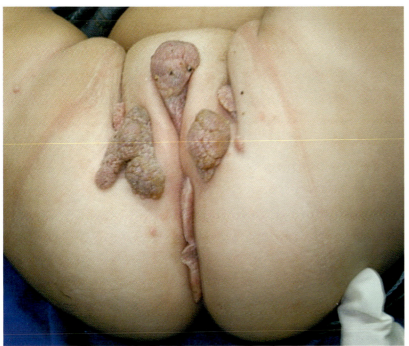
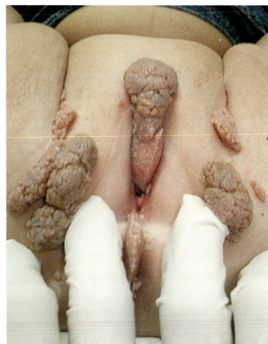

Figura 8-92

Extensa condilomatose por HPV em criança com 1ano e 8 meses nascida de parto cesáreo de mãe que apresentava lesões condilomatosas por HPV na gestação e no momento do parto.

    O pai relatava lesões de condiloma acuminado no pênis tratado com ácido tricloroacético durante a respectiva gravidez.

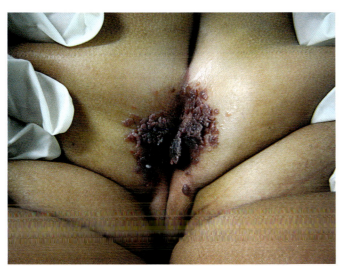

Figura 8-93

Condiloma perianal em criança de tenra idade.

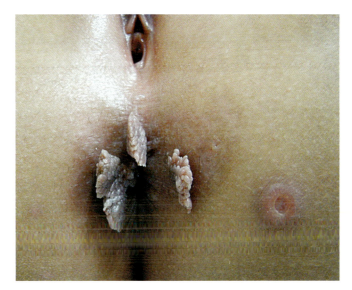

Figura 8-94

Criança com 5 anos de idade encaminhada pelo Conselho Tutelar e pela mãe para atendimento no PAM Salgadinho, Programa de DST, Maceió, Alagoas. Tinha história de ser abusada sexualmente pelo padrasto.

    As lesões de condiloma acuminado foram tratadas com imiquimod. A pápula, em raiz de coxa, desapareceu espontaneamente. O padrasto foi examinado e não foram encontradas quaisquer lesões típicas ou sugestivas de infecção por HPV.

    As sorologias foram não reatoras.

    O caso teve o devido encaminhamento judicial.

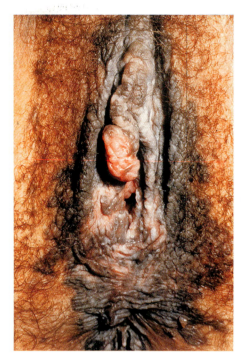

Figura 8-95

Embora seja possível observar rugosidades, basicamente esta paciente com HPV apresentava lesões hipercrômicas e até negras, em placas, ocupando praticamente toda a vulva.

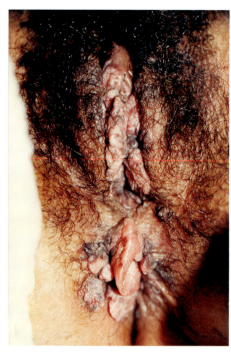

Figura 8-96

Paciente apresentando múltiplas lesões vegetantes de HPV. Nesta paciente, o uso de interferon-α 2b resultou em insucesso terapêutico.

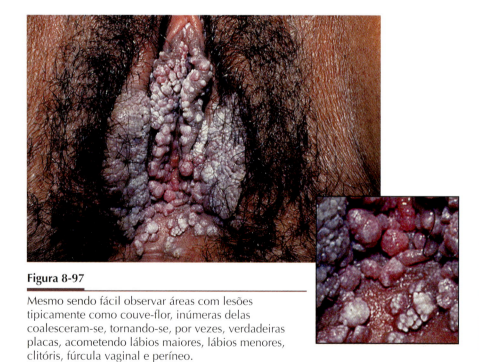

Figura 8-97

Mesmo sendo fácil observar áreas com lesões tipicamente como couve-flor, inúmeras delas coalesceram-se, tornando-se, por vezes, verdadeiras placas, acometendo lábios maiores, lábios menores, clitóris, fúrcula vaginal e períneo.

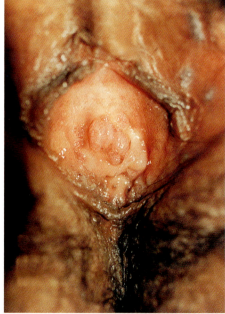

Figura 8-98

Além do quadro de corrimento vaginal (vaginose bacteriana), a paciente apresentava várias lesões de condiloma acuminado.

Condiloma Acuminado – Infecção por Papilomavírus Humano

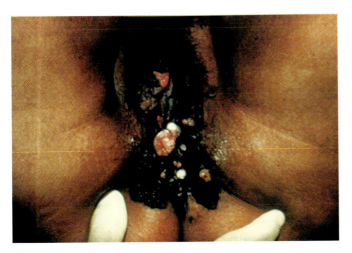

Figura 8-99
Paciente com mais de 50 anos de idade apresentando, há mais de dez anos, quadro de infecção por HPV em genitália externa, caracterizada por lesões brancas, róseas e predominantemente negras, ceratinizadas. Tais lesões alcançavam a pele das nádegas.

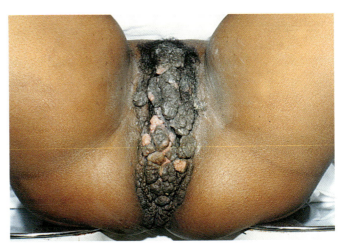

Figura 8-100
Paciente adolescente, menina de rua, apresentando extensa lesão verrucosa com pequena área de coloração rósea. A lesão ocupa toda a vulva, região perineal, perianal, até o sulco interglúteo e hiperpigmentada em razão do grande grau de ceratinização.
Estava programado tratamento cirúrgico com exerese da lesão, o que não foi realizado por abandono da paciente à continuidade do tratamento.

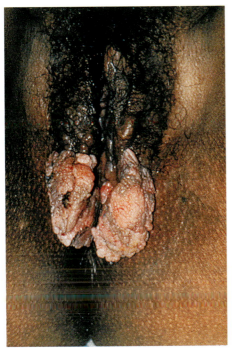

Figura 8-101
Paciente jovem, com grande massa condilomatosa ocupando ambos os lábios maiores (terço médio/distal) e períneo.
É possível notar algumas áreas já escurecendo devido à ceratinização pelo traumatismo na área.

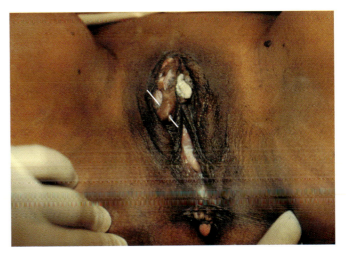

Figura 8-102
Paciente idosa, com lesões rugosas de cor branca nacarada, fístulas (seta) principalmente periclitoridiana.
A histopatologia da lesão maior revelou coilocitose e discariose, típicas de HPV.

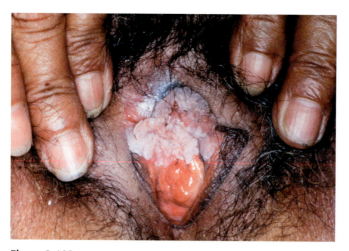

Figura 8-103

Paciente com história de prurido vulvar crônico apresentando, ainda, lesões verrucosas na vulva (parte superior de pequenos lábios, sulcos interlabiais e clitoridiana).
A histopatologia mostrou tratar-se de VIN II + HPV.

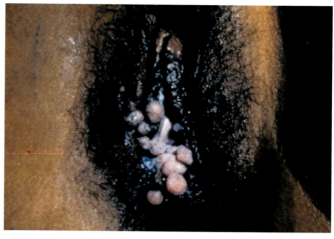

Figura 8-104

Lesões com aspecto verrucoso formando pequenas massas isoladas e bem esféricas.

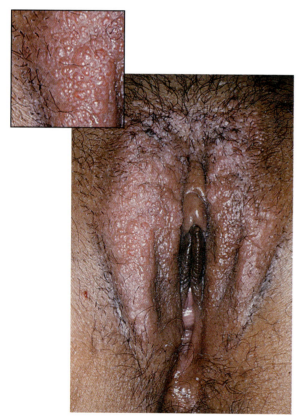

Figura 8-105

Esta paciente, com mais de 50 anos, foi a primeira, no início da década de 1980, a nos chamar a atenção para formas clínicas atípicas de infecção por HPV.
No detalhe, pode-se observar melhor que as lesões eram sólidas, não de conteúdo líquido, como falsamente pode ser pensado, sob uma pele hiperemiada como uma área eczematosa.
A biópsia revelou presença de coilocitose e discariose, aspectos histopatológicos característicos de infecção por HPV.

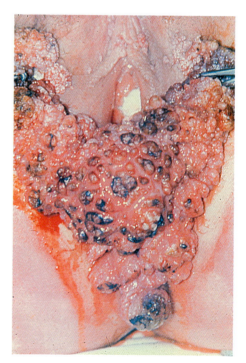

Figura 8-106

Quadro muito agressivo de extensa condilomatose, com áreas centrais de necrose, que não nos deixa outra opção senão efetuar uma vulvectomia simples para remover as lesões.

Capítulo 8
CONDILOMA ACUMINADO – INFECÇÃO POR PAPILOMAVÍRUS HUMANO

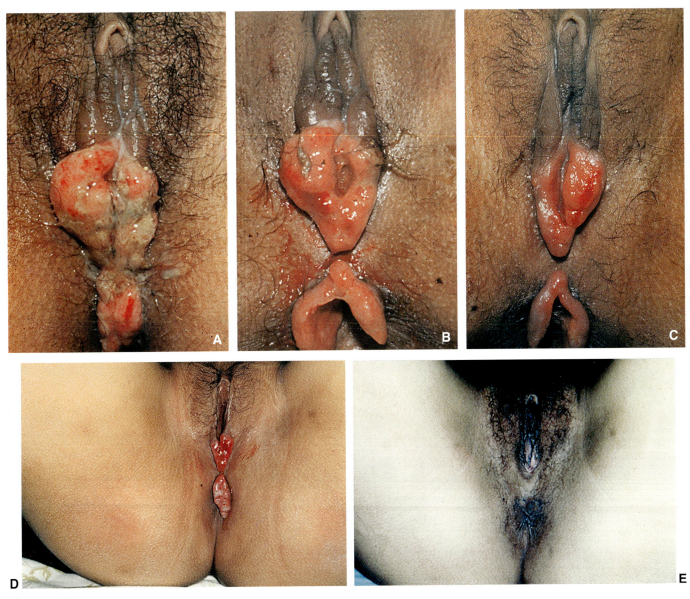

Figura 8-107

(**A**) Adolescente atendida, na década de 1980, com esta lesão que não cedeu após uso de antibióticos (penicilina G benzatina + sulfametoxazol + trimetoprim durante duas semanas, depois mais duas semanas com lincomicina).

Todos os exames diretos não esclareceram o caso. A sorologia para sífilis foi negativa em três oportunidades. Não havia adenite satélite ou *rash* cutâneo.

Todavia, a biópsia revelou tratar-se quadro clínico de condiloma.

Um fragmento foi enviado para um instituto de pesquisa na Europa, que retornou com o resultado de positividade para DNA de HPV, porém de tipo indeterminado. (**B**) Notar edema dos lábios menores. Nesta foto estamos distendendo a pele perianal, como também fazemos na foto posterior. (**C**) Por disponibilidade nossa na ocasião, procedemos administração de interferon-α 2b 2.500.00 UI em subcutâneo da pele do abdome, em dias alternados, durante quatro semanas. Notar a involução do quadro já na 2ª semana de tratamento. (**D**) As lesões foram diminuindo bem, com o uso de interferon-α 2b sistêmico.

Os efeitos secundários, mal-estar gripal intenso, receberam apoio de analgésico, antibiótico e antitérmico, diminuindo, como de costume, com o passar do tempo de tratamento. (**E**) Totalmente sem lesões e pele praticamente sem sequelas.

Mais uma vez, fazemos o comentário de que é importantíssimo "vigiar" as pacientes com doenças de longa duração quanto à gravidez. Apesar de toda informação que demos sobre essa questão, a paciente engravidou no curso do tratamento. O parto se deu via baixa e o recém-nato, aos exames de rotina ao nascer e, até aproximadamente um ano após, não apresentou quaisquer anormalidades.

O parceiro sexual não apresentava lesões de HPV em genital, nem história de passado de condiloma.

Figura 8-108

(**A**) O caso reportado é o de uma mulher de 36 anos de idade, gesta dez, para cinco, abortos cinco, que procurou nosso setor com queixa de verrugas na genitália e em cicatriz cirúrgica abdominal. Relatava ter relação com parceira do mesmo sexo há uns dois anos, sendo que esta parceira teve verruga na vulva, que desapareceu espontaneamente *(sic)*.

Em história pregressa relatou ser diabética, hipertensa crônica, cardiopata e ter sido vítima de abuso sexual por padrasto quando criança. (**B**) Durante o exame encontramos essas lesões na vulva e algumas quase atingindo a pele da nádega. Na colposcopia, notamos discreta área de epitélio acetobranco e sinais de colpite difusa. (**C**) Em toda cicatriz Pfannenstiel é possível ver condiloma acuminado medindo 12 cm de extensão por 1 cm de altura. (**D**) Indicamos exerese das lesões.

Os principais resultados de exames efetuados foram: VDRL não reator; glicemia de 246 mg/dL; colpocitologia oncótica: NIC I + HPV + *Trichomonas vaginalis*; histopatologia: condilomas acuminados (abdome e vulva); tipificação de HPV (PCR), ambas as peças: HPV 6.

Mesmo após inúmeras intervenções, a paciente não realizou o teste anti-HIV, tampouco conseguimos examinar sua parceira sexual. A paciente foi encaminhada para clínica médica que, em um mês, refez exames com glicemia de 96 mg/dL.

Foi medicada para tricomoníase com metronidazol e, depois de dois meses, os exames do conteúdo vaginal eram de normalidade.

Fica muito difícil estabelecer com precisão a forma de instalação do condiloma em cicatriz cirúrgica, mas é possível imaginar uma autoinoculação, saindo HPV da própria vulva ou se, pelo tribadismo, o HPV saiu da parceira para se implantar na vulva e na cicatriz. A verdade é que a paciente, de início, apresentou pequenas lesões na vulva (cerca de dois meses antes da cirurgia abdominal). Nesse período, garante que sua parceira tinha "verruguinhas na vagina". Informou que, depois da laparotomia, a sua parceira ainda tinha pequenas lesões, "quase sumindo" e a atividade sexual envolvia carícias e fricções diretas das duas regiões vulvares e pubianas.

Pensamos que as condições patológicas crônicas associadas possam ter facilitado a implantação do HPV na ferida operatória recente.

As duas formas, sexual e autoinoculação, podem ter contribuído igualmente. Jamais saberemos com certeza, principalmente porque não temos quaisquer exames da parceira sexual.

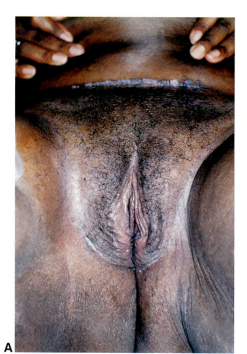
A

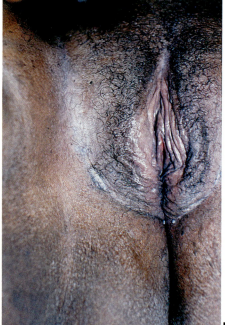
B

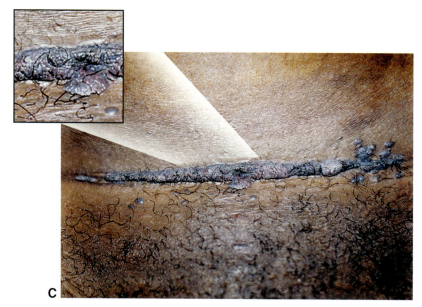
C

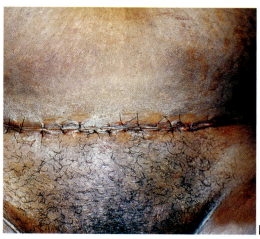
D

Capítulo 8
CONDILOMA ACUMINADO – INFECÇÃO POR PAPILOMAVÍRUS HUMANO

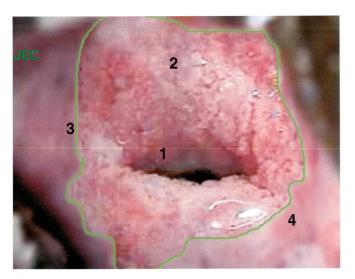

Figura 8-109

Colpofotografia mostrando uma extensa zona de transformação. *(1)* Corresponde ao canal cervical; *(2)* ao estágio da metaplasia escamosa com a fusão dos vilos do epitélio escamoso original; *(3)* à junção escamocolunar (JEC); e *(4)* ao epitélio escamoso original. Essa condição é denominada ectopia. A zona de transformação é do tipo 1. Esse quadro não deve ser confundido com infecções, principalmente por HPV.

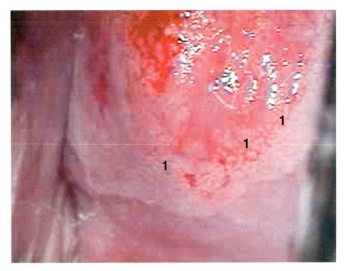

Figura 8-110

Colpofotografia evidenciando mosaico fino, após aplicação de ácido acético a 5% *(1)*.
  A histopatologia da biópsia revelou NIC I.

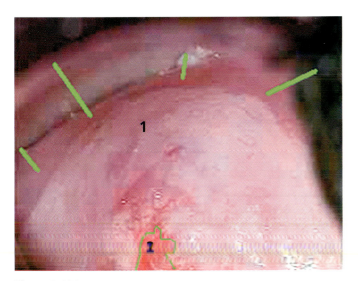

Figura 8-111

Colpofotografia após aplicação de ácido acético a 5% revelando extensa área de epitélio acetobranco plano *(1)* e a JEC *(2)*. O exame histopatológico da biópsia mostrou ser compatível com NIC I.

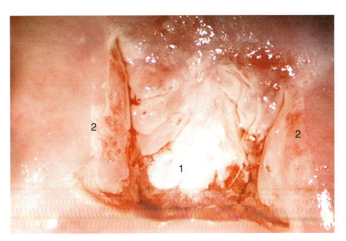

Figura 8-112

Colpofotografia após aplicação de ácido acético a 5% revelando epitélio acetobranco denso *(1)* e pontilhado grasseiro *(2)*. O resultado histopatológico da biópsia revelou NIC III.

Figura 8-113

(**A**) Paciente masculino apresentando verruga por HPV em cicatriz de cirurgia abdominal de urgência.

Relatava ter parceira fixa exclusiva há um ano.

(**B**) Durante o exame físico, não encontramos qualquer outra lesão verrucosa ou suspeita de HPV em todo o corpo, incluindo o genital do paciente.

A história da parceira sexual era de passado de lesões vegetantes em vulva, que tratou em outro serviço médico com um ácido. Porém, ambos lembram bem que, logo após a cirurgia, tiveram relação sexual, com preservativo, estando ela ainda em tratamento para as "verrugas" na vulva. Ambos confirmaram que, por causa da cirurgia: "A coisa era rapidinha e não muito frequente: uma vez por semana. Às vezes nem isso." Afirmaram ainda que, desde a descoberta das lesões nela, diminuíram a frequência de coito e passaram a usar camisinha quase sempre. Palavras dos dois: "Em 99% das vezes só com preservativo."

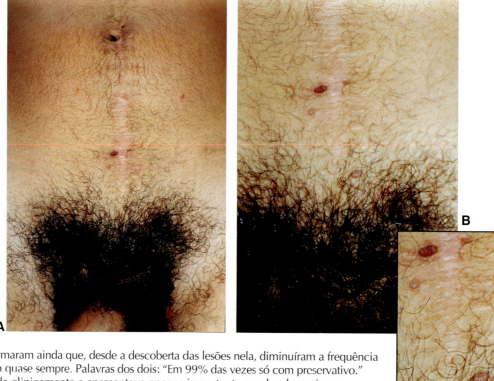

A parceira foi por nós examinada clinicamente e apresentava apenas importante quadro de vaginose bacteriana. Foi tratada e dois meses depois reexaminada, com resultados de colpocitologia tríplice e genitoscopia (vulva, vagina, colo) sem quaisquer evidências da infecção por HPV.

O paciente também manteve-se, por seis meses, com genitoscopia sem alterações.

Será que o estresse, na época da cirurgia, facilitou de alguma forma a implantação, apenas na área agredida cirurgicamente, uma vez que eles usavam com frequência camisinha? Será que a parceira foi a fonte de infecção?

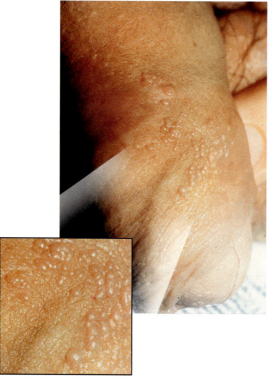

Figura 8-114

Paciente jovem apresentando lesões papulares com superfície lisa (detalhe), parecendo pequenas "bolinhas", como ele chamava. Este caso é algo parecido com o da Figura 8-105, mas sem apresentar qualquer hiperemia.

Clinicamente, pode-se pensar em papulose bowenoide, todavia, a histopatologia confirmou coilocitose típica de HPV. A tipificação confirmou HPV 6/11.

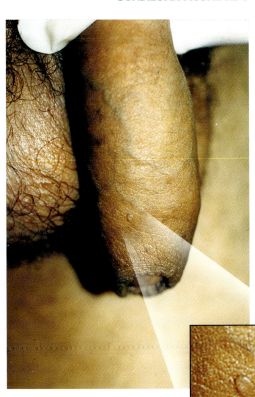

Figura 8-115

Paciente apresentando apenas uma lesão papulosa de superfície regular (ver melhor no detalhe). Nossa conduta, sempre que possível, consiste em exerese cirúrgica, com a peça enviada para histopatologia. Assim, a etiologia pode ficar documentada.

Muitos pacientes apresentam alterações de pele, do tipo plicoma (que significa apenas uma prega de pele, de forma sacular, de superfície lisa, sem qualquer alteração infecciosa, muito menos viral por HPV), e são rotulados como pessoas infectantes de HPV. Vários desses indivíduos recebem tratamentos cáusticos locais, inúmeras vezes, sem quaisquer necessidades.

Por motivo estético, sua exerese pode ser indicada, principalmente, quando são vários plicomas em área pubiana, bolsa escrotal ou perineal.

Neste caso aqui apresentado, a histopatologia indicou ser infecção por HPV, causada por padrão clássico com coilocitose.

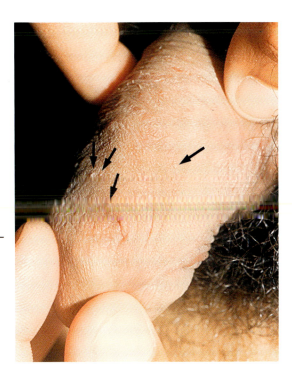

Figura 8-116

Caso similar ao anterior, diferindo, no entanto, na quantidade de lesões espiculares (seta).

Deve haver cuidado para com o diagnóstico diferencial com glândulas sebáceas proeminentes, que mais ocorrem no terço proximal do pênis. Todavia, as glândulas podem ocorrer em todo o pênis.

O caso aqui apresentado teve, como definição histopatológica, infecção por HPV.

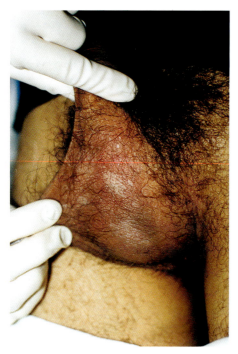

Figura 8-117

Pacientes com lesões rugosas diminutas na bolsa escrotal. Como nossa conduta sempre inclui biópsia para documentação, este caso também foi definido como HPV.

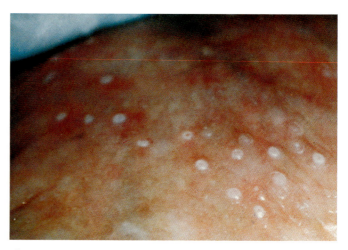

Figura 8-118

Caso de lesões no dorso do prepúcio distal. A biópsia revelou coilocitose.
  Este paciente foi encaminhado para peniscopia em razão de sua parceira sexual apresentar condiloma acuminado.

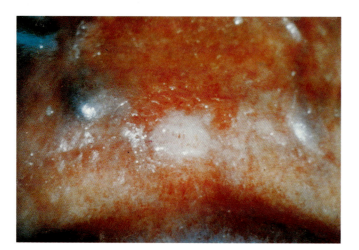

Figura 8-119

Paciente apresentando solução de continuidade na região dorsal do sulco prepucial. A histologia documentou neoplasia intraepitelial peniana moderada (PIN II).
  Foi tratado com creme de 5-fluorouracil, fina camada aplicada com cotonete, duas vezes por semana, durante três meses e manutenção de uma vez a cada 15 dias, por três meses.
  É conveniente proteger áreas subjacentes, principalmente onde o pênis repousa quando o paciente está deitado. Pode ser usado um plástico na bolsa escrotal, ou ser aplicada, nesta área, pomada de óxido de zinco. Isso evita que o creme citostático atinja, também, a pele do escroto.

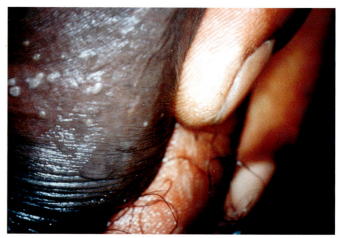

Figura 8-120

Lesões papulosas hipocrômicas. A biópsia revelou apenas coilocitose.

Capítulo 8
Condiloma Acuminado – Infecção por Papilomavírus Humano

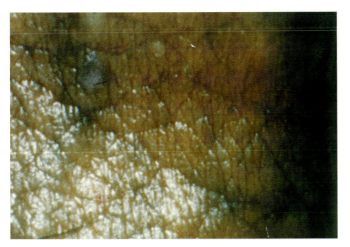

Figura 8-121
Lesões planas hipocrômicas de PIN I. O tratamento foi também com 5-fluorouracil.

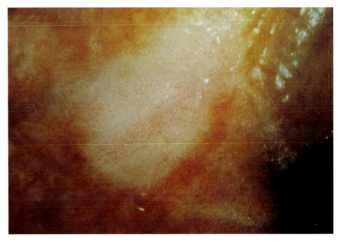

Figura 8-122
Pênis apresentando áreas de pontilhado fino e lesão acetobranca. Histopatologia foi de coilocitose pura. Infecção por HPV.

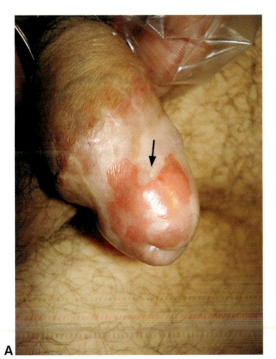

A

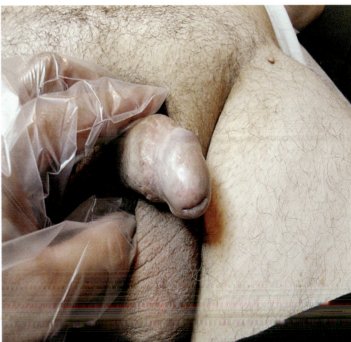

B

Figura 8-123

(**A**) Paciente com 70 anos de idade com diagnóstico histopatológico trazido de papulose bowenoide em lesões recidivantes. Foi pedida revisão de lâmina, pois a área marcada com a seta era leucoplásica e de alto-relevo rugoso. O diagnóstico passou a ser neoplasia intraepitelial peniana de alto grau (PIN III). Foi instruído a aplicar na área afetada imiquimod 3× por semana e parar se apresentasse ulcerações. De forma geral o tratamento foi bem tolerado, mas a cada 4 aplicações, aproximadamente, após a segunda semana, o paciente interrompia o tratamento durante sete dias. (**B**) Ao final de cerca de 30 aplicações as lesões desapareceram. Continuamos acompanhando o cliente por mais de 10 meses e este manteve-se sem recidiva.
Ver vídeo em DVD anexo.

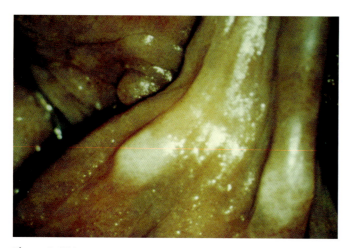

Figura 8-124

Lesão também acetorreatora: caso de PIN I (neoplasia intraepitelial peniana).

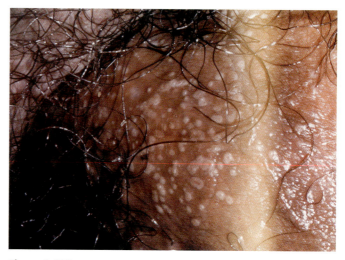

Figura 8-125

Paciente com 35 anos, parceiro de portadora de infecção vulvar pelo HPV, encaminhado para peniscopia. Foram observadas somente lesões subclínicas, após aplicação do ácido acético a 5%, no pênis e em bolsa escrotal. A biópsia do pênis revelou alterações celulares, compatíveis com infecção pelo HPV.

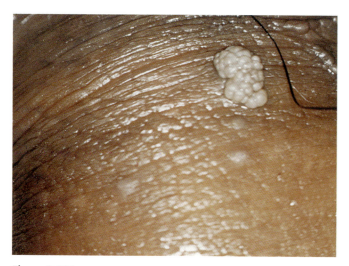

Figura 8-126

Condiloma acuminado e máculas acetobrancas na região ventral do pênis (×6).

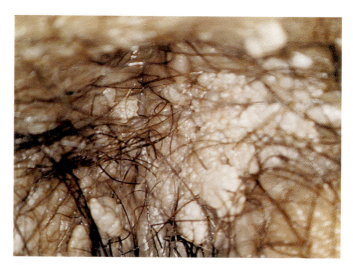

Figura 8-127

Extenso condiloma na região anal e perianal (×10).

Capítulo 8
CONDILOMA ACUMINADO – INFECÇÃO POR PAPILOMAVÍRUS HUMANO

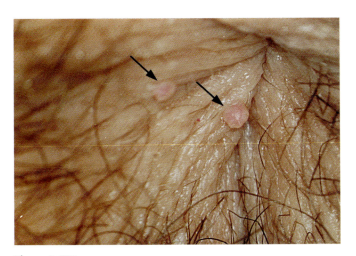

Figura 8-128
Lesões vegetantes (setas) na região perianal. O diagnóstico diferencial deve ser feito por biópsia (×6).

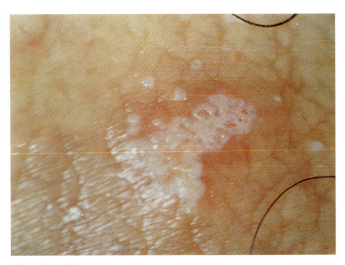

Figura 8-129
Área biopsiada de epitélio acetobranco, com pontilhado grosseiro, em maior aumento (×10). O diagnóstico final foi infecção por HPV.

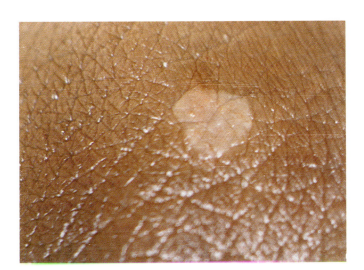

Figura 8-130
Paciente com 30 anos, encaminhado para pesquisa de infecção pelo HPV, por ser parceiro de paciente com condilomatose vulvar. Ao exame foram evidenciadas lesões subclínicas no pênis, bolsa escrotal e região perianal que, biopsiadas, mostraram alterações celulares compatíveis com infecção pelo HPV.
Epitélio acetobranco, na região lateral direita do corpo peniano (biópsia), correspodente à infecção pelo HPV (×10).

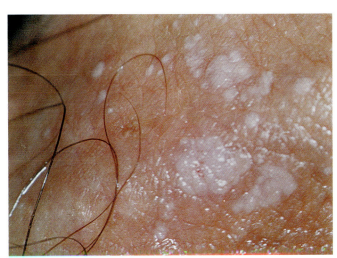

Figura 8-131
Paciente de 27 anos submeteu-se à peniscopia por ser parceiro de portadora de infecção pelo HPV. Foram observadas apenas lesões subclínicas no pênis e bolsa escrotal que, biopsiadas, mostraram alterações celulares, compatíveis com infecção pelo HPV.

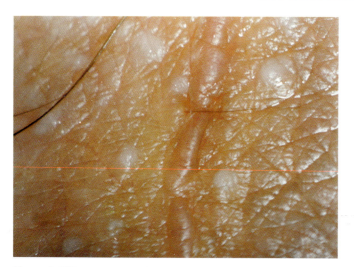

Figura 8-132

Máculas acetobrancas na região anterior da bolsa escrotal (×10). Biópsia revelou inúmeras coilocitoses.

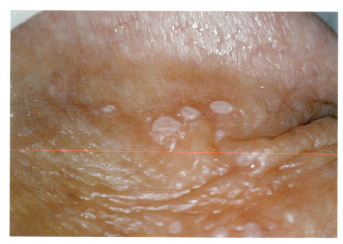

Figura 8-133

Homem de 37 anos, encaminhado para peniscopia para pesquisa de lesões pelo HPV, por ser parceiro de portadora de NIC II. Foram observadas apenas lesões subclínicas. Algumas biópsias confirmaram infecção pelo HPV.

Máculas acetobrancas no sulco balanoprepucial, região ventral (biópsia), correspondente à infecção pelo HPV (×10).

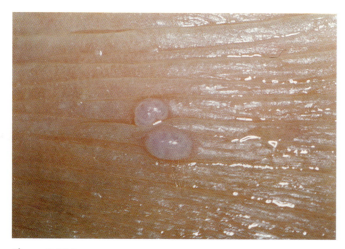

Figura 8-134

Lesões vegetantes após aplicação do ácido acético no prepúcio (×10). Condiloma acuminado.

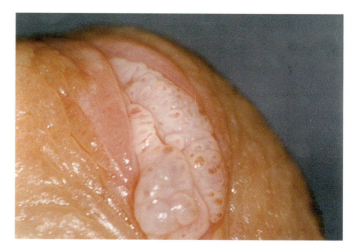

Figura 8-135

Jovem de 18 anos encaminhado para diagnóstico diferencial de lesão uretral. Ao exame foram observadas lesões condilomatosas do meato uretral e de outros locais, além de lesões subclínicas sugestivas de infecção pelo HPV.

Capítulo 8
CONDILOMA ACUMINADO – INFECÇÃO POR PAPILOMAVÍRUS HUMANO

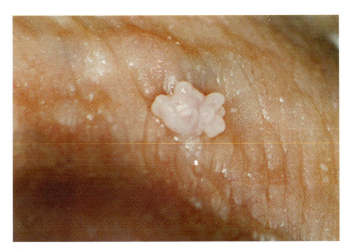

Figura 8-136

Lesão vegetante (condiloma) no sulco balanoprepucial, região dorsal (×10).

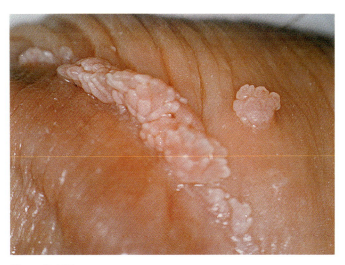

Figura 8-137

Paciente com 39 anos, portador de lesão vegetante do pênis, encaminhado para diagnóstico. Foi observada lesão condilomatosa no sulco balanoprepucial, região dorsal, quadro denominado vulgarmente de "crista-de-galo".

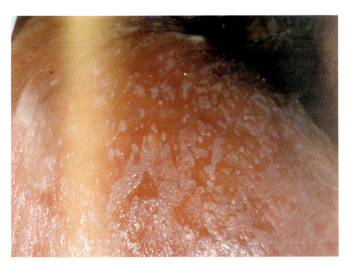

Figura 8-138

Máculas e áreas de epitélio acetobranco na face interna do prepúcio, na região lateral direita (biópsia) de homem encaminhado para peniscopia (×10).

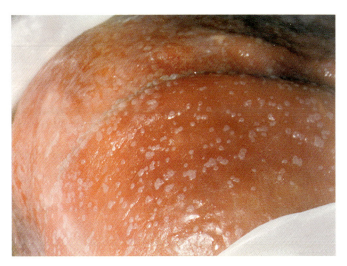

Figura 8-139

Homem de 25 anos, encaminhado para peniscopia por ser parceiro de paciente portadora de neoplasia intraepitelial de grau indeterminado no colo uterino. Ao exame, observamos inúmeras máculas e epitélio acetobranco. O aspecto é facilmente confundível com micose superficial e, em caso de dúvida, recomenda-se tratamento específico para a possível micose; repetir a peniscopia. Neste caso o exame posterior, após tratamento tópico com antimicótico, mantinha os mesmos aspectos. Biópsia revelou tratar-se de infecção pelo HPV.

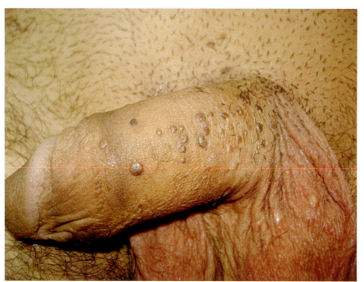

Figura 8-140

Paciente com 25 anos de idade encaminhado pelo serviço de urologia para tratamento de HPV. Relatou o paciente que já havia feito vários tratamentos tópicos com ácido tricloroacético, podofilotoxina, imiquimod e, certa vez, algumas lesões foram "queimadas" com bisturi elétrico. Todavia, na primeira semana as lesões diminuíram e depois tornaram a crescer. Como o diagnóstico era apenas clínico, e o quadro recidivante, optamos por fazer a exerese de três lesões (incluindo a maior) para tentar identificar a etiologia.

O laudo histopatológico descrevia inúmeras células coilocíticas compatíveis com infecção por HPV. Procedemos, então, à retirada de todas as lesões com cauterização das bases, uma vez que as várias táticas terapêuticas anteriores falharam.

✱ *Ver vídeo em DVD anexo.*

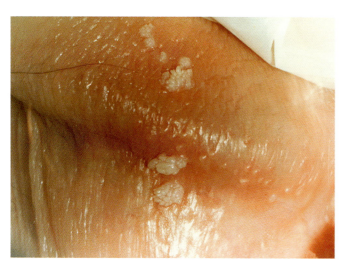

Figura 8-141

Paciente com 25 anos, encaminhado para peniscopia para pesquisa de lesões por papilomavírus humano (HPV). Parceira portadora de HPV. Observados condilomas na glande e sulco balanoprepucial.

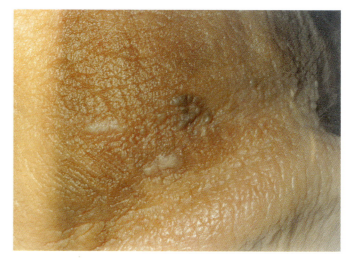

Figura 8-142

Homem de 40 anos encaminhado para peniscopia para pesquisa de lesões por HPV, por ter parceira portadora de neoplasia intraepitelial cervical (NIC) de grau indeterminado. Observadas lesões vegetantes hipercrômicas que, biopsiadas, revelaram alterações celulares compatíveis com infecção pelo HPV.

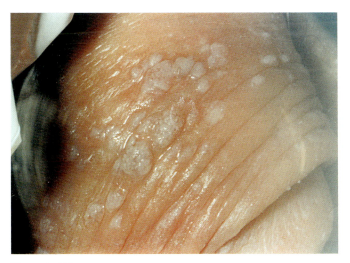

Figura 8-143

Paciente de 37 anos encaminhado para peniscopia para pesquisa de lesões por HPV, por ser parceiro de portadora desta infecção. Observadas lesões condilomatosas, epitélio acetobranco. Este aspecto foi biopsiado e comprovou alterações celulares compatíveis com infecção pelo HPV. Condilomas acuminados no prepúcio e região dorsal (×10).

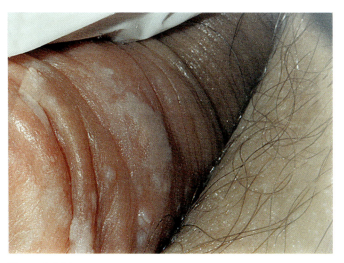

Figura 8-144

Epitélio acetobranco no prepúcio, região lateral esquerda (biópsia) (×10).

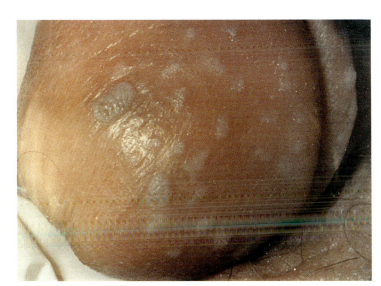

Figura 8-145

Condilomas acuminados e máculas acetobrancas na glande (×10).

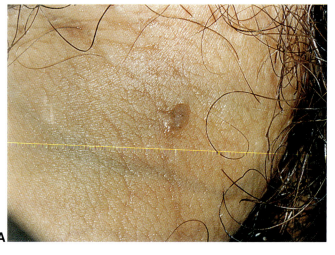
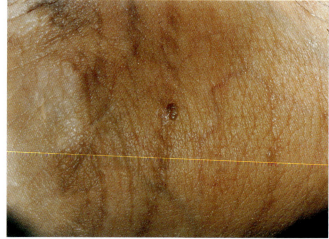
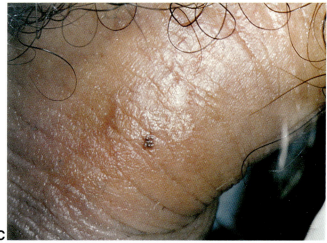

Figura 8-146

(**A**) Paciente de 26 anos encaminhado para peniscopia por ser parceiro de portadora de HPV. Observadas lesões vegetantes hipercrômicas (condilomas acuminados). Uma destas foi biopsiada e mostrou alterações celulares compatíveis com infecção pelo HPV. (**B**) Lesão vegetante hipercrômica também na região lateral do corpo peniano, mais distal (×10). (**C**) Outra pápula hipercrômica (biópsia) na região ventral do pênis (×10).

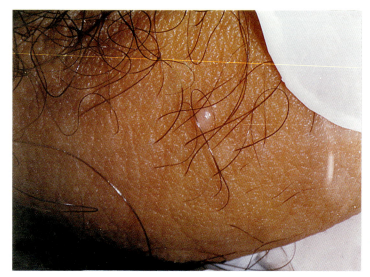

Figura 8-147

Pápula acetobranca (biópsia) na região lateral esquerda do corpo peniano (×10).

Capítulo 8
Condiloma Acuminado – Infecção por Papilomavírus Humano

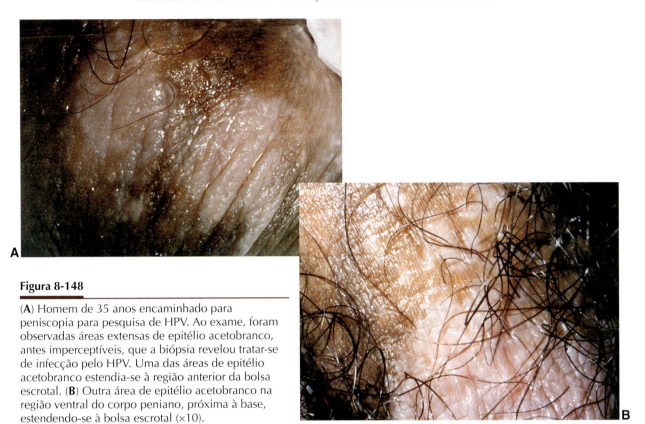

Figura 8-148

(**A**) Homem de 35 anos encaminhado para peniscopia para pesquisa de HPV. Ao exame, foram observadas áreas extensas de epitélio acetobranco, antes imperceptíveis, que a biópsia revelou tratar-se de infecção pelo HPV. Uma das áreas de epitélio acetobranco estendia-se à região anterior da bolsa escrotal. (**B**) Outra área de epitélio acetobranco na região ventral do corpo peniano, próxima à base, estendendo-se à bolsa escrotal (×10).

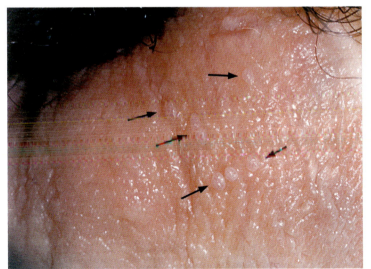

Figura 8-149

Paciente com 23 anos submeteu-se à peniscopia para pesquisar lesões subclínicas causadas pelo HPV. Sua parceira apresentava colpocitologia sugestiva de infecção pelo HPV. Durante o exame foram observados minúsculos condilomas acuminados (setas) após aplicação do ácido acético a 5%. A biópsia de um grupo destas lesões confirmou a condilomatose.

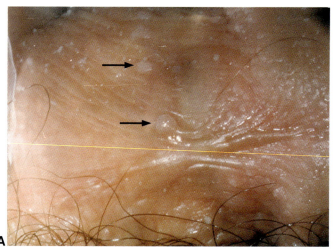 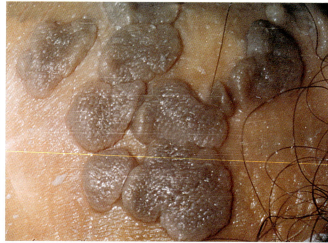

Figura 8-150

(**A**) Homem de 26 anos encaminhado para peniscopia por ser parceiro de portadora de neoplasia intraepitelial cervical grau II (NIC II). Ao exame, além de lesões subclínicas (setas), foram observados inúmeros condilomas, confirmados histologicamente, que o paciente acreditava serem "sinais de nascimento". Pequena lesão vegetante junto ao frênulo (x10). Notar que não havia lesão similar contralateral, o que se faria pensar em hipertrofia de papila. (**B**) Várias lesões vegetantes hipercrômicas (condilomas acuminados) na região dorsal do corpo peniano (×10).

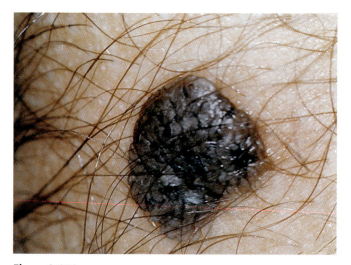 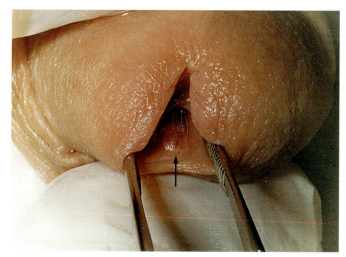

Figura 8-151

Condiloma acuminado hiperpigmentado e ceratinizado na região perianal, à esquerda (biópsia) (×10).

Figura 8-152

Homem de 27 anos encaminhado para peniscopia por ser parceiro de portadora de infecção pelo HPV. Ao exame foram observadas lesões subclínicas sugestivas de infecção pelo HPV e um condiloma uretral (seta).

Capítulo 8
CONDILOMA ACUMINADO – INFECÇÃO POR PAPILOMAVÍRUS HUMANO

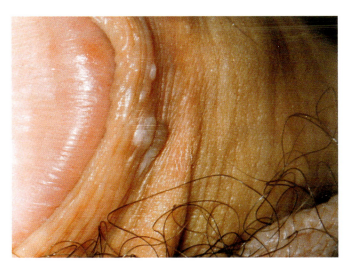

Figura 8-153
Lesões vegetantes e pápula acetobranca no prepúcio, região dorsal (×10).

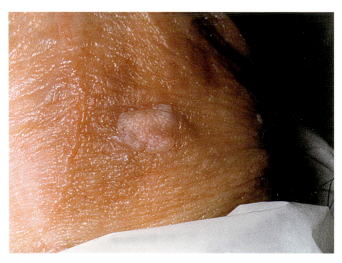

Figura 8-154
Lesão vegetante na região ventral do corpo peniano (×10).

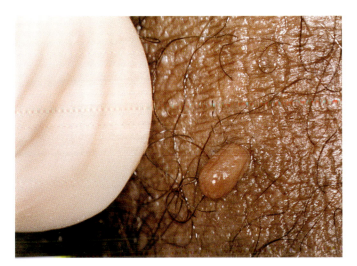

Figura 8-155
Lesão vegetante na região perianal, à esquerda (biópsia), correspondente à infecção pelo HPV.

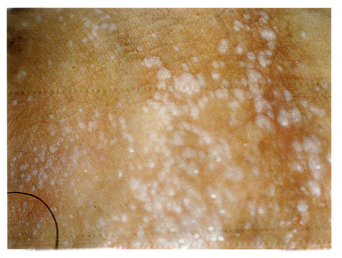

Figura 8-156
Inúmeras máculas acetobrancas na região ventral do pênis, motivo do exame (×6).

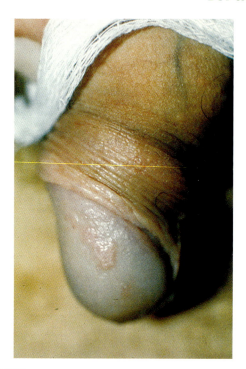

Figura 8-157

Jovem com lesões papulosas, tipo alto-relevo rugoso, de cor rósea, cuja biópsia revelou tratar-se de papulose bowenoide, que é o envolvimento do HPV 16, levando a um quadro histológico de anisonucleose, macronucleose, disceratose, para ou hiperceratose, aumento e irregularidade dos núcleos, aumento do padrão mitótico, coilocitose, infiltrado de linfócitos e plasmócitos no derma, e alargamento e coalescência das projeções epiteliais na linha basal.

O tratamento é igual ao do condiloma, pois normalmente tem evolução benigna, vários regridem espontaneamente, vários recidivam e raros casos evoluem para carcinoma invasor.

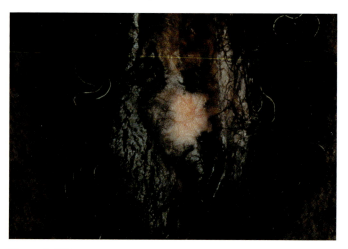

Figura 8-158

Paciente de meia-idade apresentando, em lábio menor direito, lesão hipocrômica de superfície rugosa. A paciente queixava-se de prurido crônico na região. A histopatologia revelou coilocitose, infecção por HPV.

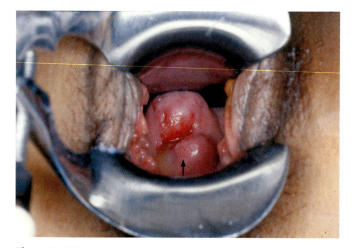

Figura 8-159

Exame do colo a vista desarmada. Mesmo assim, é possível observar lesão rugosa em lábio posterior (seta). Nota-se ainda, no orifício externo do colo, muco turvo. O exame deste material revelou presença de *Neisseria gonorrhoeae*.

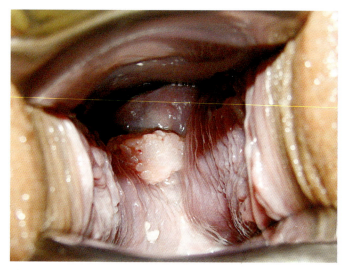

Figura 8-160

Condilomas acuminados em colo uterino e vagina de gestante. Não raramente essas lesões diminuem após o parto. Atualmente tem-se observado a associação de casos assim com papilomatose respiratória recorrente.

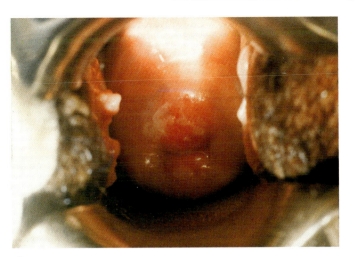

Figura 8-161

Notar nesta foto, também de exame do colo a olho nu, área de leucoplasia de superfície e contorno irregular. Esta aparência refere-se à disceratose, que está ocorrendo nesta área infectada pelo HPV. Embora seja clássico que lesões acetobrancas, em colo uterino, sejam bem sugestivas de HPV, as lesões leucoplásicas são consideradas como aspectos maiores para infecção por HPV, e até para neoplasia intraepitelial.

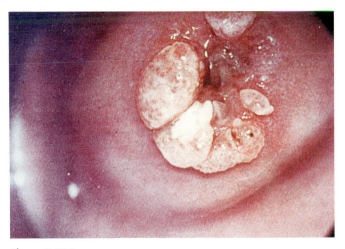

Figura 8-162

Fotografia com uso de colposcópio evidenciando múltiplas lesões verrucosas, vegetantes, também chamadas de lesões maduras de HPV em colo uterino.

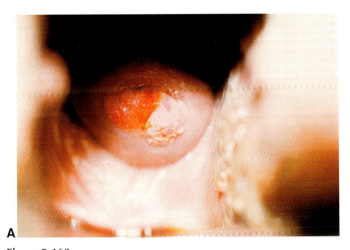

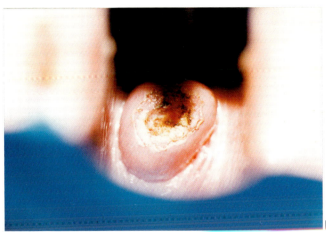

Figura 8-163

(A) Mesmo aspecto da foto anterior, todavia, aqui era uma única massa em lábio posterior do colo uterino. (B) Aspecto imediatamente após exerese através de cirurgia de alta frequência.

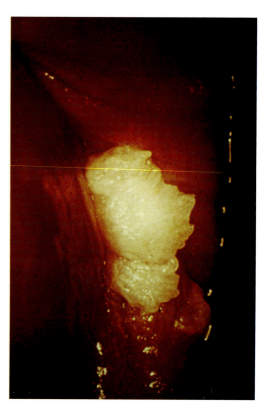

Figura 8-164

Visão, com ajuda de colposcópio, de uma típica lesão vegetante de condiloma acuminado na parede lateral da vagina.

O exame colposcópico deve-se estender a regiões da vagina, uretra, vulva, períneo e ânus sempre que se investigar uma paciente com HPV. Outra área que também faz parte dessa rotina é a boca.

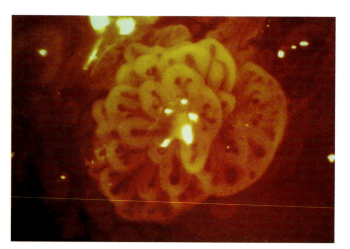

Figura 8-165

Fotografia de uma lesão vegetante, através de colposcopia, em colo uterino.

Notar as digitações com os vasos centrais de irrigação. Isso justifica que tais lesões sejam muito sangrantes quando traumatizadas.

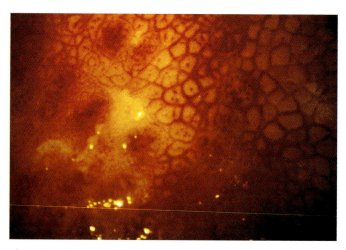

Figura 8-166

Visão, por colposcopia, de epitélio cervical com aspectos mais agressivos, com mosaico irregular, pontilhado grosseiro, leucoplasia de possível infecção por HPV mais oncogênico (16/18).

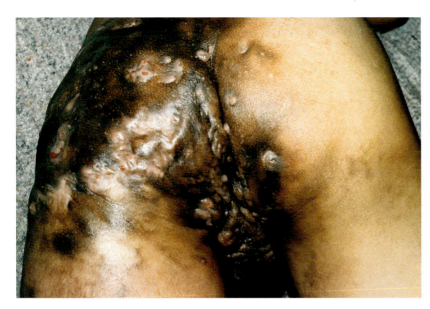

Figura 8-167

Paciente atendido em ambulatório de DST de um hospital público de São Gonçalo, em 1983, apresentando essas lesões. Tratava-se de pessoa com estado geral extremamente acometido, que faleceu 24 horas após sua admissão.

Segundo relato e cópia de exame (biópsia), mostrado por familiares, tratava-se de tumor de Buschke e Löewenstein, diagnosticado e já tendo feito duas cirurgias há meses em outro hospital da região.

O tumor de Buschke e Löewenstein (1925) refere-se a um acometimento relacionado com o HPV 6 que evidencia um resultado histopatológico benigno, porém com comportamento clínico "maligno". Posto que não ocorram metástases à distância, sua disseminação por contiguidade é violentamente agressiva. O tratamento, em geral, é feito com desbridamento das áreas afetadas, necrosadas, que com frequência leva a recidivas e importantes sequelas.

A imunocompetência local e geral, nessas situações, está comprometida.

Nosso atendimento ficou restrito a tentar restabelecer a homeostasia para indicar terapêutica específica, o que infelizmente não foi conseguido.

Por problemas técnicos, não conseguimos manter armazenados, para posteriores análises, o soro do paciente, bem como fragmento de nova biópsia.

Atualmente seria possível armazenar um fragmento de biópsia em frasco seco e lacrado em congelador, para submeter a análises por biologia molecular.

O tumor de Buschke e Löewenstein também é conhecido como condiloma gigante. Nesse particular, equivocadamente, muitos denominam uma grande condilomatose (volume e tamanho) de condiloma gigante. Condiloma gigante deve ficar restrito à denominação do tumor de Buschke e Löewenstein.

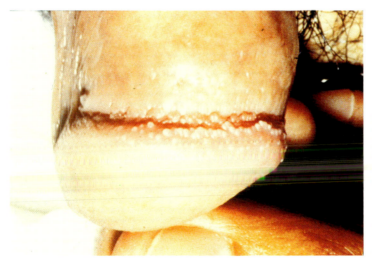

Figura 8-168

Jovem de 19 anos observou estas proeminências há bem mais de seis meses, que desde então não se alteraram. Eram assintomáticas e não apresentavam quaisquer modificações após aplicação de ácido acético a 5%.

É um diagnóstico típico de corona hirsuta do pênis ou hipertrofia de glândulas papilares ou glândulas de Tyson. Não é raro ser confundido com condiloma acuminado.

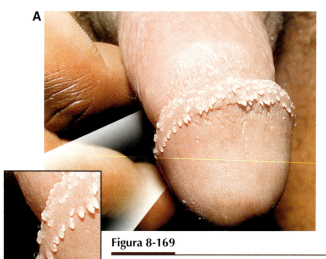
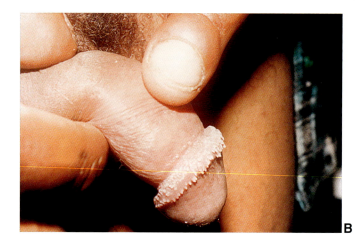

Figura 8-169

Paciente, também jovem, foi encaminhado para o Setor de DST, após inúmeras tentativas de "tratamento" deste quadro de hipertrofia de papilas. Embora seja fácil reconhecer que se trata de proeminente hipertrofia, tal situação não é processo infeccioso, tampouco causado pelo HPV.

Muitos homens, negros, brancos, ricos, pobres, cultos, analfabetos, apresentam, em maior ou menor escala, algum tipo de hiperplasia de papilas. Com toda certeza, na velhice, elas desaparecem; igual situação também ocorre na vulva; são as conhecidas papilomatoses vestibulares. Essas formações anatômicas (nos homens e nas mulheres), muitas vezes são agredidas de tal forma, que provocam sérias sequelas, físicas e psíquicas, de difícil reversão.

Em (**A** e **B**), visão lateral do mesmo pênis, com hipertrofia que, no caso em questão, de tão grande, dificilmente não faz pensar em lesões por HPV.

Por outro lado é necessário, antes de caracterizar como normalidade, observar cuidadosamente, naqueles homens com história de parceira com condiloma acuminado, se, no meio das hipertrofias de papilas, não existe uma lesão típica de condiloma acuminado.

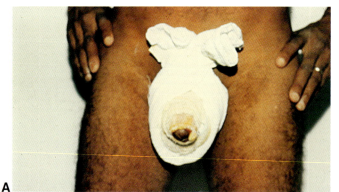
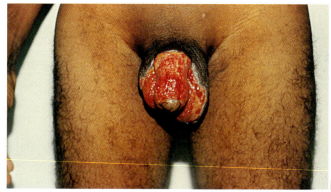
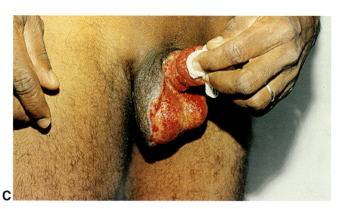

Figura 8-170

Paciente de 32 anos de idade que adquiriu condiloma acuminado na região genital; por indicação de um "amigo", jogou água fervente no pênis para "tratar".

Em (**A**), a forma achada para melhor proceder o curativo, usando-se uma compressa cirúrgica pubiana em local não atingido pela água quente.

O paciente já foi submetido a várias desbridações e limpezas para tratamento da queimadura e, atualmente, como é mostrado em (**B** e **C**), encontra-se em fase de granulação, onde será tentado enxerto.

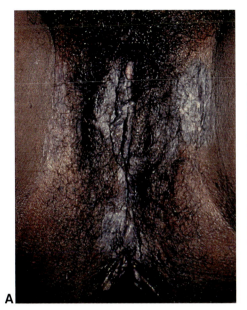
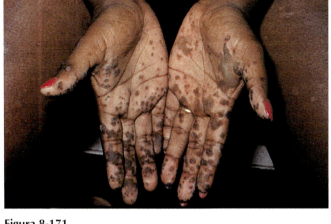
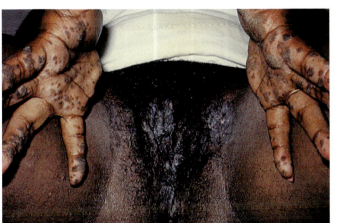

Figura 8-171

Paciente encaminhada para nosso setor para tentativa de tratamento com interferon-α 2b, pois, na ocasião (década de 1980), estávamos fazendo estudo com tal produto. A paciente em questão não entrou no protocolo, mas, devido à disponibilidade do medicamento, iniciamos com esquema de 2.500.000 UI em subcutâneo da pele do abdome, em dias alternados, durante quatro semanas.

Em (**A**), a biópsia revelou neoplasia intraepitelial vulvar de leve/moderada intensidade e efeito citopático, coilocitose, discariose e disceratose, característicos de HPV. A hibridização *in situ* (Enzo Diagnostic) foi positiva para os tipos 6/11 e 16/18. O quadro verrucoso nas mãos e nas outras áreas do corpo, epidermodisplasia verruciforme, será mais bem apresentado no Capítulo 10. Em (**B**), notam-se lesões vegetantes verrucosas bem ceratinizadas.

(**C**) Lesões em placas na vulva (VIN I), juntamente com as mãos da mesma paciente.

Não houve melhora com o uso de interferon-α 2b; na verdade, durante o uso do medicamento, notou-se que as lesões ameaçaram diminuir. Todavia, após a quarta semana, optamos por interromper o uso do produto, uma vez que o quadro não se alterou.

Por diversas dificuldades, entre elas a distância de moradia da paciente (residia em outra cidade), a mesma abandonou o nosso acompanhamento e, segundo informações de parente, retornou ao serviço de dermatologia anterior.

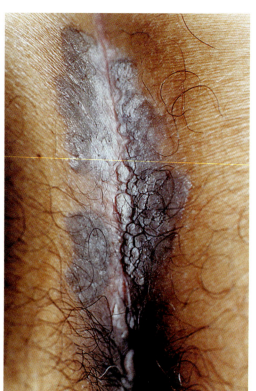

Figura 8-172

Paciente jovem apresentando essas lesões perianais em sulco interglúteo, em direção ao cóccix, às vezes hiperpigmentadas, às vezes róseas ou esbranquiçadas. A biópsia e análise de DNA viral não revelam neoplasia intraepitelial, apenas infecção por HPV 6/11.

Figura 8-173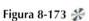

Paciente com 51 anos de idade com quadro atual de neoplasia intraepitelial vulvar III. Informou que teve HPV aos 35 anos e que agora viu ressurgir o problema. ❋ *Ver vídeo em DVD anexo onde a cliente dá depoimento dos problemas emocionais que passam por palavras como, ser suja, impura, promiscuidade, pouca higiene. Para a paciente, tão importante como tratar a lesão orgânica é necessário atenção aos aspectos psicossociais.*

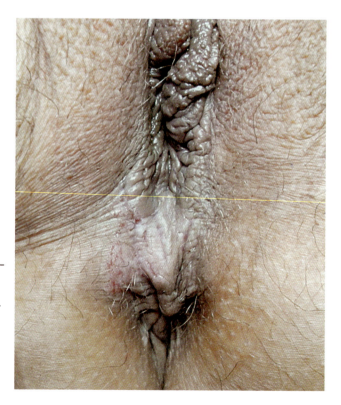

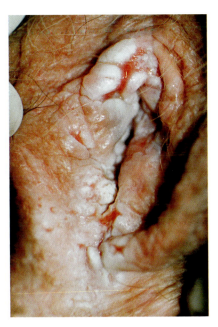

Figura 8-174

Paciente de 49 anos de idade, que apresentava quadro de prurido vulvar, em área de leucoplasia de aspecto rugoso. Relatou que fez inúmeras aplicações de podofilina e ácido tricloroacético para tratamento de verrugas. Informou que, em toda sua vida, não teve mais do que três parceiros sexuais. Em nenhum deles notou qualquer lesão vegetante, apenas o primeiro marido, com quem viveu 15 anos, "era chegado a umas feridinhas no membro" *(sic)*.

A biópsia revelou neoplasia intraepitelial vulvar acentuada (VIN III). O atual marido foi examinado e a genitoscopia foi negativa.

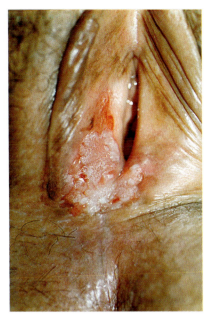

Figura 8-175

Paciente de 53 anos de idade apresentando esse quadro há oito meses. Foi medicada com cremes polivalentes (antibiótico, anti-histamínico, antimicótico e corticoide) várias vezes. Foi atendida em dois serviços, sendo que em nenhum deles foi proposta biópsia.

Fez uso, durante dois meses, de thuya na área afetada. Informou que, a princípio, notou melhora, contudo, depois, o quadro evoluiu. A biópsia revelou VIN III + HPV. A biologia molecular identificou HPV 6/11.

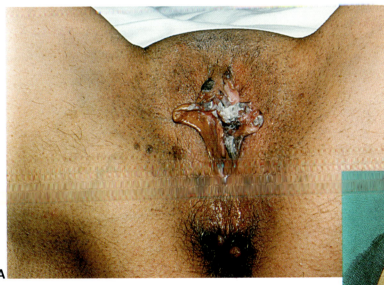

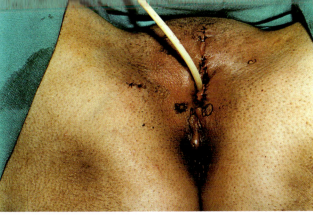

Figura 8-176

(**A**) Infecção por HPV, neoplasia intraepitelial vulvar em paciente de 45 anos de idade, apresentando múltiplas lesões, sendo algumas de coloração negra, outras esbranquiçadas, acinzentadas e róseas, localizadas em pequenos lábios e prepúcio clitoriano. Observam-se outras lesões de coloração escura, distribuídas de forma satélite. (**B**) A opção terapêutica foi exerese cirúrgica com conservação de clitóris + cauterização das lesões satélites.

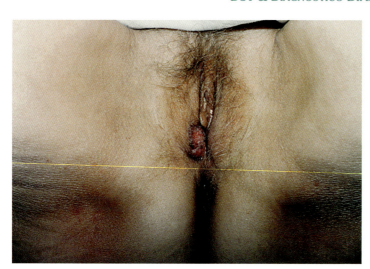

Figura 8-177

Infeção por HPV, neoplasia intraepitelial vulvar.

Paciente idosa apresentando lesão única na porção caudal do grande lábio direito – lesão essa com bordas escuras e centro hiperemiado.

Na mulher idosa, a tendência de tais lesões é de serem únicas.

O tratamento proposto foi excisão cirúrgica da lesão.

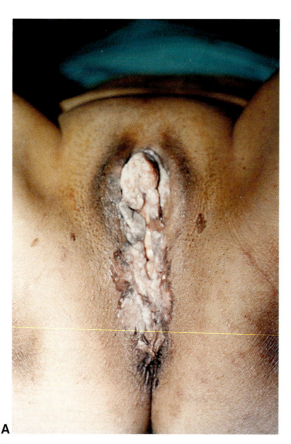
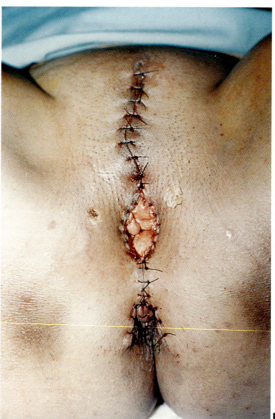

Figura 8-178

Infecção por HPV, neoplasia intraepitelial vulvar.

(**A**) Extensa lesão ocupando clitóris, pequenos lábios e região perineal. Observar a multiplicidade de aspectos com áreas de cores róseas, cinzentas e negras, acompanhadas de duas outras lesões satélites hiperpigmentadas.

Embora, do ponto de vista clínico, tais aspectos estejam muito ligados ao HPV 16, somente por biologia molecular isso fica definido.

São lesões de difícil abordagem terapêutica, principalmente em razão da extensão e do envolvimento do clitóris. (**B**) Optou-se por vulvectomia simples, após consentimento prévio da paciente, pois se tratava de lesão extensa; e vários tratamentos anteriores, com soluções cáusticas, já haviam sido empregados em outros serviços.

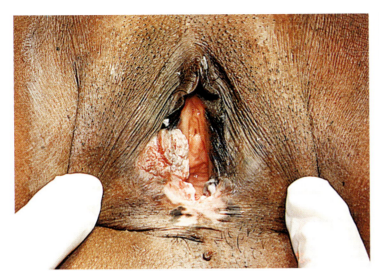

Figura 8-179

Mulher com 55 anos de idade com lesão leucoeritroplásica, em placa papulosa única.
   Histopatologia: VIN indiferenciada.

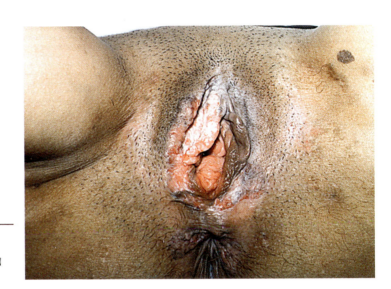

Figura 8-180

Mulher com 53 anos de idade, com lesão leucoeritroplásica em placa papulosa extensa, acometendo vulva e região perianal. O resultado da histopatologia de biópsia foi de VIN indiferenciada.

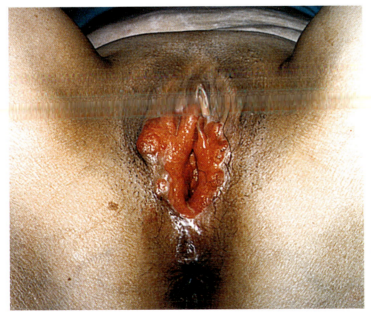

Figura 8-181

Mulher com 56 anos de idade com extensa lesão eritroplásica em placa única.
   A histopatologia de biópsia da lesão revelou tratar-se de VIN diferenciada.

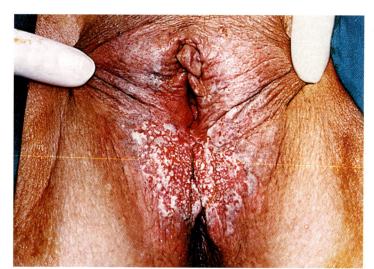

Figura 8-182

Paciente com 60 anos de idade, com extensa lesão leucoeritroplásica, com aspecto eczematoide. O diagnóstico histopatológico evidenciou VIN indiferenciada.

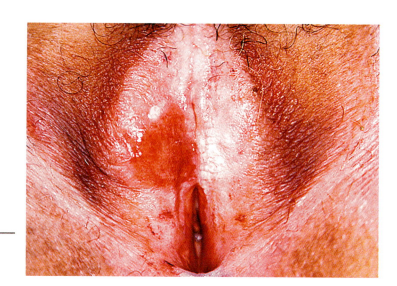

Figura 8-183

Paciente de 70 anos de idade com lesão erosiva sobre um líquen escleroso avançado.
  A histopatologia teve como resultado VIN diferenciada.

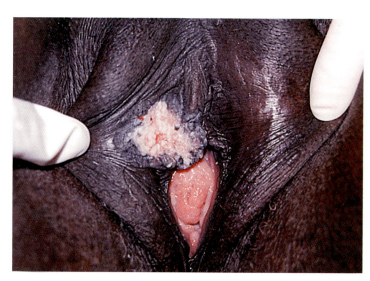

Figura 8-184

Paciente com 50 anos de idade, com lesão única, em placa papulosa, policrômica e extensa.
  O diagnóstico histopatológico de biópsia foi VIN indiferenciada.

Capítulo 8
Condiloma Acuminado – Infecção por Papilomavírus Humano

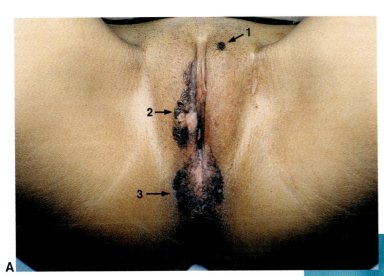

Figura 8-185

(**A**) Infecção por HPV, neoplasia intraepitelial vulvar: *(1)* lesão satélite hiperpigmentada no grande lábio esquerdo; *(2)* extensa lesão papulosa, hiperpigmentada, com a parte central de coloração rósea, atingindo parte do grande lábio direito e sulco interlabial; *(3)* lesão com mesmo aspecto da anterior, atingindo porção caudal dos lábios maiores e região perineal. (**B**) Tratamento: excisão cirúrgica superficial das lesões. (**C**) Aspecto ao final do procedimento cirúrgico.

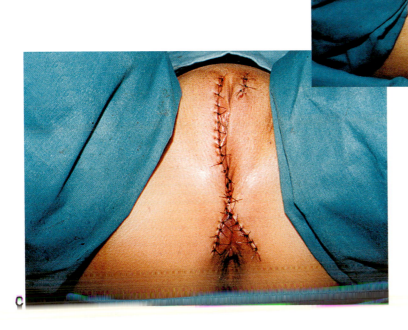

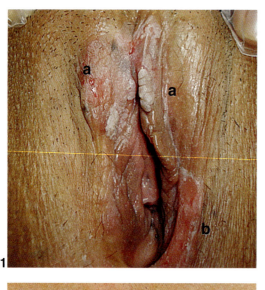
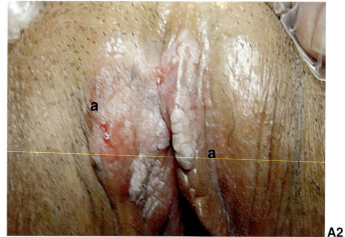
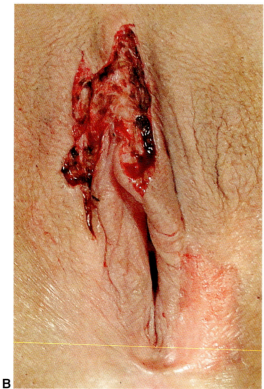
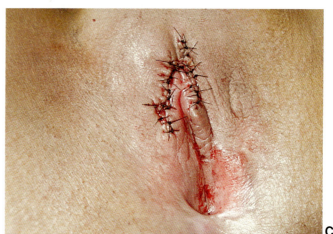
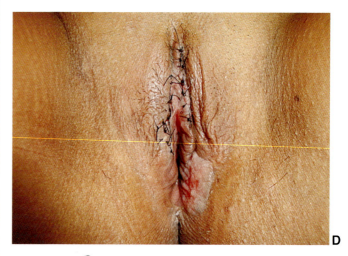
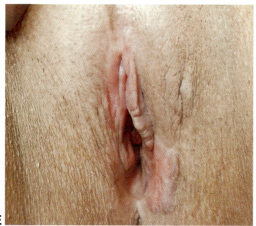

Figura 8-186

(**A1** e **A2**) Paciente com 32 anos de idade com quadro de lesões de VIN III recidivante *(a)*. Informa que já fez inúmeros tratamentos, inclusive cirurgias, mas sem sucesso total. Notar área de sequela cirúrgica, pois teve descência de sutura e a cicatrização se deu por segunda intenção em área vulvar *(b)*. Foi medicada com aplicação tópica de imiquimod ocorrendo, apenas, diminuição das lesões. (**B**) Ressecção das lesões (**C**) Após sutura com manutenção da anatomia vulvar. (**D**) Dez dias depois de operada, com retirada de alguns pontos. (**E**) Paciente curada. Aspecto da vulva sete meses após a cirurgia.

Ver vídeo em DVD anexo.

Capítulo 8
Condiloma Acuminado – Infecção por Papilomavírus Humano

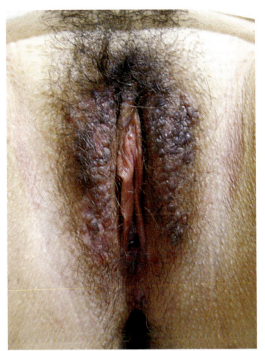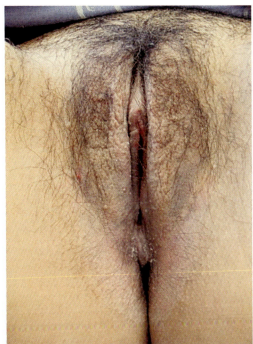

Figura 8-187

Condiloma acuminado recidivante tratado com imiquimod.

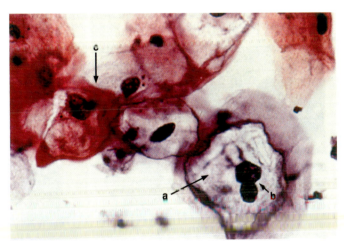

Figura 8-188

Nesta fotografia observa-se célula epitelial com imensa coilocitose *(a)*, que é uma célula balonada ou buraco branco. Em *(b)* a binucleação mostrando, ainda, discariose (núcleo mais hipercromático). Em *(c)*, é possível observar disceratose, que significa uma ceratinização em célula que não é ceratinizada. O diagnóstico citológico clássico de infecção pelo HPV apresenta ocorrência de atipias coilocitóticas, discariose e coilocitose. Papanicolaou ×100.

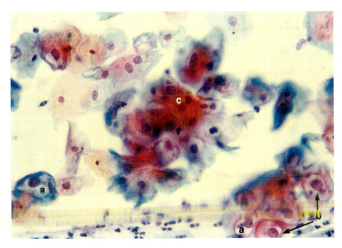

Figura 8-189

Novamente mostramos coilocitose *(a)*; discariose *(b)* e disceratose *(c)*. Papanicolaou ×40.

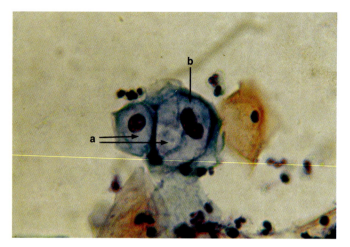

Figura 8-190

Nesta fotografia não se observa a disceratose; todavia, em (a), coilocitose clássica, e em (b), binucleação com discariose. Papanicolaou ×100.

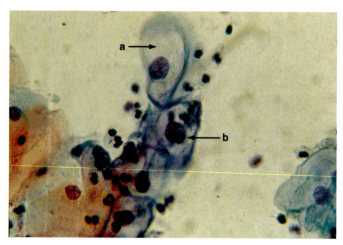

Figura 8-191

Caso típico de comprometimento citológico pelo HPV: coilocitose (a) e discariose (b). Papanicolaou ×100.

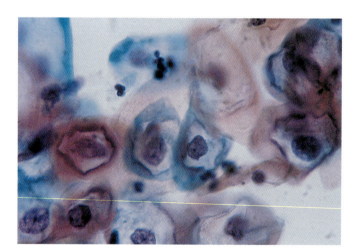

Figura 8-192

Neste caso de HPV: coilocitose + discariose (PAP ×100).

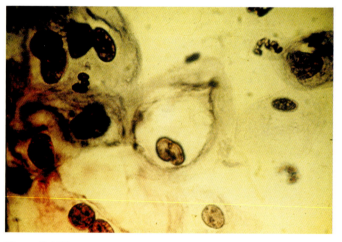

Figura 8-193

No centro desta fotografia, exuberante coilocitose, binucleações e importantes discarioses.

Em nossa visão, muitos laudos de "esboço" de coilocitose podem ser halos perinucleares de outras etiologias, principalmente quando não estão descritas disceratose e discariose. Essas lâminas devem ser revisadas ou refeitas com novos materiais.

Devemos, ainda, lembrar que a disceratose ocorre com frequência em áreas que foram traumatizadas, principalmente em prolapsos.

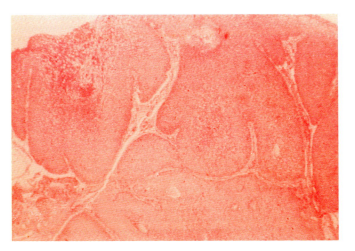

Figura 8-194

A doença condilomatosa é caracterizada por papilomatose: hiperplasia epitelial. Isto é o que mostra esta histopatologia de tecido genital com condiloma acuminado (HE ×20).

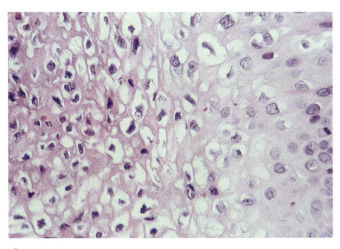

Figura 8-195

Já nesta histopatologia, fica nítido mostrar coilocitose e discariose.
Neste material foi identificado HPV 16/18 (HE ×40).

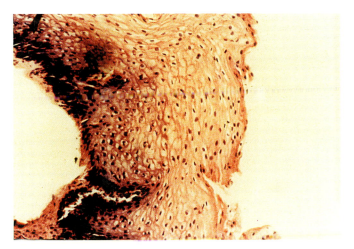

Figura 8-196

Esta fotografia é de um caso de biópsia de colo evidenciando coilocitoses. Por técnica de biologia molecular, este material foi positivo para sondagem de HPV 31, 33 e 51 (HE ×20).

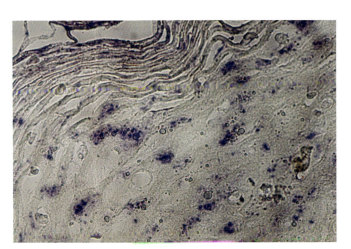

Figura 8-197

Hibridização *in situ* usando-se marcação com biotina, de material de biópsia de lesão perianal de paciente HIV positivo, com infecção por HPV 6 (×400).

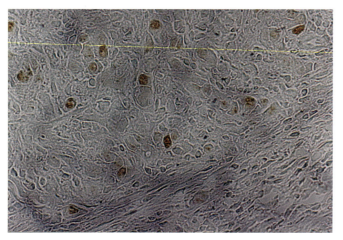

Figura 8-198

Imuno-histoquímica demonstrando alterações na expressão da proteína p 53 (proteína supressora de tumor, associada ao desenvolvimento de câncer humano). Biópsia de carcinoma invasor de colo uterino (×400).

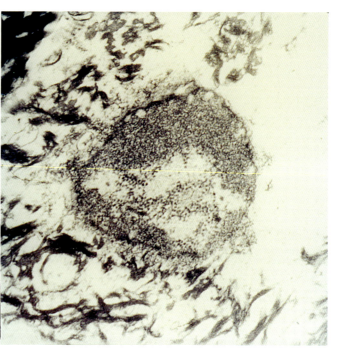

Figura 8-199

Observação, por microscopia eletrônica, de partículas de HPV no núcleo de célula epitelial de tecido genital com condiloma acuminado.

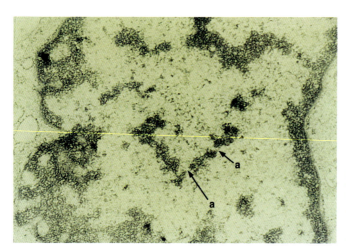

Figura 8-200

Efeito citopático de HPV 16/18 no núcleo da célula epitelial. Quebras de cromossomos (a) são observadas no núcleo de uma célula epitelial infectada. Microscopia eletrônica.

CAPÍTULO 9

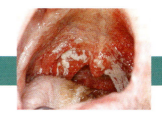

Algumas Manifestações em HIV/Aids

Quando, no início da década de 1980, começaram a ser relatados os casos de aids, as manifestações, principalmente cutaneomucosas, quase sempre representavam formas clínicas exuberantes de patologias que, no indivíduo imunocompetente, cursavam de maneira típica. Na verdade, essas formas mais agressivas são mais visíveis nos pacientes imunodeprimidos pela aids ou por outras alterações (neoplasias, transplantados, usuários frequentes de corticoides, de antineoplásicos...).

Por outro lado, não se deve ignorar que as doenças infecciosas, em geral, são dependentes, entre outros, dos seguintes fatores: número de germes infectantes, virulência desses germes e resistência do hospedeiro. Assim, as manifestações clínicas podem ser bem agressivas, num indivíduo imunocompetente, se a carga infectante for muito grande e/ou a virulência do agente etiológico for também muito alta.

Hoje, e principalmente no Brasil, onde a quase totalidade das pessoas com aids, cadastradas nos programas de DST/aids, recebem medicações antirretrovirais de última geração, as manifestações, outrora comuns, passaram a ser bem menos frequentes. O mesmo podemos falar em relação à transmissão vertical, bem como às mortes em HIV/aids. Isso porque, de maneira geral, baixa a carga viral sanguínea e melhora o número de células CD4, diminuindo sensivelmente os quadros de infecções oportunistas.

Todavia, esse uso de antirretrovirais, aqui e em todo o mundo, causa, com certeza, vários efeitos colaterais. No que diz respeito à aparência da pessoa, destacamos a lipodistrofia, que em vários casos torna esses indivíduos facilmente reconhecíveis para aqueles que militam na área. Em algumas situações ocorre resistência do HIV, não melhorando os números de carga viral e/ou CD4.

Nossa mensagem é para todos os profissionais que trabalham com DST, principalmente os profissionais de saúde que atuam em regiões em que a prevalência das DST/HIV é fato importante. Assim como na sífilis, não se deve postergar a oportunidade de uma abordagem dos temas de sexualidade, DST/HIV e saúde reprodutiva, incluindo aconselhamento para um possível teste para sífilis, HIV e hepatite B. Se mulher, incluir colpocitologia oncótica.

Sinonímia
Sida, síndrome de imunodeficiência adquirida.

Conceito
Representa um estado avançado de imunodepressão, causado pelo vírus HIV, cujo mecanismo principal é a queda da contagem de linfócitos T CD4+ (CD4), para níveis inferiores a 20% do valor normal (ou seja, < 200 cels/mm^3).

Período de Incubação
Para a aids: 6 a 10 anos se não houver tratamento antirretroviral.

Agente Etiológico
O vírus HIV pertence à família *retroviridae*, composta por quatro vírus, HTLV I, II, III e IV. O HTLV III é o mesmo que HIV. Posteriormente, descobriram-se dois tipos de HIV (1 e 2) com predominâncias geográficas distintas e cada um deles com subtipos A, B, C, D e E. É constituído por um genoma RNA com capsídeo proteico e envoltório lipoproteico no interior do capsídeo. No RNA viral encontram-se enzimas: a transcriptase reversa, a protease e outras responsáveis pela multiplicação viral, sobre as quais se baseiam os fundamentos da terapia antirretroviral atual. O envelope contém duas glicoproteínas – Gp120 e Gp41, que garantem a ligação do vírus à célula hospedeira. O HIV tem tropismo pelos linfócitos T *helper*, macrófagos e células dendrídicas.

Manifestações clínicas

- *Primeira viremia (síndrome da soroconversão):* ocorre, em média, da 2ª a 4ª semana após a contaminação e em cerca de 30 a 35% das pessoas contaminadas, e dura de 1 a 3 semanas. Pode manifestar-se como uma síndrome mononucleose-*like* (sintomas de uma síndrome viral aguda: febre, adenopatia cervical, axilar e occipital, faringite eritematosa, *rash* cutaneomucoso, mialgia, artralgia, diarreia, cefaleia, náuseas, vômitos e hepatoesplenomegalia). As lesões cutaneomucosas são pequenas úlceras aftosas que podem ser observadas na boca, no ânus e na genitália. Junto com a viremia há uma queda abrupta do linfócito CD4. Uma leucopenia transitória com linfopenia e posterior inversão CD4/CD8 pode ocorrer. A seguir, pela própria resposta biológica do organismo, o CD4 volta a subir e a multiplicação viral cai, permanecendo constante todos os dias. O nível de multiplicação viral vai ditar a progressão (rápida ou lenta) para o que chamamos aids.
- *Fase assintomática ou latente:* 3 a 12 semanas do início da infecção, a maioria dos pacientes soroconverte (sorologia +). A imunidade humoral anti-HIV contém, parcialmente, a replicação viral, fazendo a viremia cair e os níveis de CD4 aumentarem, porém, nunca aos níveis normais anteriores. Essa fase pode durar de 2 a 20 anos (em média 10 anos) e geralmente a contagem do CD4 é maior que 350 cels/mm^3.
- *Fase sintomática:* surge com a continuação da replicação viral que aumenta a viremia e faz o CD4 cair para valores entre 200-500 cels/mm^3. Caracteriza-se por imunodepressão leve a moderada com surgimento de algumas doenças oportunistas, afecções não infecciosas ou neoplasias, durando, em média, de 2 a 3 anos. Caso o paciente não tenha acesso ao tratamento, a progressão piora, havendo uma queda ainda maior do CD4, para menos de 200 cels/mm^3, determinando imunodepressão intensa e surgimento de infecções oportunistas graves que culminam com a morte do paciente. Essa fase tem duração variável.

A um paciente com quadro de exulcerações genitais e bucais, apresentando quadro de febre e adenomegalia generalizada, não se deve postergar o oferecimento enfático de sorologia anti-HIV.

Caso o teste seja não reagente, uma segunda sorologia impõe-se após 2 semanas, em especial se o paciente não tem remissão completa do quadro.

Diagnóstico Laboratorial

Feito pela sorologia, ou seja, pesquisa de anticorpos circulantes. A positividade sorológica geralmente ocorre entre 3 e 12 semanas da contaminação. Quase todos os pacientes infectados apresentarão sorologia positiva após 6 meses do contágio. No período de janela imunológica o paciente pode transmitir o vírus, mas sua sorologia ainda é negativa. A triagem é feita pelo método Elisa, que tem alta sensibilidade, porém tem falhas de especificidade, em razão das reações cruzadas com outros antígenos, possibilitando resultados falso-positivos. Entretanto, os casos de falso-positivos não ultrapassam 0,5 a 1%. O teste confirmatório é o Western-Blot, com alta sensibilidade e altíssima especificidade, que permite determinar os casos verdadeiro-positivos. Contudo, casos duvidosos durante a fase inicial da infecção podem existir.

Com o uso do teste rápido para o diagnóstico que utiliza dois reagentes distintos, o resultado confirmatório da infecção pelo HIV é fornecido em cerca de 30 minutos. Todo o procedimento de coleta do sangue deve ser acompanhado pelo aconselhamento pré- e pós-teste.

Avaliação dos Métodos Diagnósticos

- *Elisa:* Fácil execução e menor preço, com especificidade e sensibilidade > 99%. Resultados falso-negativos podem ocorrer no período imediatamente após a infecção e, raramente, em estágios muito avançados. Resultados positivos têm valor preditivo positivo próximo a 100% em indivíduos com quadro clínico e/ou história epidemiológica compatíveis.
- *Imunofluorescência:* Simples realização, porém de difícil padronização, com sensibilidade equivalente a do Western-Blot. A positividade da IF tem valor preditivo positivo próximo a 100% quando mais de um Elisa é positivo. Porém está sujeito a viés (vícios de observação) por quem faz o exame.
- *Western-Blot:* Permite a identificação de anticorpos específicos contra diferentes proteínas virais. Seu valor preditivo positivo é praticamente 100% quando há anticorpos contra, pelo menos, uma proteína de cada um dos três principais genes do HIV. O resultado é indeterminado quando somente são identificados anticorpos contra produtos de um ou dois genes, embora a probabilidade de falso-positivo diminua quando ao menos um dos anticorpos é reativo contra uma das proteínas do envelope viral (gp41, gp120, gp160).

Avaliação dos Métodos Laboratoriais

Exame	Especificidade %	Sensibilidade %
Elisa	99	99,5
Western-Blot	99,7	> 99
Imunofluorescência	99	> 99

Tratamento e Controle de Cura

Pode ser feito por intermédio da associação de diferentes classes de drogas antirretrovirais – inibidores da transcriptase reversa análogos de nucleosídeos, inibidores da transcriptase reversa não análogos de nucleosídeos e inibidores de protease. As duas primeiras classes de antirretrovirais agem inibindo a transcriptase reversa, impossibilitando, assim, que o RNA viral transforme-se em DNA e integre-se ao genoma celular, ou seja, o vírus não consegue mais infectar a célula. Os inibidores de protease impedem a maturação das proteínas virais – a partícula viral "filha" não é mais capaz de infectar outras células. A terapia deve sempre começar com três drogas, de classes variadas. Todavia, sabe-se hoje que seu início não é uma emergência.

Um bom acompanhamento multiprofissional pode manter a doença sob controle por muitos anos, caso não ocorra desenvolvimento de resistência viral ou intercorrências incontroláveis. É evidente que o paciente, seus familiares e parceiro sexual, devem participar ativamente desse acompanhamento.

Complicações

São decorrentes da imunodepressão ocasionada por infecção viral (infecções oportunistas, neoplasias, síndrome consuptiva) e pelas reações adversas à terapia com os antirretrovirais (hepatotoxicidade, neuropatias, pancreatites...).

Diagnóstico Diferencial

Deve ser feito com todas as doenças capazes de se manifestarem como uma síndrome de mononucleose: citomegalovirose, rubéola, toxoplasmose, hepatite, sífilis (principalmente na fase de roséolas).

Observações

- A transmissão pode ocorrer por transfusão sanguínea, acidente com material perfurocortante, uso compartilhado de seringas e agulhas, contato sexual e perinatal (transplacentária, durante o parto e durante o aleitamento materno).
- A transmissão materno-infantil pode ser diminuída drasticamente se terapia antirretroviral for feita na gravidez, principalmente no momento do nascimento. A cesárea eletiva é, hoje, ótima opção de via de parto, por reduzir ainda mais a possibilidade de transmissão do HIV para o feto. Entretanto, pacientes com carga viral inferior a 1.000 cópias/mL podem não se beneficiar com a cesárea. Nestes casos a indicação de cesárea pode ser por critérios obstétricos. Todavia, deve-se ter conhecimento de que a cesariana de urgência aumenta a possibilidade de transmissão vertical. Clampear o cordão o mais rápido possível é imperioso, assim como evitar medidas invasivas no feto.
- O aleitamento materno está formalmente contraindicado.
- Como em toda e qualquer ação médica, o aconselhamento em saúde sexual e reprodutiva no pré- e no pós-teste e adesão ao tratamento não podem ser esquecidos.
- Na página www.aids.gov.br pode-se consultar a lista das doenças definidoras de aids, as principais doenças oportunistas, consensos terapêuticos e procedimentos na gravidez.
- O tratamento deve ser conduzido por médico experiente, preferencialmente integrado em equipe multidisciplinar.
- Candidíase oral, mesmo de leve intensidade, em pessoa HIV+, qualquer que seja a quantidade de CD4, indica início de terapia com antirretrovirais.
- Como as pesquisas em aids são em grande número, a cada ano surgem dados que fazem as condutas serem modificadas.
- É preocupante o número de casos de resistência primária e secundária do HIV aos antirretrovirais.
- Candidíase vulvovaginal recorrente pode ser a primeira manifestação clínica de infecção por HIV.
- Pacientes HIV infectadas que fazem quadro de DIP ou câncer cervical invasor têm classificação da doença alterada.

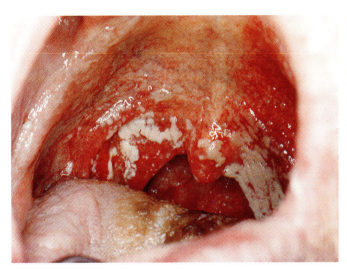

Figura 9-1

Candidose pseudomembranosa. Placas brancas destacáveis pela raspagem, localizadas na bucofaringe, caracterizando candidose pseudomembranosa presente em um paciente com aids. É possível observar no dorso da língua área pigmentada de coloração marrom decorrente de tabagismo. Nesta região, as papilas filiformes da língua estão hipertrofiadas em razão da infecção por *Candida*, conferindo o aspecto clínico da denominada *língua negra pilosa*.

Figura 9-2

Nesta imagem é possível observar áreas de placas brancas necróticas e eritematosas na mucosa jugal e dorso da língua facilmente destacáveis em razão de candidose pseudomembranosa, que constitui o achado clínico mais comum em pacientes soropositivos para HIV.

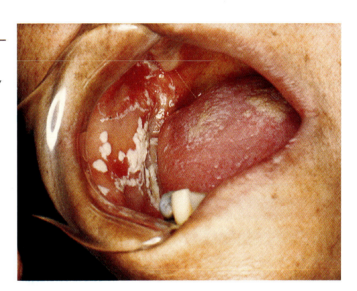

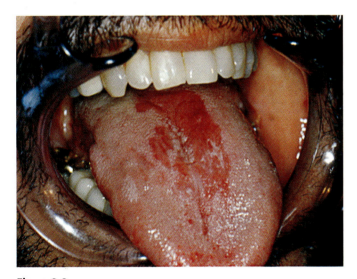

Figura 9-3

Candidose eritematosa. Área vermelha irregular bem demarcada com desaparecimento das papilas filiformes no dorso da língua de um paciente com aids.

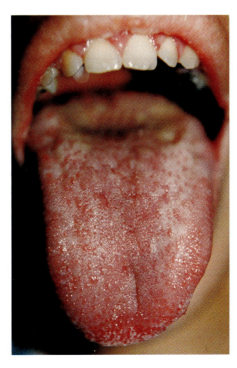

Figura 9-4

Candidose em paciente com aids. Observar que o quadro é menos intenso do que os apresentados anteriormente. É clássico, na prática médica, o fato de a infecção por *Candida sp.*, acometendo a mucosa oral, faríngea e esofágica, estar intimamente associada à imunoincompetência. Cabendo destacar que não somente envolvendo o HIV.

LEUCOPLASIA PILOSA

É uma forma particular de leucoplasia que, em 1981, foi descrita, pela primeira vez, como uma lesão branca de hiperceratose e hiperplasia epitelial, que não é removida durante a raspagem. Varia, em sua apresentação, de traços brancos verticais a áreas leucoplásicas espessas e enrugadas. Representa uma infecção oportunista relacionada com a presença do vírus Epstein-Barr (EBV), quase que exclusivamente em pacientes infectados pelo vírus da imunodeficiência humana (HIV), embora raros casos tenham sido relatados em pacientes que receberam transplantes de órgãos e ainda em indivíduos imunocompetentes.

Apresenta-se como uma lesão branca bem delimitada, que varia de plana a uma placa com estriações verticais rugosas. Na grande maioria das vezes ocorre ao longo das bordas laterais da língua, com extensão ocasional para a superfície dorsal ou ventral, sendo comum a apresentação bilateral, porém, ocasionalmente, se apresenta unilateral e raramente pode apresentar-se na mucosa jugal.

O diagnóstico clínico diferencial da leucoplasia pilosa inclui a leucoplasia idiopática, hiperceratose fricciosal (mordedura da língua), a leucoplasia associada ao uso de tabaco e a candidose.

O tratamento da leucoplasia pilosa, usualmente, não é específico nem necessário. A terapia tópica com podofilina resinosa resultou em remissões temporárias por mais de 28 semanas.

Figura 9-5

Leucoplasia pilosa em paciente com aids. Placa branca estendendo-se por toda a borda lateral da língua, corrugada em sua superfície e apresentando estriações verticais.

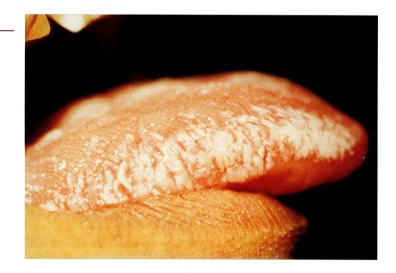

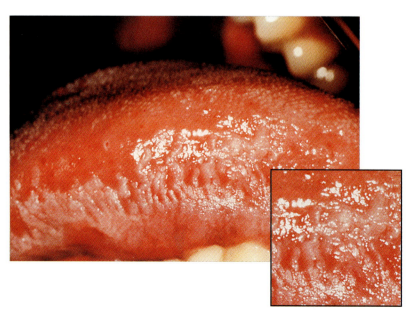

Figura 9-6

Leucoplasia pilosa. Outro paciente com aids apresentando leucoplasia pilosa, observada em imagem mais aproximada, que caracteriza bem seu aspecto estriado e corrugado.

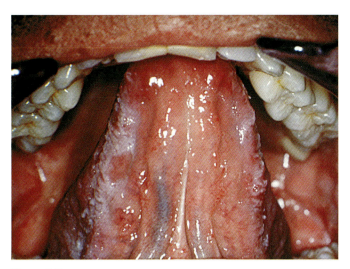

Figura 9-7

Leucoplasia pilosa oral em paciente com aids. A figura mostra a presença bilateral da leucoplasia, bem como as lesões estendendo-se para a superfície ventral da língua, aspectos comuns da condição. É importante salientar que esta lesão é indicadora de aids e o seu agente causal é o vírus Epstein-Barr (EBV- HHV-4).

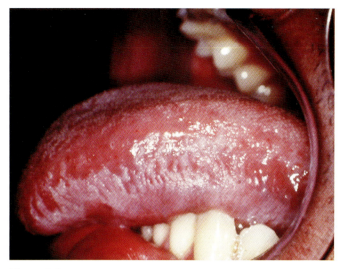

Figura 9-8

O mesmo paciente da imagem anterior, em que pode ser observado, com detalhes, o aspecto corrugado e as linhas estriadas da placa brancacenta que caracteriza a leucoplasia pilosa oral no lado esquerdo da borda lateral e ventre lingual.

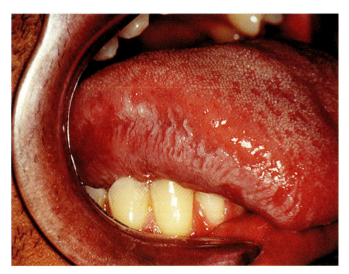

Figura 9-9

A visão da borda lateral da língua no lado direito do mesmo paciente das imagens anteriores revela a presença de uma placa branca corrugada e estriada, caracterizando a bilateralidade da leucoplasia pilosa oral.

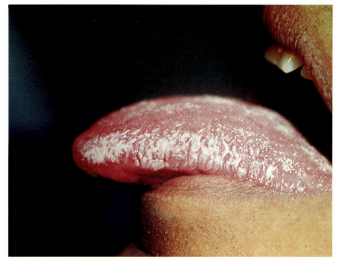

Figura 9-10

Placa branca localizada na borda lateral da língua de superfície irregular e aspecto corrugado em paciente HIV positivo. A lesão envolve toda a extensão da borda lateral da língua. A biópsia e o encaminhamento de material para exame histopatológico revelou mucosa bucal com hiperceratose e corrugações e células balonizantes nas camadas superiores do estrato espinhoso. Além disso, foram observadas células epiteliais com núcleo exibindo o aspecto de "colar de pérolas". Tais achados microscópicos são compatíveis com o diagnóstico de leucoplasia pilosa oral.

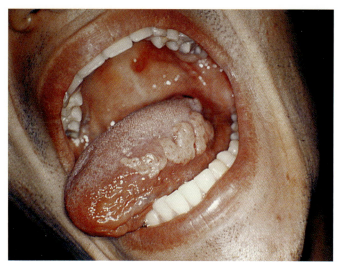

Figura 9-11

Paciente em fase secundária da sífilis, sendo possível observar a presença de placa necrótica de coloração branca, elevada, de superfície rugosa e forma irregular, localizada na região de borda e ventre no lado esquerdo da língua. Essa condição é designada de condiloma plano ou sifílide papulosa. Na parte superior da imagem é possível observar placa vermelha e irregular, envolvendo a região do palato duro próxima aos dentes molares. Convém salientar que esta lesão é de carater necrótico e pode ser removida por raspagem, ao contrário da leucoplasia pilosa.

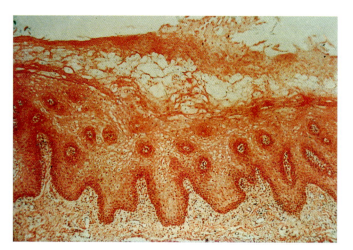

Figura 9-12

Corte histológico mostrando paraceratinização espessa e irregular na superfície do epitélio, que se encontra hiperplásico e apresenta uma banda manchada de células balonizadas, pouco coradas na porção superior da camada espinhosa. Tal padrão de alteração epitelial não é exclusivo da leucoplasia pilosa, no entanto, quando em conjunto com a clínica é fortemente sugestivo do diagnóstico. A detecção do DNA viral do Epstein-Barr deve complementar o reconhecimento da lesão.

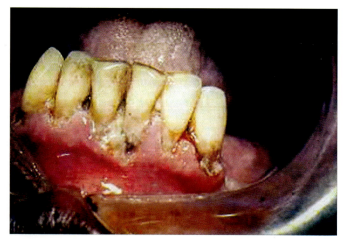

Figura 9-13

Periodontite necrosante mostrando ulceração do tecido gengival associada à necrose das papilas gengivais em paciente com aids.

NOMA

Condição também conhecida como *Cancrum o'ris*, estomatite gangrenosa ou estomatite necrosante. É uma infecção oportunista de progressão rápida causada por componentes normais da microbiota bucal, que se tornam patogênicos durante os períodos de comprometimento do estado imunológico. Os fatores predisponentes mais comuns são: malnutrição, desidratação, má higiene oral, doenças recentes, tumores malignos, imunodeficiências (incluindo a aids).

O processo frequentemente se inicia como uma ulceração dolorosa na gengiva que se estende rapidamente e necrosa como numa gengivite ulcerativa necrosante aguda. As zonas de necrose podem-se desenvolver nos tecidos moles sem continuidade com a gengiva ou estender-se profundamente nos tecidos e desenvolver zonas pálidas, que se originam em áreas de necrose amarela. Podem disseminar-se para o osso subjacente, com grandes áreas de possível osteomielite. São características típicas: odor fétido, dor significativa, febre, mal-estar e linfadenopatia regional.

O tratamento consiste no controle dos fatores predisponentes, assim como da própria infecção. Deve-se restabelecer a nutrição, a hidratação e o equilíbrio de eletrólitos, juntamente com a administração de antibióticos. O desbridamento conservador deve ser realizado em grandes áreas de necrose.

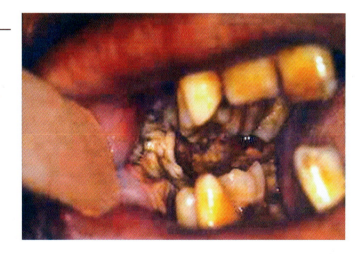

Figura 9-14

Noma em paciente com aids. Extensa área amarelada de necrose com progressão rápida, que se iniciou na gengiva e estendeu-se para a mucosa jugal, promovendo grande destruição tecidual resultante da participação de microrganismos anaeróbios, bacilos fusiformes (*Fusobacterium fusiformes*) e uma espiroqueta (*Borrelia vicent*).

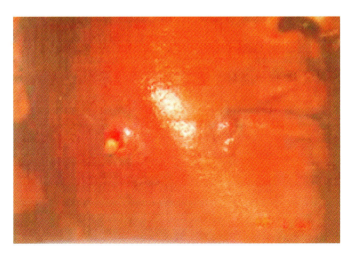

Figura 9-15

Noma em paciente com aids. Exteriorização cutânea da lesão como resultado da destruição tecidual intrabucal observada na Figura 9-14.

SARCOMA DE KAPOSI

O sarcoma de Kaposi, descrito primeiramente em 1872, pelo médico húngaro radicado na Áustria, Moritz Kaposi, é um neoplasma vascular incomum, que tem origem na proliferação de células endoteliais, embora dendrócitos da derme e submucosa, macrófagos, linfócitos e mastócitos possam ter papel na gênese das lesões.

Os possíveis fatores etiológicos são: predisposição genética, infecção (especialmente viral), influências ambientais e aberrações imunológicas.

Todavia, em todas as formas das lesões pelo sarcoma de Kaposi, um novo herpesvírus (HHV-8 ou KSHV) tem sido identificado.

Três diferentes tipos de sarcoma de Kaposi já foram descritos. O primeiro, uma forma clássica, que é uma lesão rara de pele predominante em homens idosos, habitantes da bacia do Mediterrâneo. Manifesta-se sob a forma de nódulos castanho-avermelhados multifocais, principalmente na pele das extremidades inferiores. As lesões bucais, nestes casos, são raras com curso indolente e prognóstico bom.

O segundo tipo é o endêmico, que foi identificado na África. O órgão mais afetado comumente é a pele. As lesões bucais são raras, seu curso clínico é prolongado e o prognóstico é bom. O terceiro tipo é observado em pacientes com estado de imunodeficiência, especialmente na aids e transplantados. Nesta forma, as lesões cutâneas não se limitam somente às extremidades e podem ser multifocais. Os pacientes pertencem a um grupo etário mais jovem. As lesões bucais podem ser o local inicial de desenvolvimento ou o único local, variando de uma lesão plana a um nódulo, podendo ser única ou multifocal. A gengiva e o palato duro constituem os sítios de maior acometimento pelo tumor. A cor geralmente varia entre o vermelho e o azul. O diagnóstico diferencial das lesões bucais deve ser feito com o hemangioma, eritroplasia e, especialmente, com o granuloma piogênico, lesão comum na boca.

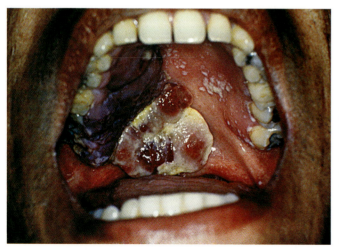

Figura 9-16

Paciente HIV positivo apresentando duas massas tumorais. A que se estende do palato duro do lado direito até a linha média possui coloração azul-purpúrea. A outra lesão, de coloração avermelhada, recoberta parcialmente por material brancacento necrótico, ocupando área de palato duro e palato mole, constitui lesões de sarcoma de Kaposi. É possível observar, também, no palato duro do lado esquerdo, a presença de material necrótico de candidose. Além das lesões orais, o paciente apresentava nódulos e máculas cutâneas e comprometimento visceral pelo tumor.

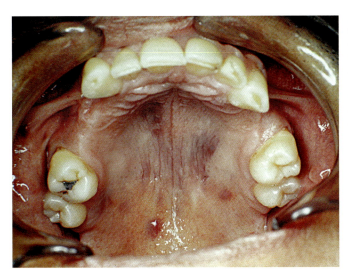

Figura 9-17

Áreas maculares de coloração vermelho-purpúrea dispersas pelo palato duro e, mais posteriormente, uma pequena elevação nodular. As duas formas clínicas são representativas de sarcoma de Kaposi em paciente com aids. Convém salientar que, na cavidade bucal, essas apresentações clínicas maculares e nodulares tendem a evoluir para a formação de massas tumorais e, quando submetidas à diascopia por vitreopressão, não tendem a sofrer apagamento.

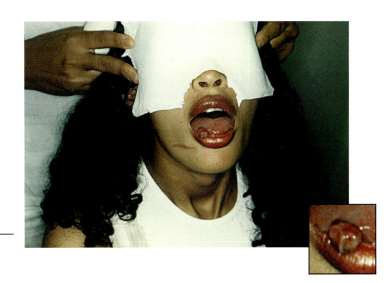

Figura 9-18

Sarcoma de Kaposi em paciente do sexo feminino com aids.

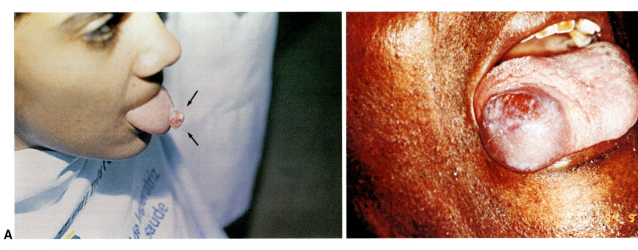

Figura 9-19

(**A**) Sarcoma de Kaposi em paciente do sexo feminino com aids. (**B**) Sarcoma de Kaposi, no ápice da língua, em paciente do sexo masculino com aids.

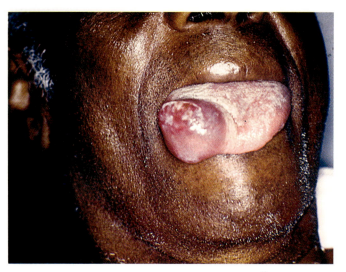

Figura 9-20

Paciente do sexo masculino, HIV positivo, apresentando massa tumoral na região de ápice e borda lateral da língua, do lado direito, de coloração purpúrea.

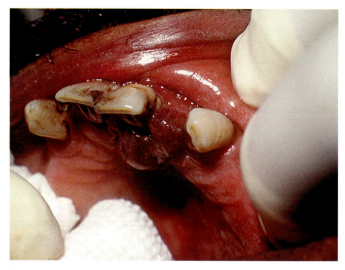

Figura 9-21

Massa tumoral de sarcoma de Kaposi em paciente com aids. Esta neoplasia é induzida pelo herpesvírus humano tipo 8 (HHV-8, herpesvírus associado ao sarcoma de Kaposi [KSHV]), de cor púrpura, localizada na região de rebordo alveolar superior anterior pelo lado interno, que invade o osso provocando a mobilidade dos dentes.

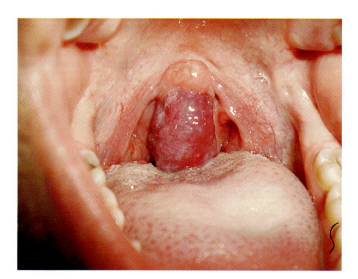

Figura 9-22

Presença de sarcoma de Kaposi na orofaringe de paciente soropositivo para o HIV, envolvendo, principalmente, a úvula, que se apresenta com grande aumento de volume com coloração vermelho purpúreo.

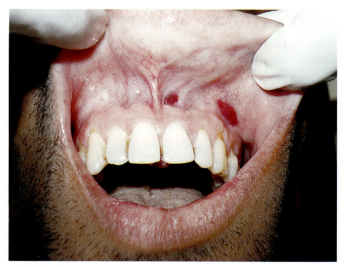

Figura 9-23

Presença de duas lesões de sarcoma de Kaposi localizadas no fundo de vestíbulo superior anterior de coloração vermelho-purpúrea em paciente portador do vírus HIV.

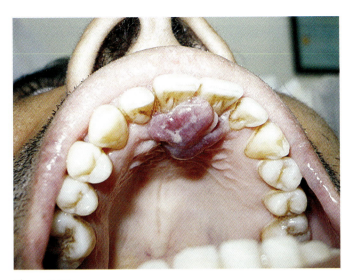

Figura 9-24

O mesmo paciente visto na imagem anterior apresentando massa tumoral do sarcoma de Kaposi localizada na região anterior na linha média do palato duro.

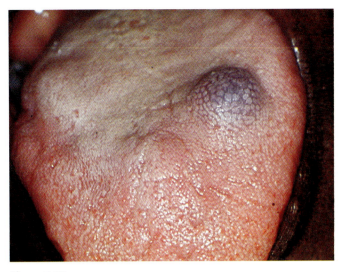

Figura 9-25

Presença de três elevações nodulares, localizadas no dorso da língua, sendo a mais evidente a de coloração azulada localizada próxima à borda lateral da língua no lado direito da imagem. Essa lesão é representativa de uma malformação venosa com crescimento difuso.

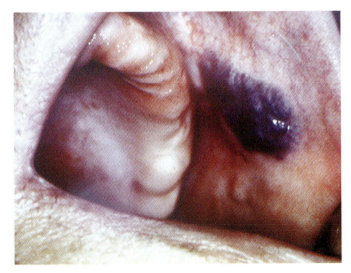

Figura 9-26

Massa tumoral localizada na mucosa jugal de coloração azulada, representativa de malformação vascular venosa presente desde a infância do paciente.

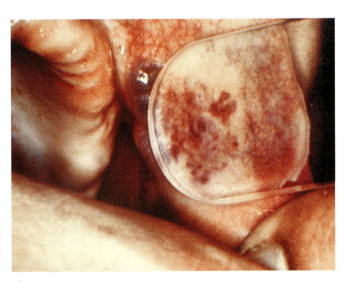

Figura 9-27

Nesta imagem observa-se a manobra de diascopia por vitropressão realizada na lesão do mesmo paciente da imagem anterior. Convém salientar que o sarcoma de Kaposi não sofre "apagamento" por vitropressão, apesar de ser uma lesão vascular.

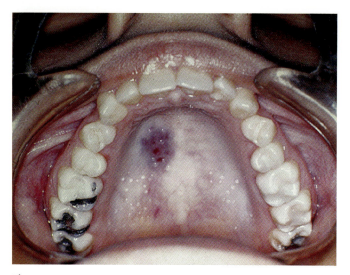

Figura 9-28

Malformação venosa localizada à direita da linha média, no terço anterior do palato duro, de coloração púrpura que deve ser considerada no diagnóstico diferencial do sarcoma de Kaposi.

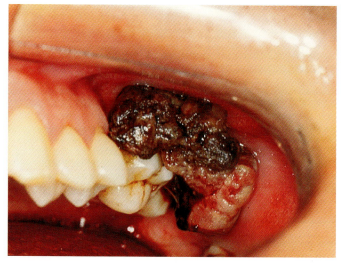

Figura 9-29

Massa tumoral de coloração purpúrea na sua parte anterior e vermelha na sua parte posterior, medindo aproximadamente 6 cm no diâmetro mesiodistal. A lesão está localizada sobre a gengiva dos molares e apresenta-se pedunculada e seu curso clínico é de caráter hiperplásico reacional, caracterizando um granuloma piogênico.

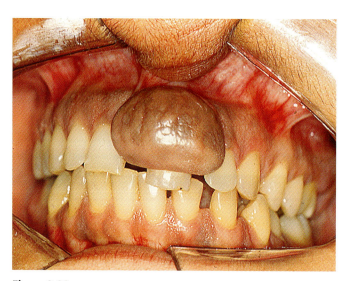

Figura 9-30

Massa tumoral de forma cupular com superfície lisa, de coloração marrom-acastanhada, de crescimento lento, localizada sobre a superfície dos dentes incisivos superiores que foi removida e o exame histopatológico demonstrou tratar-se de crescimento hiperplásico reacional, com envolvimento de células gigantes e infiltrado hemorrágico com dispersão de hemossiderina, que confere a coloração peculiar da lesão. A conclusão diagnóstica é de granuloma periférico de células gigantes.

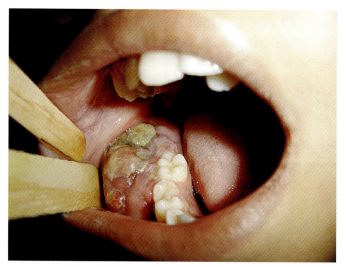

Figura 9-31

Massa tumoral de crescimento lento, envolvendo tecido gengival em área posterior da região mandibular, que deslocou elementos dentários, sendo removida de forma integral cujo diagnóstico histopatológico foi de granuloma periférico de células gigantes.

ÚLCERAS AFTOSAS MAIORES OU DE SUTTON

Antigamente, era denominada de periadenite mucosa necrótica recorrente ou doença de Sutton. Atualmente é considerada como a manifestação mais grave da estomatite aftosa. As úlceras aftosas maiores possuem um tamanho aumentado (> 0,5 cm), são mais dolorosas e com duração maior por episódio do que as aftas menores. As ulcerações são mais profundas, dando um aspecto clínico crateriforme, levando de 2 a 6 semanas para cicatrizar, podendo causar cicatrizes. O número de lesões varia e qualquer área da superfície oral pode ser afetada, mas a predileção pela mucosa bucal móvel é típica, sendo a mucosa labial, ventre lingual, palato mole e fossas tonsilares os sítios mais comumente afetados. Nos pacientes que apresentam um curso sem remissão, com dor e desconforto significativo, a saúde pode ficar comprometida por causa da dificuldade em comer e do estresse psicológico.

Pacientes imunodeprimidos, especialmente pelo vírus HIV, podem apresentar episódios de longa duração e repetidos de úlceras aftosas maiores. Não existe tratamento específico para a condição, e o uso de esteroides, tanto local quanto sistêmico, tem sido a droga de escolha. Outros medicamentos têm sido usados, na tentativa de solucionar a doença, como agentes cauterizantes químicos, ácido aminossalicílico-5 tópico, vitaminas, peróxido de hidrogênio, clorexidina, tetraciclina, dapsona, levamisol, e alguns estudos têm mostrado o sucesso do uso da talidomida, especialmente para pacientes imunodeprimidos, guardando-se as devidas precauções.

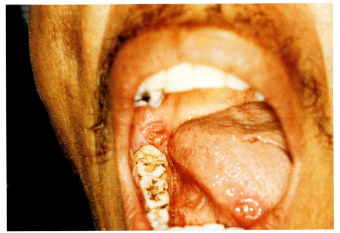

Figura 9-32

Úlceras aftosas maiores localizadas na borda lateral da língua e região retromolar em paciente com aids.

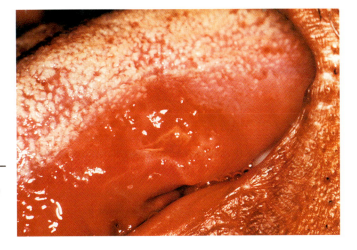

Figura 9-33

Lesão ulcerada crateriforme dolorosa na borda lateral da língua significativa de úlcera aftosa maior. O paciente, soropositivo para o vírus HIV, relatava episódios de repetição e presença de outras lesões concomitantes localizadas na região de transição da orofaringe.

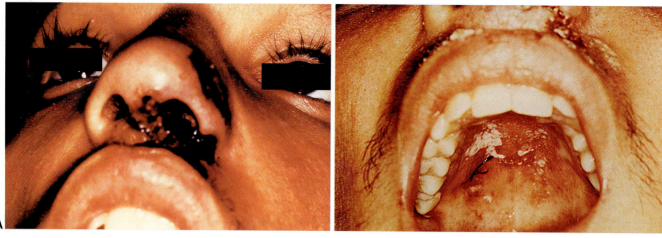

Figura 9-34

(**A**) Paciente apresentando lesões vesiculares na região nasal, com áreas ulceradas recobertas por crostas extremamente dolorosas, significativas de infecção herpética. Foi solicitada sorologia anti-HIV, que confirmou a soropositividade do paciente. (**B**) O mesmo paciente, sendo possível observar áreas de ulcerações rasas, significativas de manifestação bucal de infecção herpética, e outras brancacentas, resultantes de material necrótico relacionado com candidose pseudomembranosa.

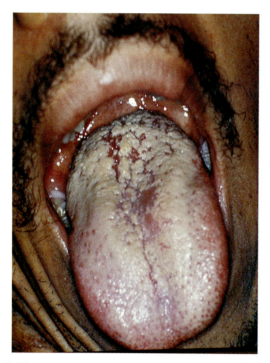

Figura 9-35

Dorso da língua recoberto por material necrótico decorrente de candidose pseudomembranosa em paciente HIV positivo. É importante salientar que as manifestações bucais da candidose, mesmo na vigência da terapêutica antirretroviral altamente ativa (HAART- **H**ighly **A**ctive **A**nti-**R**etroviral **T**herapy) constitui um achado clínico de importância.

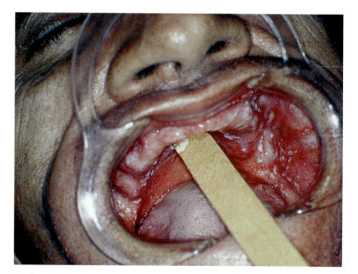

Figura 9-36

Material necrótico decorrente de candidose pseudomembranosa na cavidade oral, sendo removido por uma espátula de madeira. Tal manobra é de fundamental importância para diagnóstico diferencial desta condição com outras lesões brancas ceratóticas da cavidade oral como a leucoplasia que constitui uma lesão pré-maligna em algumas circunstâncias.

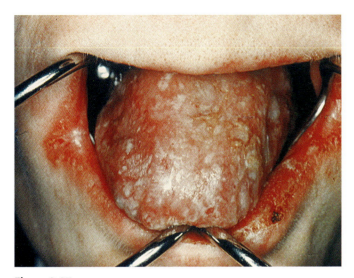

Figura 9-37

Candidose atrófica mostrando áreas erosadas eritematosas envolvendo a língua entremeada de placas brancas necróticas e áreas ulceradas nas comissuras labiais caracterizando queilite angular em paciente soropositivo para HIV.

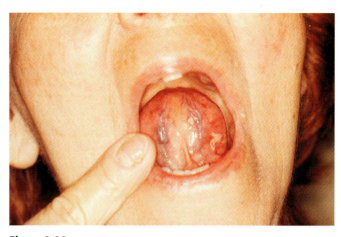

Figura 9-38

Paciente do sexo feminino portadora da síndrome da imunodeficiência adquirida, apresentando onicomicose e placa branca necrótica decorrente por infecção por *Candida* na cavidade bucal.

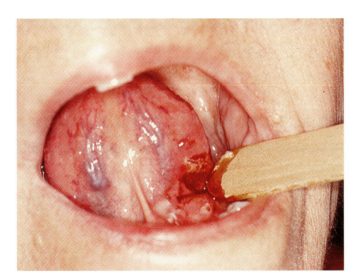

Figura 9-39

Manobra clínica de raspagem da lesão por *Candida* no assoalho da boca da mesma paciente da imagem anterior, mostrando que o material necrótico é removido por raspagem, deixando, em geral, uma área cruenta e sangrante.

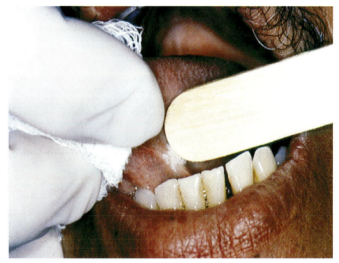

Figura 9-40

Imagem mostrando placa branca no ventre lingual que não pode ser removida pela raspagem, caracterizando sua estrutura ceratótica e estabelecendo o diagnóstico clínico de leucoplasia. Este tipo de lesão deve ser biopsiado e encaminhado para o exame histopatológico, pois é possível detectar características histológicas de malignidade em algumas delas. Em geral, os pacientes que desenvolvem este tipo de lesão são tabagistas e usuários de bebidas alcoólicas.

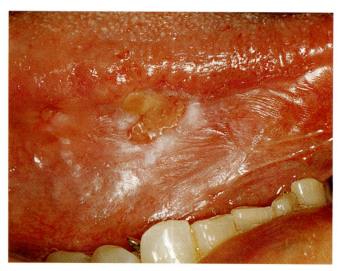

Figura 9-41

Paciente apresentando área branca ceratinizada no ventre lingual que foi biopsiada e para a qual foram realizados cortes histológicos semisseriados, detectando-se a presença de células atípicas compatíveis com o diagnóstico de carcinoma de células escamosas. Esta paciente não apresentava hábitos de tabagismo e nem era usuária de bebidas alcoólicas, porém, era praticante de sexo oral e, provavelmente, tal lesão tenha relação com infecção pelo HPV.

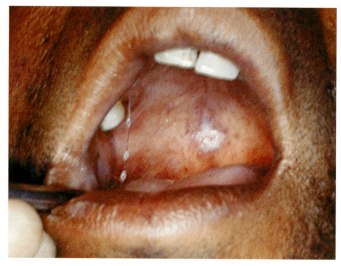

Figura 9-42

Paciente do sexo masculino com 48 anos de idade, tabagista inveterado, usuário contumaz de bebidas destiladas apresentando lesão branca de forma irregular, superfície corrugada, localizada na transição de palato duro para palato mole, não removida por raspagem. A lesão foi removida por biópsia excisional e o exame histopatológico demonstrou características de carcinoma de células escamosas.

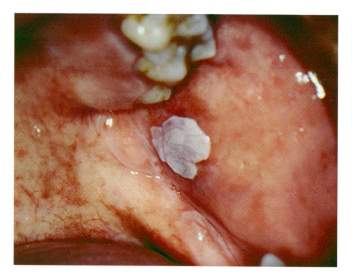

Figura 9-43

Paciente do sexo feminino apresentando placa branca bem demarcada de forma irregular, localizada na mucosa jugal, não removível por raspagem, e que depois da biópsia incisional foi realizado o exame histopatológico e diagnosticada apenas uma hiperceratose.

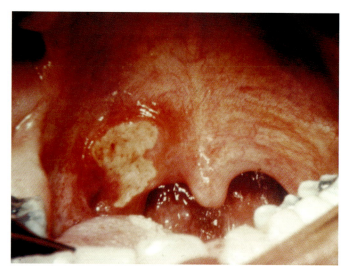

Figura 9-44

Paciente HIV positivo apresentando ulceração de forma irregular na região da orofaringe presente há mais de um mês, extremamente dolorosa e constituindo episódio recorrente. O fundo da lesão está recoberto por material necrótico e sua periferia eritematosa decorrente de infiltrado inflamatório. O diagnóstico da condição é de ulceração aftosa maior. A lesão não respondeu ao tratamento com corticosteroide, então, optou-se pelo uso da talidomida com cautela, obtendo-se sucesso.

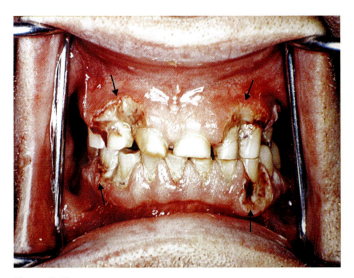

Figura 9-45
Paciente do sexo masculino, 36 anos de idade, de comportamento homossexual, usuário de drogas injetáveis, soropositivo para o HIV, apresentando lesões ulcerodestrutivas envolvendo várias áreas gengivais (setas) friáveis, sangrantes e dolorosas, de odor fétido, com presença de pseudomembrana branco-amarelada no fundo das ulcerações. O diagnóstico da condição é de gengivite ulcerativa necrosante.

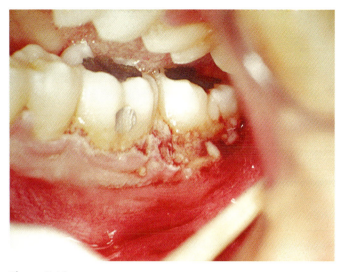

Figura 9-46
Paciente do sexo masculino, 24 anos de idade, portador do HIV, de comportamento bissexual, apresentando lesão ulcerodestrutiva envolvendo a região de gengiva vestibular em áreas de molares inferiores, que se apresentava friável, sangrante ao toque e odor fétido. O diagnóstico é de gengivite ulcerativa necrosante.

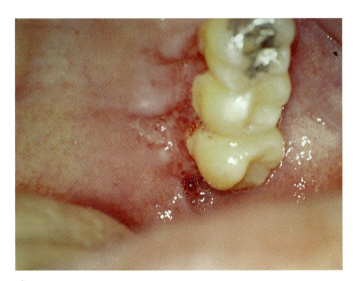

Figura 9-47
O mesmo paciente visto na imagem anterior, com quadro de gengivite ulcerativa necrosante, apresentando forma atípica quanto à localização, pois envolvia a região gengival palatina.

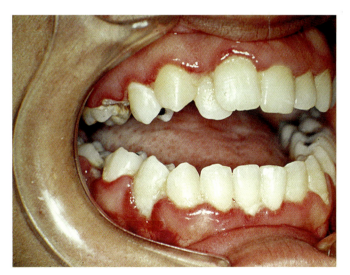

Figura 9-48
Paciente do sexo masculino, 21 anos de idade, portador do HIV, apresentando envolvimento linear eritematoso em região de gengiva marginal que não respondia às medidas convencionais de controle, microbiano pela escovação dentária e uso de fio dental, e que, no entanto, apresentou remissão do caso clínico depois da prescrição de fluconazol sistêmico.

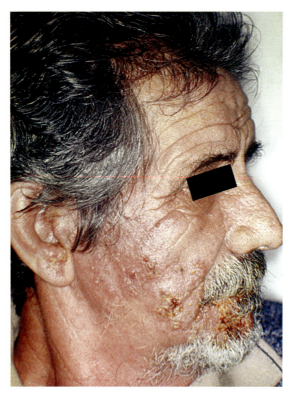

Figura 9-49

Paciente do sexo masculino, 47 anos de idade, caminhoneiro, de comportamento heterossexual, soropositivo para o HIV, que relatou intensa dor prodrômica em dermátomo correspondente ao trajeto do nervo mandibular. Quatro dias depois do episódio doloroso, ocorreu o aparecimento de vesículas envolvendo a região facial, labial, as estruturas da mucosa jugal, assoalho de boca, mucosa labial e dorso da língua do lado afetado. As vesículas romperam-se deixando na face áreas pustulares, ulceradas e crostosas. Esses aspectos descritivos correspondem ao quadro clínico de herpes-zóster, que é consequente da reativação do vírus varicela-zóster, agente causal da catapora.

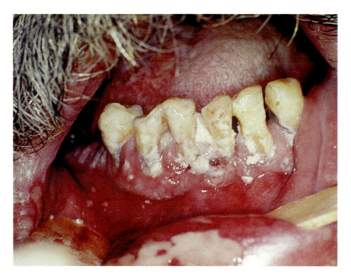

Figura 9-50

Visão frontal do paciente visto anteriormente, apresentando áreas erosivas e sangrantes envolvendo a gengiva e fundo de vestíbulo, com presença de material necrótico brancacento entre os dentes.

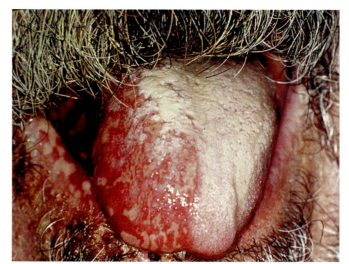

Figura 9-51

Visão intraoral do paciente portador de herpes-zóster descrito anteriormente, observando-se áreas erosivas no dorso da língua, do lado direito, que em parte está recoberta por material necrótico de sobreposição de candidose pseudomembranosa.

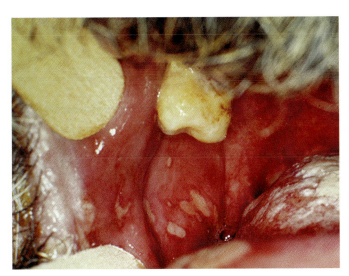

Figura 9-52

Visão intraoral do paciente com herpes-zóster observando-se a mucosa jugal com áreas ulceradas irregulares rasas e de coloração intensamente eritematosa.

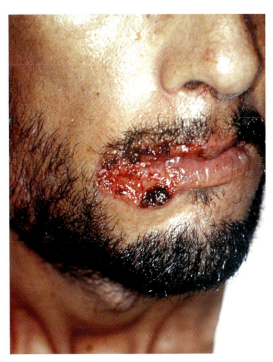

Figura 9-53

Paciente do sexo masculino, 25 anos de idade, de comportamento homossexual, apresentando ulceração irregular, envolvendo regiões contíguas ao lábio inferior e superior do lado direito, com formação de crosta. No interior da boca, úlceras crateriformes irregulares com fundo de aspecto moriforme estavam presentes. O paciente foi biopsiado e, por meio de exames histológicos, cuja impregnação foi realizada pelo método de prata metenamina de Grocott-Gomori, foi possível a identificação de grandes leveduras com brotamentos no interior do citoplasma de células gigantes multinucleadas, conferindo um aspecto semelhante as "orelhas de Mickey Mouse" ou de "leme do marinheiro", caracterizando o diagnóstico de paracoccidioidomicose. O paciente foi internado em hospital e, durante os exames de rotina, foi identificado a sua soropositividade para o HIV.

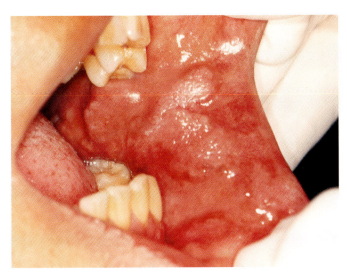

Figura 9-54

Paciente do sexo feminino, 37 anos de idade, doméstica, de comportamento heterossexual monogâmico, apresentou lesões na mucosa jugal do lado esquerdo sob a forma de placas elevadas irregulares, de superfície granular, com halo eritematoso ao redor, localizada na mucosa jugal. A lesão foi biopsiada e o material encaminhado para exame histopatológico, que revelou a presença de inúmeras leveduras englobadas por células gigantes multinucleadas, caracterizando quadro de paracoccidioidomicose. A paciente foi encaminhada para realizar seu tratamento em hospital, e na rotina de exames admissionais foram identificadas lesões envolvendo os hilos pulmonares e detectado exame sorológico positivo para o HIV.

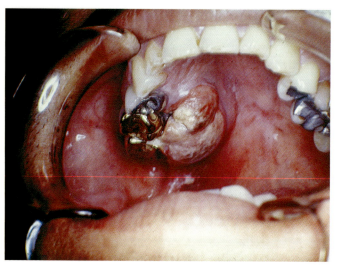

Figura 9-55

Paciente do sexo masculino, 35 anos de idade, apresentando massa tumoral no lado direito do palato duro, de aparecimento recente e crescimento rápido, apresentando consistência macia quando da palpação, de coloração vermelho-purpúrea, com áreas de úlcerações rasas recobertas por material necrótico em paciente soropositivo para o HIV. Durante a realização de biópsia incisional observou-se que as incisões eram realizadas em um tecido que apresentava consistência semelhante a um "filé de peixe". O material foi encaminhado para exames histopatológicos e imuno-histoquímicos, concluindo-se pelo diagnóstico de linfoma não hodgkin com origem em linfócitos do tipo B.

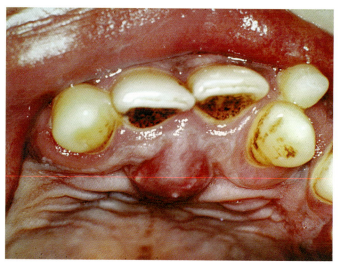

Figura 9-56

Paciente do sexo masculino, 60 anos de idade, já diagnosticado como portador do HIV, apresentando aumento de volume, de coloração purpúrea, localizada na região anterior do palato duro, próxima da papila incisal, consistência macia e elástica à palpação. A lesão foi biopsiada e, no exame histopatológico, observou-se uma infiltração difusa do tecido conectivo subjacente à massa tumoral, e em uma visão microscópica de grande aumento, uma intensa população de células pouco diferenciadas, com mínimo citoplasma e da série linfocítica. O paciente foi encaminhado para um hospital oncológico onde exames laboratoriais imuno-histoquímicos e citogenéticos foram confirmatórios no diagnóstico de linfoma difuso de células B grandes, considerando-se o mesmo de alto grau.

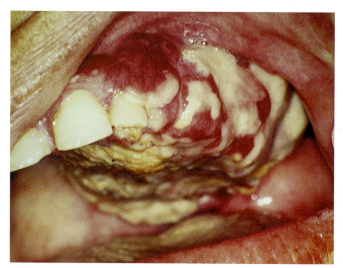

Figura 9-57

Paciente do sexo feminino, 32 anos de idade, apresentando extensa massa tumoral difusa, de crescimento rápido e aparecimento recente, ocupando o palato duro e o vestíbulo do lado esquerdo da maxila, recobrindo dentes, com aspecto superficial irregular e coloração mesclando áreas vermelho-purpúreas e brancacentas de material necrótico. Esta lesão invadia o osso subjacente, provocando destruição e causando intensa dor. A soropositividade para o HIV foi constatada por exames complementares durante o processo de diagnóstico deste tumor. O exame histopatológico foi esclarecedor para o diagnóstico de linfoma não Hodgkin de células B de alto grau, que constituem cerca de 60% dos linfomas não Hodgkin na cavidade bucal.

Capítulo 9
Algumas Manifestações em HIV/Aids

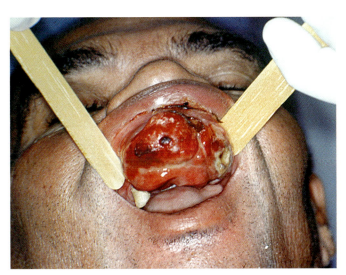

Figura 9-58

Paciente do sexo masculino, de comportamento bissexual, soropositivo para HIV, apresentou-se com massa tumoral de coloração vermelha, forma irregular, na região anterior da maxila, que se projetava para fora da boca, de consistência macia, sangrante ao toque, indolor e de base séssil. Além desta lesão, o paciente apresentava candidose pseudomembranosa envolvendo a boca e a orofaringe. A lesão foi biopsiada e exames laboratoriais identificaram um linfoma não Hodgkin de células B como diagnóstico. Convém salientar que em pacientes com aids, os linfomas não Hodgkin juntamente com o sarcoma de Kaposi são as neoplasias malignas que mais envolvem a boca.

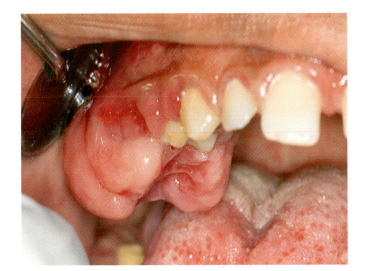

Figura 9-59

Massa tecidual de crescimento rápido que ocorreu logo depois da extração de um dente, de consistência mole e indolor. Apesar de a sua história de evolução ser preocupante, o procedimento semiológico deve envolver a realização de exames por imagens da região, a fim de caracterizar a possível presença de resto dentário ou de fragmentos ósseos que tenham sido abandonados dentro do alvéolo dentário durante a exodontia. O diagnóstico para essa condição é de epúlide granulomatosa. Tal denominação é utilizada para descrever crescimentos exagerados de tecido de granulação frente a um corpo estranho.

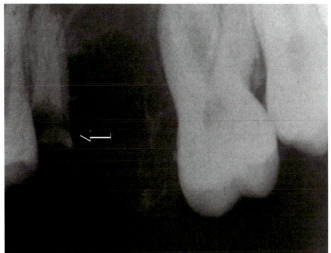

Figura 9-60

Imagem radiográfica periapical da paciente vista anteriormente, revelando a presença de um resto dentário após exodontia, o fator estimulador do crescimento granulomatoso hiperplásico reacional denominado de epúlide granulomatosa.

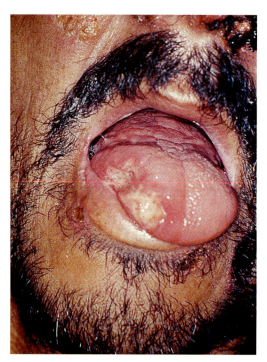

Figura 9-61

Paciente do sexo masculino, 34 anos de idade, usuário de drogas, parte da população carcerária, soropositivo para o HIV, apresentando lesão ulcerada na borda lateral da língua, de caráter crateriforme, com periferia branca, com infiltrado difuso, para a qual investigações clínicas e laboratoriais diagnosticaram histoplasmose com comprometimento pulmonar e disseminado. Convém salientar que a histoplasmose constitui doença indicadora de aids.

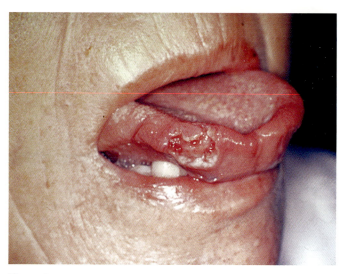

Figura 9-62

Paciente do sexo feminino, doméstica, 61 anos de idade, monogâmica, portadora do HIV, apresentando lesão ulcerada irregular e crateriforme, com bordas elevadas e endurecidas, de coloração brancacenta, localizada na porção anterior do ventre lingual. A lesão foi biopsiada e o exame histopatológico, valendo-se de colorações especiais como o método de PAS e de prata metenamina de Grocott-Gomori, demonstraram as leveduras características do *Histoplasma capsulatum*. É importante salientar que a paciente era criadora de pombos e outras aves, que constituem fonte de contaminação para a histoplasmose.

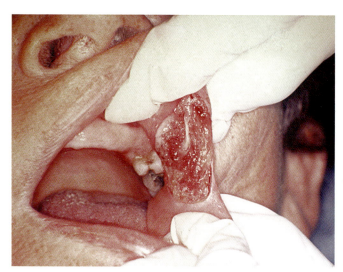

Figura 9-63

A mesma paciente vista anteriormente, apresentando uma extensa úlcera crateriforme e irregular, com superfície granular, de coloração branco-avermelhada, localizada na mucosa jugal do lado esquerdo, cujo aspecto se assemelha ao de um carcinoma de células escamosas.

Capítulo 9
Algumas Manifestações em HIV/Aids

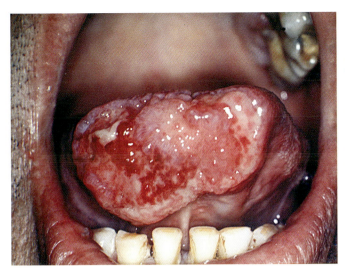

Figura 9-64

Paciente do sexo masculino, 42 anos de idade, portador do HIV, tabagista, apresentando úlcera crateriforme de bordas elevadas e endurecidas, fixada as estruturas subjacentes e dolorosa. Linfonodos submandibulares e submentonianos apresentavam-se aumentados, com características inflamatórias de dor e mobilidade. O aspecto clínico da lesão é bastante significativo para o diagnóstico de carcinoma de células escamosas. No entanto, o exame histopatológico resultante de biópsia por incisões demonstrou a formação de granulomas com coleções circunscritas de histiócitos epitelioides, linfócitos e células gigantes multinucleadas com necrose caseosa central. A coloração especial de Ziehl-Neelsen facilitou a identificação do *Mycobacterium tuberculosis hominis*. Também foi realizada a cultura de escarro confirmadora de tuberculose.

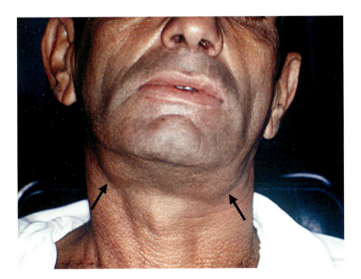

Figura 9-65

Visão frontal do paciente descrito anteriormente, mostrando aumentos de volume dos linfonodos de cadeias submandibular e submentual (setas).

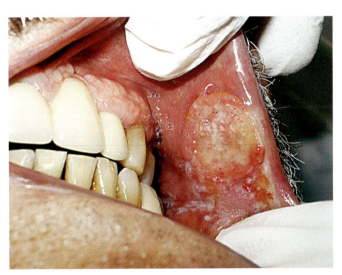

Figura 9-66

Paciente do sexo masculino, 57 anos de idade, portador do vírus HIV há 12 anos, tabagista, apresentando lesão ulcerada de bordas elevadas, permeada na periferia por áreas leucoplásicas, apresentando fundo com material necrótico, indolor e fixada às estruturas subjacentes. Foi realizada a biópsia e o exame histopatológico demonstrou um intenso infiltrado inflamatório, porém, em campo oposto observaram-se alterações do epitélio, com figuras displásicas atípicas, com alterações nucleares e citoplasmáticas aberrantes, perda da relação do epitélio com o conjuntivo e áreas de invasão tecidual. No conjuntivo, intensa proliferação de vasos caracterizavam processo de angiogênese. O diagnóstico de carcinoma de células escamosas foi conclusivo. Convém salientar que a infecção pelo vírus HIV não constitui causa direta do carcinoma de células escamosas, porém, a imunodeficiência parece facilitar a ação do principal fator carcinogênico representado pelo tabaco.

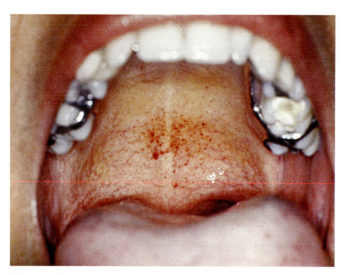

Figura 9-67

Lesão traumática levando à formação de petéquias na junção de palato duro com o palato mole, resultante da prática de felação. Neste caso, o diagnóstico diferencial deve ser feito com mononucleose infecciosa e infecção bacteriana por estreptococos. Convém salientar que para essa lesão o examinador deve considerar, também, a possibilidade de um trauma mecânico por alimentos pontiagudos, ou um episódio de tosse persistente e intensa capaz de romper capilares terminais.

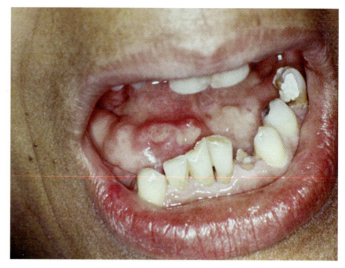

Figura 9-68

Úlcera no assoalho bucal, resultante da prática de cunilinguismo. Observam-se as bordas irregulares e pontiagudas dos dentes anteriores. O diagnóstico diferencial, com doenças causadoras de úlceras na boca, como sífilis ou herpes, deve ser estabelecido. Convém salientar que se deve procurar a resolução cicatricial imediata de úlceras na boca, pois as mesmas podem constituir soluções de continuidade que permitam a transmissão de diversas infecções, incluindo dentre as mais importantes as hepatopatias virais e o próprio HIV, quando a boca é usada como órgão de práticas sexuais.

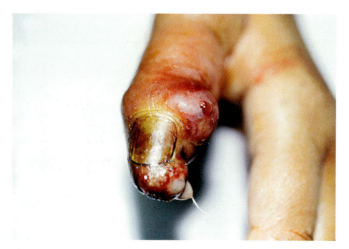

Figura 9-69

Grave processo infeccioso, bacteriano e purulento em paciente HIV positivo, cujo diagnóstico fora feito recentemente. Não estava, ainda, em uso de terapia antirretroviral.

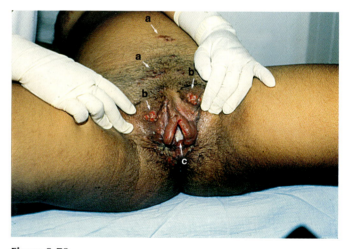

Figura 9-70

Gestante primigesta, em 26ª semana de gestação, com 14 anos de idade, apresentando, além da soropositividade para o HIV, (a) escabiose, (b) herpes genital, (c) gonorreia e VDRL positivo.

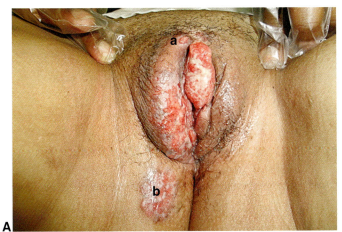
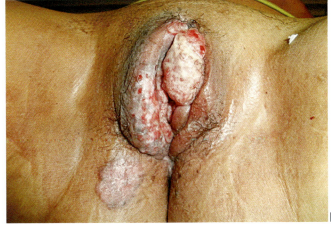
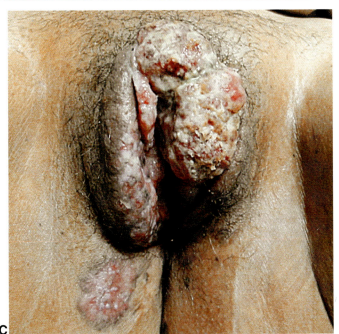

Figura 9-71

(**A**) Paciente atendida no Setor de DST da UFF com quadro de lesões genitais dolorosas e pruriginosas há vários meses. Afirma ser HIV infectada com uso irregular de TARV e sem exames de carga viral e contagem de linfócitos. Apresenta, ainda, tosse produtiva e não consegue atendimento no serviço de origem, no município de São Gonçalo, uma vez que o médico-assistente está em férias. Foi coletado material para citologia de esfregaço da lesão e realizada biópsia em áreas (*a* e *b*) da lesão.

(**B**) Foto e vídeo em 24/01/11 com discreta melhora das lesões. Todavia, a paciente relatou sensível melhora da sintomatologia local tipo dor.

(**C**) Foto e vídeo de 11/02/11 mostrando agravamento das lesões genitais. O resultado da citologia e da histopatologia foi carcinoma escamoso.

Temos a convicção de que este caso poderia ter sido diagnosticado e o tratamento iniciado meses antes. A demora na atenção fez postergar o atendimento conveniente. A paciente foi encaminhada para serviço especializado neste tipo de doença (INCA, Rio de Janeiro).

✽ *Ver vídeos em DVD anexo*

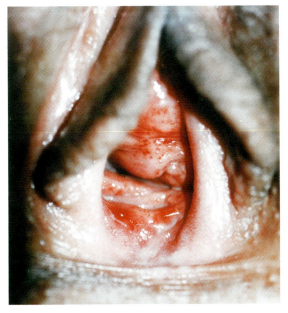

Figura 9-72

Paciente atendida no Setor de DST da UFF com este quadro genital. Pensou-se em herpes genital, principalmente porque relatava história de feridas recidivantes na genitália que cicatrizavam em uma semana. Já tinha, inclusive, feito uso de aciclovir oral prescrito por médico. As sorologias para sífilis e HIV foram não reatoras. A paciente retornou duas semanas depois queixando-se de mal-estar geral, febre vespertina e mialgias. Foi identificada adenomegalia generalizada. Novas sorologias foram pedidas e a sorologia anti-HIV, agora, foi positiva.

Esses quadros de *rush* cutaneomucoso acontecem em todas as doenças que cursam com viremia. No caso do HIV é conhecida como primeira viremia. Assim, fica patente que uma segunda sorologia deve ser solicitada quando a primeira for não reatora em casos de lesões genitais.

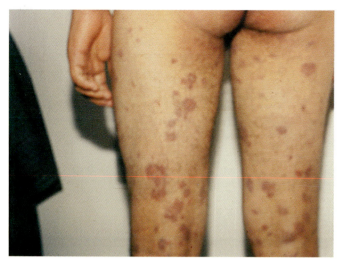

Figura 9-73

Eritema nodoso em paciente soropositivo para o HIV.

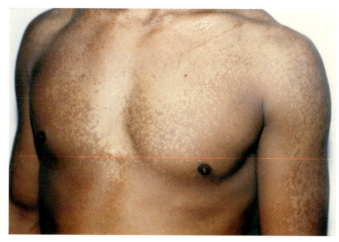

Figura 9-74

Paciente soropositivo para HIV com extenso quadro de pitiríase versicolor.

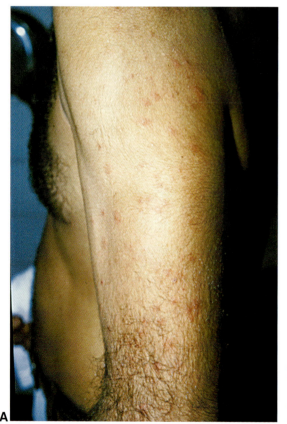

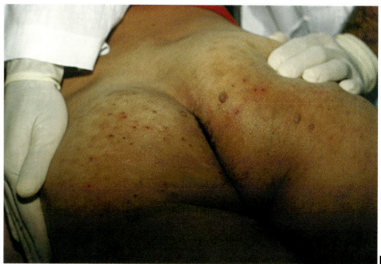

Figura 9-75

(**A**) Paciente com quadro de aids apresentando extenso quadro de escabiose. Dificilmente nessas situações a contagem de CD4 está acima de 400.
(**B**) Notar o extenso comprometimento por lesões de escabiose em área de dobras úmidas, como nádegas.

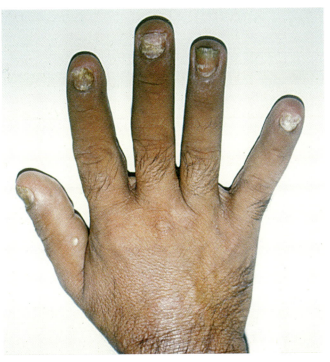

Figura 9-76

Paciente com aids apresentando importante acometimento de onicomicose em todos os dedos.

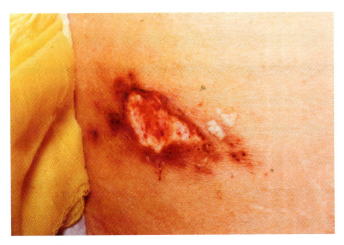

Figura 9-77

Lesão de paracoccidioidomicose ulcerada em região dorsal, como primeira manifestação do paracoco em paciente com aids.

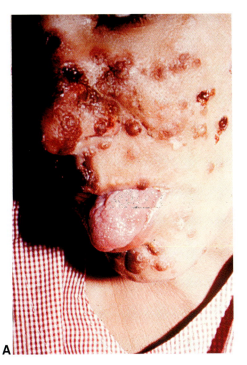

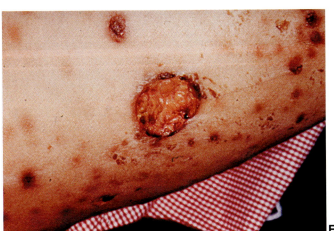

Figura 9-78

(**A** e **B**) Paciente do sexo feminino, com 24 anos de idade, HIV positiva há 18 meses, porém sem uso de antirretrovirais, apresentando lesões papulobolhosas na face e na mucosa bucal, além de lesões gomosas na pele do braço. O VDRL foi de 1:64. Esse quadro é denominado de sífilis maligna. Nessas situações, as lesões cutâneas são extremamente habitadas por treponemas, portanto, bastante infectantes.

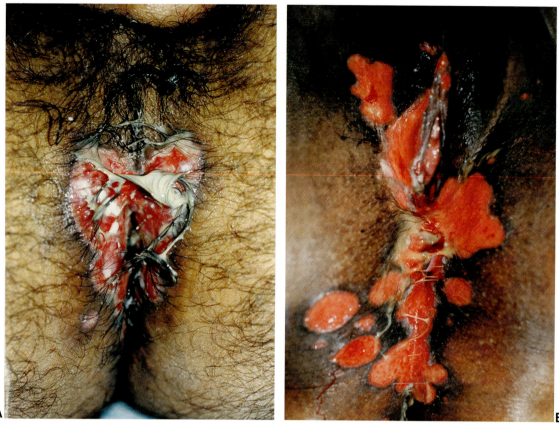

Figura 9-79

(**A**) Herpes genital ulcerado, com infecção secundária purulenta, em paciente HIV positivo. Destacamos, mais uma vez, a necessidade de investigar imunossupressão em pessoa com um quadro como esse. (**B**) Mesma situação que a anterior, alterando apenas o sexo. Ambos haviam procurado auxílio médico anterior, sendo prescrito apenas antibiótico. Como não ocorreram melhoras, foram encaminhados para o nosso serviço.

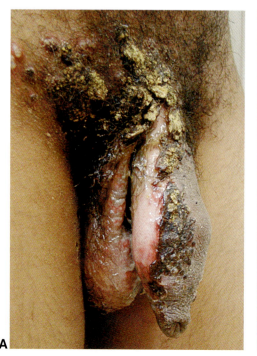
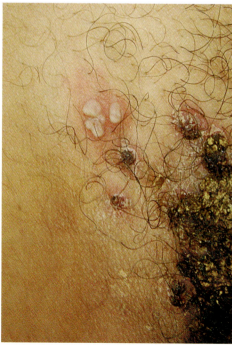

Figura 9-80

Paciente de 14 anos com quadro severo de herpes genital com intensa infecção secundária em lesões genitais (**A**) e região inguinal (**B**).

Capítulo 9
Algumas Manifestações em HIV/Aids

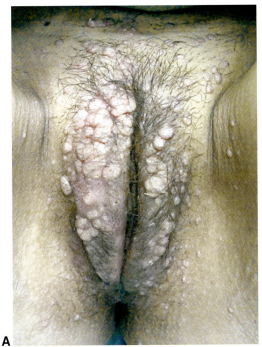
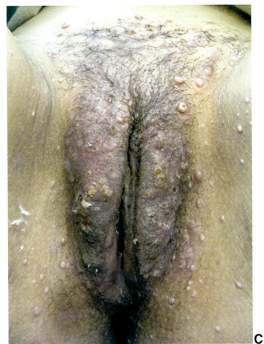
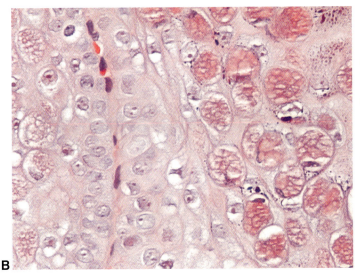

Figura 9-81

Paciente com 30 anos de idade, HIV infectada, encaminhada para tratamento de lesões condilomatosas na região vulvar.

O exame físico revelou lesões papulosas, de tamanhos variados, com umbilicação central, distribuídas nos grandes lábios, região pubiana, perianal, pregas inguinais e região glútea (**A**).

O diagnóstico clínico foi de molusco contagioso.

Realizada biópsia da lesão, o laudo histopatológico revelou infecção compatível com molusco contagioso (HE x40) (**B**).

Iniciado tratamento com imiquimod, aplicação tópica, um sachê 3× por semana.

Quatro semanas depois do início do tratamento com imiquimod tópico, a paciente retornou para avaliação.

Observou-se importante diminuição do número de lesões (**C**).

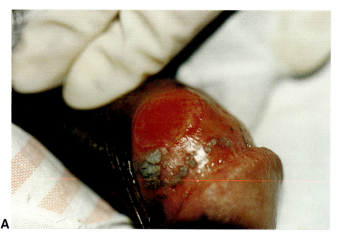
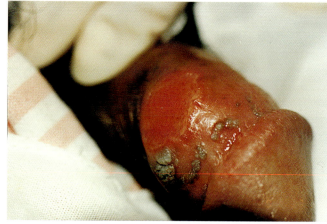

Figura 9-82

(**A** e **B**) Paciente com 25 anos de idade, relatando história de vários episódios de herpes genital. Há cinco anos notou a primeira manifestação de vesículas. Fez inúmeros tratamentos desde thuya a aciclovir local. Há três meses notou pequenas verrugas no pênis que rapidamente aumentaram de número e tamanho. Informou que, há 20 dias, aproximadamente, notou quadro de ulceração no pênis e que, diferente das vezes anteriores, sentia muita dor. Procurou um posto de saúde, onde foram prescritas penicilina benzatina e sulfa. Usou apenas durante uma semana, pois apresentou pouca melhora. Procurou então, novamente, o mesmo posto, sendo então medicado com tetraciclina. Não obtendo melhora em quatro dias, foi orientado a se encaminhar para nosso serviço. Relatou que em nenhum momento foi questionado sobre parceiros, uso de preservativo ou sobre testes sorológicos para sífilis e/ou HIV. Os exames revelaram positividade para sífilis (VDRL 1:128), herpes genital, condiloma acuminado, hepatite B e HIV. Uma das parceiras foi examinada e diagnosticou-se apenas sífilis (lesões papulosas na vulva e VDRL 1:64).

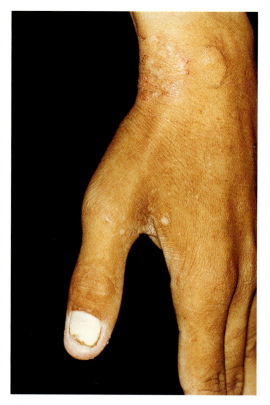

Figura 9-83

Paciente com aids apresentando onicomicose branca subungueal. Normalmente o paciente tem grande perda de peso. Observar, ainda, dermatomicose em punho.

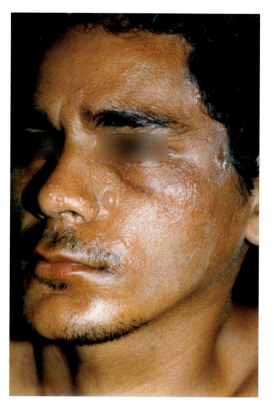

Figura 9-84

Paciente apresentando zóster inicial, que pode confundir com quadro alérgico. Se não tratados adequadamente, podem evoluir para cicatrizes permanentes e inestéticas.

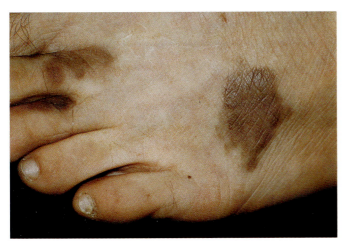

Figura 9-85
Kaposi em paciente com aids avançada.

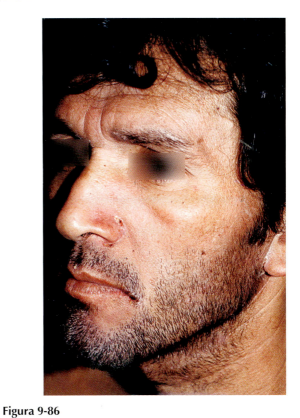

Figura 9-86
Paciente HIV positivo com quadro de diarreia crônica e perda de peso. Apresenta queilite, piodermite e dermatite seborreica.

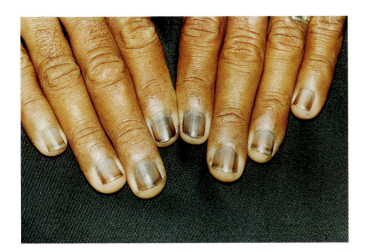

Figura 9-87
Hiperpigmentação das unhas por uso prolongado de AZT.

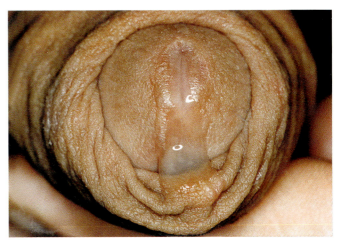

Figura 9-88
Quadro de uretrite gonocócica em paciente com aids. Deve ser chamada a atenção de que pacientes com uretrites apresentam maior carga viral de HIV no sêmen do que os pacientes HIV positivos, que não apresentam tal intercorrência.

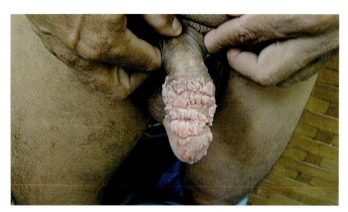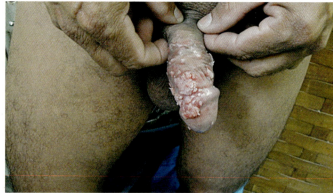

Figura 9-89

Paciente com aids usando TARV de forma irregular atendido no Setor de DST da UFF com extensa condilomatose por HPV resistente aos inúmeros tratamentos.
Ver vídeo em DVD anexo.

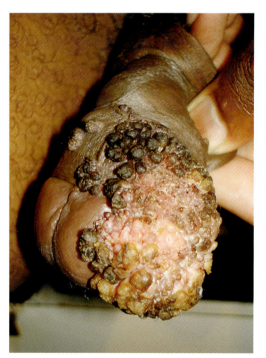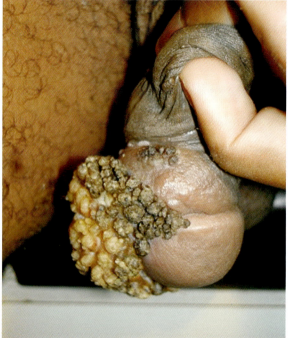

Figura 9-90

Paciente de 22 anos de idade com aids, em tratamento com antirretrovirais e carga viral acima de 70 mil cópias. Apresenta esta extensa condilomatose por HPV há mais de seis meses e que ainda não cedeu com tratamentos convencionais.
Ver vídeo em DVD anexo.

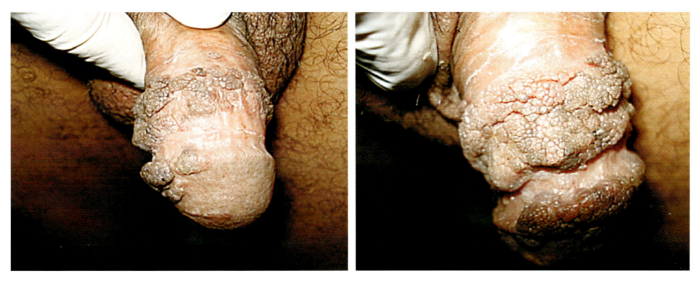

Figura 9-91
Paciente de 28 anos de idade, com aids, apresentando lesões de condilomas acuminados resistentes a vários tratamentos.

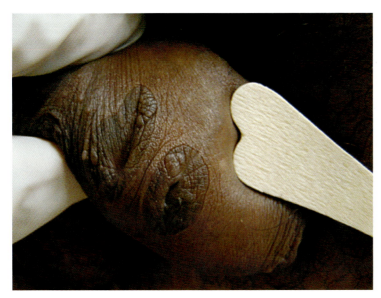

Figura 9-92
Paciente HIV infectado apresentando pápulas hipercrômicas, com bordas bem definidas no pênis. A histopatologia das lesões evidenciaram tratar-se de infecção por HPV.

Figura 9-93

(**A**) Paciente profissional do sexo, HIV positivo com CD4 < 200 células e carga viral de 560.000 cópias/mL. Apesar de ter o diagnóstico do teste HIV há mais de seis meses, não fazia uso de antirretrovirais. Relatou passado recente (oito meses) de tratamento para tuberculose ganglionar. Apresentava este quadro de molusco contagioso e de condiloma acuminado. Trabalhava diariamente e nunca usava preservativo.
(**B**) Outro paciente com aids apresentando quadro de difícil tratamento de lesões de infecção pelo HPV.

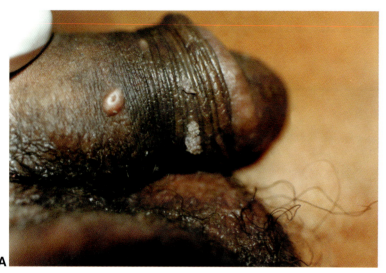
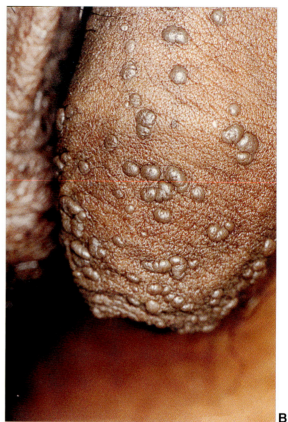

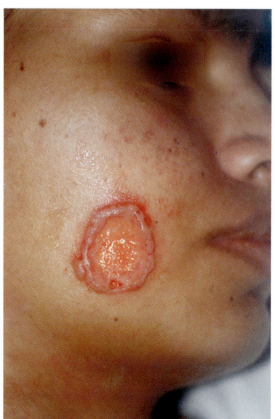
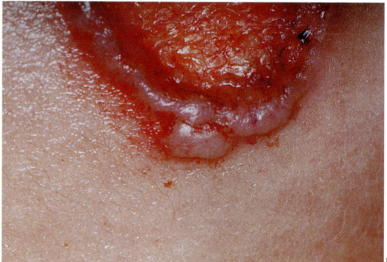

Figura 9-94

(**A** e **B**) Paciente apresentando essa lesão de evolução de três meses, com perda de peso e diarreia. Tratava-se em domicílio, com solução oficinal de mercurocromo.
A borda, com aspecto gelatinoso, é clinicamente sugestiva de criptococose. O diagnóstico pode ser feito com exame direto, *imprint* e anatomopatológico, com colorações de Grocott e Alcian blue.

Capítulo 9
Algumas Manifestações em HIV/Aids

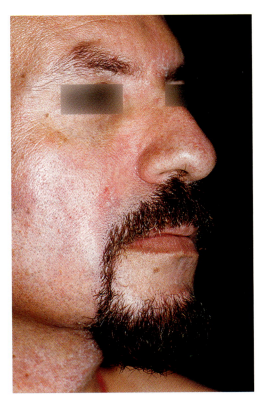

Figura 9-95
Exuberante quadro de dermatite psoriasiforme em indivíduo HIV positivo.

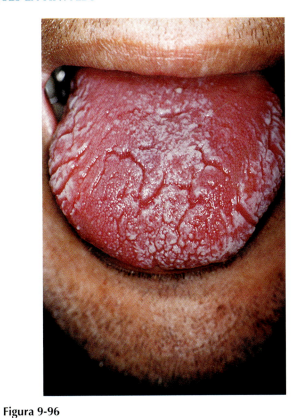

Figura 9-96
Clássico quadro de candidíase oral em paciente com aids.

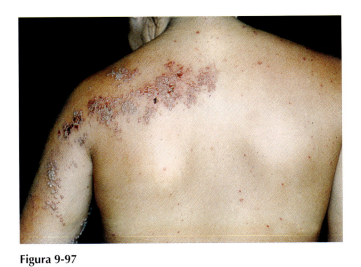

Figura 9-97
Extenso quadro de varicela-zóster, com disseminação em paciente imunodeprimido pelo HIV.

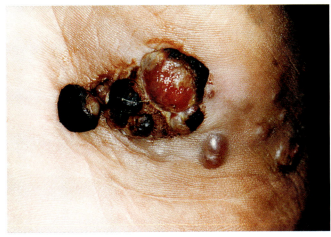

Figura 9-98
Paciente com aids apresentando, na região plantar do calcanhar, sarcoma de Kaposi simulando melanoma.

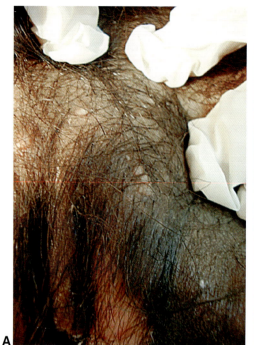
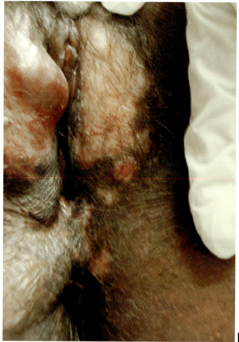
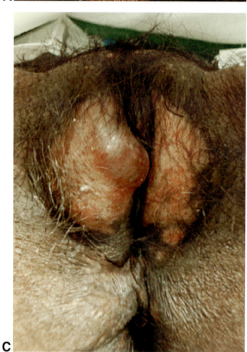

Figura 9-99

Mulher de 33 anos de idade, do lar, deu entrada no Hospital Municipal Carlos Tortelli, em Niterói – RJ, com queixa de febre, fraqueza, prostração, dor torácica, tosse não produtiva, disúria e emagrecimento importante.

Relatou que há aproximadamente seis meses notou aparecimento de corrimento vaginal e úlceras genitais, nos últimos três meses evoluiu com febre vespertina e com as demais queixas já descritas.

O teste rápido anti-HIV positivo e teste sorológico não treponêmico foi reator (1:8). O VDRL de liquor foi não reator.

Clinicamente apresentava candidíase em cavidade bucal, lesões papulosas com umbilicação central em região pubiana (**A**), úlcera vulvar (**B**) e lesão nodular em região de grande lábio direito da vulva (**C**).

A pesquisa de treponema na úlcera vulvar foi positiva. A biópsia de lesão pubiana revelou se tratar de molusco contagioso. Já a biópsia da lesão nodular teve como resultado histopatológico sarcoma de Kaposi.

Foi então tratada com penicilina G benzatina 7.200.000 UI IM e esquema antirretroviral (lamivudina, estavudina e efavirenz) com melhora do quadro.

Capítulo 9
Algumas Manifestações em HIV/Aids

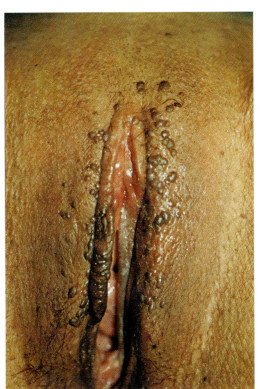

Figura 9-100

Paciente HIV positivo apresentando, como o caso da Figura 9-93, quadro de lesões por HPV (condiloma acuminado), embora clinicamente não exuberante em volume, apenas em número de lesões de difícil tratamento.

É comum a recidiva de lesões condilomatosas após tratamento mas, quando o paciente apresenta aids, a recidiva é mais frequente ainda.

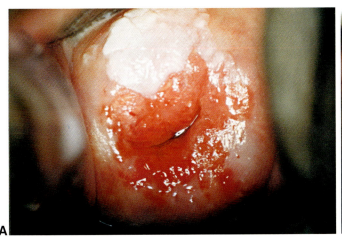
A

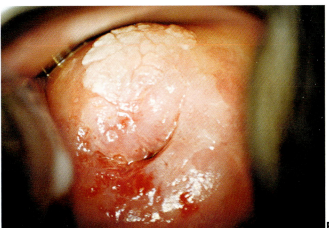
B

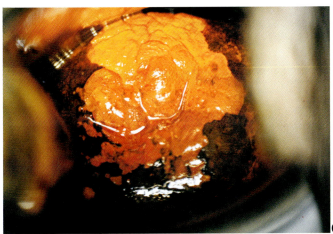
C

Figura 9-101

(**A** a **C**) Paciente HIV positivo, ainda sem medicação antirretroviral, foi encaminhada para rotina de avaliação ginecológica. É possível notar na sequência, importante área de leucoplasia no lábio anterior do colo uterino e epitélio acetobranco espesso (mais no lábio posterior). Em (**C**), a aparência iodo negativa no teste do lugol. O exame histopatológico revelou tratar-se de neoplasia intraepitelial cervical acentuada (SIL de alto grau).

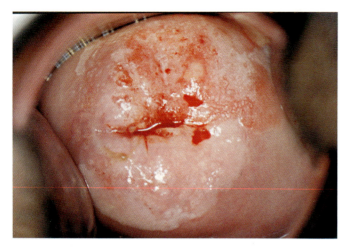

Figura 9-102

Paciente HIV positivo, encaminhada para rotina de exame ginecológico. Embora a colpocitopatologia inicial tenha sido apenas de processo inflamatório, devido às importantes alterações colposcópicas, foi realizada biópsia na comissura labial esquerda, uma vez que estava mais evidente o quadro de mosaico irregular e epitélio acetobranco espesso. O diagnóstico histopatológico foi de lesão intraepitelial escamosa de alto grau (neoplasia intraepitelial cervical acentuada – NIC III).

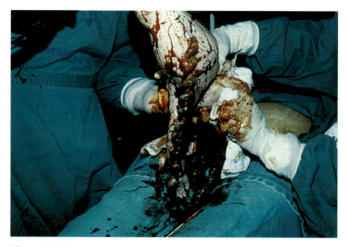

Figura 9-103

Esta fotografia mostra uma cesárea com muito sangue durante o ato. Deve-se ter o máximo de cuidado com a hemostasia em cirurgia desse nível, pois, além de problemas para a biossegurança da equipe cirúrgica, é possível ocorrer mais contaminação para o concepto.

Já ouvimos o obstetra falar que quanto mais rápido acabar a cirurgia, melhor para a equipe, pois acaba o problema. Isso é um grave engano, pois, não procedendo a devida hemostasia junto com movimentos rápidos, torna-se mais fácil ocorrer acidente. Para o feto, grande contato com o sangue materno também facilita a transmissão. Antivirais, principalmente AZT, no parto, não devem ser esquecidos.

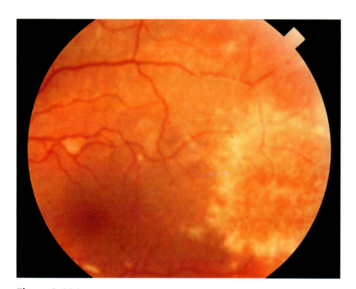

Figura 9-104

Retinite por citomegalovírus - forma granular em paciente com aids.

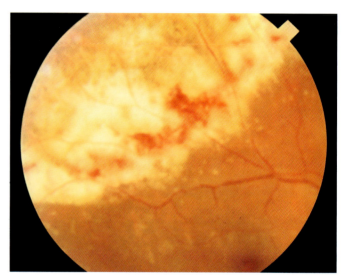

Figura 9-105

Retinite por citomegalovírus - forma edematosa hemorrágica em paciente com aids.

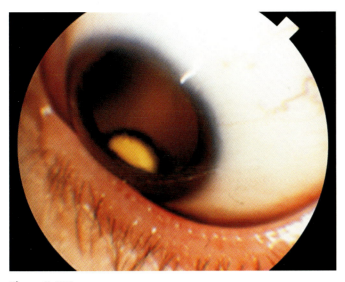

Figura 9-106
Implante intraocular de ganciclovir em paciente com aids.

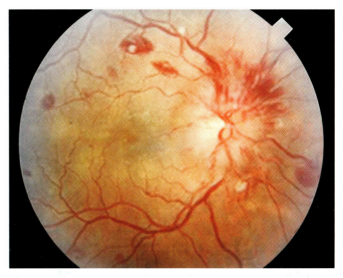

Figura 9-107
Coroidite multifocal associada a papiledema em paciente com criptococose disseminada.

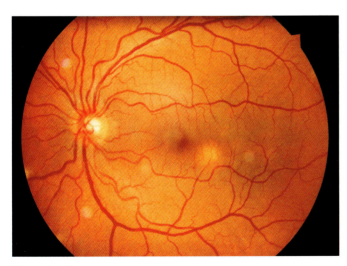

Figura 9-108
Nódulo coroidiano em paciente com tuberculose miliar e com aids.

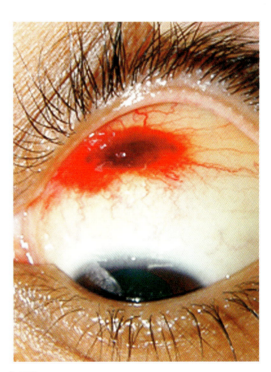

Figura 9-109
Paciente com aids apresentando sarcoma de Kaposi conjuntival.

CAPÍTULO 10

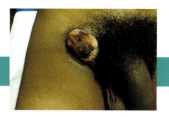

Diagnóstico Diferencial

De forma geral, os cursos médicos impõem métodos para ensino-aprendizado baseados numa série de esquemas de sinais e sintomas, que caracterizam uma determinada doença. Junto com isso, listam um grupo de exames laboratoriais que possuem o pressuposto de confirmar o tal diagnóstico.

As superespecializações, muitas vezes excelentes para aprimoramento técnico-científico, em geral, lançam mão de um arsenal de técnicas com equipamentos de "nova geração", que fazem um médico correr o risco de ficar "ultrapassado" com os conhecimentos adquiridos cinco anos antes.

Junto com isso, a "globalização" está impondo ao médico atual a necessidade de reconhecer os exames de biologia molecular como a última palavra.

Todavia, o verdadeiro agregamento de conhecimentos básicos, estruturais, simples, com custos baixos, pequenos ou nulos efeitos colaterais, com poder de resolutividade considerável e uma relação custo/benefício alta, que impõe raciocínio e interação entre fatos da história clínica, não se dá na mesma medida que aumentam os exames de alta tecnologia e automatização.

Esses exames, óbvio, são bem-vindos. Necessários para o aprimoramento. Contudo, muitas vezes, estupidamente mal empregados, mal interpretados, levando a situações de graves equívocos. Agrava a situação, o fato de que não raro são "vendidos" como infalíveis.

No dia a dia, por exemplo, vários estudos apontam que a pesquisa de material genético por PCR pode errar com resultado falso-positivo em até 4%. Imagine o seu teste de PCR dando positivo (mas na verdade é negativo) para uma DST.

Na rotina médica, quantos colegas dispõem de uma bacterioscopia pelo Gram (técnica de mais de 100 anos, eu disse 100 anos!), exame direto a fresco para *Trichomonas* (também disponível há mais de 100 anos), sorologia para sífilis (também disponível há quase 100 anos; em 1906, Wasserman já fazia esse exame), cultura para *Neisseria*, citologia pela técnica de Papanicolaou, histopatologia de bloco de parafina corada pela hematoxilina-eosina, que possam ter o resultado dos primeiros, no momento da consulta, e os outros em até uma semana?

Tecnicamente, todos são exames bem baratos e com confiabilidade histórica.

Por outro lado, quantos colegas conhecem a epidemiologia das DSTs em suas áreas de atuações? Quais as DSTs mais prevalentes no seu consultório, no seu ambulatório, posto de saúde, cidade, estado ou no país? Qual é o padrão epidemiológico (se existe) dos pacientes de cada patologia?

Todos temos dificuldades para responder tais questões. Não deveríamos ter, porque esses dados, em escala de serviços, não são absurdamente complicados para se ter. O registro dos atendimentos pode ser tabulado, não com todas as variáveis, mas com as básicas (síndrome, doença, resultados normais, sexo, idade, número de parceiros, escolaridade, uso de preservativo, método anticoncepcional), usando-se lápis, caneta, papel e máquina de calcular.

Conhecer dados simples, como os citados, possui importância fundamental nas estratégias de prevenção, compra de medicamentos, de insumos para atendimento, formação e disponibilização de recursos de pessoal.

Com isso, desejamos evoluir para o raciocínio de que a discussão de casos, a experiência clínica trocada dentro de uma unidade de saúde, pode gerar formas de ensino-aprendizado, lidando diretamente com os problemas e soluções no próprio ambiente de trabalho. O benefício para a equipe e principalmente para o usuário, em geral, é imenso.

O diagnóstico diferencial das doenças passa, necessariamente, por todas essas questões. E a intermediação com bom senso e intuição, que não devem ser afastados de todas as atividades humanas, poderá interagir para aumentar o sucesso de nossos atendimentos. Isso pode diminuir muito o sofrimento humano, seja físico, psíquico, social ou econômico.

Finalizando, com itens que há muito estamos procurando difundir, dizemos o seguinte:
No atendimento de uma pessoa com uma hipótese de DST, talvez mais fácil, ou mais didático, seja recomendar o que **NÃO** se deve fazer:
- Ter uma atitude preconceituosa sobre a sexualidade.
- Emitir diagnósticos baseados em suposições, sem averiguar dados clínicos e laboratoriais.
- Não convidar o cliente para uma atitude reflexiva sobre o problema, não fornecendo informações básicas.
- Tomar uma atitude de juiz.
- Ignorar toda a trama emocional e existencial envolvida no caso.

HEPATITE B

Sinonímia
Hepatite viral, hepatite crônica, HBV, VHB, HB.

Conceito
É uma doença viral infectocontagiosa com apresentação sistêmica, e principalmente hepática, de transmissão parenteral, vertical (mãe para feto), por contato sexual, hemotransfusão, acidente com objetos perfurocortantes contaminados, usuários de drogas injetáveis, uso de *piercing* e tatuagem, transplante de órgãos infectados e, eventualmente, via oral-fecal.
A OMS estima uma ocorrência de 2 bilhões de casos no mundo, com 300 milhões em forma crônica. Apresenta potencial de cronificação que varia de 3 a 15%.

Período de Incubação
Seis semanas a 6 meses (média de 12 a 14 semanas).

Agente Etiológico
O vírus da hepatite B é um hepadnavírus com DNA dupla-hélice e 42 nm. Ele apresenta uma parte central chamada de core (HBcAg), em que se encontra o ácido nucleico do vírus, uma enzima DNA-polimerase e outra fração antigênica, o antígeno E (HBeAg). O core é envolvido pelo chamado antígeno de superfície (HBsAg), importante na produção das vacinas. O VHB possui distribuição universal, com maior prevalência nos trópicos e em países em desenvolvimento.

Manifestações Clínicas
A maioria dos sintomas surge durante a fase aguda e de replicação viral. Observa-se um **período pré-ictérico**, que dura entre 3 e 5 dias e se caracteriza por sinais sistêmicos como astenia, cefaleia, náuseas, vômitos, diarreia ou constipação, febre menor que 39,5°C, dor no hipocôndrio direito (pela hepatomegalia, simulando colecistite ou colelitíase), podendo apresentar também linfoadenopatia (principalmente cervical e epitroclear), esplenomegalia, *rash* cutâneo (eritematopapular, principalmente no tronco), mialgias, poliartralgias e poliartrite, acometimentos respiratórios (coriza, faringite e pneumonia intersticial), além da perda da vontade de fumar associada à anorexia. Pode haver glomerulonefrite, poliarterite nodosa e acrodermatite papular.
Segue-se o **período ictérico**, que dura de 8 a 15 dias, em que pode ocorrer acolia fecal e colúria em razão da colestase. Cerca de 70% dos pacientes não apresentam icterícia, podendo permanecer assintomáticos. É possível haver um **período de convalescência** (forma aguda benigna) em que há cura completa do quadro clínico ou evolução para formas mais graves.

Diagnóstico Laboratorial
Pode ser feito por exames de sangue inespecíficos – bioquímica sanguínea, que mostra aumento das bilirrubinas e aminotransferases, hipergamaglobulinemia, prolongamento do TP, hipoglicemia e outros achados comuns às demais hepatites. Hemograma com leucopenia e linfocitose, principalmente, na fase pré-ictérica.
Os exames específicos baseiam-se na histopatologia, pela biópsia hepática, na pesquisa pelo HBV-DNA pela PCR ou na pesquisa sanguínea, dos marcadores sorológicos da infecção pelo vírus B (antígenos e anticorpos), por meio de radioimunoensaio ou por microscopia eletrônica.

Capítulo 10
DIAGNÓSTICO DIFERENCIAL

INTERPRETAÇÃO DOS MARCADORES SOROLÓGICOS PARA HEPATITE					
HBsAg	Anti-HBs	Anti-HBc	HBeAg	Anti-HBe	Interpretação
+ ou –	–	IgM	+ ou –	–	Fase aguda
+	–	IgG e IgM	+	–	Fase crônica com ↑ replicação viral
+	–	IgG	–	+	Fase crônica com ↓ replicação viral
+	+	IgG	+ ou –	+ ou –	Fase crônica com Anti-HBs + (10%)
–	+	IgG	–	+ ou –	Proteção imunológica (cura)
–	+	–	–	–	Vacinação
–	–	IgG	–	–	Falso-positivo

Figura 1
Interpretação dos marcadores para hepatite B.

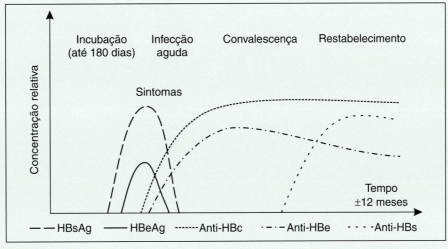

Figura 2
Principais marcadores da infecção pelo vírus da hepatite B e suas expressões sorológicas.

Avaliação dos Métodos Laboratoriais

Exame	Sensibilidade %	Especificidade %
HBsAg	90	92
PCR	90	90

Tratamento

Objetiva a recuperação mais rápida dos hepatócitos pelo repouso, manutenção da homeostasia, correção dos distúrbios metabólicos e eletrolíticos, dieta e medicação sintomática (evitar sedativos, diuréticos e tranquilizantes). Havendo prurido intenso usam-se anti-histamínicos ou resina de troca iônica (colestiramina). Os corticoides são recomendados apenas na hepatite B com evolução subaguda, na presença de ascite, icterícia acentuada e persistente, na hepatite aguda com colestase prolongada e na hepatite fulminante.

O interferon é indicado com o objetivo de suprimir a forma crônica nos pacientes com viremia e pode ser usado associado à ribavirina.

A imunização ativa (vacina) deve ser feita em 3 doses, sendo a primeira dentro das primeiras 12 horas de vida, na maternidade, a segunda com 1 mês e a terceira com 6 meses de vida (calendário 2001/2003 – Funasa) e revacinação aos profissionais da área da saúde e imunodeprimidos.

A imunização passiva (imunoglobulina hiperimune – 0,06 mL/kg de peso) deve ser feita (mesmo em gestante) em até 48 horas após a exposição acidental ou até 14 dias, caso a exposição tenha sido por contato sexual, e repetida após 30 dias. Esquema vacinal concomitante (0, 30 e 180 dias) deve ser, também, instituído (usar grupos musculares diferentes).

Complicações

Hepatite fulminante (0,1 a 1% dos casos) com letalidade de 60%.
Cronicidade (1 a 10% – em recém-natos 90%), evoluindo para cirrose hepática e carcinoma hepatocelular em 25 a 40%.

Transmissão Vertical (TV)

A soroprevalência em gestantes atendidas no SUS é em torno de 1%.
Gestante com quadro de HB aguda ou crônica deve receber atenção de obstetra e de profissional clínico (hepatologista, gastrenterologista ou infectologista).
Gestante HBsAg e HBeAg positivos sem intervenção imunoprofilática apresenta de 50 a 80% de probabilidade de transmissão vertical (TV). Caso o marcador HBeAg seja negativo, a taxa de TV é cerca de dez vezes menor.
A HB é a única hepatite viral, até hoje, passível de profilaxia da TV (tanto na infecção aguda como na crônica) se for usada adequadamente a imunoprofilaxia materna e no recém-nascido. Gestantes com HB aguda apresentam taxas aumentadas de trabalho de parto pré-termo, prematuridade e restrição ao crescimento intrauterino.
Durante a internação hospitalar, é boa conduta que a gestante infectada por VHB (principalmente na forma aguda) tenha disponível acomodação sanitária individualizada, da mesma forma como a atenção aos cuidados de biossegurança segue as mesmas normas para a infecção por HIV.
A via de parto deve seguir as condições obstétricas, devendo ser evitadas condutas invasivas sobre o feto. Deve-se clampear o cordão umbilical o mais rápido possível. Além disso, a equipe do berçário (perinatologista) deve estar ciente da infecção materna para condutas próprias para o recém-nascido.
Em caso de ato cirúrgico – episiotomia, fórceps, cesariana ou curetagem uterina – deve ser efetuada antibioticoterapia com cefazolina 2,0 g EV após clampear o cordão umbilical.

Diagnóstico Diferencial

Outras hepatites virais, por protozoários, bacteriana, por fungos, por drogas e alcoólica; doenças da vesícula biliar e do pâncreas.
O principal diagnóstico diferencial faz-se com a **hepatite C**, estimada em 250 milhões de portadores no mundo, sendo 25% desses com evolução para formas sintomáticas. A doença tem uma prevalência de 15 a 20% nos homens homossexuais americanos.
A detecção do HCV-RNA é feita por PCR após 3 semanas do contato com o vírus HCV, enquanto o anticorpo anti-HCV pode ser detectado após 3 meses.

Observações

- Na prática médica, usamos a pesquisa de HBsAg, anti-HBs, e anti-HBc (IgG e IgM) no rastreio inicial.
- As vacinas são subunitárias por recombinação genética e que tem o HBsAg como fonte antigênica (não oferecendo risco para grávidas ou imunodeprimidos).
- Não se deve postergar o rastreio sorológico na família, especialmente no parceiro sexual de pessoa com VHB.
- Coito protegido com preservativo (masculino ou feminino) é imperativo quando um dos parceiros apresenta quadro de HB.
- Em razão da alta prevalência no Brasil, e considerando o custo-benefício de diagnóstico sorológico e possibilidade de imunoprofilaxia, é indicado sorologia para todas as gestantes com *status* sorológico e vacinação contra VHB desconhecidos.
- Por decisão acertada de boa prática em política pública de saúde, o SUS ampliou a oferta de vacina contra hepatite B no Brasil, a partir de março de 2010 (20/03/10; http://www.aids.gov.br/data/Pages/LUMISE77B47C8ITEMID18CAB45D5BC64DDBB9BD426D1FCF7CFEPTBRIE.htm). Todavia, deixaram de incluir as pessoas simplesmente heterossexuais, já que "homens que fazem sexo com homens, lésbicas, bissexuais e transgêneros" estão no rol dos "grupos" beneficiados pela cobertura pública oficial. Homens e mulheres heterossexuais não estão em risco para contrair hepatite B?

ESCABIOSE

Sinonímia
Sarna.

Conceito
Infestação parasitária da pele causada por um ácaro. A transmissão ocorre, predominantemente, por contato pessoal com pessoa infestada, sendo excepcional o contágio por roupas. A transmissão sexual da escabiose é uma eventualidade.

Período de Incubação
As fêmeas completam o ciclo de ovo a ovo em cerca de 15 dias, com a fertilização ocorrendo em 15 dias e os machos tornando-se maduros depois de 10 dias. Assim, é esperado que a sintomatologia ocorra de 3 a 4 semanas após o contato infectante. Na superfície, a fêmea fertilizada cava a pele até o estrato granuloso, onde põe os ovos e se alimenta de material celular.

Agente Etiológico
Sarcoptes scabiei variedade *hominis*, um artrópode da família dos sarcoptídeos. De difícil visualização a olho nu, apresenta o corpo ovalado com coloração variando do cinza ao castanho-avermelhado, marcado por sulcos transversais paralelos; tem quatro pares de patas e várias cordas e espinhos. O hábitat da fêmea é o fundo de um túnel que ela cava na epiderme. O macho não invade a pele, morrendo após a cópula. Em ambientes mornos e úmidos podem sobreviver por 2 a 3 dias, sugerindo potencial para transmissão indireta. A transmissão de animais domésticos (cachorro, gato, porco, cavalo etc..) para o homem ocorre eventualmente, não progredindo para outros indivíduos.

Manifestações Clínicas
Prurido é o sintoma principal. As lesões mais encontradas são as vesicopápulas e as pápulas, localizadas, principalmente, no abdome, nádegas, flancos, coxas, entre os quirodáctilos, dobras axilares e mamárias. O prurido é mais comum à noite. O prurido é causado por reação alérgica aos antígenos do parasita e de suas fezes, não estando relacionado com o número de parasitas. A lesão patognomônica é representada por sulco com vesícula na extremidade. Podem ocorrer também escoriações, pústulas e nódulos (mais nos genitais e áreas cobertas).
A sarna norueguesa ou crostosa ocorre com presença de numerosos ácaros e em indivíduos imunodeprimidos ou desnutridos. É muito contagiosa. O prurido pode ser discreto ou ausente.

Diagnóstico Laboratorial
A pesquisa do ácaro e seus ovos deve ser feita por escarificação, barbeação ou curetagem, na lesão, até a derme; dilui-se o material em óleo mineral e a identificação é feita com microscópio óptico. A biópsia com *punch* de 2 mm pode revelar o parasita, bem como seus ovos em um túnel. São necessários cortes seriados do bloco.

Avaliação dos Métodos Laboratoriais
Não recuperamos trabalhos com esses dados. Todavia, por relatos de especialistas, a sensibilidade não passa de 60%, mas a especificidade atinge mais de 95%.

Tratamento e Controle de Cura
As seguintes opções terapêuticas devem agir por 12 horas, com intervalos de 24 horas, devendo ser efetuadas aplicações noturnas por 3 dias consecutivos para os tópicos, repetindo após 1 semana de intervalo.
- Permetrina loção a 5%: atualmente é o principal fármaco para uso em gestantes e lactantes.
- Monossulfiram solução alcoólica a 25%: deve ser diluído em água na proporção de 1:2 (adultos) e 1:3 (crianças); evitar ingestão de bebida alcoólica devido ao efeito antabuse.
- Deltametrina loção a 10%.
- Benzoato de benzila loção a 25%: frequentemente irritante, podendo causar dermatite de contato.

- Enxofre precipitado de 5 a 10%: preparado em creme ou vaselina; por ser pouco irritante é usado principalmente em bebês < 2 meses e gestantes.
- Ivermectina 6 mg/comp: tratamento oral para adultos e crianças maiores de 5 anos. Dose de 200 µg/kg ou segundo a tabela: 15 a 24 kg de peso = ½ comp.; 25 a 35 kg = 1 comp.; 36 a 50 kg = 1 ½ comp.; 51 a 65 kg = 2 comp.; 66 a 79 kg = 2½ comp.; > de 80 kg = 3 comp. Uso em dose única noturna podendo repetir após uma semana.
- Tiabendazol 500 mg/comp.: tratamento oral na dose de 25-50 mg/kg/dia, durante 3 dias; máximo de 3 g/dia.

Complicações
Infecções secundárias e eczematização. Em lactentes e imunodeficientes, pode ser atingida a face, o couro cabeludo, a palma das mãos e a planta dos pés, localizações não observadas em adultos.

Diagnóstico Diferencial
Urticárias, impetigo, roséolas sifilíticas.

Observações
- É importante repetir o esquema de tratamento 7 dias após.
- A escabiose com frequência está associada à DST.
- Indivíduos com aids podem ter resposta atípica e exagerada da sintomatologia.
- É importante tratar, ao mesmo tempo, todos os familiares que residem na casa e oferecer orientação para maior higiene/limpeza do ambiente residencial (colchões, colchas, lençóis...).
- As roupas (de cama, de banho e pessoal) deverão ser lavadas e passadas a ferro quente.
- Em muitos casos há infecção secundária na pele que podem requerer antibioticoterapia sistêmica, principalmente para estreptococos ou estafilococos.

PEDICULOSE PUBIANA

Sinonímia
Fitiríase. Popularmente é conhecida como chato.

Conceito
Ectoparasitose conhecida há séculos sendo para alguns autores a mais contagiosa das doenças sexualmente transmissíveis. Transmitida, principalmente, por contato íntimo/sexual e, ocasionalmente, por meio de fomites.

Período de Incubação
Embora o parasita leve até 27 dias para tornar-se adulto e após a fecundação, a postura dos ovos tem início em torno de 36 horas, é usual que a sintomatologia inicie-se em torno de uma semana. Tudo isso dependerá do número de parasitas transmitidos e, principalmente, do grau de higiene do hospedeiro.

Agente Etiológico
Pthirus púbis. É um inseto do gênero *Pthirus* e da ordem dos *Anoplura* (piolhos chupadores). Pode ser visto com o auxílio de uma lupa de mão. Morfologicamente tem cabeça curta encaixada em uma depressão do tórax e seu abdome, maior que o tórax, é formado por seis anéis. O abdome é provido de quatro pequenas elevações compostas de várias cerdas. Seus ovos têm formato alongado e fixam-se junto à implantação dos pelos.

Manifestações Clínicas
A principal queixa do paciente é prurido intenso. Podem ocorrer lesões de urticária, vesículas e máculas pigmentadas (azuladas = máculas cerúleas) por reação aos produtos da saliva e/ou do anticoagulante que o parasita injeta na derme ao alimentar-se. Foi historicamente transmissora de tifo endêmico e da febre das trincheiras, pois podem transmitir riquétsia e borreliose.
Podem acometer as regiões pubianas, axilares, a barba e os cílios.

Diagnóstico Laboratorial
Remoção de pelos e exame ao microscópio para identificar os insetos adultos ou ovos viáveis. Na infestação maior, é possível visualizar os parasitas a olho nu.

Avaliação dos Métodos Laboratoriais
Não recuperamos trabalhos com esses dados.

Tratamento e Controle de Cura
- Permetrina loção a 5%.
- Vaselina sólida: utilizada para remoção das lêndeas nos cílios; aplicar 2 vezes ao dia por 8 dias.
- Remoção mecânica dos ovos aderidos aos pelos com pente fino.

Os produtos e esquemas usados para o tratamento da escabiose também cabem para pediculose pubiana. Avaliar e tratar os contatos sexuais.

Complicações
Infecção secundária e eczematização (raras), nos quadros muito extensos, e o acometimento dos cílios, que pode ocasionar blefarite.

Diagnóstico Diferencial
Impetigo, eczema microbiano, neurodermite, psoríase, dermatite seborreica e dermatite de contato. Nos cílios pode simular blefarite.

Observações
- Como é comum a incidência de outras DSTs nos portadores de pediculose do púbis fazem-se necessárias investigações clínicas laboratoriais pertinentes para afastar a concomitância de outras infecções genitais.
- A pediculose do corpo está ligada e é curada com hábitos higiênicos e lavagem das roupas, que deverão ser passadas a ferro quente.
- Havendo infecção secundária, tratar o local com solução de permanganato de potássio 1:20.000, 3 vezes ao dia. Eventualmente, faz-se necessário antibiótico por via sistêmica.

MOLUSCO CONTAGIOSO

Sinonímia
Molusco.

Conceito
Doença causada por um poxvírus, caracterizada pela presença de pápulas, que nos adultos são mais frequentemente encontradas na área genital, enquanto em crianças é mais comum na área extragenital.
Transmitida por contato direto com a pele. Pode ocorrer autoinoculação com novas lesões em outros locais.

Período de Incubação
Geralmente 3 semanas a 3 meses após a exposição.

Agente Etiológico
Poxvírus. Vírus com capacidade de reproduzir-se no citoplasma de células infectadas, provocando o surgimento de inclusões citoplasmáticas (corpos de Handeron-Patterson).

Manifestações Clínicas
Presença de pápulas de 3 a 6 milímetros de diâmetro, semiesféricas, isoladas e bem delimitadas. Com coloração pérola rósea ou igual à da pele. O centro é frequentemente umbilicado e a base discretamente eritematosa. Geralmente assintomática, mas pode haver prurido ou eczema perilesional. Podem ocorrer lesões generalizadas e persistentes em imunodeprimidos. Mais comum no tronco e extremidades em crianças, e na genitália em adultos.

Diagnóstico Laboratorial

Quando houver dúvidas com relação ao diagnóstico, procede-se exame microscópico. Retirar o material por curetagem, distender em uma lâmina, fixar com álcool como em um preventivo ginecológico e solicitar citologia corada pelo Papanicolaou ou Wright, para observação das inclusões citoplasmáticas.

Para citologia pelo Giemsa, deve-se deixar a lâmina secar ao ar e depois enviar ao laboratório em frasco seco. As inclusões também podem ser vistas ao exame histopatológico.

Avaliação dos Métodos Laboratoriais

Não recuperamos publicações com esses dados.

Tratamento e Controle de Cura

- Curetagem: é o procedimento de eleição, seguido da aplicação em cada lesão de tintura de iodo e hemostasia.
- Ácido tricloroacético a 10-30%.
- Nitrogênio líquido: procedimento doloroso, mais utilizado para lesões maiores.
- Tretinoína a 0,025-0,1% em creme: pode ocorrer irritação em áreas de dobra ou na exposição ao sol.
- Hidróxido de potássio 5-10% em solução.
- Imiquimod a 5% em creme: aplicar por cerca de 8 horas por 3 vezes na semana; não deve ser utilizado em gestantes e lactantes.
- Drogas de uso sistêmicos: griseofulvina e cimetidina são citadas; em imunodeprimidos há relato de uso de cidofovir e interferon intralesional.
- Muitas vezes o tratamento específico não é necessário, já que, em geral, as lesões involuem espontaneamente.

Complicações

Irritação, inflamação e infecções secundárias. As lesões nas pálpebras podem levar a conjuntivites.

Diagnóstico Diferencial

Acne vulgar, miliária, varicela, epitelioma, líquen plano, *milium*, condiloma acuminado e outras verrugas. Em pacientes com aids, a criptococose cutânea pode apresentar-se com lesões similares ao molusco contagioso.

Observações

- O paciente deve ser reexaminado após o tratamento, em intervalos de 15 dias a 2 meses.
- Em adultos deve-se examinar o parceiro sexual se as lesões forem anogenitais.
- Em adultos, lesões extragenitais, especialmente na face, sugerem infecção concomitante com HIV ou outras imunodeficiências.

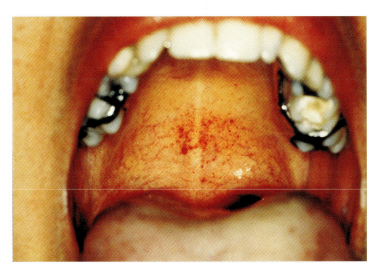

Figura 10-1

Lesão traumática, levando a petéquias na junção de palato duro com o palato mole, resultante da prática de felação. Neste caso, o diagnóstico diferencial, com herpes, outras viroses e até infecção bacteriana por estreptococos, deve ser elaborado.

Figura 10-2

Úlcera no assoalho bucal, resultante da prática de cunilinguismo. Observar as bordas irregulares e pontiagudas dos dentes anteriores. O diagnóstico diferencial, com doenças causadoras de úlceras na boca, como sífilis ou herpes, deve ser estabelecido. Neste caso, como no anterior, se o paciente for HIV positivo, a sua infecciosidade estará mais aumentada. Entretanto, se for HIV negativo, terá maior suscetibilidade à contaminação pelo HIV, bem como para outras infecções, toda vez que praticar sexo oral.

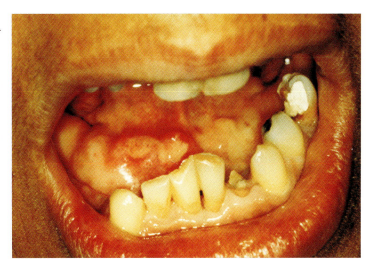

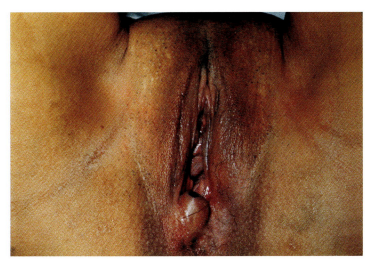

Figura 10-3

Paciente em 5ª década de vida encaminhada para serviço de DST por apresentar tumoração genital. A paciente apresentou-se muito ansiosa, porque imaginava tratar-se de doença maligna ou grave "doença venérea".

Não passava de um cisto sebáceo, que foi curado, primeiro, com a expressão da massa de seu interior, depois, na verdade em outro dia, com remoção da cápsula.

É de suma importância ter em mente que pensar em DST deve fazer parte de nosso dia a dia, ter também no pensamento que nem tudo que está nos genitais é uma DST, jamais pode ser esquecido. E, como dado fundamental, emitir diagnóstico com base em suposições, sem averiguar dados da história epidemiológica, exame clínico minucioso e exames laboratoriais, normalmente, é prática médica de baixa qualidade.

Figuras 10-4 e 10-5

Paciente encaminhado para peniscopia, em razão de a parceira apresentar quadro colpocitológico sugestivo de HPV. Não apresentava qualquer lesão suspeita de infecção por este vírus. Foi diagnosticado apenas cisto dérmico em bolsa escrotal.

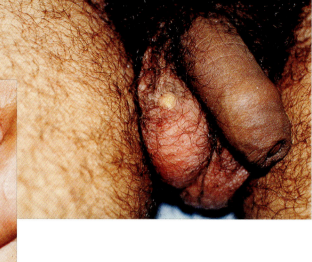

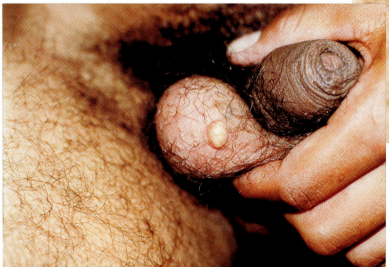

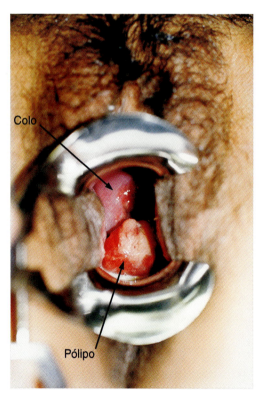

Figura 10-6

Paciente apresentando grande pólipo cervical (seta), que chega a introito vaginal. Apresentava, todavia, vaginite por *Trichomonas vaginalis*.

Capítulo 10
Diagnóstico Diferencial

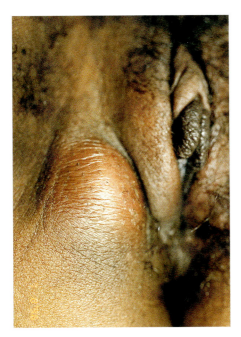

Figura 10-7

Paciente encaminhada para o Setor de DST da UFF para tratamento de bartholinite. Não era bartholinite. Era um abscesso na área próxima ao grande lábio direito. A paciente informava que, por três vezes, tinha apresentado quadro similar, que diminuía com compressa quente e pomada de antibiótico. A incisão e drenagem, bem como antibioticoterapia sistêmica, são procedimentos para tratamento.

Devemos chamar a atenção para o fato de que, muitos desses processos são iniciados após depilação seguida de foliculites.

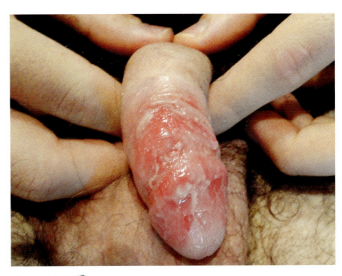

Figura 10-8

Paciente com 26 anos de idade encaminhado pelo serviço de urologia apresentando quadro de extensa balanite, com ardência. Relatava ser a primeira vez que apresentava tal sintomatologia. Negava qualquer tratamento prévio e que o quadro tinha surgido há, aproximadamente, 24 horas. Exames sorológicos para HIV e sífilis foram não reatores.

Os exames de bacteriologia de raspado da lesão pelo Gram e campo escuro não esclareceram o diagnóstico. As citologias coradas pelas técnicas de Papanicolaou e Giemsa foram inespecíficas. Foi indicado higiene com água boricada e aplicação tópica de gel com 5% de *Uncaria tomentosa* obtendo-se melhora total em quatro dias.

❉ *Ver vídeo em DVD anexo.*

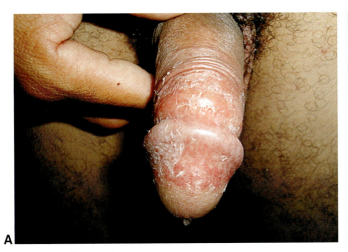
A

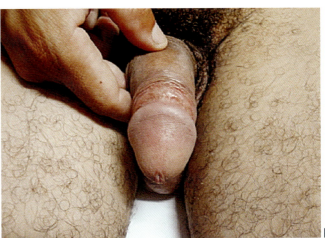
B

Figura 10-9

Paciente atendido no Setor de DST da UFF, por encaminhamento da rede SUS, com quadro clínico característico de balanite fúngica (**A**). Informou que, com o mesmo quadro clínico, procurou atenção médica e, sem ser examinado, recebeu dose de penicilina benzatina IM. A pesquisa, em lâmina a fresco, de raspado da área não mostrou o diagnóstico de fungos. Todavia, a citologia corada foi positiva para hifas. Foi tratado com itraconazol e medidas higiênicas. Uma semana depois estava totalmente curado (**B**).

❉ *Ver vídeos em DVD anexo.*

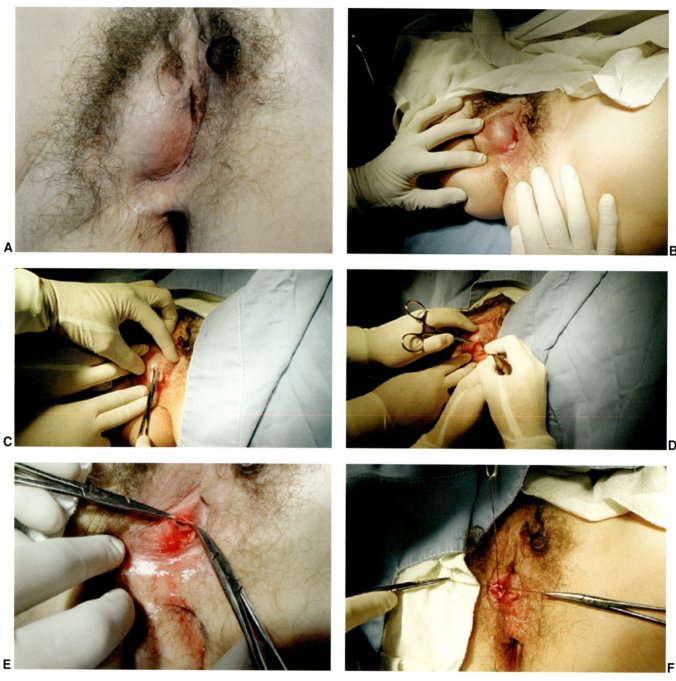
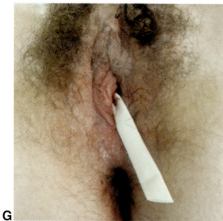

Figura 10-10

Paciente com 19 anos de idade encaminhada por profissional de empresa de saúde suplementar para tratamento de bartholinite. O quadro persistia por mais de uma semana de antibióticos por via oral, azitromicina e ciprofloxacino.

    Negava febre e dor de grande intensidade. Informava que o caroço incomodava mais do que doía *(sic)*. Notar nas Figuras (**A** e **B**) a ausência de processo inflamatório. O diagnóstico clínico era de cisto em glândula de Bartholin. Nas Figuras (**C** a **F**) é possível observar manobras para marsupialização da glândula. Em (**G**) foi deixado um dreno por apenas 24 horas, pois mais do que esse tempo pode funcionar como facilitador para infecção secundária da glândula.

Ver vídeo em DVD anexo.

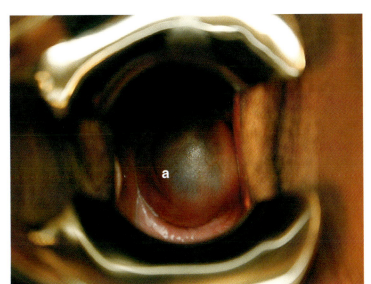

Figura 10-11

Paciente com 35 anos de idade encaminhada ao ambulatório de DST da Faculdade de Medicina de Valença, RJ, pelo PSF da cidade com história de tumoração vaginal observada durante coleta de exame preventivo do câncer ginecológico (Papanicolaou) realizado por profissional não médico do PSF. O exame realizado no serviço de DST revelou tratar-se de cisto de Gartner *(a)*, afecção de baixa prevalência e que não possui relação com DST.

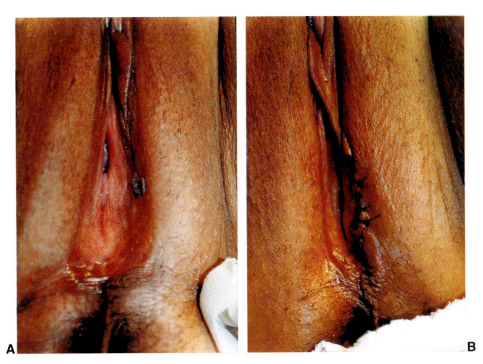

Figura 10-12

(**A**) Paciente apresentando lesão vegetante na vulva, com evolução de meses, que, por várias vezes, foi atacada com solução de ácido tricloroacético e podofilina, pois pensava-se tratar de condiloma acuminado. (**B**) Procedemos, assim que examinamos, exerese cirúrgica. A histopatologia revelou caso de seringoma, tumor benigno de vulva.

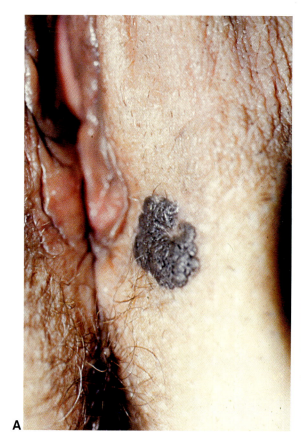

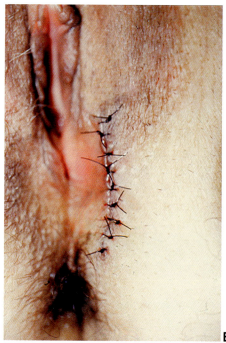

Figura 10-13

(**A**) Caso praticamente idêntico ao anterior. (**B**) Também era caso de seringoma. A exerese do tumor e histopatologia devem ser condutas obrigatórias.

O caso anterior foi pior, pois o parceiro foi submetido a duas peniscopias para HPV e foi verbalizado que ele tinha, com certeza, contaminado a parceira com HPV.

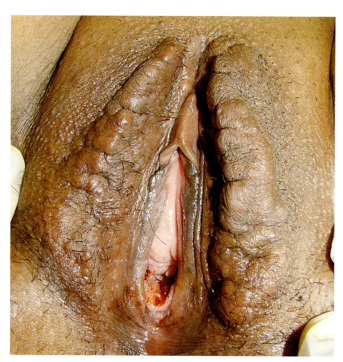

Figura 10-14

Mais um caso de diagnóstico histopatológico de seringoma em vulva.

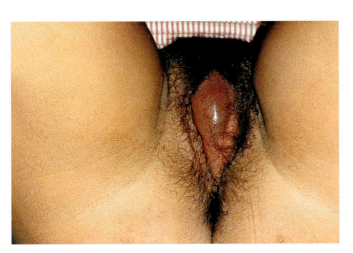

Figura 10-15

Paciente compareceu ao serviço queixando-se de dor e tumor na vulva. No início da consulta, negou qualquer situação ligada a trauma. Todavia, ao final, relatou que tinha sido vítima de estupro por três homens, com violento traumatismo na vulva.

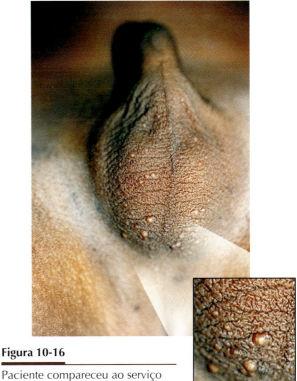

Figura 10-16

Paciente compareceu ao serviço muito ansioso porque estava sendo acusado pela parceira de ter-lhe transmitido infecção pelo HPV.
    Apresentava apenas inúmeros cistos sebáceos em bolsa escrotal.

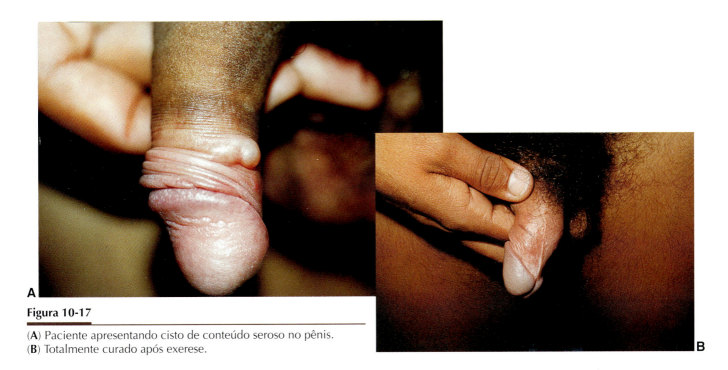

Figura 10-17

(**A**) Paciente apresentando cisto de conteúdo seroso no pênis.
(**B**) Totalmente curado após exerese.

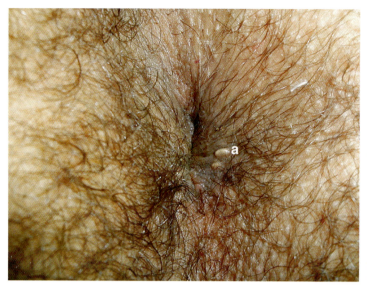

Figura 10-18

Paciente atendido em ambiente de clínica de saúde suplementar, encaminhado para tratamento de verrugas em pênis. Realmente apresentava pequenas lesões vegetantes e verrucosas em pênis, características de condilomas acuminados. O exame histopatológico comprovou a hipótese. Durante o atendimento, o paciente disse que também tinha lesões vegetantes anais. Ao exame encontramos apenas grânulos sebáceos (a), descartando-se a possibilidade de tratar-se de infecção por HPV em área perianal.

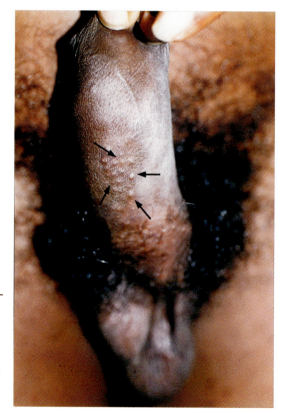

Figura 10-19

Inúmeros homens apresentam este quadro no pênis. Às vezes são agredidos iatrogenicamente com soluções para HPV. Além da iatrogenia física, alguns desses indivíduos ficam emocionalmente abalados, pois são "rotulados" como portadores de uma DST que vira câncer. São formações anatômicas fisiológicas.

Capítulo 10
DIAGNÓSTICO DIFERENCIAL

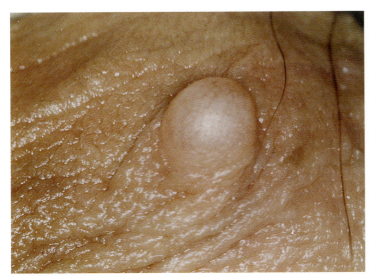

Figura 10-20

Este paciente, além desse cisto epidérmico, apresentava, simultaneamente, quadro de herpes genital.

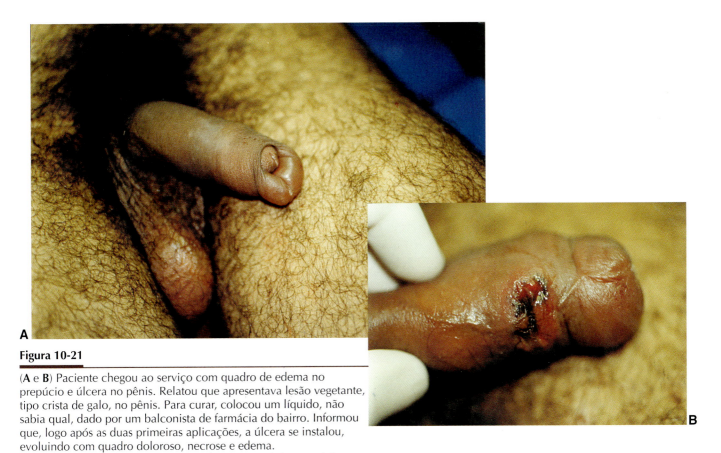

Figura 10-21

(**A** e **B**) Paciente chegou ao serviço com quadro de edema no prepúcio e úlcera no pênis. Relatou que apresentava lesão vegetante, tipo crista de galo, no pênis. Para curar, colocou um líquido, não sabia qual, dado por um balconista de farmácia do bairro. Informou que, logo após as duas primeiras aplicações, a úlcera se instalou, evoluindo com quadro doloroso, necrose e edema.

Além de atividade cáustica, o produto causou irritação tópica.

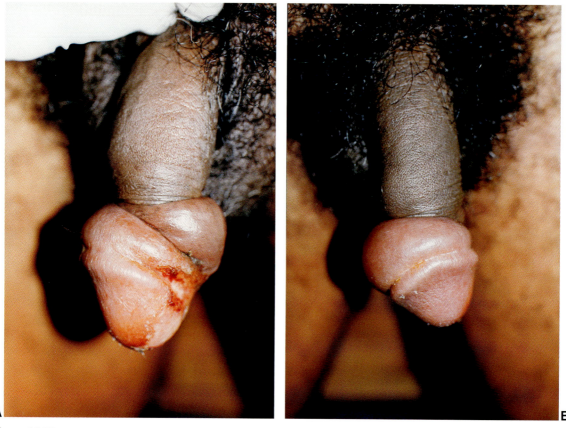

Figura 10-22

(**A** e **B**) Paciente com quadro de parafimose há dias.

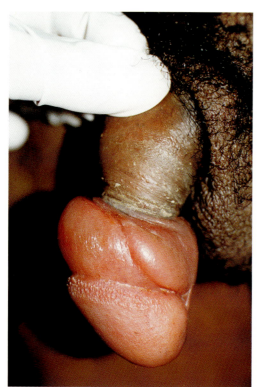

Figura 10-23

Este caso, bem parecido com as duas figuras anteriores, não era de parafimose, mas sim de dermatite por irritante primário por uso tópico para tratar micose. O produto era à base de iodo metaloide. O paciente, logo após o uso do medicamento para o prurido da micose, apresentou esse intenso edema.

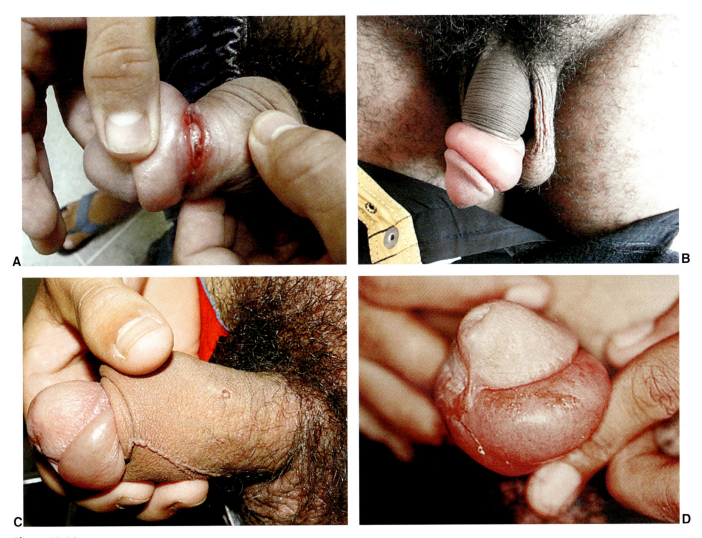

Figura 10-24

Segue uma série de casos de edemas em pênis com quatro causas diferentes.

Todos os casos foram atendidos no Ambulatório de DST do Hospital Universitário da Universidade Federal do Ceará.

A importância da anamnese, exame clínico, de exames laboratoriais clássicos para DST e abordagem epidemiológica são primordiais para a tomada de conduta terapêutica.

Caso A: O edema apareceu depois do surgimento de úlcera genital notada cerca de sete dias depois de relação sexual desprotegida, com parceira eventual.

O VDRL 1:2 e as sorologias para HIV e hepatite B foram não reatores.

Foi tratado para sífilis e, na semana seguinte, houve regressão do quadro.

Caso B: Edema de pênis surgido já no final de relação sexual desprotegida com a namorada, parceira exclusiva. Referia, no atendimento, dor no pênis, ausência de secreções ou adenomegalias. Refere que tinha, normalmente, muita dificuldade em exteriorizar a glande (fimose).

Foi encaminhado para o serviço de urologia com orientação de usar compressa de soro gelado e anti-inflamatório por via oral. Com manobra urológica, foi reduzida a glande e depois indicada a postectomia.

Caso C: Paciente referindo edema e úlcera no pênis há 24 horas. Informou que o edema surgiu depois de uma crise de coceira intensa na genitália. Relatava prurido em outras áreas do corpo que pioravam à noite. Perguntado se outras pessoas da família tinha quadro semelhante, a resposta foi sim.

Na foto há úlcera traumática em pênis, glande e mão. Encontramos, também, lesões em nádegas, abdome e axilas.

Foi indicado o tratamento para escabiose com ivermectina 6 mg, 2 comp., VO, 1x na semana, repetir uma semana depois e orientado para que todos os familiares sintomáticos procurassem atenção médica.

Caso D: Paciente apresentando edema de prepúcio há três dias. Estava com ardor, corrimento uretral purulento há 10 dias, que iniciou depois de seis dias de relação sexual desprotegida.

Exame bacteriológico da secreção uretral foi positivo para diplococos gram-negativos intracelulares de polimorfonucleares.

Indicamos ciprofloxacino 500 mg, VO e azitromicina 1,0 g, VO, ambos dose única. Orientado a fazer uso de compressas com soro gelado e anti-inflamatório por via oral.

Houve regressão do quadro em três dias.

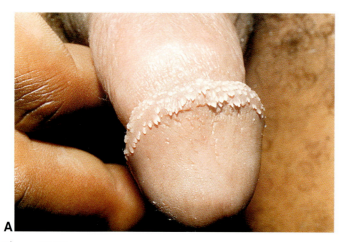
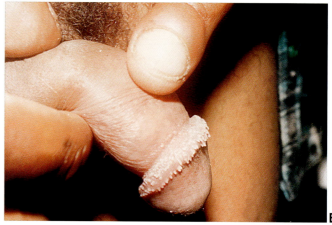

Figura 10-25

(**A** e **B**) Adulto jovem apresentando intenso quadro de hipertrofia de papilas, que facilmente é confundido com infecção por HPV.

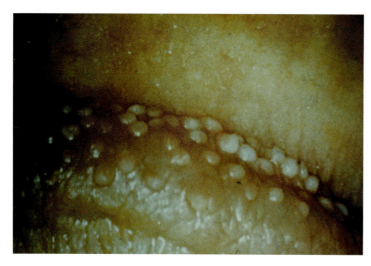

Figura 10-26

Também quadro de hipertrofia de papilas. É óbvio que, em algumas situações, o indivíduo pode apresentar, no meio das papilas, lesões de condiloma acuminado, onde só estas devem ser tratadas.

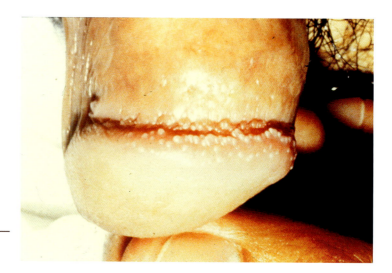

Figura 10-27

Mesma situação de hipertrofia de papila, também conhecida como corona hirsuta do pênis.

Capítulo 10
Diagnóstico Diferencial

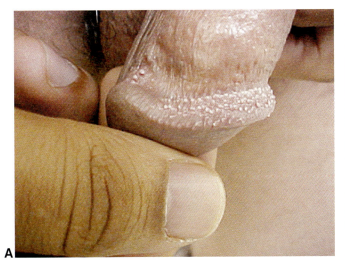
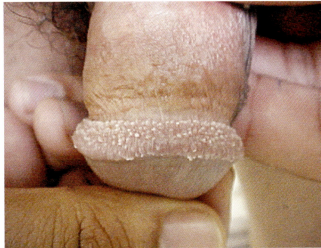
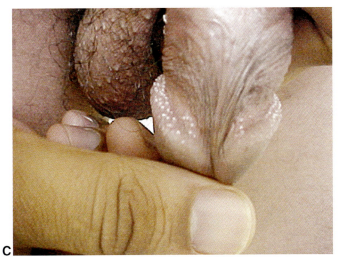

Figura 10-28

(**A** a **C**) Papilas hirsutas do pênis que, muitas das vezes, são, inadivertidamente, confundidas com condiloma acuminado, infecção por HPV.

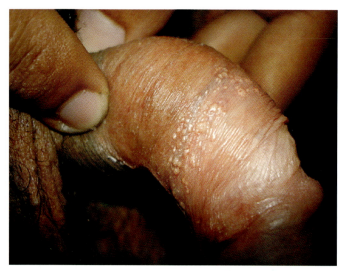
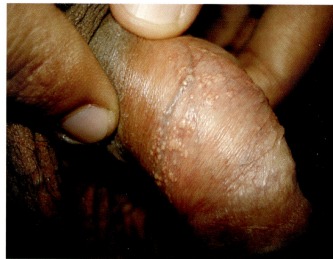

Figura 10-29

Outro paciente encaminhado para o Setor de DST da UFF a fim de tratar lesões de HPV. Na verdade são elementos anatômicos, grânulos de Fordyce, que nada tem a ver com infecção por HPV. O cliente insistia que não queria ficar com o "problema". Foi instruído sobre o que se tratava e que o melhor era nada fazer.
Ver vídeo em DVD anexo.

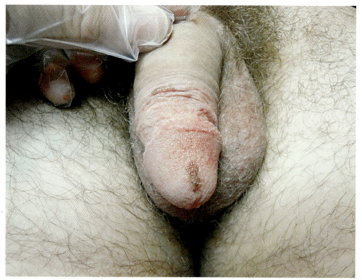

Figura 10-30

Paciente com 20 anos de idade, com alto nível socioeconômico e cultural apresentando lesões hipercômicas em glande e em face interna de prepúcio. Tanto o cliente como o pai, profissional de saúde, solicitaram, com ênfase, que fosse efetuada biópsia da lesão, pois queriam que fosse afastado ou confirmado diagnóstico de infecção por HPV, uma vez que tal hipótese era muito estressante.

A histopalogia de discreto fragmento revelou tratar-se de nevo melanocítico, que nada tem a ver com doença infecciosa.
Ver vídeo em DVD anexo.

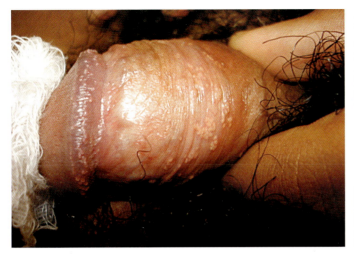

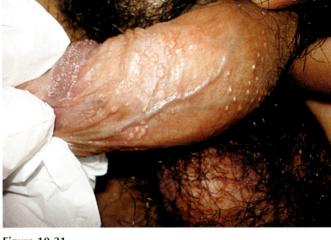

Figura 10-31

Paciente adulto jovem atendido no Setor de DST da UFF encaminhado para peniscopia em razão de a parceira sexual ter apresentado, em resultado de preventivo do câncer ginecológico, células com esboço de coilocitose sugerindo HPV.

O cliente relatou que já tinha sido examinado por médico urologista (SIC) e esse o encaminhou para tratamento de HPV no nosso serviço.

Na verdade, é fisiológico (pápulas perláceas no sulco peronal e grânulos de Fordyce que são glândulas sebáceas na haste peniana) e nada tem a ver com infecção por HPV. A conduta deve ser de orientações em saúde sexual e reprodutiva.

Na história fomos informados de que não havia sido vacinado para hepatite B. Assim, prescrevemos esquema vacinal próprio.

Em 9 de março de 2011, artigo publicado *on-line*, em Nature 471, descreveu alterações no DNA humano que fizeram desaparecer formações anatômicas, tipo "espinhos", no pênis do homem. Essas rugosidades existem nos chipanzés (e em vários mamíferos) e servem para aumentar a sensibilidade, tornando a ejaculação mais rápida. Acredita-se que esses "espinhos" serviam, também, para remover o esperma de rivais que tivessem copulado antes. Assim, essa remoção mecânica poderia ajudar para que a gravidez se desse com o último coito. Por outro lado, o pênis mais lisos no homem moderno pode estar ligado à adoção de relações monogâmicas. Sem essas formações anatômicas, o homem tornou o coito mais demorado.

Quem sabe se as formações de pápulas perláceas/grânulos de Fordyce/corona hirsuta são resquícios dos antigos "espinhos" penianos?

Figura 10-32

Paciente de 21 anos, solteiro, estudante, atendido no Ambulatório de DST do Hospital Universitário da Universidade Federal do Ceará com queixa de verrugas genitais há cerca de quatro anos. Referia parceria sexual única nos últimos dois anos. Negava DSTs anteriores.

Na escopia genital (peniscopia), após aplicação de ácido acético a 5%, não se encontrou quaisquer lesões de HPV ou outros agentes infecciosos.

Foi informado que o achado clínico não se tratava de DST e que era hipertrofia das glândulas normais da região *(a)*.

Casos como este são, infelizmente, em algumas situações, "diagnosticados e tratados" como infecção por HPV. Além de trauma orgânico (local agredido), a pessoa pode ser acometida de grande estresse emocional, social, conjugal...

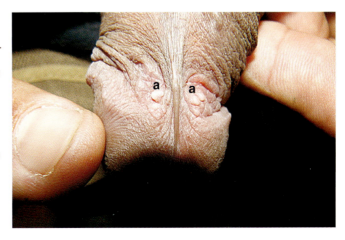

Figura 10-33

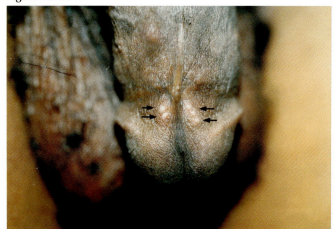

Figura 10-34

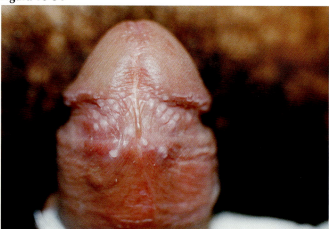

Figura 10-35

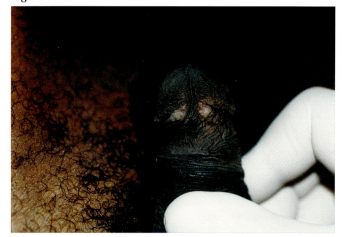

Figura 10-36

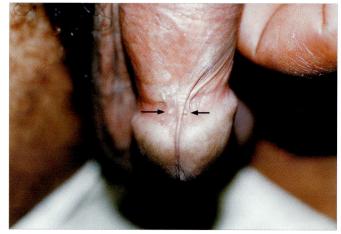

Figuras 10-33 a 10-36

Pápulas penianas peroladas. São estruturas anatômicas normais, situadas na borda da glande ("corona") ou no frênulo. São comuns, com incidência descrita de até 19% da população. Seu aspecto de pápulas isoladas, cor da pele, de 1 a 2 mm de diâmetro, formando um círculo na borda da glande, às vezes com superfície ceratósica (espiculada), leva muitas vezes ao diagnóstico errôneo de molusco contagioso ou de condiloma acuminado. Seu aspecto de superfície de leito de rio coberto de seixos, regular, a diferencia do condiloma. Ambas as condições podem mostrar aspecto esbranquiçado, com ácido acético. As lesões são angiofibromas à histologia. Não é necessário qualquer tratamento.

Na Figura 10-35, embora a cor do indivíduo fosse negra, as papilas eram bem brancas e, também, bem proeminentes. O jovem relatava dificuldades para explicar à parceira que aquilo era anatomicamente normal e não era doença. Em casos extremos, é possível indicar exerese por alterações emocionais e estéticas.

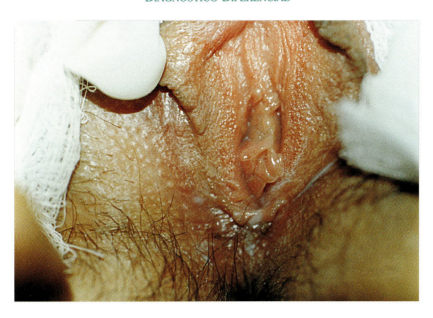

Figura 10-37

A papilomatose vestibular recebeu inúmeras denominações, no passado, incluindo termos como papilomatose vulvar, esconose e microverrugas. Essa termologia, papilomatose vestibular, foi recentemente estabelecida pela Sociedade Internacional de Estudo para Doenças da Vulva – ISSVD.

A papilomatose vestibular foi descrita como pequenas projeções papilares, geralmente localizadas na porção posterior do vestíbulo, sendo considerada variante da anatomia normal.

A papilomatose vestibular é um achado normal. Devido ao estímulo hormonal na puberdade, em algumas mulheres, podemos encontrar uma superfície proeminente espessa e rugosa no epitélio labial. Esta condição é muito comum de se encontrar no 2º e 3º trimestres da gestação.

Essas estruturas podem ser vistas em mulheres assintomáticas, que geralmente se queixam de prurido ou queimação, especialmente associada ao coito.

Sua relevância clínica é controversa. A papilomatose vestibular pode estar associada, em alguns casos, à infecção pelo vírus HPV. Em casos de infecções vulvovaginais, essas estruturas podem estar aumentadas de volume.

Não encontramos relato, na literatura brasileira, de estudo sobre papilomatose vestibular e sua relação com a infecção pelo HPV.

A secreção em introito vaginal também pode ser absolutamente fisiológica. Era esse o caso.

DOENÇA DE BEHÇET

Doença inflamatória, com vasculite primária, de múltiplos sistemas, com úlceras aftosas (sempre) orais e com ulcerações genitais recorrentes, uveítes, vasculite retiniana e lesões da pele. Podem cursar com artrite, alterações neurológicas e tromboflebite. Acomete, principalmente, homens jovens no Japão e nos países mediterrâneos, principalmente a Turquia. Está associada ao HLA – B51. As úlceras genitais são dolorosas, podendo chegar nas mulheres à fenestração dos lábios. O diagnóstico exige, além das úlceras orais, mais duas das seguintes: 1) ulcerações genitais recorrentes, 2) lesões oculares, 3) lesões dermatológicas (pápulas, eritema nodoso) e 4) teste de patergia positivo (formação de pápula no local de injeção intradérmica de água esterilizada após 48 h).

O diagnóstico diferencial inclui herpes, sífilis, penfigoide, pênfigo, doença de Crohn, linfogranuloma venéreo. O tratamento das lesões genitais é feito com corticoides tópicos ou injetáveis locais. A doença é recidivante, podendo requerer corticoterapia sistêmica ou imunossupressores.

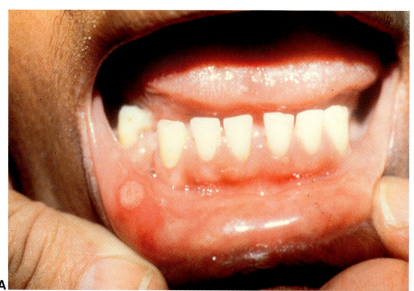
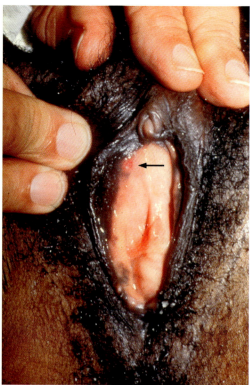

Figura 10-38

(**A** e **B**) Paciente com mais de 50 anos de idade apresentando doença de Behçet ou síndrome de Behçet.

Capítulo 10
Diagnóstico Diferencial

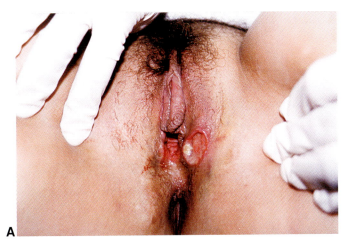
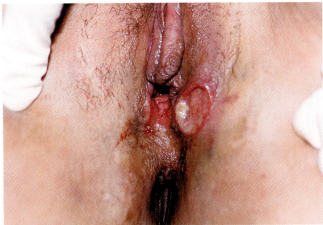
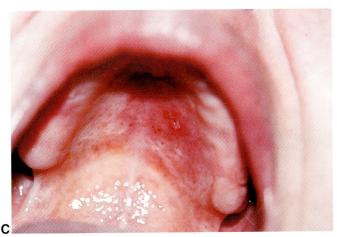

Figura 10-39

(**A** e **B**) Síndrome de Behçet. Paciente jovem, com úlcera crônica bem circunscrita, com bordas elevadas e fundo limpo. Lesão muito dolorosa. As sorologias para sífilis e anti-HIV foram negativas, assim como bacterioscopia da lesão. Foi tratada com corticoide, após múltiplos tratamentos, inclusive abordagem sindrômica para úlceras, sem sucesso. (**C**) Ao exame de orofaringe, notamos pequena úlcera no palato, mais à esquerda, evidenciada após retirada de prótese dentária total superior. A paciente não apresentava iridouveíte, item que compõe a tríade da síndrome de Behçet.

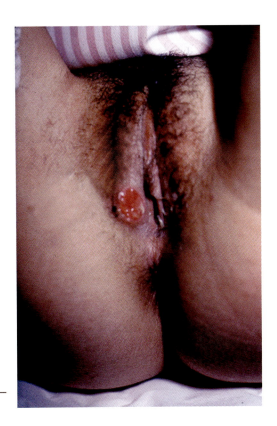

Figura 10-40

Úlcera de Behçet.

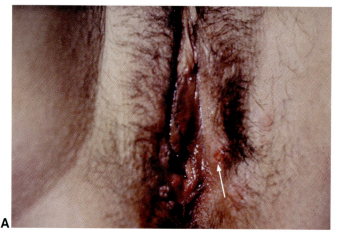
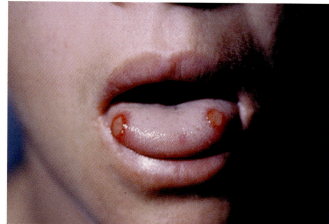

Figura 10-41

(**A** e **B**) Lesões vulvares e orais de doença de Behçet.

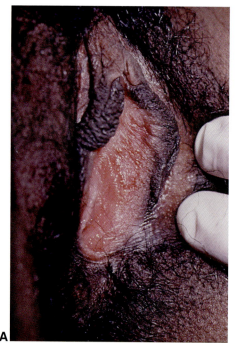
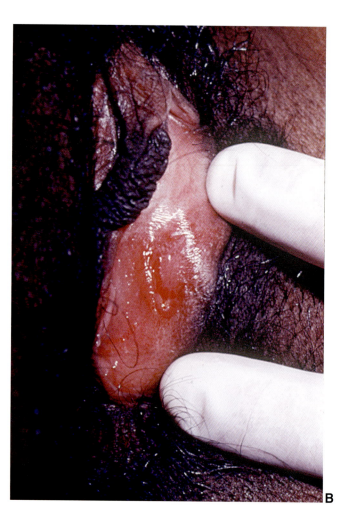
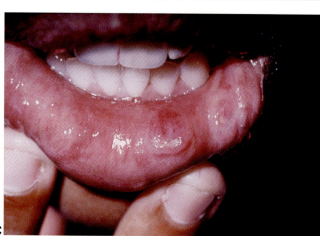

Figura 10-42

(**A** a **C**) Ainda quadro orogenital de síndrome de Behçet. Normalmente o diagnóstico não é simples e, quase que invariavelmente, passa por inúmeros tratamentos anteriores sem sucesso. A recidiva é uma constante.

Capítulo 10
DIAGNÓSTICO DIFERENCIAL

Figura 10-43

(**A** e **B**) Embora seja clássico pensar em Síndrome de Behçet, este caso não se enquadrava de maneira segura em tal quadro. A paciente informava que era a terceira vez que o problema se repetia.

Não foi possível estabelecer qualquer etiologia e as lesões desapareceram em uma semana sem que a cliente usasse qualquer medicamento.

Em dois anos de acompanhamento a cliente não apresentou outra recidiva.

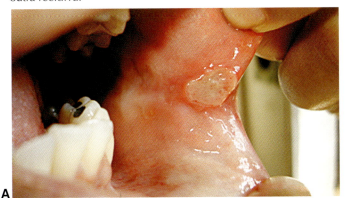
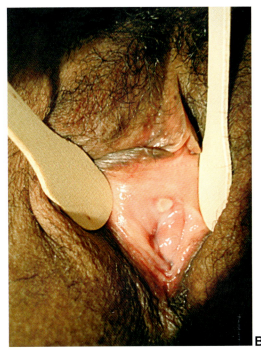

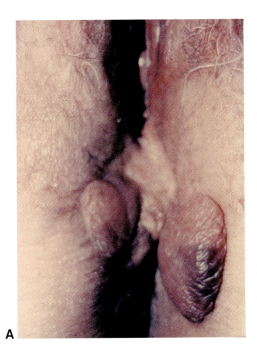
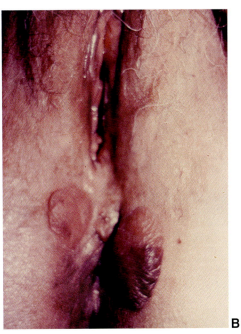

Figura 10-44

(**A** e **B**) Amiloidose perineal. As lesões genitais vegetantes são frequentes, porém, a elucidação etiológica pode ser difícil, pois envolve aspectos clínicos desconhecidos ao ginecologista. Mulher de 57 anos, de cor branca, tabagista, gesta oito, para seis, abortos dois, menopausada aos 48 anos, foi encaminhada para o serviço de ginecologia – UNICAMP, após ter sido avaliada por diversos profissionais, entre eles, dermatologista e oncologista, sem diagnóstico. Apresentava, na ocasião, duas lesões em alto-relevo, de coloração violácea, com consistência amolecida e carnosa, e uma pequena área hemorrágica no interior das lesões, medindo aproximadamente 2 e 5 cm, respectivamente, estendendo-se da fúrcula à prega glútea esquerda. As lesões eram pruriginosas e esporadicamente apresentavam drenagem de secreção sanguinolenta e fétida. A paciente em questão apresentava, como antecedentes patológicos: diabetes, hipertensão e insuficiência cardíaca congestiva, desenvolvida após infarto agudo do miocárdio há cinco anos. Sintomática: dispneia, dor precordial e edema de membros inferiores. Fazia uso de insulina NPH, digoxina e furosemida. Tendo sido sugerido o diagnóstico de granuloma eosinofílico, foram realizadas duas biópsias locais que, surpreendentemente, confirmaram o diagnóstico de "amiloidose cutânea primária". Tendo sido realizada micrografia eletrônica, foi demonstrada a produção intracitoplasmática de depósitos filamentosos (amiloide) em fibroblastos. Desta forma, o presente achado descarta a possibilidade de tratar-se de lesões precursoras de discrasias plasmocíticas, uma vez que os plasmócitos não apresentam relação com a etiologia da lesão.

ERITEMA MULTIFORME OU POLIMORFO BOLHOSO (SÍNDROME DE STEVENS JOHNSON, NECRÓLISE EPIDÉRMICA TÓXICA–NET)

Condição definida como padrão de reação cutânea de intolerância a estímulos, que tem como causa mais frequente, na forma branda (eritema multiforme), a infecção pelo herpes-vírus humano, e na forma mais grave (síndrome de Stevens-Johnson-NET) a intolerância a drogas. A patogênese não é totalmente esclarecida, mas envolve uma reação imune mediada por células, visando à destruição das células infectas pelo HSV ou de células com antígenos relacionados a drogas. O acometimento das mucosas oral e genital é comum em todo o espectro do eritema multiforme, com acometimento simultâneo da pele na maioria dos casos. As lesões cutâneas variam de máculas a lesões em "alvo", há bolhas ou exulcerações de áreas da pele, que podem ser extensas na NET. Nas mucosas, predominam as exulcerações que podem levar a cicatrizes na NET. O diagnóstico é clínico pelo aspecto das lesões típicas em "alvo" no eritema polimorfo e pelo quadro clínico na NET. Nas lesões genitais isoladas, que não ocorrem na NET, o diagnóstico diferencial é feito com as doenças sexualmente transmissíveis ulcerativas e aftose genital, embora as lesões de eritema multiforme sejam apenas exulceradas. O tratamento é sintomático, com compressas e corticoides tópicos no eritema multiforme e sistêmico de suporte no quadro grave de NET.

AFTAS GENITAIS

São as úlceras mais comuns de causa não infecciosa na genitália, ocorrendo com pouca frequência em pacientes imunocompetentes. Geralmente há história de lesões aftosas orais. São lesões muitas vezes recorrentes, que se podem localizar na mucosa da vulva, sendo mais profundas que as lesões orais. O diagnóstico é feito após a exclusão das doenças infecciosas como a sífilis, o cancroide, o granuloma inguinal e de doenças inflamatórias como a doença de Crohn e a hidroadenite supurativa. A histopatologia é normalmente inespecífica. Pacientes com episódios isolados podem beneficiar-se do uso de corticoides orais em curto período ou de corticoides tópicos de alta potência. Pode-se tentar, para os surtos recorrentes, a dapsona, a talidomida ou a colchicina.

Figura 10-45

(**A** a **E**) Paciente apresentava este quadro mensalmente no período menstrual. Depois de inúmeros tratamentos, biópsias, investigações e hipóteses diagnósticas, foi possível identificar a dipirona (uso para dismenorreia) como desencadeador do quadro orogenital.

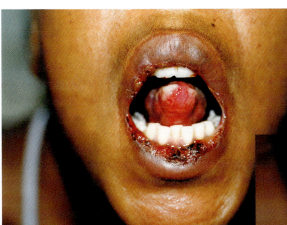
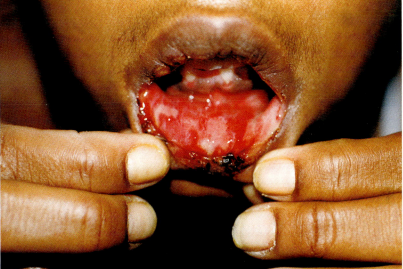
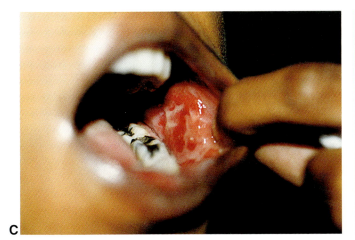
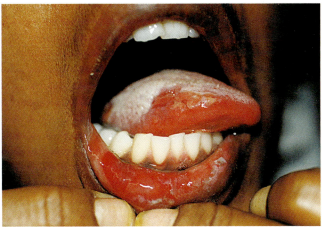
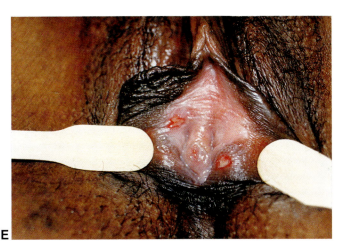

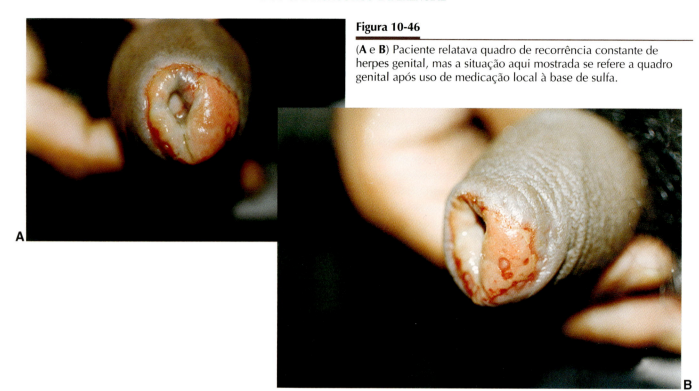

Figura 10-46

(**A** e **B**) Paciente relatava quadro de recorrência constante de herpes genital, mas a situação aqui mostrada se refere a quadro genital após uso de medicação local à base de sulfa.

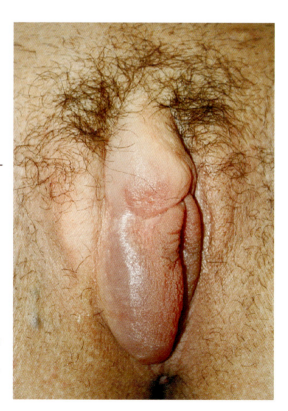

Figura 10-47

Gestante atendida na Maternidade da Faculdade de Medicina de Valença, RJ, com 32 semanas de gestação, com história de pré-eclâmpsia, em uso de α-metildopa, 1 g/dia, VO *(sic)* apresentando edema de pequeno lábio vulvar direito. Foi informada pelo profissional que assistia o pré-natal que tratava-se do edema característico da pré-eclâmpsia *(sic)*.

Quando indagada sobre o uso de medicação nos dias anteriores ao aparecimento da lesão, a mesma informou estar fazendo uso de dipirona gotas, VO, para alívio de dor pélvica. Suspeitando-se de farmacodermia foi suspenso o uso da dipirona, e a melhora do quadro ocorreu dois dias depois.

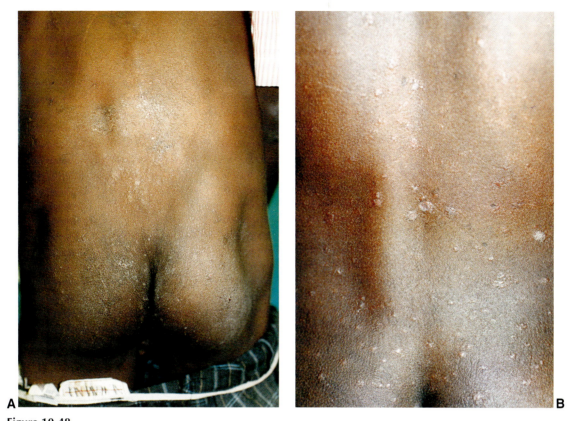

Figura 10-48

(**A** e **B**) Dermatite + piodermite em indivíduo imunocomprometido.

PSORÍASE

Doença crônica, recidivante, inflamatória da pele, com quadro clínico variável. A patogênese não é totalmente esclarecida, mas envolve proliferação epidérmica excessiva, mas controlada, e inflamação, com participação do sistema imune na etiologia e patogênese (associação com antígenos HLA, células T ativadas, células de Langerhans). As lesões da pele eritematodescamativas podem cursar com artrite; existem formas pustulares e generalizadas (eritrodermia). Ocorre, universalmente, em 2% da população aproximadamente, em qualquer idade, predominando na terceira década de vida.

O diagnóstico é clínico e pela histopatologia da pele (acantose uniforme, alongamento das cristas reticulares, pequenos agregados de células inflamatórias agudas no interior do epitélio, podendo formar abscessos intraepiteliais – abscessos de Munro, hiperceratose, paraceratose, atividade mitótica epitelial aumentada e papilas dérmicas alongadas, alargadas ou tortas entre as cristas reticulares alongadas). Na genitália, acomete preferencialmente as áreas de dobra (regiões inguinais, prepúcio, vulva na porção ceratinizada) e manifesta-se como placas eritematosas bem delimitadas, sem descamação (psoríase invertida). As lesões genitais isoladas podem ser a manifestação inicial da doença, podendo haver histórico familiar. A psoríase pustulosa pode, ocasionalmente, acometer as mucosas da vulva, vagina e cérvix. As lesões de psoríase invertida normalmente são oligossintomáticas. A psoríase vulvar e peniana tem, como diagnóstico diferencial, a candidíase (que também pode sobrepor-se à psoríase), tínea, dermatite seborreica e o eczema. O tratamento da psoríase genital é difícil, sendo baseado nos corticosteroides tópicos de média potência. Xampus com derivados do alcatrão podem ser benéficos. O tratamento da candidíase concomitante muitas vezes é necessário.

Capítulo 10
DIAGNÓSTICO DIFERENCIAL

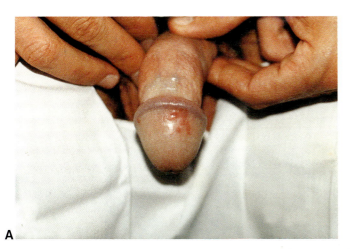
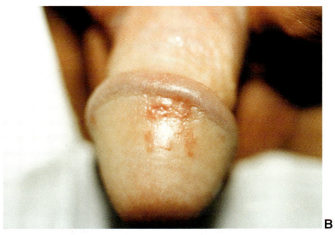
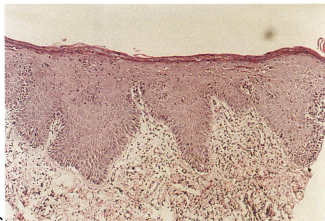

Figura 10-49

(**A** a **C**) Adulto jovem apresentou, por várias vezes, quadro de placas hiperemiadas pruriginosas no pênis, relatando que apareciam após relação sexual. Informou que a namorada apresentava candidíase vulvovaginal. A pesquisa direta para fungo foi positiva no raspado da lesão na glande. Foi medicado com antifúngico, melhorando o quadro, no entanto, a sintomatologia não acabou.

Os procedimentos foram repetidos por duas ou três vezes, até que foi proposta biópsia, cujo diagnóstico de psoríase ficou definido.

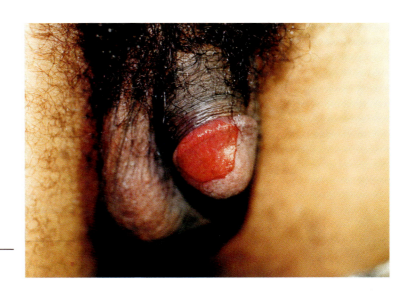

Figura 10-50

Quadro apresentado depois do uso oral de sulfametoxazol + trimetoprim.

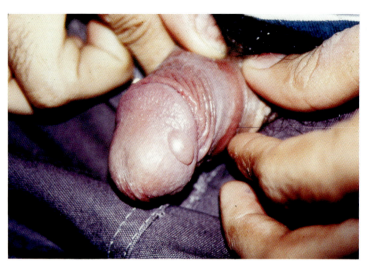

Figura 10-51

Paciente apresentando eritema pigmentar fixo por hipersensibilidade à dipirona.

Figura 10-52

Quadro peniano, já em involução, após uso sistêmico de ácido acetilsalicílico.

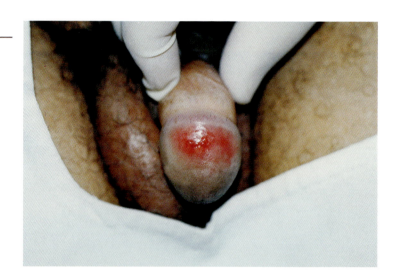

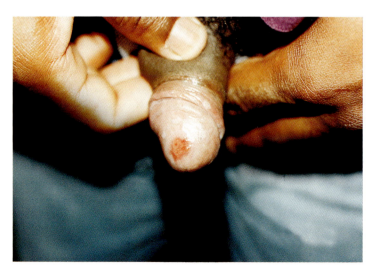

Figura 10-53

Paciente com quadro de úlcera na glande, que rotineiramente aparecia depois do uso de medicação para enxaqueca. Foi, por duas vezes, medicado pela abordagem sindrômica para úlcera genital, mas com discreta melhora. Todas as pesquisas diretas microbiológicas foram inespecíficas.

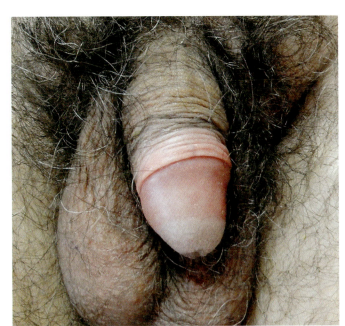

Figura 10-54

Paciente com 49 anos de idade procurou atendimento médico por vermelhidão no pênis. Informou que o quadro iniciou há cerca de 30 dias. Fez uso de creme dermatológico polivalente com antibiótico, corticoide e antifúngico, mas sem melhora. Relatou que ficou muito preocupado por poder ser uma DST. Na verdade, trata-se de balanopostite por irritante – eczema por irritante. Essa irritação pode ser por urina acumulada pós-micção, restos de espuma de sabonete, substâncias eliminadas na urina, secreção vaginal do pós-coito que não foi bem removida.

Nestes casos, a orientação para o paciente observar o possível irritante é de suma importância. O uso de fina camada de creme com cloreto de benzalcômio 0,1 mg e brometo de cetrimônio 0,2 mg 2× dia ou creme com dexpantenol 50 mg/g 2× dia, ou simplesmente manter a área seca pós-micção e lavar e secar depois da relação sexual, na maioria dos casos, resolvem esse incômodo.

Ver vídeo em DVD anexo.

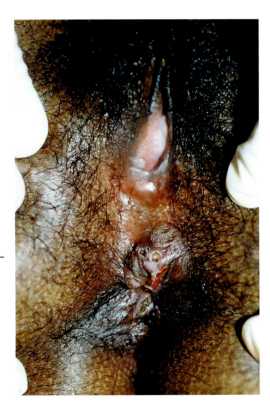

Figura 10-55

Paciente com úlceras perianais de evolução de duas semanas e história clínica extremamente confusa. Todas as pesquisas microbiológicas foram inespecíficas. O VDRL foi reator 1:4. Foi medicada com abordagem sindrômica e não melhorou.

Fazia uso constante de dipirona para dismenorreia. Foi orientada a suspender o uso da medicação. O acompanhamento, depois de quatro meses sem usar dipirona, mostrou ausência de lesões. O VDRL continuou 1:4.

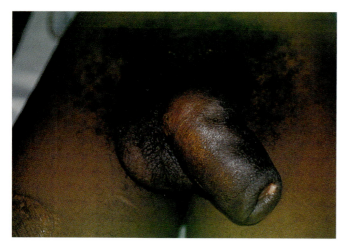

Figura 10-56

Paciente apresentava fístula uretroprepucial, com infecções recidivantes e aumento do diâmetro peniano. Foi encaminhado para cirurgia urológica. Todavia, até o diagnóstico (há mais de um ano), foi medicado inúmeras vezes para "doença venérea crônica".

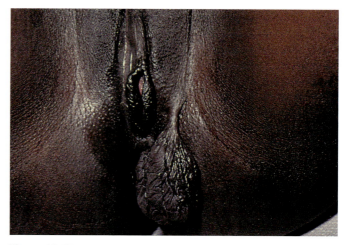

Figura 10-57

Não se tratava de condiloma acuminado. Este quadro é conhecido como "molusco pêndulo" ou fibroma pediculado da vulva. Não é doença infecciosa.

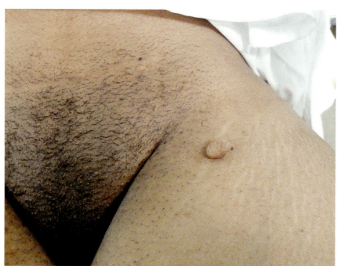
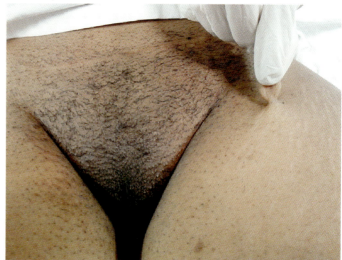

Figura 10-58

Paciente com 45 anos foi atendida para tratamento de NIC III. Durante o atendimento reclamou de uma verruga na coxa esquerda. Foi submetida à conização de colo uterino e à exerese de molusco pêndulo (pólipo fibroepitelial) que nada tem a ver com infecção por HPV, diferentemente da lesão intraepitelial de alto grau do colo do útero.

Ver vídeo em DVD anexo.

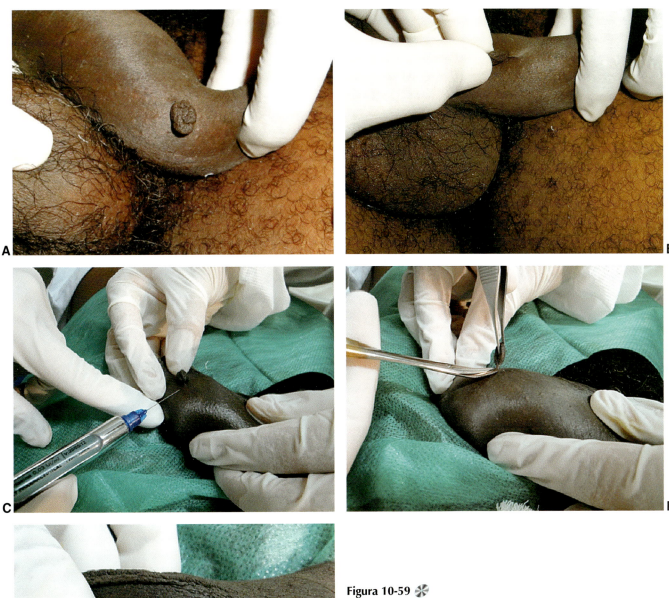

Figura 10-59

Paciente encaminhado para peniscopia no Setor de DST da UFF em razão de sua parceira fixa e exclusiva apresentar resultado de colpocitologia oncótica de lesão intraepitelial de alto grau.

No exame clínico de área genital não encontramos quaisquer lesões típicas ou suspeita de infecção por HPV. Todavia, como mostram as fotos (**A** e **B**) e vídeos, o paciente apresentava plicomas no pênis (**A**) e na coxa esquerda (**B**). O plicoma (pólipo fibroepitelial) do pênis media cerca de 1,5 cm em seu diâmetro maior. A proposta foi exerese cirúrgica (**C** a **E**). As sorologias para HIV, sífilis, hepatites B e C foram não reatoras. Foi prescrito esquema vacinal contra hepatite B.

Ver vídeo em DVD anexo.

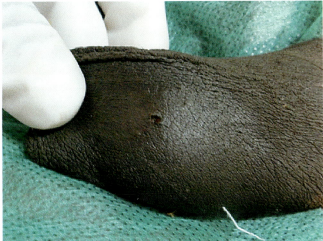

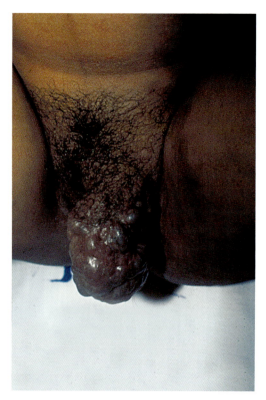

Figura 10-60
Extensa tumoração varicosa vulvar em gestante.

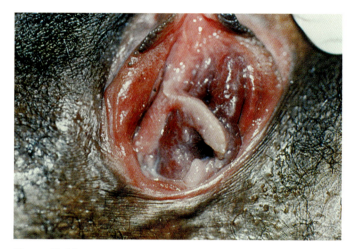

Figura 10-61
Também quadro de varizes vulvares em gestante, que foi encaminhada para esclarecimento diagnóstico em clínica de DST.

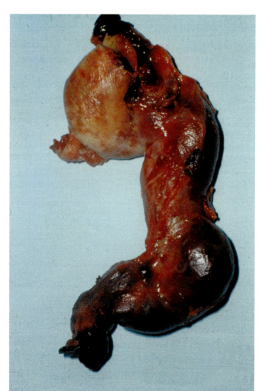

Figura 10-62
Esta é uma peça cirúrgica: ovário e vasos ovarianos trombosados.
 Foi um quadro pós-parto onde a laparotomia foi efetuada com a hipótese de infecção pélvica puerperal abscessada.
 Deve-se notar imensa trombose de vasos ovarianos que se estendia até a veia cava.

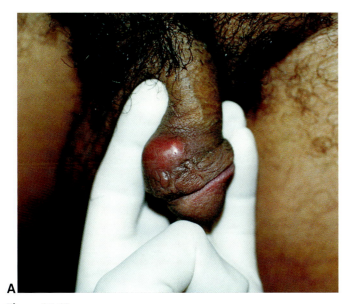
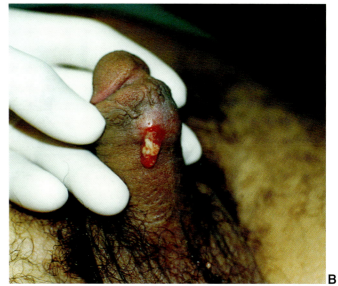

Figura 10-63

(**A** e **B**) Cisto de retenção que evoluiu para um grande abscesso no pênis. Qualquer que seja a etiologia inicial, a conduta de puncionar com agulha de grosso calibre para drenagem do material purulento não deve ser postergada. Os exames microbiológicos evidenciaram *S. aureus*.

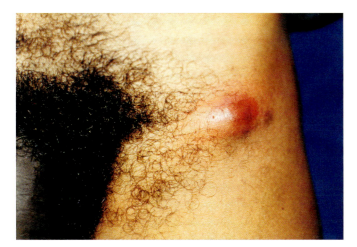

Figura 10-64

A princípio foi diagnosticado, clinicamente, como linfogranuloma venéreo. Todavia, os exames direto e sorológico foram negativos para *Chlamydia trachomatis*. Revendo a história, foi possível detectar que o processo iniciou-se uma semana antes, após trauma no local, seguido de pequena foliculite que evoluiu para o grande abscesso.

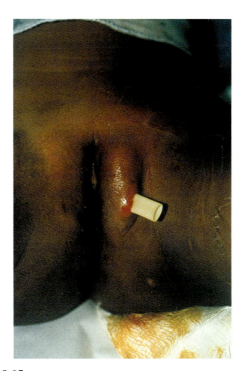

Figura 10-65

Criança encaminhada assim para clínica de DST, depois da incisão e drenagem de "bartholinite por DST".

A história revelou, porém, evolução de foliculite que aumentou para abscesso na área genital.

Pela localização do abscesso, não se tratava de bartholinite.

O caso foi bem investigado e dados para compor abuso sexual não foram identificados.

Segundo o relato da própria criança, uma feridinha apareceu e aumentou para um caroço após intensa coçadura na área.

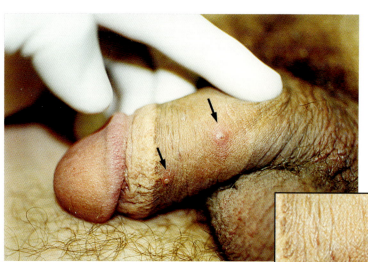

Figura 10-66

Piodermite no pênis. O diagnóstico diferencial deve ser feito com lesões de escabiose.

Figura 10-67

Paciente com quadro de piodermite que apresentava sorologia para sífilis altamente reativa, 1:128. A sorologia anti-HIV foi negativa. Não foi possível identificar nas lesões quaisquer estruturas bacterianas tipo espiroquetas.

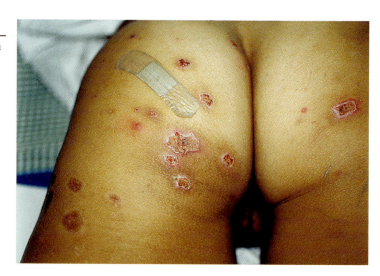

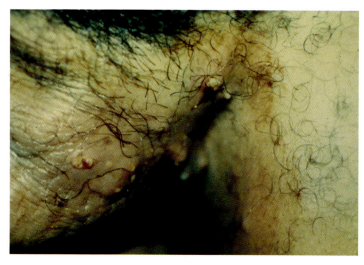

Figura 10-68

Quadro de piodermite em homem: bolsa escrotal e raiz da coxa. Apresentava também dermatomicose.

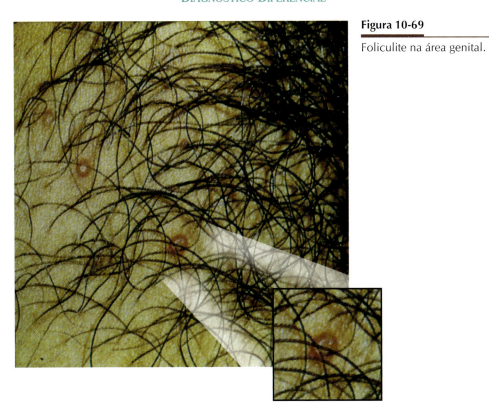

Figura 10-69

Foliculite na área genital.

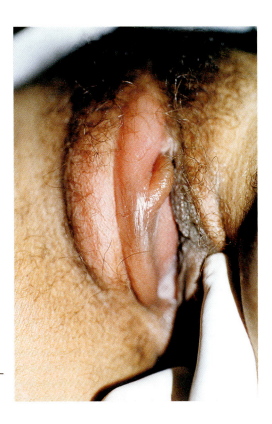

Figura 10-70

Grande cisto de inclusão no lábio maior que simulava bartholinite.

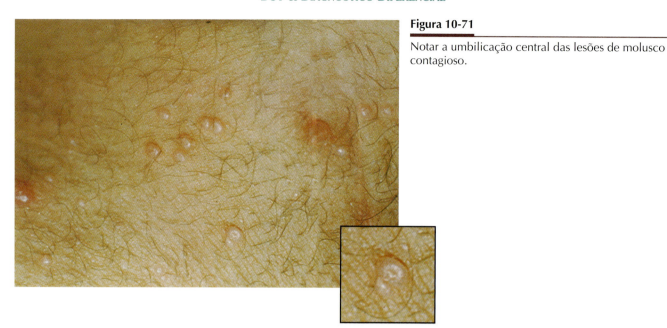

Figura 10-71

Notar a umbilicação central das lesões de molusco contagioso.

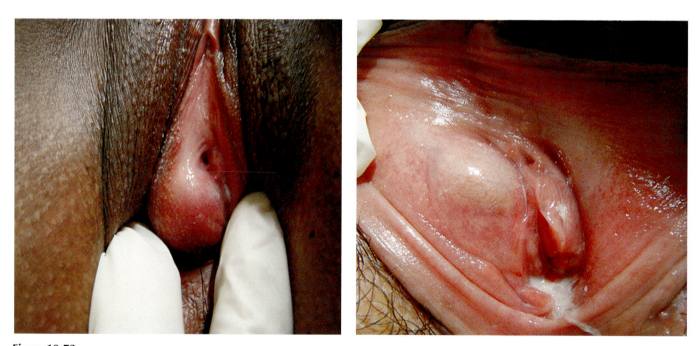

Figura 10-72

Paciente adolescente com cisto parauretral. Observar, ainda, corrimento vaginal, que exames complementares mostraram ser de origem fúngica. Esse quadro não deve ser confundido com bartholinite.

Capítulo 10
DIAGNÓSTICO DIFERENCIAL

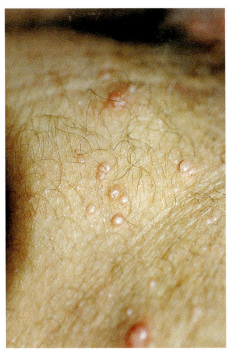

Figura 10-73
Muitos dos casos de molusco contagioso em genitais são confundidos com HPV. A característica de umbilicação central que, à expressão, dá saída a um conteúdo pastoso e esbranquiçado, é típica de molusco contagioso, que é causado por um poxvírus.

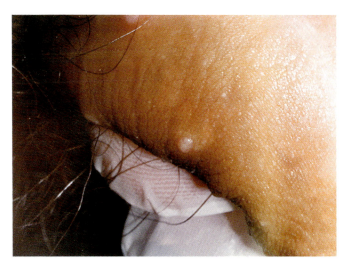

Figura 10-74
Este era um caso de molusco contagioso no pênis, de paciente submetido à peniscopia em razão de a parceira apresentar história de HPV em resultado de colpocitologia.

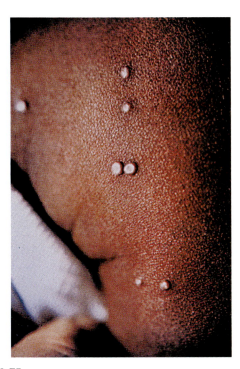

Figura 10-75
Molusco contagioso em criança. Na verdade, esta é uma doença comum nessa faixa etária. Contudo, temos observado, com alguma frequência, lesões de molusco contagioso na área genital de adultos.

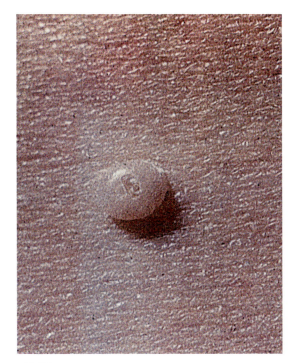

Figura 10-76
Lesão papular com umbilicação central é típica de molusco contagioso.
Uma boa forma de tratamento pode ser a curetagem das lesões e aplicação de tintura de iodo.

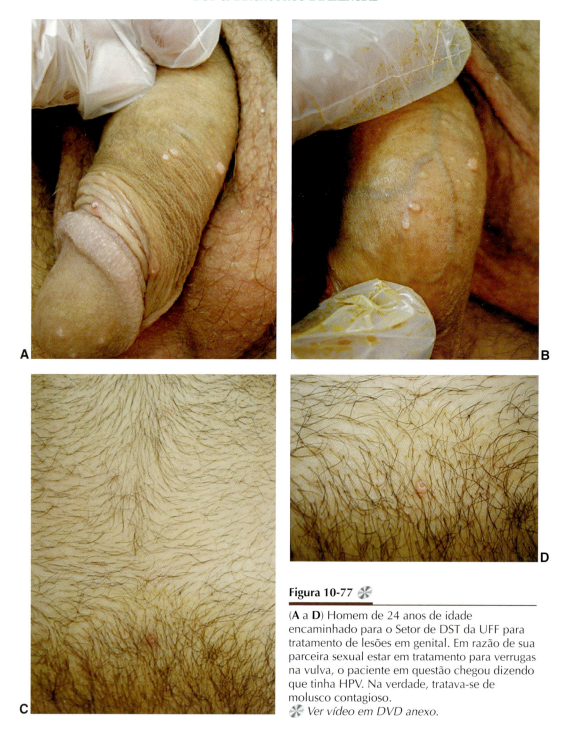

Figura 10-77

(**A** a **D**) Homem de 24 anos de idade encaminhado para o Setor de DST da UFF para tratamento de lesões em genital. Em razão de sua parceira sexual estar em tratamento para verrugas na vulva, o paciente em questão chegou dizendo que tinha HPV. Na verdade, tratava-se de molusco contagioso.

Ver vídeo em DVD anexo.

Capítulo 10
DIAGNÓSTICO DIFERENCIAL

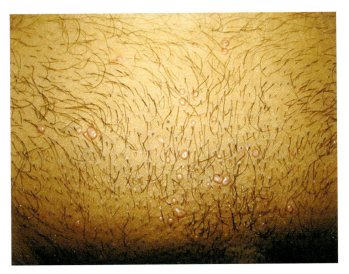

Figura 10-78

Mais um caso de molusco contagioso que estava sendo tratado como infecção por HPV.

Nessa época, em que muitos casos de HPV são atendidos, é imperioso que os diagnósticos diferenciais sejam estabelecidos.

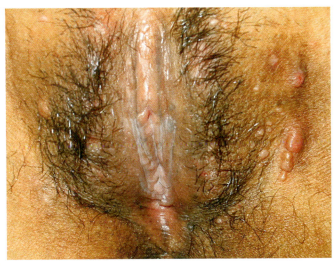

Figura 10-79

Molusco contagioso em mulher que estava sendo medicada, equivocadamente, para abordagem sindrômica de úlcera genital. Mais uma vez fica evidente que a capacitação para atendimento em DST é primordial para uma boa qualidade de atenção médica.

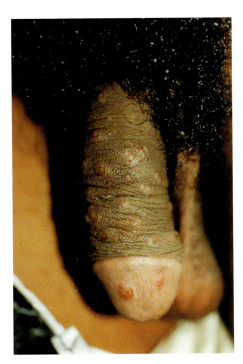

Figura 10-80

Embora jamais se deva esquecer o diagnóstico de sífilis, lesões papulosas pruriginosas, que aumentam o prurido à noite, são bem típicas de escabiose. Todavia, como manda a boa norma, ao atender-se pacientes com lesões genitais, deve-se oferecer exames para sífilis e HIV. Neste caso, o VDRL foi reator 1:32.

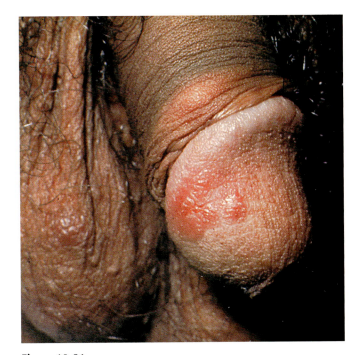

Figura 10-81

Lesões papulosas pruriginosas de escabiose na glande e bolsa escrotal.

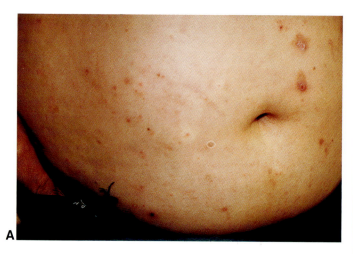
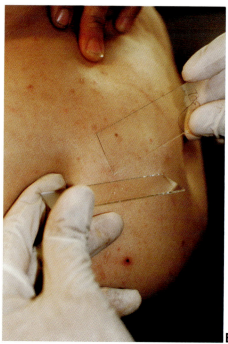

Figura 10-82

(**A** e **B**) A pele do abdome é local comum para o artrópode da família dos sarcoptides; *Sarciotes scabiei var. hominis*.

Para a visualização do agente etiológico, deve-se raspar as lesões, na tentativa de remover o ectoparasita, para exame direto no microscópio óptico.

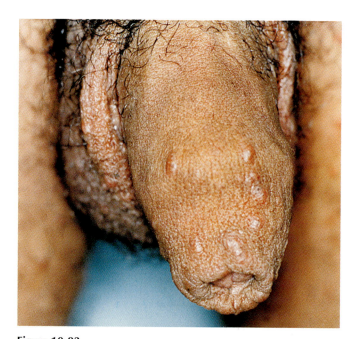

Figura 10-83

Ainda quadro de escabiose. Inúmeros tratamentos tópicos são propostos, tais como benzoato de benzila a 25%, lindano a 1% e monossulfiram. De uma maneira ou de outra, cada um desses produtos, em maior ou menor grau, causam irritação no local da aplicação. Com o intuito de evitar esse efeito colateral temos, sempre que possível, indicar o tratamento oral com ivermectina na dose de 12 mg (2 comprimidos de 6 mg) para um adulto com peso de 51 a 65kg. Evidentemente que as orientações higiênicas com roupas íntimas, lençóis, cobertor e colchão não devem ser esquecidas.

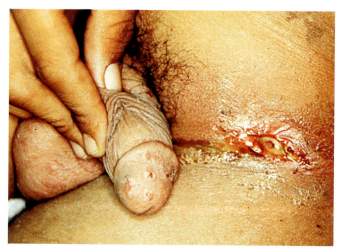

Figura 10-84

Quadro de escabiose, acompanhado de importante adenite inguinal supurada, com infecção secundária. O tratamento local normalmente provoca ardência e irritações. O tratamento sistêmico com ivermectina, juntamente com medidas higiênicas pessoais, familiares e no domicílio, oferece bons índices de sucesso.

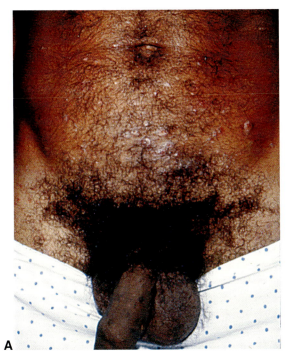
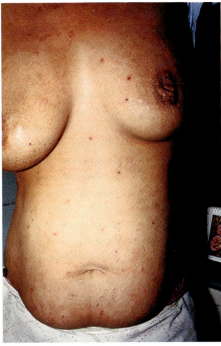

Figura 10-85
(**A**) Pai com escabiose.
(**B**) Mãe com escabiose.

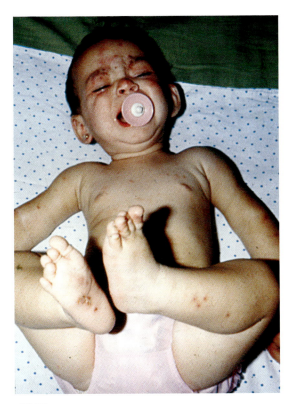

Figura 10-86

Filho com escabiose.
 Ao atender um paciente com escabiose, grande atenção deve ser dispensada aos outros indivíduos que convivem no mesmo domicílio, familiares ou não.

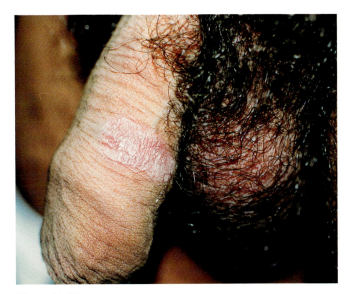

Figura 10-87

Paciente atendido em clínica de DST com este quadro. Relatava discreto prurido. Era um caso de dermatomicose no pênis.

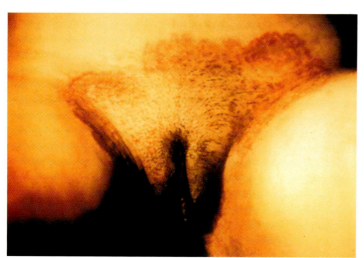

Figura 10-88

Extensa dermatomicose na vulva, região inguinal e até baixo abdome. Apesar da aparência clínica e localização genital, não se trata de uma DST.

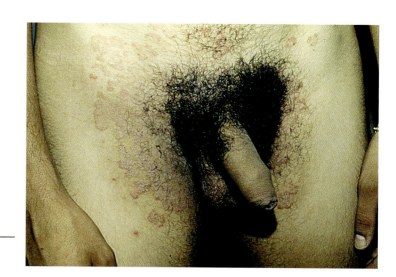

Figura 10-89

Quadro semelhante ao anterior, mudando apenas o sexo do paciente.

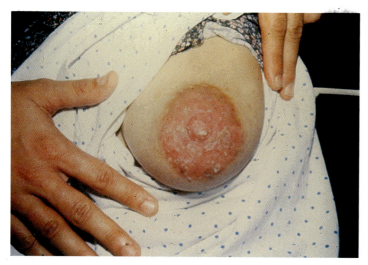

Figura 10-90

Além do quadro no mamilo, esta paciente procurou nosso serviço em razão do corrimento vaginal típico de candidíase. Era uma lactante, cujo filho também apresentava candidíase, porém, em cavidade bucal. A pesquisa nos dois evidenciou crescimento de *Candida albicans*.

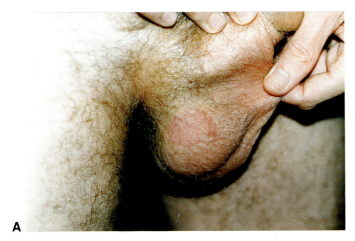
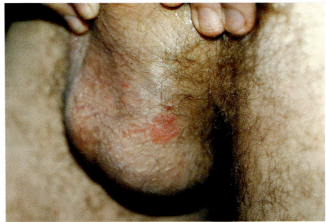
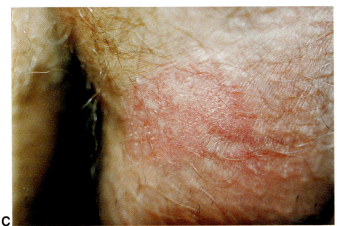

Figura 10-91

(**A** a **C**) Este paciente era o marido do caso anterior. Exames das lesões também identificaram *Candida albicans*.

Depois do aconselhamento, foram efetuados exames sorológicos, sendo VDRL e anti-HIV negativos. Ambos relataram ter tido, em passado recente, relação extraconjugal. Porém, candidíase não é classificada como uma clássica DST.

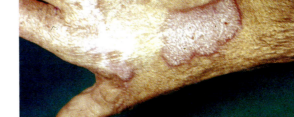

Figura 10-92

Dermatomicose em paciente que procurou o serviço para realizar teste de HIV. Durante a entrevista foram observadas essas e outras lesões fúngicas que tiveram tratamento específico. As sorologias (VDRL e anti-HIV) estavam negativas.

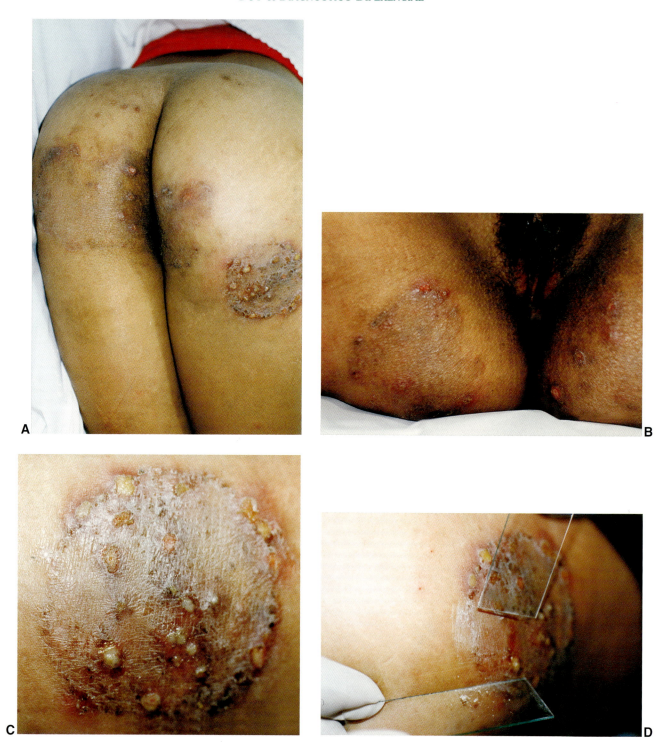

Figura 10-93

(**A** a **D**) Paciente jovem, profissional do sexo, procurou o serviço com este quadro de extensas lesões de dermatomicose envolvendo as áreas da vulva, nádegas e coxas. Apresentava, ainda, quadro de infecção bacteriana secundária e lesões de escabiose.

A procura de fungo pode ser feita raspando-se suavemente a lesão com uma lâmina e aparando-se o material com outra. Este material deve ser processado para exame direto e cultura por profissional qualificado.

A paciente em questão concordou em efetuar exames como sorologia para HIV, sífilis, hepatite B, pesquisa de gonococo e clamídia, colpocitologia oncótica e parasitológico em fezes. Os resultados alterados foram apenas hífas de *Candida albicans* no material vaginal e *Strongiloides estercoralis* nas fezes.

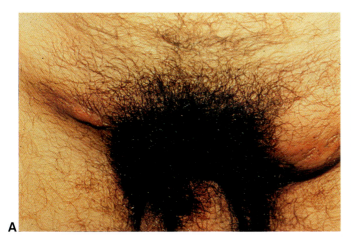
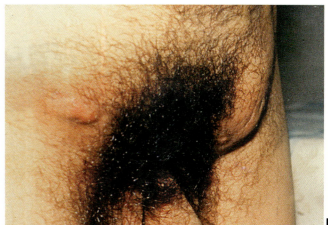
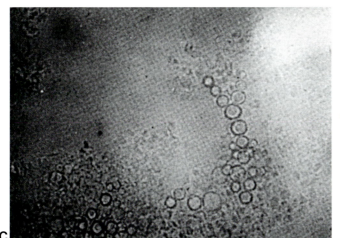

Figura 10-94

(**A** e **B**) Adulto jovem, com este quadro inguinal há mais de um ano, que por vezes drenava material purulento. Relatava inúmeros tratamentos de até duas semanas com vários antibióticos, principalmente eritromicina, tetraciclina e doxiciclina, porém, sem melhora importante. Exames sorológicos para HIV, clamídia e sífilis foram não reatores. (**C**) De material purulento saído de drenagem espontânea, foi possível identificar, em exame direto e em cultura, o agente de paracoccidioidomicose. O paciente teve encaminhamento específico para essa micose profunda.

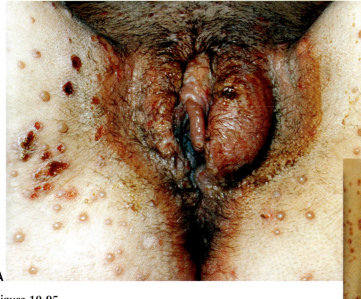
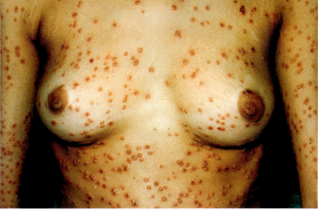

Figura 10-95

(**A** e **B**) Foi solicitado, nesta paciente com intenso quadro de varicela em adulto, parecer do serviço de DST pelo quadro vulvar.
    Era apenas um comprometimento secundário da área genital de um quadro sistêmico virótico que, muitas vezes, apresenta infecção bacteriana associada.

LINFOGRANULOMA VENÉREO E LINFOMA NÃO HODGKIN: RELATO DE CASO

Adolescente masculino, de 17 anos, de cor parda, estudante do ensino médio, residente na cidade de São Gonçalo (RJ), solteiro, com companheira fixa exclusiva, heterossexual. Informa sexarca aos 14 anos e nega o uso de preservativos. Foi encaminhado do Hospital Estadual Azevedo Lima (HEAL), cidade de Niterói, para atendimento no Setor de Doenças Sexualmente Transmissíveis da Universidade Federal Fluminense em razão da presença de úlcera inguinal unilateral indolor de dois meses de evolução. O paciente descreve o início do quadro com o aparecimento de uma pequena pápula que drenava um líquido purulento, que evoluiu para um nódulo ulcerado, com um episódio de febre baixa, não aferida, uma semana antes da consulta. Ao exame evidenciou-se uma tumoração ulcerada com bordas elevadas, medindo aproximadamente 10 cm em seu maior diâmetro em região inguinal direita com áreas de necrose (Figura 10-96A).

No Setor de DST foram realizados exames laboratoriais com os seguintes resultados: sorologia para *Chlamydia trachomatis* reagente 1:32; citopatológico de esfregaço de lesão inguinal: morfologia não conclusiva para malignidade; VDRL não reagente; anti-HIV não reagente.

A partir das evidências clinicolaboratoriais, foi feito o diagnóstico de linfogranuloma venéreo e o tratamento efetuado com eritromicina 500 mg, de 6/6 h, por 21 dias. Houve regressão total do quadro clínico depois da terapêutica instituída. Destaca-se que a sintomatologia foi regredindo rapidamente ainda durante a antibioticoterapia.

Três meses depois da primeira consulta, o paciente retornou ao Setor de DST da UFF apresentando nova lesão ulcerada, semelhante à anterior, sendo que desta vez na região supraclavicular direita. Também relatou que 70 dias antes havia sofrido uma queda com fratura da clavícula direita, evoluindo com dor e edema local, com radiografia de tórax apresentando lesão lítica em clavícula direita e alteração morfoestrutural, por lesão insuflante com formação de massa e densidade de partes moles.

Ao exame físico, a região clavicular apresentava lesão ulcerada de bordas elevadas com fundo vegetante e secreção purulenta, indolor à palpação, medindo aproximadamente 4 cm (Figura 10-96B).

Já na região inguinogenital não havia qualquer lesão e mostrava total cicatrização da lesão inguinal (Figura 10-96C).

Diante desse novo quadro, a hipótese de uma doença neoplásica sistêmica ficou muito forte. Assim, decidiu-se encaminhar, imediatamente, o paciente para o Instituto Nacional de Câncer (INCA), na cidade do Rio de Janeiro, para investigação clínica e acompanhamento.

No INCA foram solicitados os seguintes exames com os respectivos resultados: tomografia de tórax revelando lesão óssea em clavícula direita, pequeno nódulo com densidade de partes moles localizado na periferia do pulmão, no lobo superior direito (Sarcoma); tomografia de pelve e abdome normais; cintilografia óssea realizada duas horas após administração intravenosa de 99mtcmdp, que revelou hiperfixação do radiofármaco em topografia de clavícula direita em toda sua extensão, 6ª articulação costovertebral à direita e restante do esqueleto com distribuição regular; sorologia para os vírus das hepatites A, B e C negativas; anti-HTLV1 e anti-HIV não reagentes; radiografia de ombro direito apresentando importante lesão lítica insuflante de clavícula direita; TGO 16 mg/dL; beta 2-microglobulina 2,24; fosfatase alcalina 120 mg/dL; LDH 260; gama GT 46; bilirrubina total sem alteração; hemograma e exame clínico de urina sem alterações; biópsia incisional de clavícula direita revelando tecido granulomatoso com ausência de malignidade; biópsia de medula óssea apresentando 70% de celularidade, representada por elementos das três séries, exibindo maturação; biópsia incisional de ferida ulcerovegetante supraclavicular revelando linfoma não Hodgkin de alto grau. Imuno-histoquímica apresentando linfoma não Hodgkin difuso de grandes células B.

Diante do diagnóstico confirmado, o tratamento de escolha foi quimioterapia. Procuramos o paciente para saber sobre a sua evolução, mas não o encontramos.

Comentários

A importância deste relato reside na raridade da patologia e no desafio de seu diagnóstico. Embora os linfomas de células B extracutâneos sejam mais comuns que os de células T, na pele ocorre o contrário, sendo os linfomas de células T os mais comuns. Os linfomas cutâneos de células B apresentam discreta prevalência no sexo masculino e têm sua maior incidência em torno de 59 anos, sendo que a ocorrência em pacientes mais jovens ou adolescentes mostra a raridade do caso.

Apesar da evidência clínica, é sempre importante a confirmação diagnóstica para diferenciar de outras patologias que apresentam características semelhantes como, tuberculose cutânea, paracoccidioidomicose, infiltrado linfocítico de Jessner, picada de inseto, leishmaniose tegumentar, erupção medicamentosa (difenil-hidantoína, carbamazepina, salicilatos, nitrofurantoína e ciclosporina) e linfocitoma cutâneo.

Na primeira lesão descrita e tratada como linfogranuloma venéreo (lesão inguinal) existiam várias semelhanças com a segunda lesão (clavicular), e mesmo tendo rápida e completa regressão com o tratamento específico para linfogranuloma, deve-se dizer que o linfoma cutâneo de células B poderia, também, regredir e surgir novamente. Isso deixa a dúvida se as duas lesões poderiam ter a mesma causa, uma vez que na lesão inguinal não foi efetuada biópsia, mas apenas citologia, que se mostrou negativa para malignidade.

Destacamos outro caso atendido pelos autores, na mesma clínica de DST, de paciente originário do estado de São Paulo, apresentando grande massa inguinal (bubão), relatando tratamentos anteriores com doxiciclina e tetraciclina, sem sucesso, em que o diagnóstico final foi paracoccidioidomicose (Figura 10-94).

Assim, diante de um paciente com qualquer lesão inguinogenital, o médico-assistente não deve esquecer que muitas doenças sistêmicas possuem manifestações localizadas que são sugestivas de clássicas DSTs. Por outro lado, DST concomitante com outras doenças, infecciosas ou não, não são fatos incomuns.

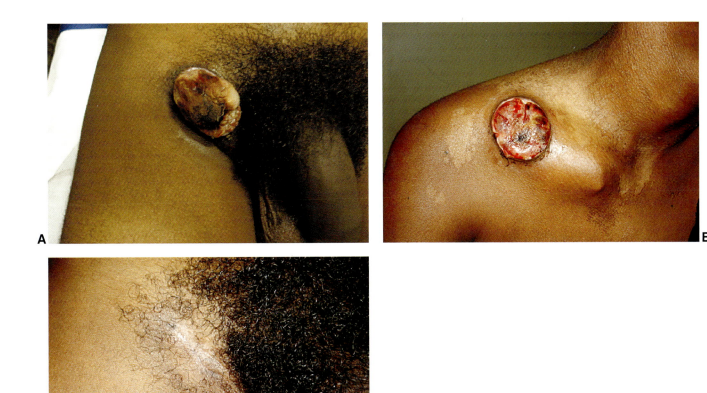

Figura 10-96

(**A**) Lesão ulcerovegetante inguinal direita. (**B**) Lesão ulcerovegetante, muito similar à Figura (**A**), em região clavicular direita. (**C**) Cicatrização completa da lesão apresentada na Figura (**A**).

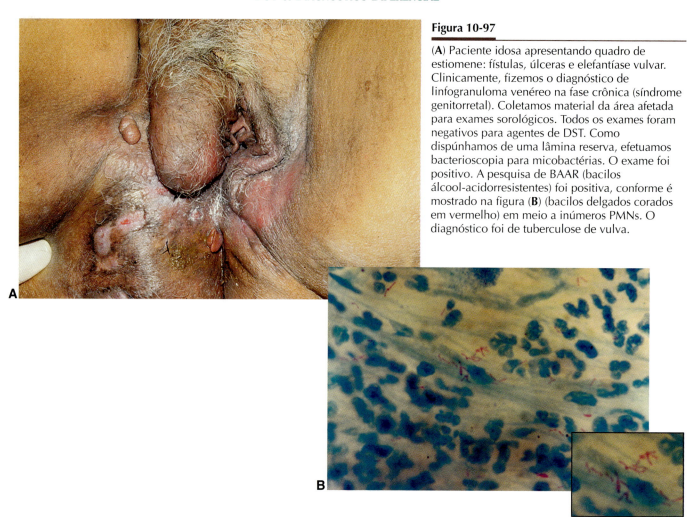

Figura 10-97

(**A**) Paciente idosa apresentando quadro de estiomene: fístulas, úlceras e elefantíase vulvar. Clinicamente, fizemos o diagnóstico de linfogranuloma venéreo na fase crônica (síndrome genitorretal). Coletamos material da área afetada para exames sorológicos. Todos os exames foram negativos para agentes de DST. Como dispúnhamos de uma lâmina reserva, efetuamos bacterioscopia para micobactérias. O exame foi positivo. A pesquisa de BAAR (bacilos álcool-acidorresistentes) foi positiva, conforme é mostrado na figura (**B**) (bacilos delgados corados em vermelho) em meio a inúmeros PMNs. O diagnóstico foi de tuberculose de vulva.

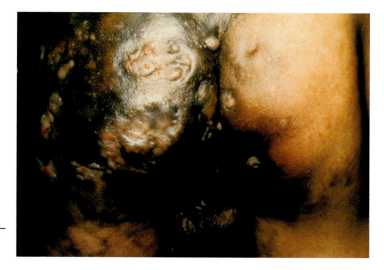

Figura 10-98

Quadro já descrito no capítulo de HPV. Era um caso de tumor de Buschke-Löwenstein.

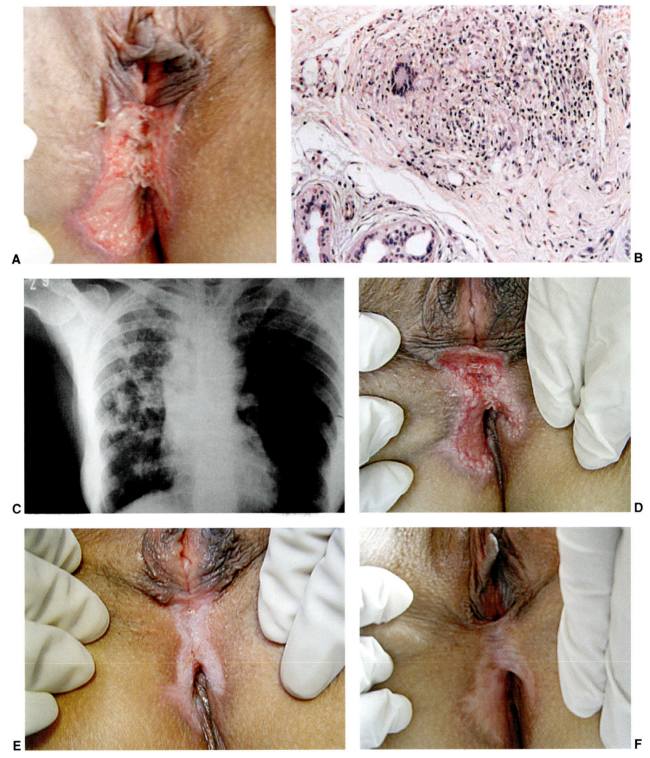

Figura 10-99

Paciente com 54 anos de idade atendida no serviço de Ginecologia da Santa de Misericórdia de Vitória, ES. Apresentava quadro de úlcera genital crônica, com mais de 7 cm em seu diâmetro maior, depois do quadro inicial de mancha eritematosa na região perineal associada a leve ardor e prurido. A lesão era de fundo sujo, granuloso, contornos regulares, bem delimitados e de bordas elevadas (**A**).
A biópsia da lesão evidenciou granuloma formado por célula gigante multinucleada tipo Langehans, com células epitelioides e infiltrado de linfócitos de permeio, sugerindo investigação para tuberculose (**B**). O exame radiográfico do tórax mostrou lesões fibrocísticas na metade superior do pulmão direito com condensações de permeio, altamente sugestivo de tuberculose pulmonar (**C**). A baciloscopia do escarro foi positiva. Foi instituído tratamento tríplice (rifampicina, isoniazida e pirimetamida) para tuberculose em abril de 2005. Já com uma semana do início do tratamento, a lesão genital apresentou grande melhora (**D**). Com 26 dias do tratamento a úlcera havia desaparecido, ficando apenas hipocromia (**E**). Com 42 dias a pele estava toda epitelizada (**F**).

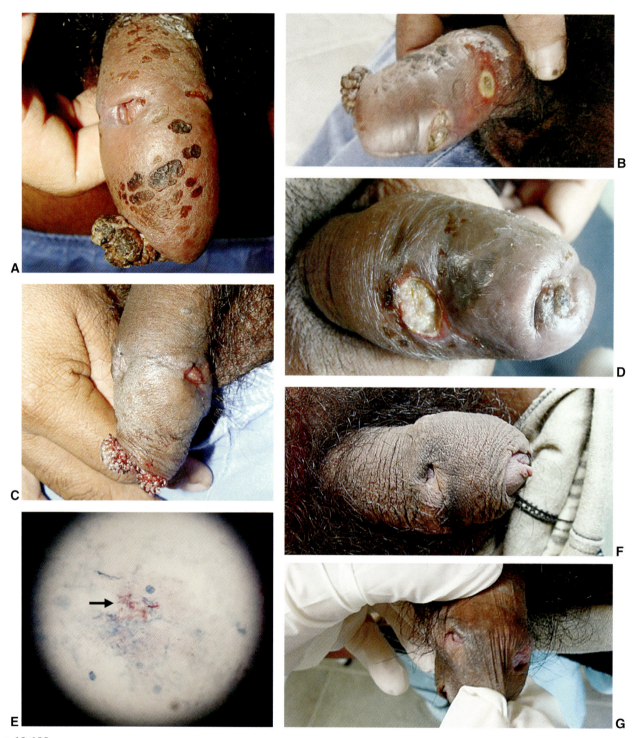

Figura 10-100

(**A** e **B**) Paciente de 35 anos, casado, com profissão de serviços gerais, internado no Hospital Universitário da Universidade Federal do Ceará (UFC) por tricoleucemia. Apresentava úlceras com secreção seropurulenta e verrugas penianas há cerca de três meses, quando deixou de ter relações sexuais. Ao examiná-lo observaram-se fistulizações com comunicação entre as úlceras. Foi iniciado tratamento com penicilina G benzatina 2.400.000 UI, IM e doxiciclina 100 mg, VO, 2x dia. A biópsia da úlcera mostrou processo inflamatório crônico leve inespecífico e condiloma acuminado. (**C**) Uma semana da terapia inicial. (**D**) Duas semanas depois de uso de doxicilina e retirada cirúrgica das verrugas, quando foram solicitadas colorações especiais para tuberculose e donovanose de esfregaço de lesões ulceradas.
(**E**) Pesquisa de BAAR positiva. A seta aponta os bacilos álcool-acidorresistentes corados em vermelho. (**F** e **G**) Após terapia para tuberculose com pirazinamida 2,0 g/dia, por 2 meses, isoniazida 400 mg e rifampicina 600 mg/dia, por seis meses.

Este quadro, mais uma vez, mostra a necessidade de se dispor de exames laboratoriais e de lembrar que o médico-assistente tenha em mente que nem tudo o que ocorre em genitália é uma clássica DST. E, junto com uma DST podem ocorrer outras doenças, infectocontagiosas ou não. O paciente, depois da cura das doenças infecciosas, se recusou a fazer correção cirúrgica.

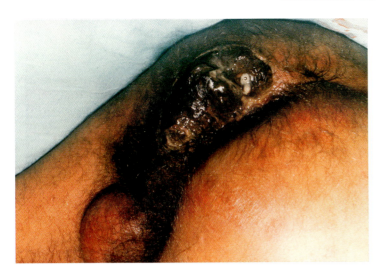

Figura 10-101

Gangrena de Fournier.

É uma celulite gangrenosa, uma variante, portanto, da fascite necrosante, acometendo a região anogenital. Evolui com rapidez, com necrose tecidual, ausência de supuração evidente, mas com toxicidade sistêmica. Acomete homens por volta dos 50/60 anos. Apresenta microbiota mista à cultura, com aeróbios e anaeróbios. Entre as causas podemos citar periuretrite, instrumentação do trato urinário inferior, cirurgias no pênis. Cursa com retenção urinária, desconforto abdominal e dor perianal não proporcional ao acometimento local, edema, eritema, necrose da pele, crepitação, bolhas e febre. O diagnóstico é clínico e laboratorial. A patogênese não está clara, mas inicia-se como infecção periuretral ou criptoglandular com bactérias locais ou fecais. O diagnóstico diferencial é feito com celulite não necrosante, gangrena estreptocócica, necrose isquêmica ou por varfarina. A mortalidade é de 10 a 30%. O tratamento deve ser imediato, cirúrgico (desbridamento) e com antibioticoterapia sistêmica.

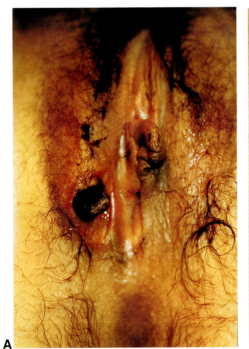
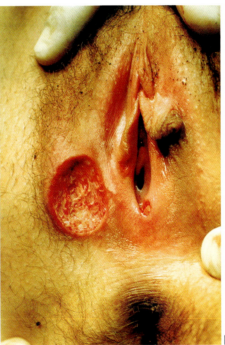

A **B**

Figura 10-102

(**A**) Adolescente de bom nível socioeconomicocultural, sem atividade sexual, apresentando extensa lesão ulcerada, com áreas de necrose muito dolorosas, de evolução de quatro dias. Estava em uso de ampicilina oral para quadro de tonsilite recidivante. Todos os exames para patógenos de DST foram negativos. Emocionalmente, estava abalada por problemas familiares. Não era usuária de drogas. (**B**) A conduta foi limpeza e desbridamento da lesão em ambiente hospitalar, e sob anestesia geral de curta duração. O exame do material evidenciou presença de clostrídio. Antibioticoterapia sistêmica com clindamicina foi instituída por 10 dias. Evoluiu rapidamente para cicatrização. As sorologias foram não reatoras.

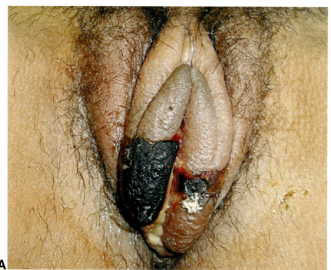
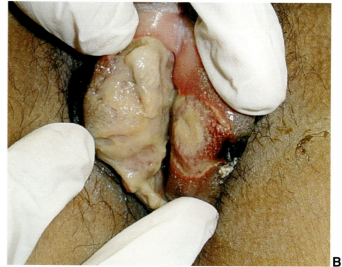

Figura 10-103

Paciente com 22 anos de idade internada na "Clínica de Ginecologia do Hospital de Clínicas da Universidade Federal do Paraná" com a seguinte história. Há 16 dias procurou serviço médico com queixa de foliculite axilar sendo medicada com anti-inflamatório não hormonal (AINH). Dois dias depois voltou ao posto de saúde queixando-se de feridas vulvares. Inicialmente, a hipótese diagnóstica foi herpes genital e aciclovir foi iniciado. As sorologias para sífilis, HIV e hepatites foram não reatoras. Como o quadro continuou evoluindo, inclusive com aumento das áreas de necrose em grande lábio esquerdo vulvar e na suspeita de reação ao uso de fármaco iniciou-se corticoide oral (prednisona, 40 mg/dia, VO). Dois dias depois do início de corticoide a paciente referiu melhora e o quadro clínico estabilizou-se (**A** e **B**). No retorno, com 15 dias de evolução após ter iniciado o corticoide, a paciente se apresentava assintomática e com regressão significativa do quadro e obtivemos a imagem (**C**). Ressaltamos que a área de necrose resultou em perda tecidual do lábio maior direito que, posteriormente, terá avaliada a necessidade de alguma intervenção de cirurgia reparadora.

Farmacodermia por AINH são grandes imitadoras de doenças, o que resulta em confusões diagnósticas.

✹ *Ver vídeo em DVD anexo.*

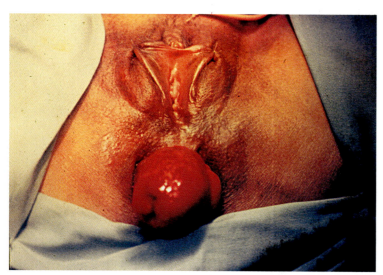

Figura 10-104

Tumoração genital em paciente idosa, encaminhada para ambulatório de patologia vulvar/DST. Era um caso de prolapso genital e retal.

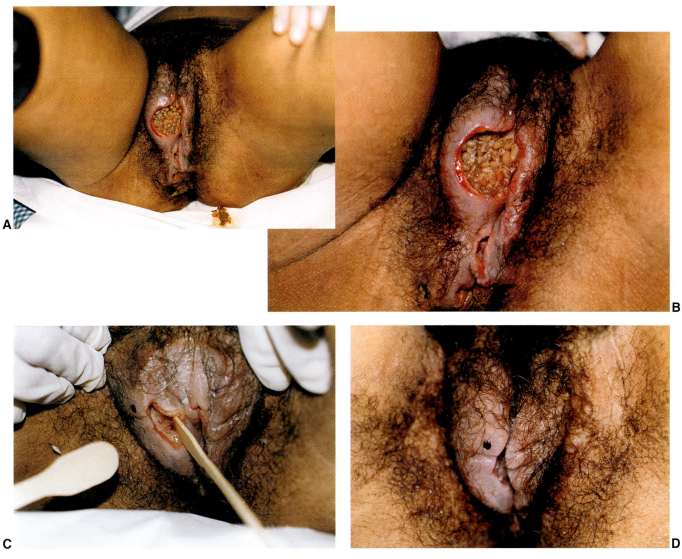

Figura 10-105

(**A** a **E**) Esta adolescente apresentava miíase vulvar, sífilis, tricomoníase, candidíase, HIV positivo e gravidez.

Foi levada para sala de cirurgia e, sob anestesia, foi realizada a limpeza da área. As larvas, após maturação, foram identificadas como pertencentes ao gênero *Sarcophaga*. Foi medicada especificamente para cada DST. Para o HIV recebeu medicação antirretroviral de acordo com o protocolo 076. O parto foi normal e o bebê nasceu hígido, sem infecção pela sífilis ou por HIV.

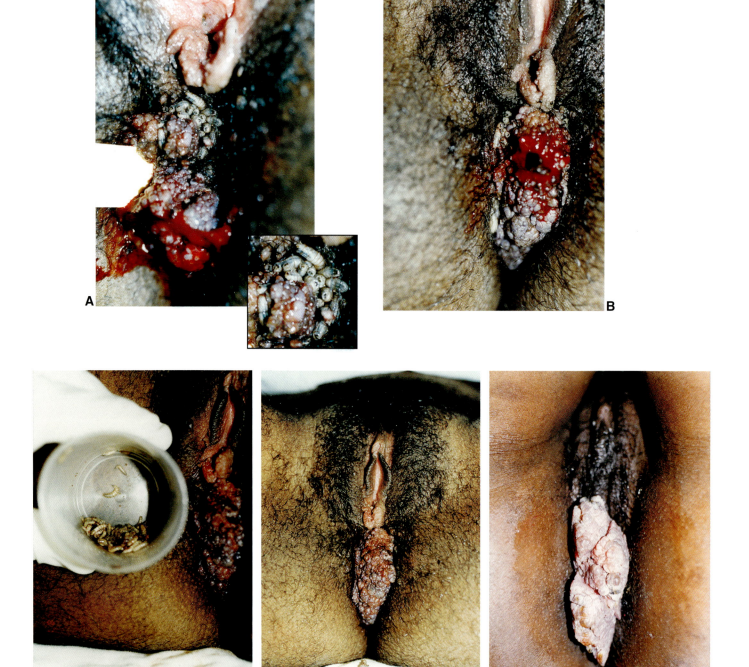

Figura 10-106

(**A** a **H**) O segundo caso de miíase vulvar é o de uma adolescente de 17 anos. Ela encontrava-se na 10ª semana de gestação e tinha um único parceiro sexual fixo. Esta paciente havia procurado quatro serviços médicos públicos: três em São Gonçalo e um em Niterói, no mesmo dia, antes de procurar o Setor de DST da UFF.

No primeiro serviço, a paciente não pôde ser vista pelo médico, porque este estava realizando um parto naquele momento. No segundo, a paciente foi vista, mas não foi examinada e foi orientada a procurar atendimento em outro serviço. No terceiro, um setor de emergência de um hospital, a paciente solicitou ser examinada em uma maca, mas isto não foi permitido. O exame foi feito com a paciente em pé. Foi prescrito anti-inflamatório não esteroide. Às 23 horas, a jovem dirigiu-se a outro setor de emergência, no qual foi solicitado um exame parasitológico. A paciente foi orientada a retornar no dia seguinte para o ambulatório de clínica médica do hospital.

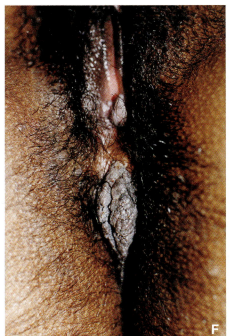
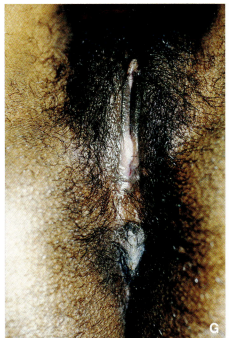
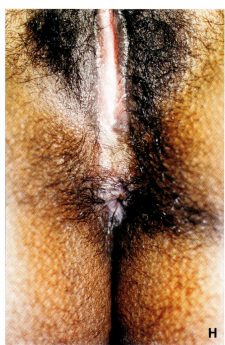

No dia seguinte, aconselhada por um parente, procurou o Setor de DST da UFF, queixando-se de dor intensa na região genital, que dificultava o caminhar. Ao exame ginecológico apresentava lesões condilomatosas na vulva, introito vaginal e períneo, associadas à infestação por múltiplas larvas. Algumas larvas penetraram na vagina, ânus e uretra. A paciente era cooperativa; as lesões mostravam sinais de infecção secundária. Considerando este fato, a equipe optou pela remoção imediata das larvas utilizando pinça anatômica. Na primeira intervenção foram removidas aproximadamente 50 larvas. Depois da limpeza o local foi recoberto com vaselina sólida, na tentativa de obstruir os óstios por meio dos quais as larvas poderiam chegar à superfície, uma vez que as lesões condilomatosas tornavam a limpeza cirúrgica muito difícil. A paciente foi então medicada com analgésico oral e 1 g de azitromicina. No dia seguinte, apresentou melhora da dor; foram então removidas aproximadamente 15 larvas.

No terceiro dia, mais 2 larvas foram retiradas. Foi iniciado tratamento para condilomatose vulvar com solução de ácido tricloroacético a 60%. Foi colhido material para sorologia de sífilis e HIV, para colpocitologia oncótica e Gram da secreção vaginal. A paciente retornou várias vezes à nossa clínica; as lesões de condiloma, entretanto, não regrediram totalmente. Não ocorreram infecções secundárias. Optamos pela remoção cirúrgica das lesões restantes de HPV sob anestesia local, realizada ambulatorialmente. Os fragmentos de tecido foram enviados para análise histopatológica.

Depois da maturação, as larvas foram identificadas como de *Cochliomya hominovarax*. A colpocitologia mostrou NIC I; a coloração pelo Gram e a citologia a fresco mostraram muitos piócitos e exuberante microbiota mista. As sorologias para sífilis e HIV foram negativas. Durante o acompanhamento do tratamento das lesões de condiloma e da vaginite, a paciente sofreu um abortamento espontâneo, sendo tratada em outro serviço público de saúde.

A miíase é uma doença vista com maior frequência em áreas rurais. Em regiões urbanas, ela acomete, preferencialmente, indivíduos com hábitos de higiene precários, baixo nível educacional e crianças. Áreas descobertas do corpo são os locais mais comuns de infestação. Existem poucos relatos de miíase vulvar na literatura médica.

Enfatizamos a importância de um exame ginecológico cuidadoso como meio de detectar doenças menos comuns. Reforçar, junto às pacientes, que a formação de hábitos simples de higiene pode ajudar na prevenção deste tipo de doença. As pacientes aqui descritas tinham hábitos de higiene precários, embora não fossem moradoras de rua. Em nossa opinião, as moscas depositaram seus ovos nas mesmas, provavelmente atraídas pelo odor causado pela má higiene pessoal e pelas infecções genitais coexistentes. Não sendo removidas por limpeza local, as larvas cresceram, levando ao processo inflamatório. Enfatizamos a importância de oferecer sorologia para sífilis e HIV para todos os pacientes com infecções genitais.

É interessante notar que a paciente (Figura 10-105A a E) com múltiplas infecções genitais (miíase vulvar, candidíase, tricomoníase, sífilis e HIV), evoluiu para parto normal, enquanto a paciente com miíase vulvar e extensas lesões de condiloma teve a gravidez interrompida, por abortamento espontâneo.

A primeira paciente, com lesão genital maior, que inicialmente não queria se deixar examinar, necessitou de anestesia geral para a limpeza cirúrgica das lesões. A segunda paciente foi bastante cooperativa, e suas lesões abrigavam menor número de larvas, sendo tratada ambulatorialmente. A primeira paciente mostrou dificuldades de comunicação e expressão, e a segunda parecia não estar aceitando bem sua gravidez.

Acreditamos que, embora a miíase humana seja rara, deva ocorrer mais frequentemente do que se imagina, pois muitos casos devem ser vistos no interior ou na periferia das grandes cidades, sendo que nem sempre os médicos destes serviços dispõem de recursos ou têm o hábito de documentar e publicar estes casos. De qualquer forma, os casos apresentados mostram a importância do cuidado no trato dos pacientes, que começa por atos médicos básicos, como o exame físico cuidadoso. Tão chocante quanto a doença, é o descaso no tratamento das pacientes descritas. Estas doenças, entretanto, são relatadas mesmo em países economicamente desenvolvidos, nos quais ainda se têm deficiências, no atendimento às camadas mais pobres da população.

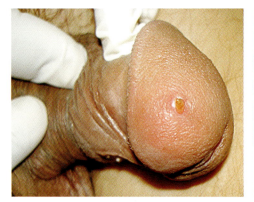
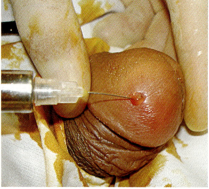
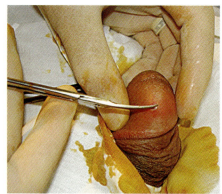
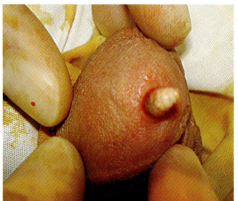
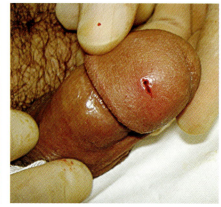
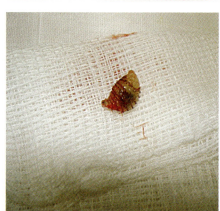
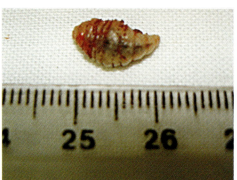

Figura 10-107 ✺

Homem com mais de 60 anos de idade, militar aposentado, residindo em área rural do município de São Gonçalo, RJ, foi encaminhado por urologista, para o Setor de DST da UFF, para tratamento de lesão genital. Na consulta, o paciente informou que sentia "ferroadas por dentro da cabeça do pênis, como tivesse em bichinho dentro". Disse, ainda, que 20 dias antes começou a apresentar lesão nodular e hiperemia na glande. Automedicou-se por dois dias com cremes dermatológicos polivalentes (corticoide, antibiótico, antifúngico e antialérgico). Depois, procurou médico que prescreveu, por abordagem sindrômica para úlcera genital, quinolona de terceira geração por sete dias. Todavia, não obteve melhora e o quadro continuou.

No exame clínico encontramos na glande lesão nodular com 2 cm de diâmetro, com área central ulcerada e mostrando orifício de cerca de 3 mm. Assim, foi possível diagnosticar que se tratava de miíase. Foi feita pequena anestesia local para aumento do orifício e extração, por compressão leve e contínua da base da cavidade, da larva. Procedemos lavagem exaustiva da cavidade em que a larva se alojava com soro fisiológico e solução de iodopovidona. Prescrevemos ciprofloxacino 500 mg 3x ao dia, analgésico SOS e vacinação antitetânica. Posteriormente, a larva de mosca foi classificada como *Dermatobia hominis*.

✺ *Ver vídeo em DVD anexo.*

Capítulo 10
DIAGNÓSTICO DIFERENCIAL

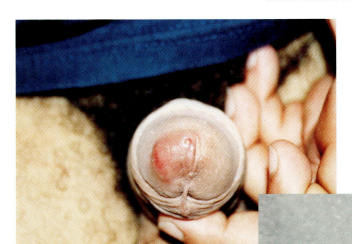

Figura 10-108

Homem de 21 anos de idade, morador de área urbana do município de São Gonçalo, RJ, procurou o Setor de DST da UFF com ferida e dor no pênis. Disse que a lesão iniciou um mês antes com coceira, dor e pequeno caroço na glande. Depois de alguns dias, o paciente relatou que a ferida começou a eliminar secreção serossanguinolenta de um pequeno orifício no centro da lesão. Disse que procurou auxílio médico duas semanas antes e foi tratado, presuntivamente, para sífilis primária. O paciente informou que pouco antes de apresentar a lesão notou, na residência, mais moscas do que o habitual. Falou, também, que às vezes dormia nu, que tomava um rápido banho antes de sair para trabalhar e que usava preservativo, de forma irregular nas relações sexuais.

Ao exame clínico encontramos área de hiperemia com 1 x 2 cm adjacente à uretra (**A**). A lesão continha orifício de 3 mm de diâmetro drenando secreção serossanguinolenta. Pelo orifício era possível observar a movimentação de larva. Procedemos, então, anestesia local ao redor do orifício para, com pequeno corte com tesoura aumentar o orifício para cerca de 5 mm. Após leve e contínua expressão da base, a larva saiu da cavidade.

Foi efetuada exaustiva lavagem da cavidade com soro fisiológico e instilamos rifocina 150 mg/mL. Administramos VO 1 g de azitromicina. Os testes sorológicos para sífilis e HIV foram negativos. Prescrevemos vacinação antitetânica.

A larva foi classificada como *Dermatobia hominis* (**B**).

Este é mais um caso mostrando que a abordagem sindrômica para as DSTs sem um bom exame clínico induz a erros grosseiros.

Este caso foi publicado em STI 2004; 80:183-184, doi: 10.1136/sti.2003.008235. Em 2007, foi classificado com Top Ten com 4.562 Total Full-text Accesses, http://sti.bmj.com/misc/topten07.dtl

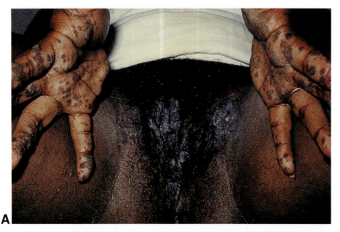
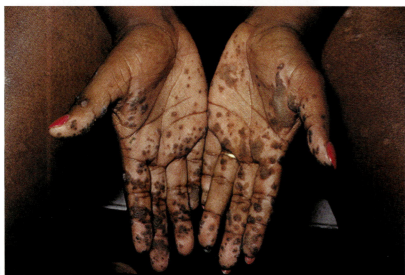
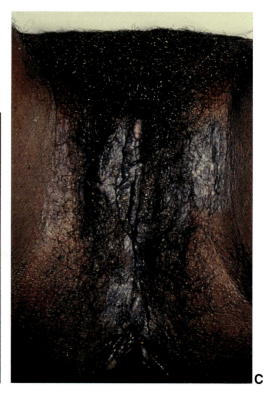

Figura 10-109

(**A** a **C**) Este caso, já apresentado no capítulo de HPV, ilustra quadro de epidermodisplasia verruciforme e hiperplasia epitelial vulvar (VIN) numa mesma paciente.

A epidermodisplasia verruciforme consiste em uma susceptibilidade particular à infecção cutânea por HPV. As lesões manifestam-se, normalmente, desde a infância e são generalizadas, apresentando aspecto de verrugas planas ou de lesões eritematodescamativas, lembrando pitiríase versicolor ou psoríase rósea. Os tipos relacionados com o primeiro tipo são 3 e 10, e com o segundo, 5 e 8. Muitos pacientes apresentam infecção por múltiplos tipos de HPV. Metade dos casos é herdada, com padrão autossômico recessivo. A recorrência das lesões, mesmo após tratamento, é comum. Os tipos de HPV ligados à epidermodisplasia verruciforme podem ser oncogênicos em indivíduos susceptíveis. Podem ocorrer lesões no colo uterino e orofaringe, raramente. Propõe-se a existência de defeito imunológico específico para HPV. Alguns pacientes apresentam alto risco para o surgimento de carcinomas epidermoides, que costumam surgir nas lesões tipo pitiríase, em áreas expostas ao sol (principalmente naquelas causadas pelos tipos 5 e 8).

LÍQUEN ESCLEROSO OU LÍQUEN ESCLEROATRÓFICO

Dermatose crônica, que pode ocorrer na genitália em ambos os sexos e que se caracteriza por pápulas ou placas atróficas esbranquiçadas. Manifesta-se, mais frequentemente, nas mulheres que nos homens, em proporção de 10:1. Sua etiologia é desconhecida. Nos homens a condição é comumente assintomática, com a progressão de lesões eritematosas para as lesões típicas em meses ou anos. Os homens não circuncidados apresentam, com mais frequência, ardência, prurido, disúria, dor à ereção, chegando a formar faixas de tecido esclerótico a 1 ou 2 cm da parte distal do prepúcio. Nestes homens pode ocorrer o estágio final de balanite xerótica obliterante.

Nas mulheres ocorre principalmente na vulva, iniciando de forma oligo ou assintomática e progredindo com prurido, que se torna muitas vezes intenso, pele frágil com erosões, dor, formação de tecido cicatricial e, finalmente, constrição do introito vaginal. Pode ocorrer em qualquer idade, com lesões papulosas ou em placa, esbranquiçadas; pode haver superposição de eczema.

O diagnóstico é feito por biópsia da pele afetada. Podem ocorrer lesões extragenitais na pele em ambos os sexos.

O diagnóstico diferencial inclui o líquen simples crônico, vitiligo e líquen plano. O tratamento é feito com cremes de corticosteroides de alta potência por até cinco meses, cremes com antibióticos ou antifúngicos para a infecção secundária e circuncisão, quando necessária. A testosterona tópica para a vulva não é mais utilizada. A cirurgia em mulheres tem altas taxas de recidiva. A corticoterapia tópica não leva à cura, mais sim ao controle do quadro. Em mulheres não tratadas, até 5% podem desenvolver, no local, carcinoma espinocelular. Há relatos de melhora da sintomatologia puriginosa ingerindo altas doses (800.000 UI) de vitamina E por via oral por períodos prolongados.

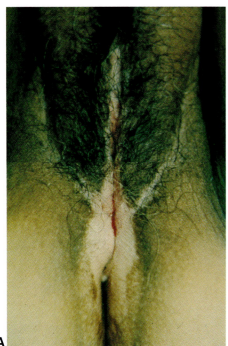 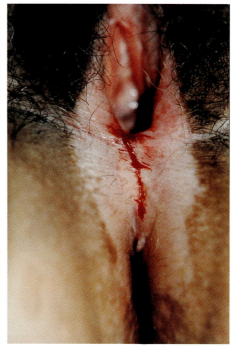

Figura 10-110

(**A** e **B**) Paciente com quadro de hipocromia e grande prurido vulvar que pode, por vezes, propiciar fragilidade da pele levando a sangramento. Diagnóstico histopatológico de líquen.

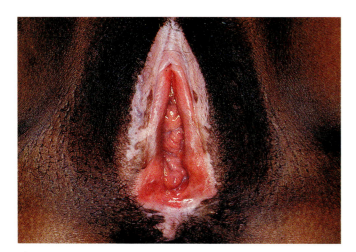

Figura 10-111

Também, caso de líquen escleroso.

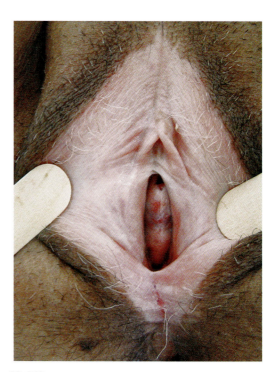

Figura 10-112

Líquen escleroso.

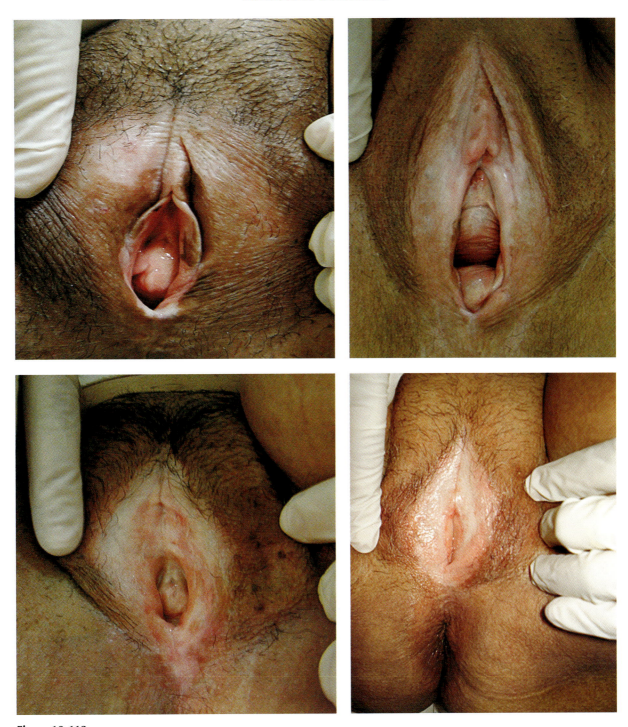

Figura 10-113

Paciente com quadro de líquen escleroso vulvar.

Figura 10-114

(**A** e **B**) O teste de Collins, aplicação de azul de toluidina seguida da aplicação de ácido acético, pode ajudar a identificar as áreas de maior atividade mitótica, orientando, assim, melhor biópsia.

Neoplasia intraepitelial vulvar (NIV) ou, como sigla em inglês, VIN, é um processo intraepitelial escamoso, caracterizado por proliferação e maturação epitelial anormal, com aumento do volume nuclear, assim como atipia nuclear. Com base na extensão da neoplasia intraepitelial, pode ser classificada em NIV/VIN I (displasia leve), NIV/VIN II (displasia moderada) ou NIV/VIN III (displasia acentuada/carcinoma *in situ*).

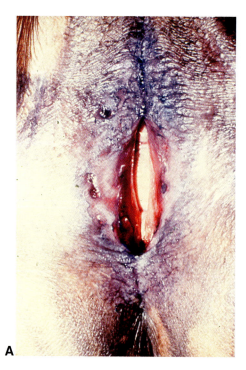
A

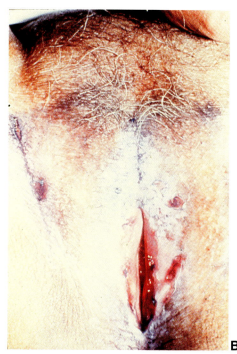
B

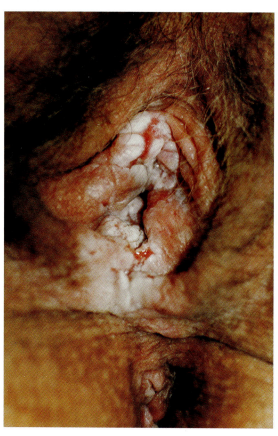

Figura 10-115

Paciente com quadro de neoplasia intraepitelial II associada à infecção por HPV.

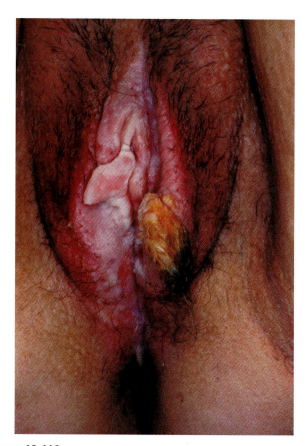

Figura 10-116

Também paciente apresentando VIN II.

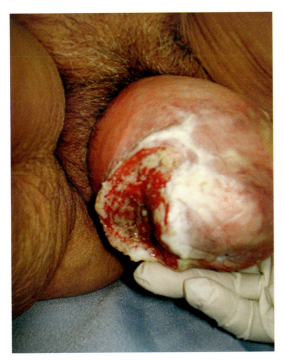
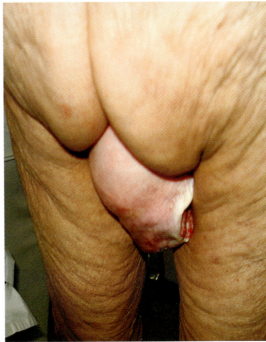

Figura 10-117

Carcinoma de colo com prolapso uterino em paciente de 76 anos.

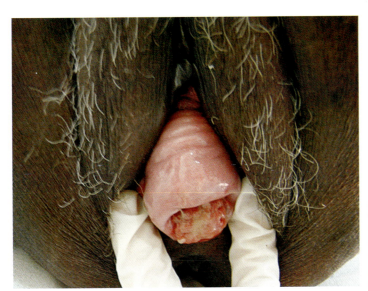

Figura 10-118

Câncer de colo em mulher idosa com prolapso genital. Atualmente sabemos que a quase totalidade desses casos teve a infecção por HPV persistente como o agente causador, principalmente os tipos 16 e 18.

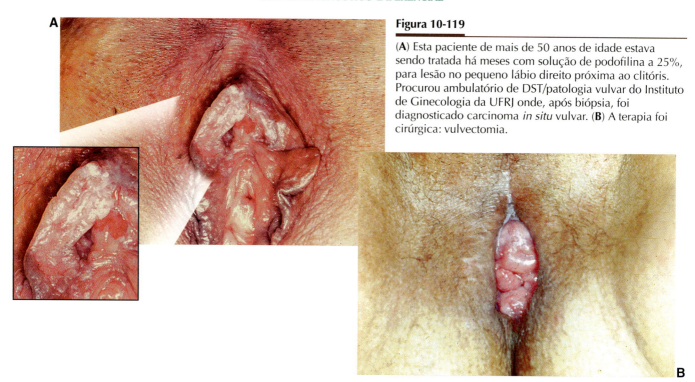

Figura 10-119

(**A**) Esta paciente de mais de 50 anos de idade estava sendo tratada há meses com solução de podofilina a 25%, para lesão no pequeno lábio direito próxima ao clitóris. Procurou ambulatório de DST/patologia vulvar do Instituto de Ginecologia da UFRJ onde, após biópsia, foi diagnosticado carcinoma *in situ* vulvar. (**B**) A terapia foi cirúrgica: vulvectomia.

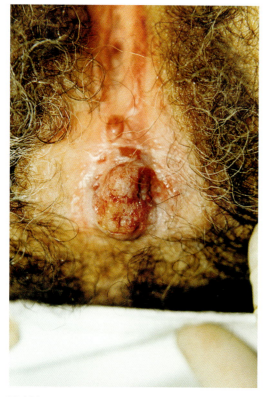

Figura 10-120

Quadro semelhante ao anterior. Paciente tratada com solução caústica para tumoração vulvar.
A biópsia identificou tratar-se de carcinoma de vulva.

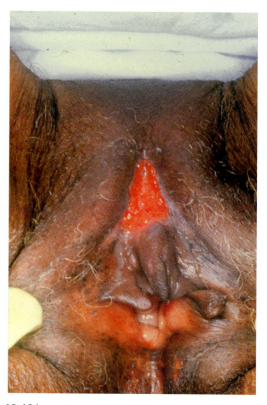

Figura 10-121

Paciente bem idosa, encaminhada para esclarecimento de úlcera vulvar de evolução de mais de um ano, que não cicatrizava com produtos tópicos e antibióticos sistêmicos. Era um caso de câncer de vulva periclitoridiano.

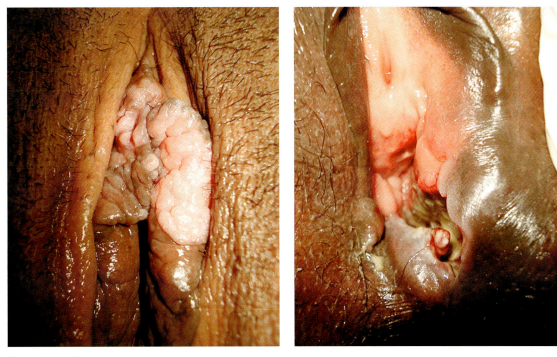

Figura 10-122

Câncer invasor de vulva.

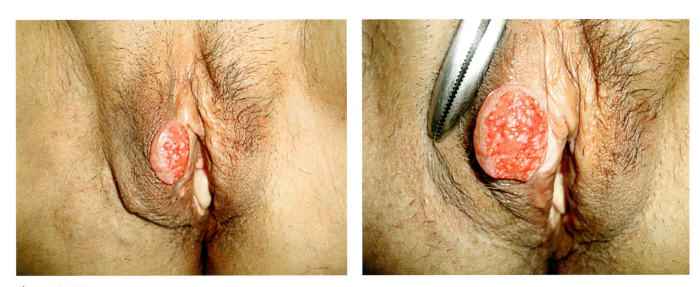

Figura 10-123

Carcinoma de vulva. Atualmente sabe-se que pelo menos metade dos casos de câncer de vulva tem o HPV como agente causal.

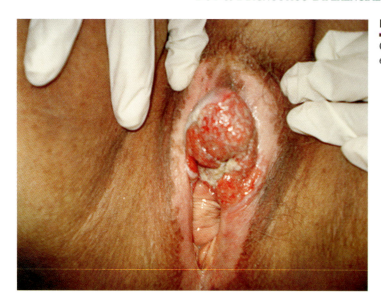

Figura 10-124

Câncer de vulva e líquen escleroso.

Figura 10-125

Paciente com úlcera vulvar crônica submetida a vários tratamentos prévios. A biópsia revelou câncer de vulva.

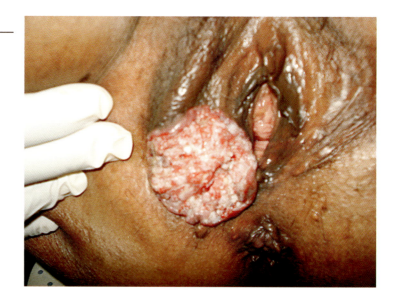

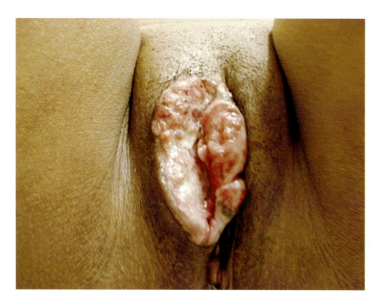

Figura 10-126

Outro caso de úlcera vulvar crônica com diagnóstico de câncer de vulva.

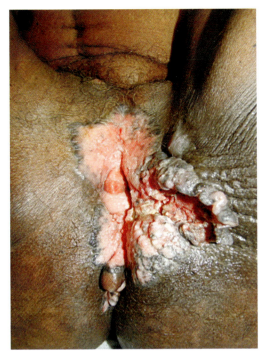
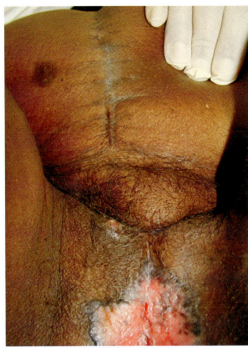

Figura 10-127

Recidiva de câncer de vulva em paciente vulvectomizada e irradiada.

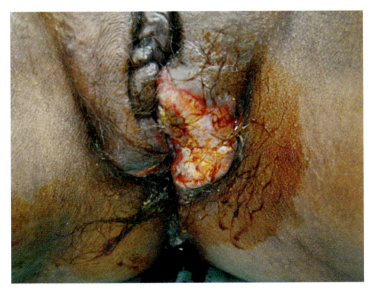

Figura 10-128

Mais um caso de úlcera vulvar crônica em que o diagnóstico foi câncer de vulva.

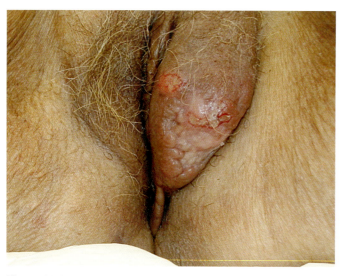
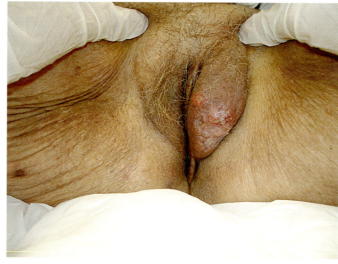

Figura 10-129

Mulher com 82 anos de idade atendida no ambulatório de patologia vulvar do Serviço de Ginecologia do Hospital Universitário Antônio Pedro da UFF, com diagnóstico de doença de base de leucemia linfoide crônica (LLC) e histológico da úlcera vulvar de herpes simples + LLC.

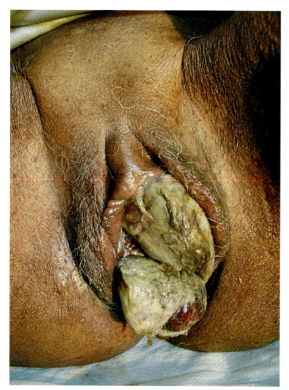

Figura 10-130

Paciente de 62 anos que procurou atendimento no PSF do município de São Gonçalo, RJ, com queixa de dor vulvar e sensação de "bola" na vagina. Procurou serviço de emergência 10 dias antes, onde foi atendida por ginecologista que não a examinou mas prescreveu penicilina benzatina 2.400.000 UI e solicitou que procurasse o posto de saúde, pois seu caso não configurava emergência *(sic)*.

Foi realizada biópsia da lesão e o resultado histopatológico foi carcinoma epidermoide de vulva. A paciente foi encaminhada para serviço especializado, porém faleceu quatro meses depois.

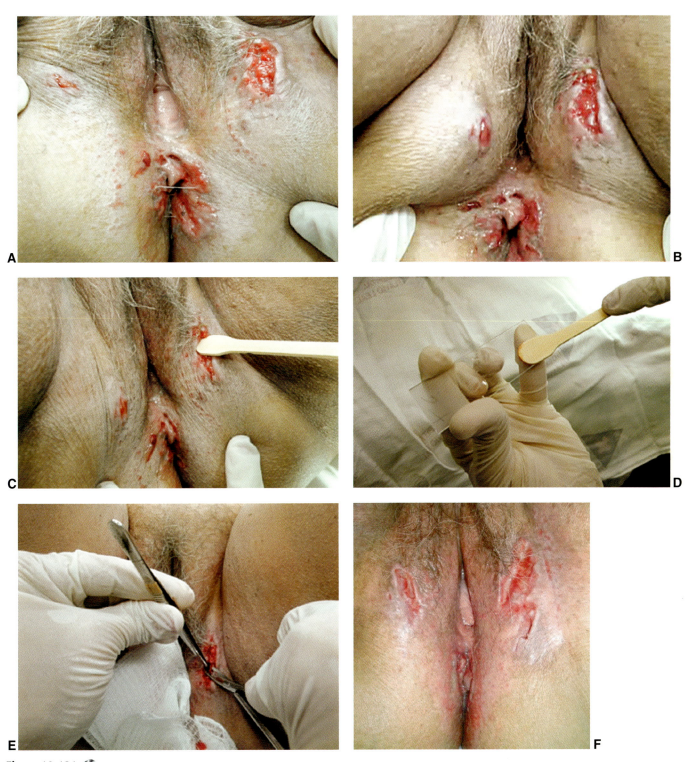

Figura 10-131

Mulher de 55 anos de idade apresentando essas lesões há mais de oito meses (**A** e **B**).

Afirmou que era atendida por médico de programa Saúde da Família, sendo medicada com uso tópico de creme de nistatina e comprimidos de cetoconazol. Nega que tenha feito qualquer exame laboratorial para esclarecimento do caso. Após citologias e histopatologia (**C** a **E**) da lesão, não foi possível definir a etiologia. Todavia, as lesões diminuíram, consideravelmente, com uso oral de ciprofloxacino 500 mg 2x ao dia por 15 dias e doxiciclina 100 mg 2x ao dia por 30 dias. A bem da verdade, no início do tratamento a paciente usava as medicações de forma descontínua. Só depois que fornecemos todos os remédios é que foi possível observar a melhora do quadro. Todavia, as lesões tornaram a aumentar. Mais biópsia foi efetuada e o resultado não foi conclusivo, (**F**) mostrando grande melhora com o uso de prednisona 40 mg pela manhã por duas semanas. Vários exames, incluindo colonoscopia, não mostraram quaisquer alterações.

Ver vídeo em DVD anexo.

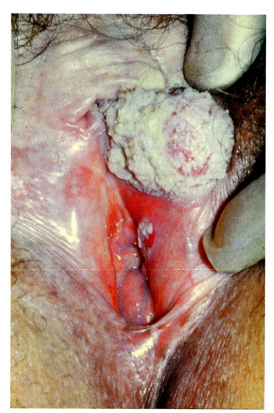

Figura 10-132

O aspecto clínico verrucoso lembra condiloma acuminado; todavia, os dados como idade, tempo de evolução e histopatologia da lesão indicaram "carcinoma verrucoso vulvar".

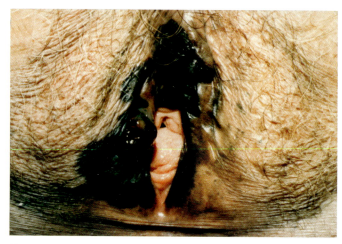

Figura 10-133

Caso típico de melanoma de vulva esclarecido por biópsia da lesão.

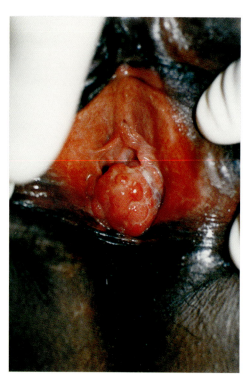

Figura 10-134

Igual aos anteriores, estava sendo tratada para HPV. A biópsia indicou lesão maligna invasora.

Para nós, é rotina analisar, histopatologicamente, qualquer lesão com evolução igual ou superior a quatro semanas, principalmente aquelas que não cedem com tratamento clínico.

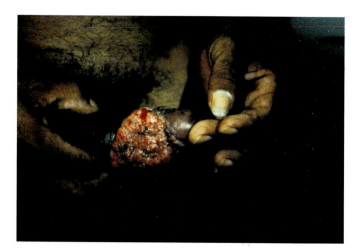

Figura 10-135

Este paciente, com lesões há anos, estava tendo a lesão ulcerovegetante agredida com podofilina há vários meses.
Era um carcinoma espinocelular.

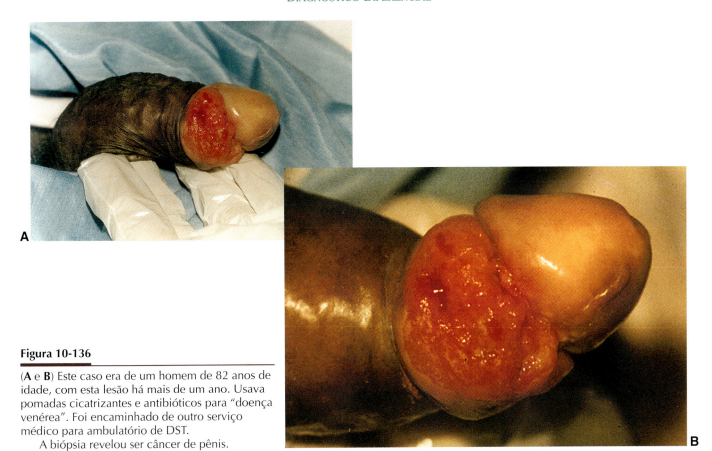

Figura 10-136

(**A** e **B**) Este caso era de um homem de 82 anos de idade, com esta lesão há mais de um ano. Usava pomadas cicatrizantes e antibióticos para "doença venérea". Foi encaminhado de outro serviço médico para ambulatório de DST.
    A biópsia revelou ser câncer de pênis.

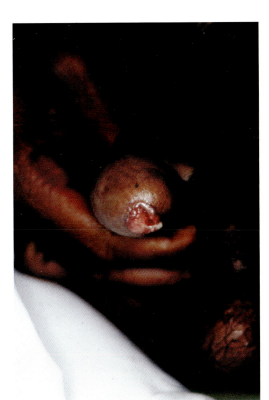

Figura 10-137

Quadro idêntico aos anteriores. Câncer de pênis sendo "tratado" como verruga genital por HPV.

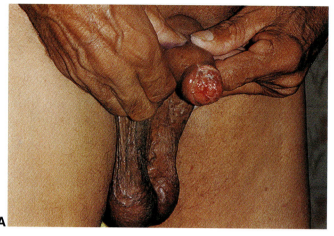 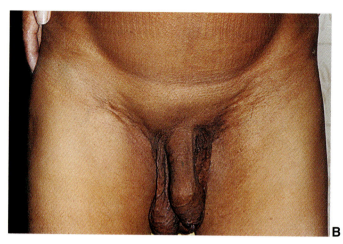

Figura 10-138

(**A**) Este paciente de área rural, relatou que há seis anos apresentava lesões vegetantes no pênis, que eram amarradas com crina de cavalo visando ao tratamento *(sic)*. Foi por nós examinado durante um treinamento em DST para médicos da região. (**B**) A biópsia revelou ser carcinoma de pênis. Notar o severo comprometimento linfático inguinal indicando doença invasiva.

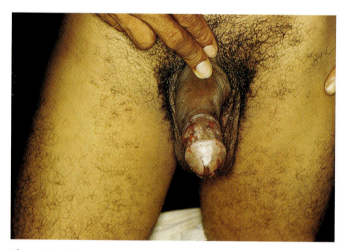 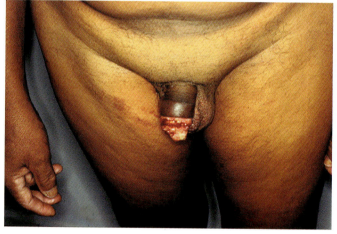

Figura 10-139

Paciente de meia-idade apresentando câncer de pênis.

Figura 10-140

Outro caso de câncer de pênis com comprometimento linfático locorregional de doença avançada.

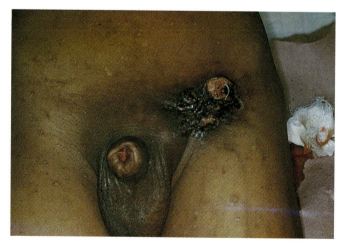

Figura 10-141

Paciente já operado para câncer de pênis (amputação) apresentando, além do comprometimento inguinal, quadro dermatológico de escabiose.

Capítulo 10
DIAGNÓSTICO DIFERENCIAL

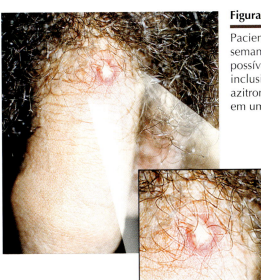

Figura 10-142

Paciente jovem com este quadro há duas semanas. As pesquisas para os agentes de possível transmissão sexual foram negativas, inclusive sorologias. Foi medicado com azitromicina 1g VO dose única, curando-se em uma semana.

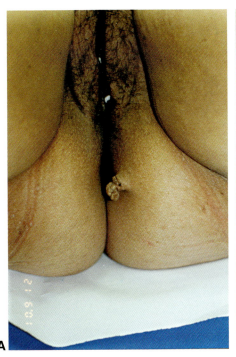

A

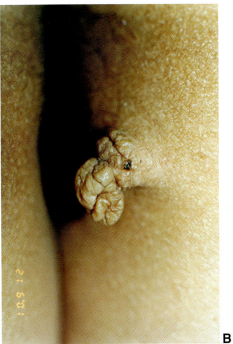

B

Figura 10-143

Em (**A**), paciente com mais de 50 anos de idade encaminhada ao Setor de DST por estar apresentando lesão pediculada na nádega esquerda, de evolução de anos. A paciente estava extremamente ansiosa, pois a hipótese, várias vezes falada, era de que se tratava de uma DST; provavelmente condiloma acuminado. Em (**B**), pelo exame clínico mais atento, é facilmente percebido que se trata apenas de um quadro de "molusco pêndulo", plicoma de aproximadamente 3 cm de comprimento. Em (**C**), sutura de pele após exerese sob anestesia local. Como boa norma, o material foi enviado para anatomia patológica. As sorologias eram negativas.

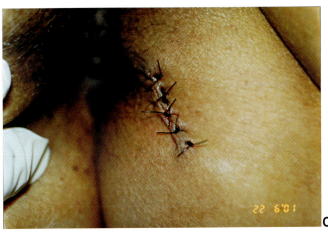

C

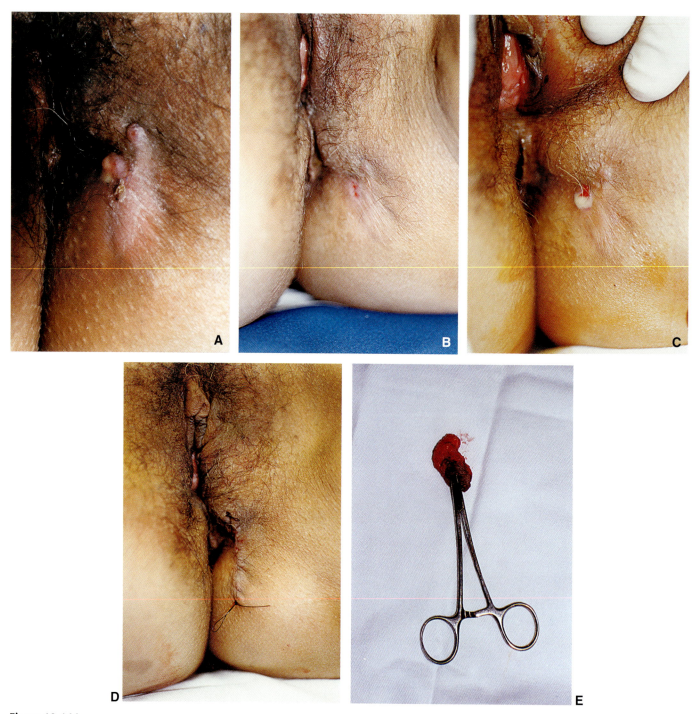

Figura 10-144

(**A** a **E**) Paciente de 54 anos de idade apresentando este quadro, há mais de três anos, de fístulas na região próxima ao ânus, que terminavam em fundo cego no tecido adiposo da nádega esquerda. Relatava que havia feito uso de "todos os antibióticos". Informava que, na primeira semana de uso de antibiótico, apresentava melhora com diminuição da eliminação da secreção purulenta. Entretanto, toda a sintomatologia voltava após duas semanas. Identificamos apenas *Staphilococcus aureus* na secreção. Exames para DST, inclusive sorologias para clamídia, sífilis e HIV, foram não reatores. Optamos por exerese cirúrgica da área. Em (**E**), notar que terminava em fundo cego. A histopatologia concluiu granuloma piogênico.

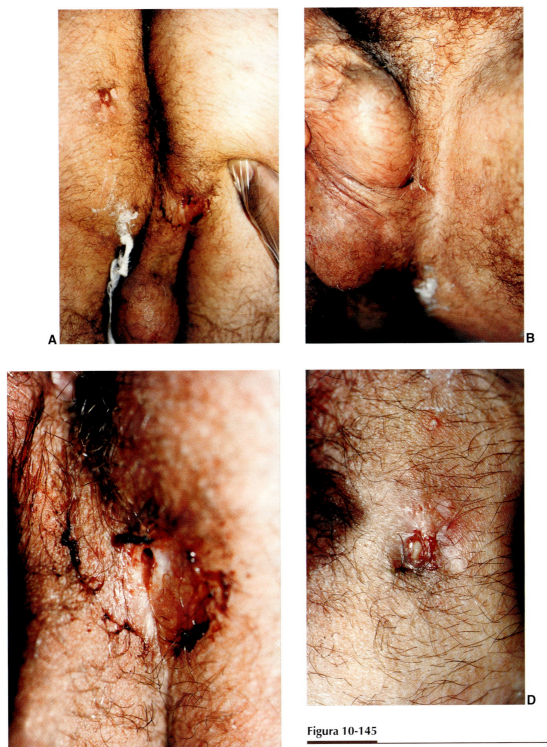

Figura 10-145

(**A** a **D**) Caso idêntico ao anterior, apenas alternando o sexo do paciente. Qualquer nexo causal com uma DST não foi possível ser estabelecido.

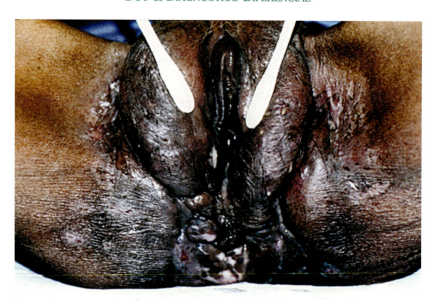

Figura 10-146

Paciente com hidradenite supurativa (HS). Essa doença é um distúrbio das glândulas sudoríparas apócrinas. A doença é mais comum em mulheres e o motivo dessa predominância é desconhecido. A doença pode-se desenvolver em qualquer local, mas as lesões genitofemorais são mais comuns em mulheres. Atualmente, a HS é considerada uma doença do epitélio folicular, com oclusão folicular e subsequente inflamação, causando problemas clínicos. Há estudos que sugerem herança autossômica dominante e com transmissão de apenas um gene. Todavia, não foi encontrado um lócus genético.

O diagnóstico diferencial inclui: furúnculos, abscessos, actinomicose, donovanose, linfogranuloma venéreo, doença de Crohn, tuberculose, entre outros.

A qualidade de vida das pessoas com quadros severos é muito afetada. No caso em questão, a paciente foi totalmente afastada do convívio de trabalho, social e familiar. O marido mandou a mulher sair de casa, porque, segundo o próprio juízo, ela tinha doença venérea incurável *(sic)*.

No tratamento da HS a cirurgia, enxerto de pele, pode, em alguns casos, ser curativa. Usa-se, ainda, antibióticos, retinoides (isotretinoína, acitredina e etretinato), tratamentos hormonais (acetato de ciproterona, 50 mg + etinil-estradiol, 50 g), medicamentos imunossupressores e até radioterapia.

A paciente em questão foi submetida a quase todos esses tratamentos, com pouca melhora e por pequenos intervalos.

Perdemos o acompanhamento da paciente.

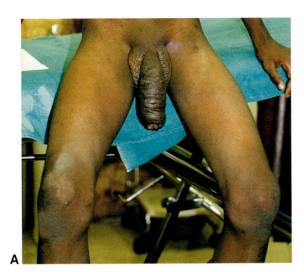

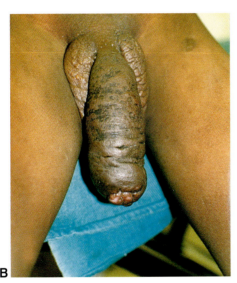

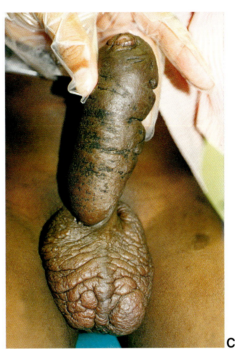

Figura 10-147

(**A** a **C**) Adolescente apresentando quadro de elefantíase genital. Embora tenha sido pesquisada infecção por clamídia e até filariose, os exames foram negativos. Era um paciente da África subsaariana. Este quadro de comprometimento da drenagem linfática é irreversível e pode até, em algumas situações, ser de origem congênita. Era um menino de 13 anos de idade, que relatou o início do problema aos 10 anos, após algumas pequenas esfoliações no pênis. Relatou ter tido algumas relações sexuais. As sorologias para sífilis e anti-HIV também foram negativas.

Figura 10-148

Paciente de 56 anos de idade do interior do estado, relatando ter parceiro fixo e único há mais de 20 anos, nos foi encaminhada apresentando úlceras vulvares altamente dolorosas há mais de dois meses. Todas as pesquisas diretas, inclusive biópsia, foram inespecíficas. Já havia sido medicada com inúmeros antibióticos, sem melhora importante. Esta paciente foi atendida em 1988. Devido à história, acompanhamento do marido, também da mesma faixa etária, aparentemente saudável, inicialmente tivemos dificuldades para abordar o tema HIV. Todavia, após três consultas num intervalo de um mês, vencemos nossos preconceitos e conseguimos oferecer o teste anti-HIV. O resultado foi positivo tanto para a mulher como para o marido. Este, depois, informou que às vezes tinha relações sexuais sem preservativo com umas "moças" da cidade. Para toda a equipe e especialmente para mim, este caso foi decisivo para jamais postergar o oferecimento de teste anti-HIV frente a qualquer paciente com qualquer alteração em genital, mesmo que a história clínica, inicialmente, não indique uma situação de risco.

Quanto à etiologia da úlcera, não foi comprovada com exames, mas, com altas doses de aciclovir, melhorou. Todavia, a paciente faleceu por complicações diversas, antes que a úlcera cicatrizasse por completo. Era bem provável que fosse um quadro de herpes genital ou lesão por citomegalovírus em HIV positivo.

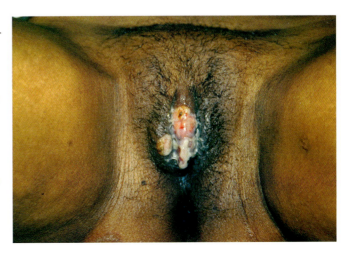

Figura 10-149

(**A**) Homem adulto com quadro de úlceras penianas crônicas e dolorosas. Alegava o paciente que, apertando o corpo do pênis com uma gase, a dor diminuía. Como este processo existia a vários meses, acabou proporcionando importante edema e aumento do volume do órgão. Informou que já tinha usado inúmeros cremes e pomadas no local, antibióticos e anti-inflamatórios via sistêmica.

Parou a relação sexual apenas no último mês.

Orientamos para que ficasse uma semana sem usar quaisquer medicações sistêmicas ou locais. Depois, então, procedemos rotina para úlcera crônica genital, que inclui exame direto, Gram, BAAR, Giemsa, campo escuro, Papanicolaou, histopatologia e lâmina reserva. Exames sorológicos para sífilis e anti-HIV foram também efetuados.

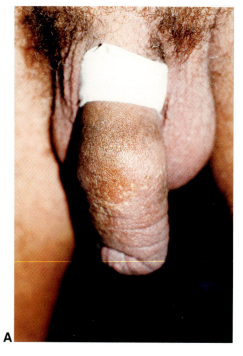
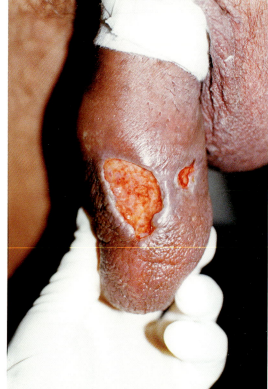

Todos os exames não definiram um agente etiológico. (**B**) O paciente foi medicado com azitromicina 1g VO por semana durante quatro semanas. A evolução foi altamente satisfatória, uma vez que, na terceira semana, as lesões estavam quase cicatrizadas.

Medidas gerais de nutrição, higiene e remoção da gase que comprimia a área foram solicitadas.

Para a dor, foi prescrito tramadol oral. Tanto o paciente como sua parceira perguntaram se poderia ser usado no local um banho com chá de aroeira, cuja indicação foi feita por pessoa da família. Não fizemos qualquer objeção a tal prática. Apenas orientamos para que, se ocorresse alguma irritação, parasse o uso do produto e nos procurasse imediatamente.

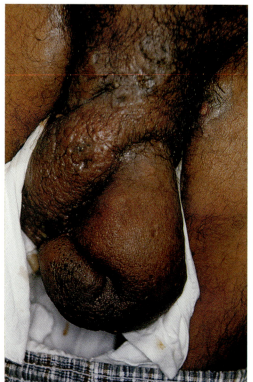

Figura 10-150

Paciente com elefantíase, úlceras e fístulas. O pênis em saxofone indica problemas, provavelmente de fraturas na albugínea do pênis. Isso pode indicar doença de Peyronie.

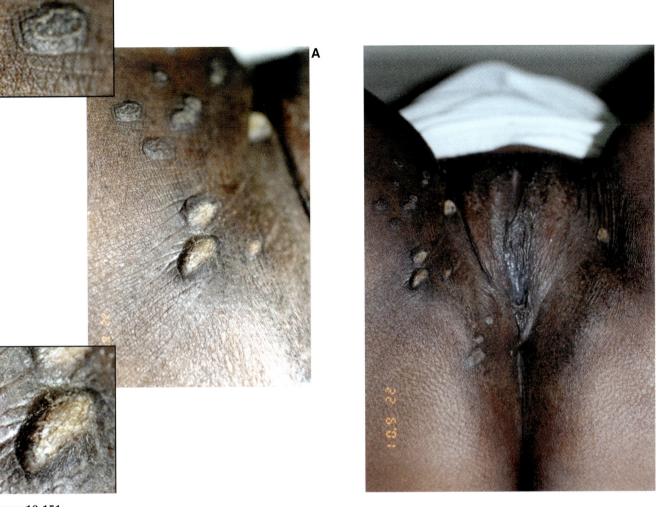

Figura 10-151

(**A** e **B**) Paciente com 47 anos de idade, proveniente do interior do estado do Rio de Janeiro, apresentando essas lesões há mais de 20 anos. Já havia sido submetida a inúmeros tratamentos para HPV sem qualquer melhora. As sorologias para sífilis e anti-HIV foram não reatoras. A paciente negava multiplicidade de parceiros e passado de DST.

Seguindo nossa rotina de biopsiar lesões que apresentam evolução de mais de um mês, foi possível receber o diagnóstico histopatológico de poroceratose de Miybelli (Vittorio Miybelli, dermatologista italiano, 1860-1910).

Esta patologia, não infecciosa, acomete mais a pele da área não genital. Representa uma desordem da ceratinização caracterizada, histologicamente, pela lamela cornoide. Isso, clinicamente, causa na lesão uma muralha de células do extrato córneo. A doença tem predominância genética autossômica dominante.

Pode, em pequena porcentagem, evoluir para degeneração maligna: carcinoma epidermoide ou epitelioma basocelular.

O tratamento deve privilegiar a destruição das lesões individualmente (métodos físicos ou químicos). Alguns utilizam creme de 5-fluorouracil a 5%, duas vezes ao dia, durante durante 15 dias. Não raramente ocorre recidiva e pode haver piora com exposição ao sol ou imunossupressão.

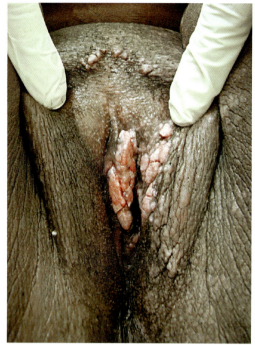
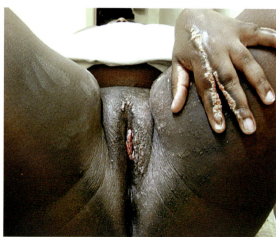

Figura 10-152

Paciente com 25 anos de idade atendida no ambulatório de DST da Faculdade de Medicina de Valença, RJ, com história de lesões verrucosas em vulva, raiz da coxa e mão esquerda. Refere ter essas lesões há aproximadamente oito anos, tendo sido submetida a inúmeros tratamentos tópicos (podofilina, ácido tricloroacético a 90% e podofilotoxina) sem melhora do quadro. Relatou ter realizado dois procedimentos cirúrgicos anteriores para retirar parte das lesões. Realizou-se biópsia da lesão com diagnóstico de Nevil (nevo epidérmico verrucoso inflamatório linear). Ressaltam-se as lesões lineares na mão esquerda e em hemivulva esquerda.

Unna, em 1896, foi o primeiro a propor a terminologia de nevo epidérmico verrucoso inflamatório linear (Nevil).

As características histopatológicas específicas descritas são: alternância entre hipergranulose associada a áreas de ortoceratose sobrejacente e agranulose associada a áreas de paraceratose. Já as características não específicas descritas são: papilomatose, acantose e infiltrado linfomonocitário crônico perivascular e dérmico. Os últimos achados podem ocorrer, também, em casos de psoríase.

Critérios não histopatológicos de diagnósticos de Nevil:
– Idade precoce de aparecimento (75% dos casos com aparecimento antes dos cinco anos e 50% dos casos antes dos seis meses de vida).
– Predominância em mulheres na proporção 4:1.
– Lado esquerdo mais comumente afetado.
– Prurido.
– Aspecto psoriasiforme.
– Persistência e resistência terapêutica.

Um bom relato de caso pode ser recuperado em: http://www.scielo.br/pdf/abd/v80n6/v80n06a07.pdf

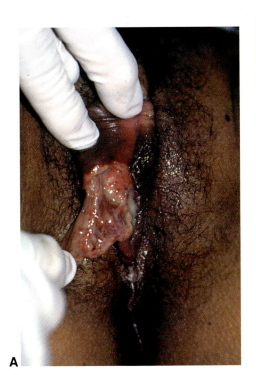
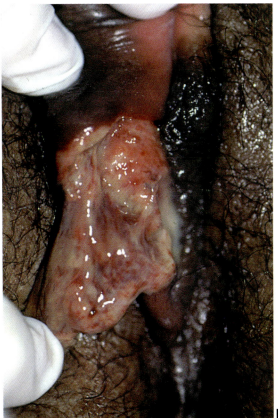

Figura 10-153

(**A** e **B**) Paciente com quadro ulcerovegetante de evolução crônica. Todos os exames efetuados, bacterioscopias diretas, citologias, histopatologias e sorologias não elucidaram o caso. Estes casos são rotulados como úlcera genital de etiologia desconhecida. Nestas situações, a abordagem sindrômica para úlcera deve ser instituída. Não resolvendo, usualmente indicamos antibioticoterapia de longa duração, podendo envolver doxiciclina, sulfa, lincomicina ou azitromicina. A associação de lincomicina e amoxacilina por 30 dias já cicatrizou algumas dessas lesões. É vidente que o aporte geral de higiene, nutrição e procura de doenças crônicas gerais não deve ser esquecido.

Admite-se que, mesmo se tendo os melhores recursos laboratoriais, aproximadamente 20% das úlceras ficam sem diagnóstico etiológico plenamente definido.

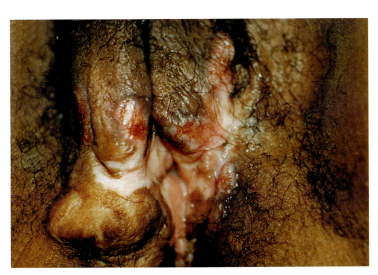

Figura 10-154

Outro caso tecnicamente chamado de UGED (úlcera genital de etiologia desconhecida). Todavia, este quadro pode ser também chamado como "não sei o que é".

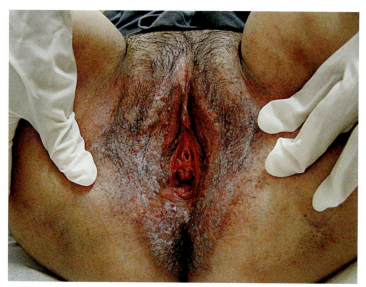

Figura 10-155

Paciente na 5ª década de vida com quadro crônico de lesões genitais, inicialmente medicada com inúmeras medicações tópicas. A histopatologia de biópsia genital revelou tratar-se de Doença de Hailey-Hailey (DHH).

A DHH, também chamada de pênfigo benigno crônico familiar, é clinicamente caracterizada por bolhas flácidas e erosões, principalmente em áreas intertriginosas, como nesse caso. É uma afecção acantolítica rara e autossômica dominante (mutações no gene ATP2C1). A principal alteração resulta na perda da adesão celular na epiderme que, junto com fatores locais (fricção, umidade, calor, colonização microbiana e infecções secundárias) propiciam o surgimento de lesões em regiões intertriginosas.

Oito pessoas da mesma família apresentavam essa doença.

A doença de Darrier compõe o diagnóstico diferencial.

Em geral, o tratamento é feito com corticosteroides e antibióticos sistêmicos, pois as infecções secundárias potencializam a acantólise. Podem ser usados, ainda, métodos cirúrgicos como, exerese da área e cicatrização por segunda intenção, exerese com enxerto, dermoablação e ablação com *laser*. Em estudo muito bem documentado, Bessa *et al.* (http://www.scielo.br/pdf/abd/v85n5/v85n05a21.pdf) descreve o uso de toxina botulínica tipo A no tratamento de dois casos de DHH em mulheres.

Figura 10-156

Já essa paciente, que também foi submetida a inúmeros tratamentos antes de biópsia adequada, teve como diagnóstico histopatológico a doença de Darier-White (DD).

A DD também é uma doença herdada por gene autossômico dominante (mutação no gene ATP2A2).

A histopatologia da DD mostra hiperceratose e disceratose focal (ceratinização anormal e prematura de ceratinócitos) associados à acantólise e fissura suprabasal.

A DD tem como diagnóstico diferencial: dermatite seborreica, doença de Grover, doença de Hailey-Hailey, pênfigo vulgar, infecção por Candida, impetigo, verrugas planas.

No tratamento utilizam-se esteroides tópicos, retinoides orais, antissépticos e antibióticos para tratar as infecções secundárias. Cita-se o uso de tacrolimus tópico para tratar DD extensa.

Acompanhamento psicológico é necessário em razão da desabilidade social.

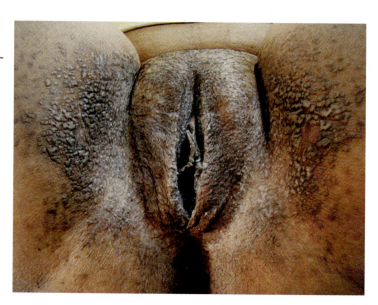

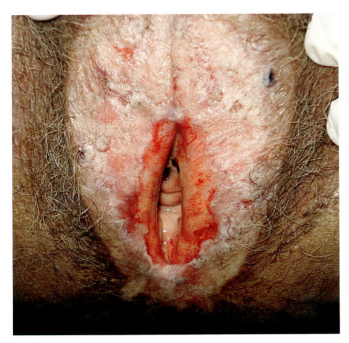

Figura 10-157

Paciente idosa com quadro de lesão vulvar crônica, hipocrômica e áreas de ulcerações. Notar atrofia vulvar. Impõem-se biópsias em diferentes áreas e muita parcimônia ao evitar usar a abordagem sindrômica para úlcera genital sem antes avaliar, em detalhes, os aspectos epidemiológicos. O diagnóstico foi líquen escleroso.

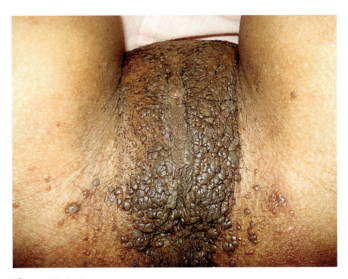

Figura 10-158

Paciente com doença de base de lúpus eritematoso sistêmico (LES) com extensa condilomatose genital (HPV). O quadro sistêmico aumenta a recidiva dos condilomas, bem como dificulta o tratamento, pois facilita a infecção secundária pós-cauterização química ou elétrica e/ou exerese cirúrgica.

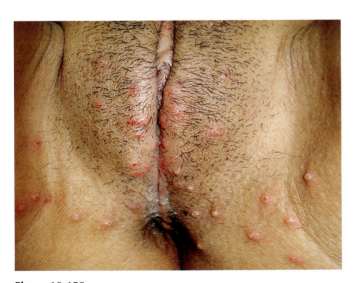

Figura 10-159

Mulher jovem com molusco contagioso que foi encaminhada para tratamento de bolinhas no genital por HPV. Observar as lesões com ubilicação central características de molusco contagioso que nada tem a ver com HPV.

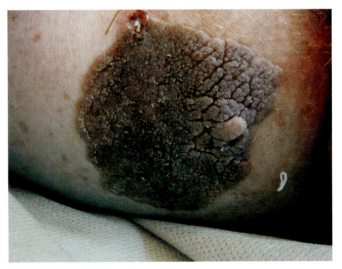

Figura 10-160

Paciente mulher jovem com dermatite seborreica em nádega. Esse quadro foi, inicialmente, em outro serviço, confundido com HPV.

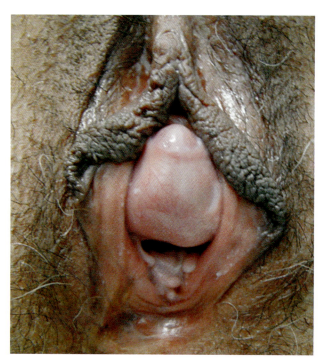

Figura 10-161

Mulher jovem com cisto de uretra encaminhada para tratar de bartholinite.

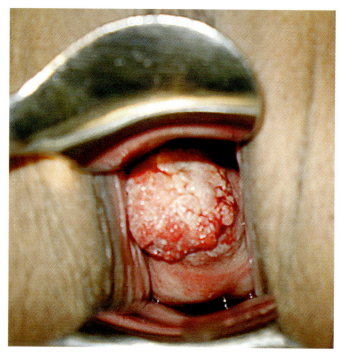

Figura 10-162

Paciente com 48 anos de idade apresentando lesão vegetante em colo uterino e em fundo de vagina. A biópsia revelou carcinoma invasivo de colo uterino. Há muito tempo temos conhecimento que quadros como esse são evitados com a realização de colpocitologia oncótica seriada. Atualmente temos convicção de que podemos eliminar essas situações com o uso de vacina contra HPV e uso consistente de preservativo.

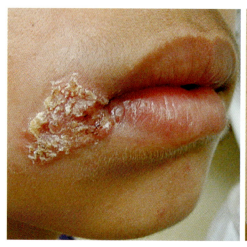
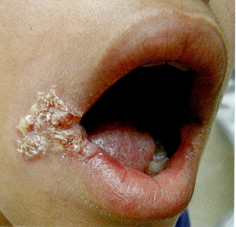

Figura 10-163

Paciente com leishmaniose tegumentar americana (LTA) na face. Observar que, na forma inicial, essa alteração pode ser confundida com herpes labial. A LTA é uma doença infectoparasitária não infecciosa, crônica, causada por protozoários do gênero Leishmania, com envolvimento de várias espécies do parasita. A transmissão é feita por vetores (roedores, canídeos, equinos, marsupiais...). Assim, é uma zoonose que afeta, secundariamente, os humanos. O diagnóstico pode ser feito, como nesse caso, com a intradermorreação de Montenegro; reação sorológicas como: imunofluorescência indireta (RIFI) e ELISA; PCR e citometria de fluxo. O diagnóstico de certeza é a demonstração do parasita na lesão. O material pode ser o raspada da lesão ou biópsia da mesma, melhor que seja em borda, e a análise por citologia corada pela técnica de Giemsa, Leishman ou Panótico.

Essa paciente foi tratada com antimoniato de N-metil-glucamina (droga de escolha pela Organização Mundial de Saúde), mas também podem ser usados anfotericina B e isetionato de pentamidina.

Capítulo 10
Diagnóstico Diferencial

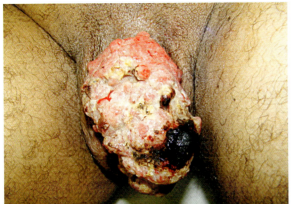
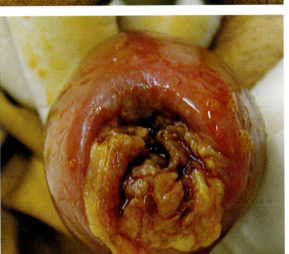
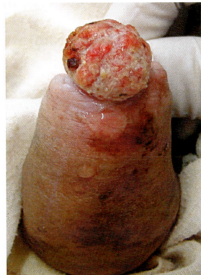
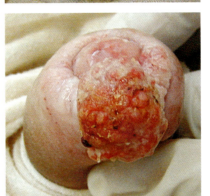

Figura 10-164

Estes casos de câncer de pênis, em homens do estado de Alagoas, são em pacientes na faixa de 50 anos de idade. Todos tinham história de lesões verrucosas crônicas.

Figura 10-165

Paciente com linfangiectasia pós-cirurgia para tratamento de câncer de pênis. Apresenta, ainda, sequelas dérmicas de radioterapia. Hoje, 2011, sabemos que a maioria dos casos desse tumor tem envolvimento com HPV. Estudos de epidemiologia molecular apontam o HPV tipo 6 como o segundo tipo de HPV identificado, isoladamente, em biópsias de câncer de pênis. Assim, a vacinação contra HPV de homens jovens não deve ser postergada, como medida profilática dessa doença.

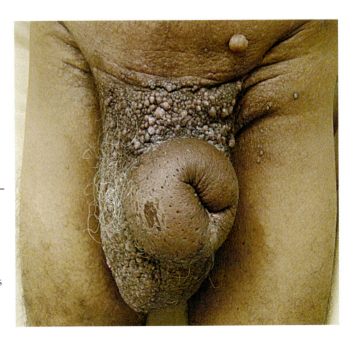

Figura 10-166

Paciente com 83 anos atendida apenas para realização de biópsia de lesão vegetante em vulva. O resultado histopatológico foi condiloma acuminado com áreas exibindo atipias, mas sem malignização. Foi proposta exerese cirúrgica.

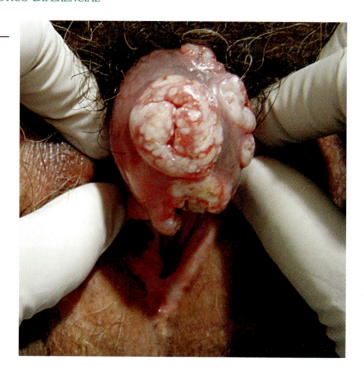

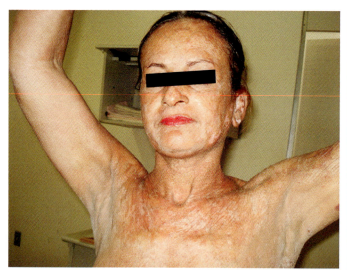

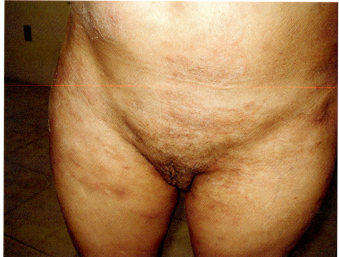

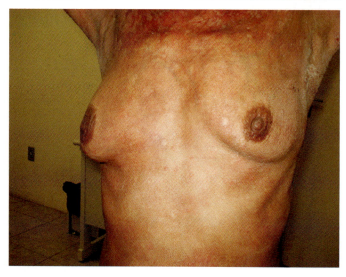

Figura 10-167

Paciente, do interior de Alagoas, com quadro de lúpus eritematoso sistêmico. Notar que as alterações dermatológicas impõem o diagnóstico diferencial de sífilis recente exantemática, também chamada de sífilis secundária.

Capítulo 10
DIAGNÓSTICO DIFERENCIAL

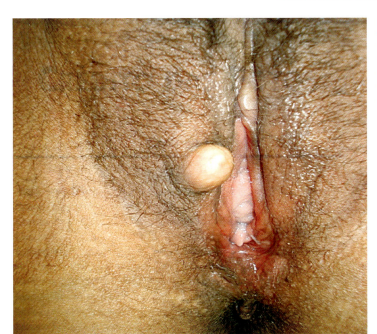

Figura 10-168

Paciente encaminhada para atendimento no PAM Salgadinho em Maceió – AL, para tratar de caroço na vulva *(sic)*. Na verdade, não se trata de um caso de DST, mas de diagnóstico de cisto de inclusão epidérmica e o tratamento é a retirada do cisto.

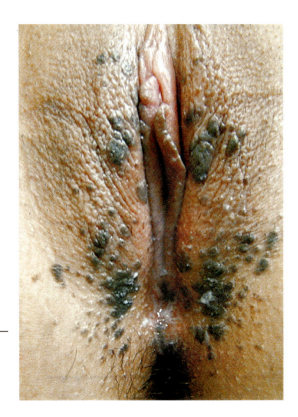

Figura 10-169

Paciente com 15 anos de idade atendida no PAM Salgadinho em Maceió – AL, com inúmeras lesões papulosas e hipercrômicas com superfície rugosa em vulva. A biópsia revelou ser condiloma + VIN 1.

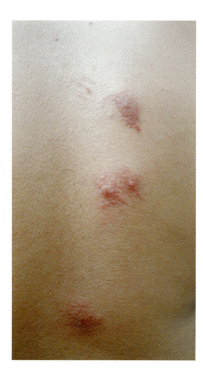 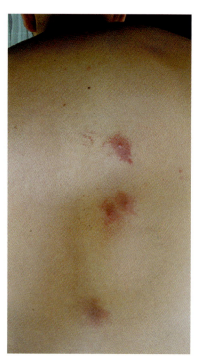

Figura 10-170

Homem, adulto jovem, trabalhador rural com lesões papulosas avermelhadas em dorso apresentando um orifício central em todas as lesões. Refere "ferroadas e fisgadas" nas lesões. Informa passado de berne em couro cabeludo. Foi medicado com ivermectina oral.

Retornou para consulta três semanas depois, dizendo que a lesão superior "abriu" em três dias e dela saiu um berne morto. As demais lesões involuíram.

Ver vídeo em DVD anexo.

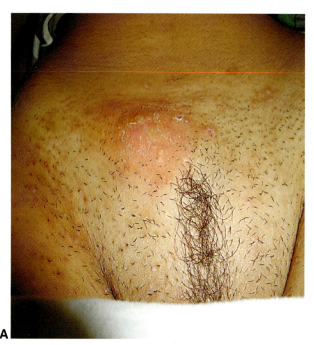 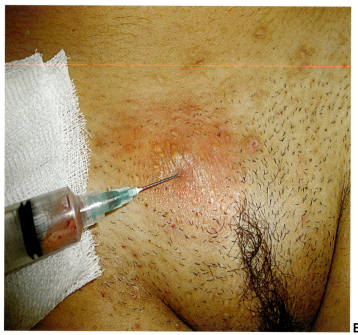

A   B

Figura 10-171

Estudante universitária procurou o Setor de DST da UFF queixando-se de dor, calor, rubor em região pubiana (**A**). Informou que quadro similar, mas de menor intensidade, ficou constante cerca de um ano após passar a depilar a área com barbeador. Há uma semana notou que o processo inflamatório ficou maior. Procurou ginecologista e esse prescreveu amoxacilina, 500 mg 3x ao dia e afirmou que se tratava de uma DST, linfogranuloma, mas não solicitou quaisquer sorologias e nem convidou o parceiro sexual para consulta. Após anamnese ficamos sabendo que a paciente sempre usava preservativo em suas relações sexuais e que não tinha relação sexual há mais de seis meses. Foi proposto esvaziamento do abscesso (**B**) e solicitadas sorologias para clamídia, sífilis, HIV e hepatite B (não sabia informar sobre vacinação). Foi pesquisado, também, por imunofluorescência direta, clamídia do conteúdo purulento. Todos foram negativos. Foi prescrito esquema vacinal contra hepatite B.

Ver vídeo em DVD anexo.

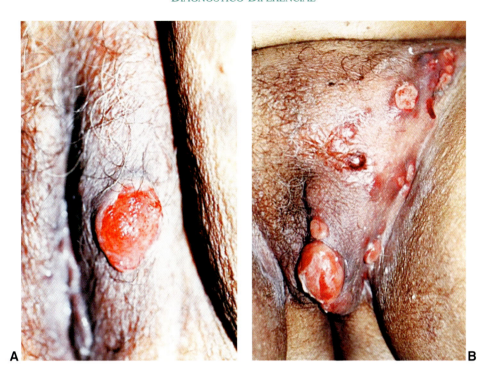

Figura 10-172

Paciente com 65 anos de idade atendida em clínica privada com úlcera pouco dolorosa, de fundo limpo, eritematoso, com bordas elevadas (**A**). Já havia sido submetida a tratamento antimicrobiano para abordagem sindrômica para úlcera genital sem sucesso e que ainda estava em uso de ciprofloxacino 500 mg VO 2x dia. Disse que resultado de histopatológico de biópsia da lesão ficaria pronto em uma semana. Relatou que a lesão tinha surgido há cerca de dois meses.

Na anamnese ficamos sabendo que apresentava febre vespertina e que o hemograma mostrava leucocitose com desvio para esquerda. Embora alegasse emagrecimento nos últimos meses, esse não era exagerado *(sic)*.

Uma semana depois, trouxe o resultado da biópsia: granuloma piogênico.

Como o quadro não melhorou, ligamos para o laboratório que realizou a histopatologia e pedimos revisão da lâmina. No momento, fomos informado que tal procedimento demoraria duas semanas. Resolvemos, então, fazer novas biópsias (uma no centro da lesão e duas em bordas distintas) e enviar para profissional de nossa confiança.

O resultado foi linfoma e a paciente evoluiu de forma insatisfatória (lesão vulvar (**B**)) falecendo poucos meses depois.

Um mês depois da solicitação de revisão de lâmina ao primeiro laboratório fomos procurados com a informação de que o resultado não era bem aquele e que deveria ser algo maligno. Questionamos a respeito da demora sobre o erro e ouvimos que "essa coisa de atender convênio as vezes leva a isso".

Mais uma vez, fica patente que a abordagem sindrômica para as DSTs deve ser monitorada. Mostra, também, que muitas alterações genitais são sintomas locais de doença sistêmica e que pedir revisão de lâmina e proceder novo exame para análise por profissional de qualidade conhecida são atitudes que devem ser praticadas.

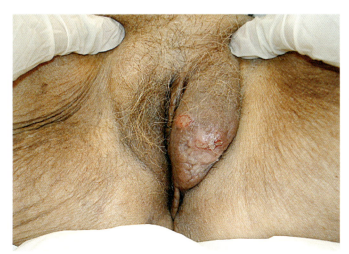

Figura 10-173

Mulher com 82 anos de idade atendida no ambulatório de patologia vulvar da UFF com queixa de úlcera vulvar dolorosa.

Ao exame: aumento do volume do grande lábio esquerdo com presença de dois tipos de úlceras. Uma úlcera maior central com tecido de cicatrização e outras duas menores apresentando bordas hiperemiadas, fundo amarelado e dolorosas à palpação.

Os diagnósticos foram: doença de base, leucemia linfoide crônica (LLC) e histológico da úlcera vulvar de herpes simples + LLC.

DOENÇA DE PAGET VULVAR
(DOENÇA DE PAGET EXTRAMAMÁRIO VULVAR RECORRENTE)

A doença de Paget extramamária recorrente da vulva (DPEMr-V) é um adenocarcinoma raro, caracterizado por diferenciação glandular e um curso insidioso. Com o tratamento padrão são vistas uma possível perda de função tissular e recorrência da doença. As taxas de recorrência da EMPD-V são altas, apesar da intervenção cirúrgica agressiva. O diagnóstico é feito por exame histopatológico e o tratamento recomendado atualmente é excisão cirúrgica larga. As características histopatológicas são similares na doença de Paget da mama e na doença de Paget vulvar. As células de Paget estão presentes isoladamente ou em pequenos grupos e, caracteristicamente, coram-se com hematoxilina e eosina. A identificação de novas estratégias terapêuticas menos mutilantes e agressivas que a reexcisão, a terapia de raios X ou quimioterapia podem ser boas opções.

Relatamos um caso em que a resolução clínica e histológica completa de EMPD-V não invasivo da vulva foi conseguida com o mínimo de efeitos adversos após 6 semanas de aplicação de imiquimod. Imiquimod é um imunomodulador que estimula a produção de uma série de citocinas, incluindo IL-1, IL-6, IL-8 e IL-12 e, especialmente, IFN-α e TNF. O imiquimod geralmente é bem tolerado, sem efeitos secundários graves ou dano tecidual. Imiquimod pode ser uma alternativa útil ou adjuvante no tratamento da EMPD.

Relato do Caso

Apresentamos um caso de uma paciente com DPEMr-V recorrente, que respondeu ao tratamento com imiquimod tópico. Mulher de 72 anos de idade com um histórico de hipertensão e diabetes foi submetida, em 1995, à vulvectomia (com margens livres da doença) por DPEMr-V. Ela abandonou o acompanhamento e voltou, 8 anos depois, com uma lesão benigna, uma pápula eritematosa perto da cicatriz cirúrgica. Ao obter alívio dos sintomas com corticoide tópico, a paciente não compareceu para uma vulvoscopia programada.

A paciente reapareceu 2 anos depois com uma lesão maior (**Figura 10-174A**). Ao exame, a lesão com hipopigmentação e leucoplasia foi observada na vulva e na região glútea. A biópsia foi positiva para DPEMr-V e o diagnóstico diferencial foi confirmado por exame histopatológico (HE – **Figura 10-174B**) e imuno-histoquímica (**Tabela 1**). A imuno-histoquímica foi positiva para CK 7 (**Figura 10-174C**), EMA (**Figura 10-174D**) e CEA (**Figura 10-174E**). Em razão de doenças secundárias crônicas (diabetes e hipertensão arterial), não foi proposta nova cirurgia. As opções terapêuticas foram discutidas com a paciente e ela concordou em se submeter ao tratamento com creme de imiquimod a 5% durante 6 semanas.

O tratamento foi iniciado em 10.08.2005. Uma semana depois, ela voltou à sala de emergência com dor de cabeça e sintomas gripais, recebendo atendimento médico e também uma avaliação ginecológica (**Figura 10-175**). Devido a dor, ardor e ulceração no local tratado, voltou 14 dias após (**Figura 10-176**) e a aplicação tópica foi suspensa por 2 semanas. Na próxima visita, ela apresentou melhora significativa, com apenas uma leve hiperemia (**Figura 10-177**), e o medicamento foi reiniciado. Depois que o esquema terapêutico foi completado, a avaliação da paciente e a biópsia foram negativas (**Figura 10-178A a D**). O acompanhamento confirmou a abordagem da doença com sucesso (**Figura 10-179**). A paciente permaneceu clinicamente livre da DPEMr-V por cerca de 1 ano.

Tabela 1. Coloração imuno-histoquímica

Imuno-histoquímica	Resultados
CK 7	Positivo
EMA	Positivo
CEA	Positivo
GCDFP-15	Fracamente positivo
HMB-45	Negativo
Proteína S-100	Negativo
Melan-A	Negativo
c-erbB-2	Negativo
p53	Negativo

Conclusão

O manejo da EMPD-V pode ser desafiador e, às vezes, frustrante. Vários fatores contribuem para as falhas de recorrência da doença e falha de tratamento. Este relatório sugere que o imiquimod tópico pode ser considerado uma alternativa de tratamento para pacientes com doença de Paget extramamária recorrente, a fim de evitar o sofrimento, a desfiguração permanente e os déficits funcionais. O imiquimod creme age como modificador da resposta imune e parece ser uma promissora terapia adicional.

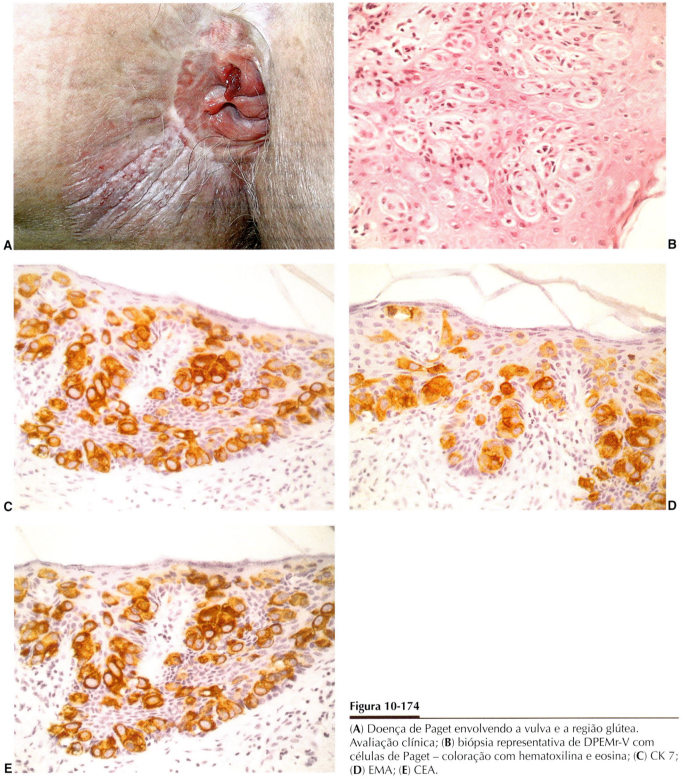

Figura 10-174

(**A**) Doença de Paget envolvendo a vulva e a região glútea. Avaliação clínica; (**B**) biópsia representativa de DPEMr-V com células de Paget – coloração com hematoxilina e eosina; (**C**) CK 7; (**D**) EMA; (**E**) CEA.

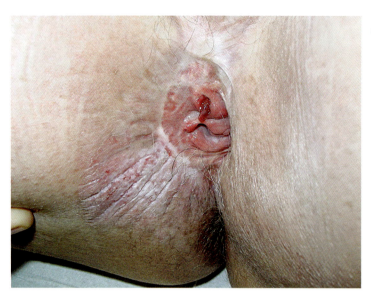

Figura 10-175

Avaliação 1 semana após o tratamento tópico com imiquimod a 5%.

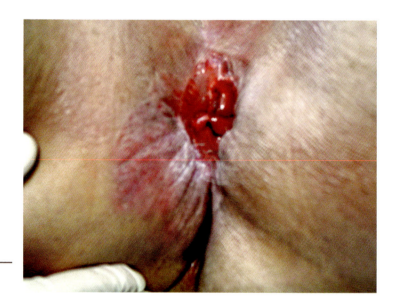

Figura 10-176

Eventos adversos locais associados ao uso de imiquimod, induzindo a descontinuação do tratamento.

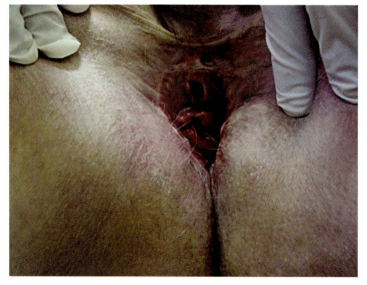

Figura 10-177

Melhora do quadro lesional com o tratamento local – 2 semanas de tratamento seguidas de 2 semanas de interrupção temporária do imiquimod tópico.

Capítulo 10
Diagnóstico Diferencial

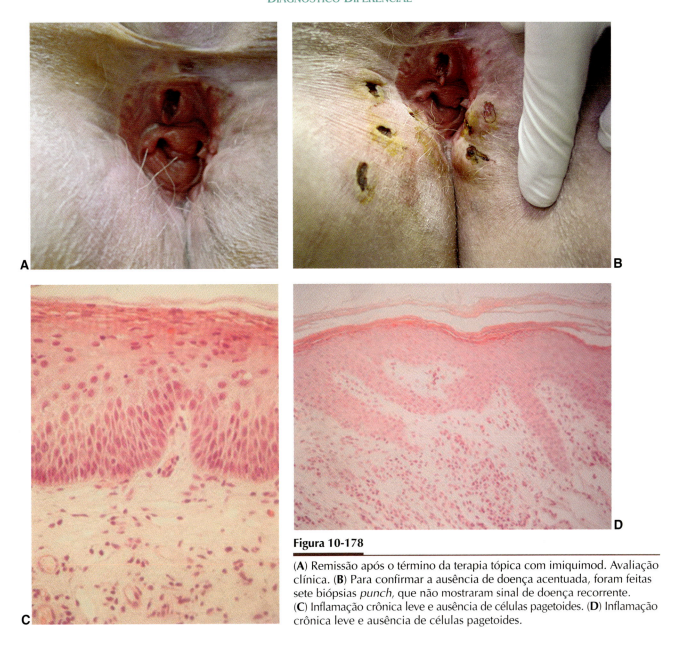

Figura 10-178

(**A**) Remissão após o término da terapia tópica com imiquimod. Avaliação clínica. (**B**) Para confirmar a ausência de doença acentuada, foram feitas sete biópsias *punch*, que não mostraram sinal de doença recorrente. (**C**) Inflamação crônica leve e ausência de células pagetoides. (**D**) Inflamação crônica leve e ausência de células pagetoides.

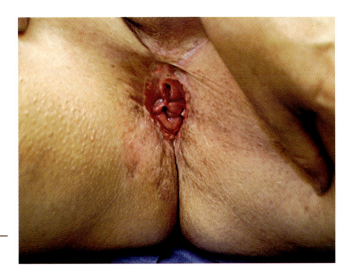

Figura 10-179

Imagem representativa do acompanhamento clínico da terapia com imiquimod induzindo a remissão da DPEMr-V.

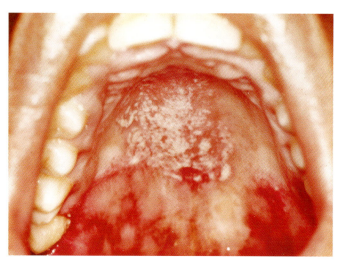

Figura 10-180

Paciente do sexo masculino, 22 anos de idade, bissexual, soropositivo para o HIV, apresentou-se com lesões intraorais, representadas por áreas eritematosas, intensamente dolorosas, como resultado de infecção pelo herpes simples. Em algumas áreas nota-se a presença de material branco necrótico, como resultado de sobreposição de candidose pseudomembranosa.

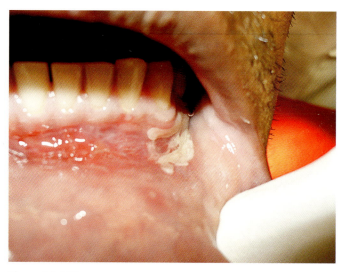

Figura 10-181

Paciente do sexo masculino, 31 anos, apresentando áreas eritematosas envolvendo mucosa jugal, mucosa labial e, como observado na imagem, o fundo de vestíbulo e gengiva, recoberto por material brancacento necrótico como resultado de candidose pseudomembranosa.

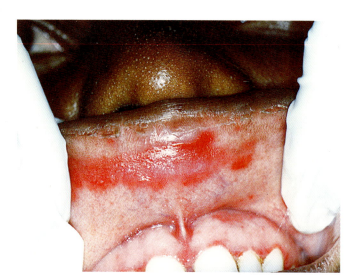

Figura 10-182

Paciente do sexo feminino, 28 anos de idade, apresentando lesões eritematosas erosivas de forma irregular na mucosa labial superior, na mucosa alveolar e na gengiva inserida, de aparecimento súbito 15 dias após regressão de infecção herpética labial recorrente. Outras áreas da boca mostraram acometimento com o aparecimento de lesões eritematosas precedidas de vesículas e bolhas nas palmas das mãos, nas plantas dos pés, e outras áreas cutâneas apresentaram lesões sob a forma de anéis concêntricos, lembrando aspecto de "olho de boi" ou "alvo", caracterizando quadro clínico de eritema multiforme.

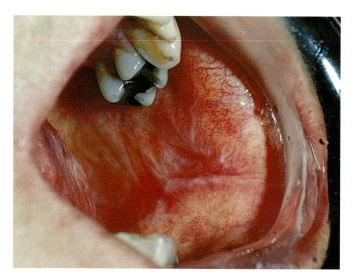

Figura 10-183

Paciente do sexo feminino, 48 anos de idade, apresentando lesões erosivas eritematosas na mucosa bucal, envolvendo vermelhão dos lábios, gengiva, e como observado na imagem, a mucosa jugal. Nota-se que a periferia da lesão apresenta linhas brancas ceratóticas irradiadas. Além dos aspectos intraorais, a paciente apresentava lesões cutâneas de aspecto eritematoso com escamas e, na face, erupção em forma de "asas de borboleta", sendo o caso diagnosticado como lúpus eritematoso.

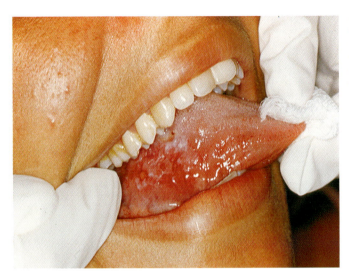

Figura 10-184

Paciente do sexo feminino, 20 anos de idade, apresentando área eritematosa envolvendo a borda e o ventre lingual do lado direito, tendo na periferia áreas brancas ceratóticas com estriações, representando quadro clínico de líquen plano erosivo, que lembra o aspecto clínico das manifestações orais de sífilis secundária.

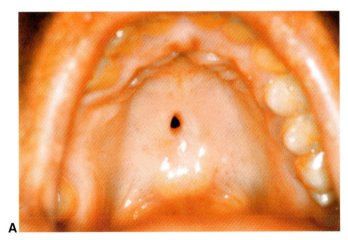

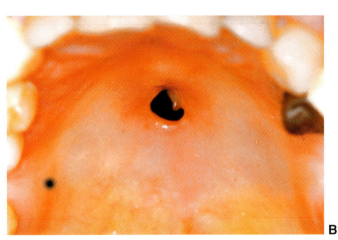

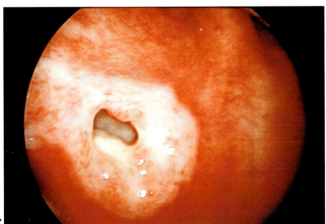

Figura 10-185

Em (**A**), lesão ulcerodestrutiva causando perfuração na linha média do palato duro, resultante da presença de rinoscleroma, que se assemelha com comunicação buconasal decorrente de sífilis terciária (goma). O diagnóstico será possível por meio de análise histopatológica de biópsia da lesão.

Em (**B**), imagem da perfuração na linha média do palato duro, causada por tuberculose nasal, que se presta para o diagnóstico diferencial – goma sifilítica. Biópsia da protuberância esclareceu o caso.

Em (**C**), imagem obtida por endoscopia oral com fibra óptica de 30 graus, tipo Hopkins, que evidencia lesão ulceroperfurante no palato mole resultante de *Cancro oris* (noma – ver Capítulo 9), que se presta para o diagnóstico diferencial com cancro duro.

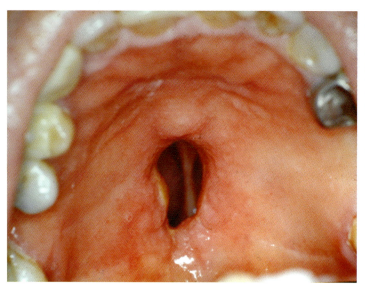

Figura 10-186

Paciente do sexo feminino, 61 anos de idade, apresentando lesão ulcerodestrutiva na linha média do palato duro, provocando perfuração e comunicação buconasal, decorrente de tuberculose. Tumores malignos nas fossas nasais, como carcinomas e linfomas, leishmaniose tegumentar americana, paracoccidioidomicose, histoplasmose, carcinoma de células escamosas intraorais, tumores malignos de glândulas salivares acessórias no palato, sialometaplasia necrosante e rinoscleroma são as principais causas de lesões destrutivas de palato que ocasionam comunicações buconasais.

Figura 10-187

Imagem de corte tomográfico sagital mostrando a perfuração de linha média do palato, ocasionada por tuberculose vista na imagem anterior e apontada por seta. Observa-se, também, a destruição de estruturas nasais ósseas e cartilaginosas.

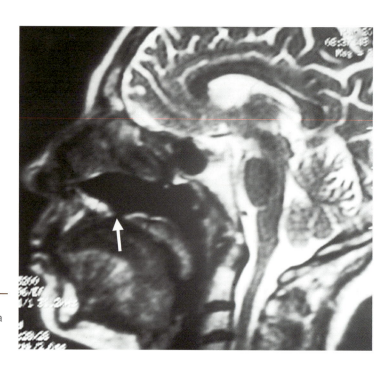

CAPÍTULO 11

APRESENTAÇÕES COMERCIAIS

SUBSTÂNCIA*	APRESENTAÇÃO COMERCIAL**
Ácido tricloroacético 40/90%	Manipulação
Aciclovir	Aviral 400 mg, cx. c/ 70 comp.; Zovirax 200 mg, cx. c/ 25 comp.
Ácido acetilsalicílico	AAS, 500 mg, venda fracionada
Ácido bórico 600 mg	Manipulação
Azitromicina	Azitrax GU, cx. com 1 ou 2 comp. de 1 g; Clindal AZ, cx. c/ 2 ou 3 comp. de 500 mg
Benzoato de benzila	Acarsan, loção a 25%, frasco c/ 80 mL
Betametasona	Celestone Soluspan, ampola com 1 mL IM
Cefixima	Cefixima Mepha, 400 mg, cx. c/ 1, 6, 8 ou 12 comp.
Ceftriaxona	Ceftriax, frasco c/ 250 mg, 500 mg e 1 g
Cetoconazol	Nizoral 200 mg, cx. c/ 10 ou 30 comp.
Ciprofloxacino	Floxocip, 500 mg, cx. c/ 6 e 14 comp.; Ciproflox 500 mg cx. c/ 6 ou 14 comp.
Clindamicina	Dalacin C, cx. c/ 16 cápsulas, 300 mg
Clindamicina creme 2%	Dalacin V, creme vaginal, bisnaga c/ 20 g
Cloreto de benzalcômio 0,1 mg + brometo de cetrimônio 0,2 mg	Drapolene creme/pomada; bisnaga com 40 g
Clotamina	Manipulação, creme
Clotrimazol	Gino-Canesten, creme vaginal 1%, bisnaga c/ 35 g
Deltametrina	Deltacid, frasco c/ 100 mL
Dexpantenol 50 mg/g	Bepantol pomada; bisnaga com 30 g
Doxiciclina 100 mg	Vibramicina, cx. c/ 20 comp. solúveis Vibramicina (drágeas), cx. c/ 3 ou 5 dg.

Continua

SUBSTÂNCIA*	APRESENTAÇÃO COMERCIAL**
Doxiciclina 200 mg	Protectina, cx. c/ 5 e10 cápsulas/microgrânulos
Enxofre precipitado	Manipulação
Eritromicina (estearato)	Pantomicina 500 mg, cx. c/ 10 comp.
Espectinomicina	Trobicin, 2 g, frasco ampola, IM
Faciclovir	Penvir 125 mg, cx. c/ 10 comp. Penvir 500 mg, cx. c/ 10 comp.
Fluconazol	Triazol, 150 mg, cx. c/ 1 ou 2 comp.; 100 mg, cx. c/ 8 comp.
Gatifloxacina	Tequin 400 mg, cx. c/ 1, 7 ou 10 comp.
Hidróxido de potássio	Manipulação, várias concentrações (5-10%)
Imiquimode creme a 5%	Ixium, cx. c/ 12 sachês com 250 mg cada
Imunoglobulina anti-HVB	Hepatect CP, amp. c/ 100 UI, frasco c/ 500 UI Gama Anti-hepatite B Grisofilis Amp. c/ 600 e 1.000 UI
Interferon alfa–2A	Roferon-A, amp. c/ 3, 6, 5 ou 9 M UI
Interferon alfa–2B	Intron-A, amp. c/ 3, 5 ou 10 M UI
Interferon beta–1A	Rebif, cx. com 12 seringas c/ 0,5 mL/ 6M UI
Isoconazol vaginal	Gyno-Icaden, cx. c/ 1 bisnaga
Itraconazol 200 mg	Traconal 100 mg, cx. c/ 4, 10 ou 15 cápsulas
Ivermectina	Revectina, cx. c/ 2 ou 4 comp.
Levofloxacina 500 mg	Levaquin, Tamiran, cx. c/ 7, 10 ou 50 comp.
Metronidazol (creme vaginal)	Colpistar (assoc.), cx. c/ 1 bisnaga Flagyl ginecológico, cx. c/ 1 bisnaga
Metronidazol comprimido	Flagyl 250/400 mg, cx. c/ 20 ou 24 comp.
Miconazol vaginal	Gyno-Daktarin, cx. c/ 1 bisnaga
Monossulfiram	Sulfiram, frasco c/ 100 mL
Nistatina	Micostatin, 4 g contém 100.000 UI, tubos c/ 60 g
Ofloxacina 400 mg	Floxstat 400 mg, cx. c/ 10 comp.
Penicilina G benzatina	Benzetacil amp. c/ 600 mil / 1.200 M UI

Apresentações Comerciais

SUBSTÂNCIA*	APRESENTAÇÃO COMERCIAL**
Permetrina	Nedax *plus*, loção 50 mg/mL, frasco c/ 40 e 60 mL
Piretrina	Sarnapen, frasco c/ 100 mL
Podofilina 25%	Manipulação, tintura de benjoim
Podofilotoxina 0,5%	Wartec creme, cx. c/ 1 bisnaga
Rosoxacino	Eradacil 150 mg, cx. c/ 2 cápsulas
Secnidazol	Secni-*plus* 500 mg, cx. c/ 4 ou 8 comp. Secni-*plus* 1g, cx. c/ 2 ou 4 comp.
Secnidazol	Secnidal, 1 g, cx. c/ 2 e 4 comp.
Sulfametoxazol + Trimetropim	Bactrim F, cx. c/ 10 comp.
Terconazol vaginal	Gyno-Fungix, cx. c/ 1 bisnaga
Tetraciclina 500 mg	Terramicina, cx. c/ 100 cápsulas
Tiabendazol	Thiaben, 500 mg, cx. c/ 6 comp. suspensão oral 50 mg/1 mL, frasco c/ 40 mL
Tianfenicol	Glitisol G, cx. c/ 2 envelopes de 2,5 g cada Glitisol 500 mg, cx. c/ 20 comp.
Tinidazol	Amplium 500 mg, cx. c/ 4 ou 8 comp.
Tioconazol vaginal	Ginomax (assoc.), cx. c/ 1 bisnaga, Ginotralem, cx. c/ 1 bisnaga
Tretinoína	Vitanol A, creme a 0,025; 0,05 e 0,1%, bisnaga c/25 g
Uncaria tomentosa	Imuno-Max, bisnaga, 50 mg/g
Vacina contra HPV	Vacina quadrivalente recombinante contra papilomavírus humano (tipos 6, 11, 16 e 18), cx. c/ seringa montada, 0,5 mL IM; vacina contra HPV oncogênico (16 e 18, recombinante, com adjuvante AS04), cx. c/ seringa montada, 0,5 mL IM
Valaciclovir	Valtrex, 500 mg, cx. c/ 10 ou 42 comp.

*Muitas substâncias existem com Medicamentos Genéricos.
**Existem outras marcas de medicamentos não citadas.

Crédito das Fotos

Capítulo 1

SÍFILIS

Adele Schwartz Benzaken e José Carlos G. Sardinha: 12, 22, 124, 151
Bruno Pompeu Marques: 148, 153
Claudia de C. Garcia e Silvana Khouri Duarte: 62
Claudio Cesar Cirne dos Santos e Nero Araújo Barreto: 25, 190
Gutemberg Leão de Almeida Filho: 140, 141, 143
Ivo Castelo Branco Coêlho: 128(H), 144
Ivo Castelo Branco Coêlho e Ronaldo Soares de Farias: 61
João Soares Moreira: 88, 89, 162
Juan Carlos Flichman: 17
Jussara Barros Cerrutti: 187
Luiz Carlos Moreira: 26, 27, 28, 29, 30, 31, 32, 33, 34, 35, 36, 37, 38, 39, 40, 41, 42, 43, 44, 45, 46, 47, 90, 91, 92, 158, 160, 161, 178, 179, 180, 181, 183, 184
Mauro Romero Leal Passos: 1, 2, 3, 4, 5, 6, 7, 8, 9, 10, 11, 13, 14, 15, 18, 19, 20, 21, 23, 48, 49, 50, 51, 53, 54, 55, 57, 58, 59, 60, 64, 65, 66, 67, 68, 69, 70, 71, 72, 73, 74, 75, 76, 77, 79, 80, 81, 82, 85, 86, 87, 93, 94, 95, 103, 104, 105, 107, 108, 109, 110, 111, 112 113, 114, 115, 116, 117, 118, 119, 120, 121, 122, 123, 125, 126, 127, 129, 130, 131, 132, 135, 137, 139, 142, 145, 146, 147, 150, 152, 159, 164
Mauro Romero Leal Passos e Altamiro Vianna e Vilhena de Carvalho: 96, 97, 98, 99
Mauro Romero Leal Passos e Gesmar Volga Haddad Herdy: 186
Mauro Romero Leal Passos e Luiz Carlos Moreira: 78
Mauro Romero Leal Passos e Mariana Dinau Leal Passos: 16
Mauro Romero Leal Passos, Mariana Dinau Leal Passos e Roberto de Souza Salles: 56, 83, 84
Mauro Romero Leal Passos e Nero Araújo Barreto: 188
Mauro Romero Leal Passos e Renata de Queiroz Varella: 102, 106, 128(A a G)
Mauro Romero Leal Passos, Renata de Queiroz Varella e Renato de Souza Bravo: 133, 134
Mauro Romero Leal Passos e Roberto Maués: 52, 136
Nero Araújo Barreto: 24
Paulo Roberto Nery da Silva: 163
Roberto Maués: 63, 149, 154, 155, 156, 157, 176, 177,
Sandra F. Moreira da Silva 100
Vânia Silami: 165, 166, 167, 168, 169, 170, 171, 172, 173, 174, 175, 182, 185, 189
Vera Lúcia Tenório Correia da Silva: 101, 138

Capítulo 2

HERPES GENITAL

Adele Schwartz Benzaken e José Carlos G. Sardinha: 9, 37, 44, 45
Bruno Pompeu Marques: 51, 52, 53
Fábio Russomano: 12, 13
Geraldo Duarte: 49, 50
Gutemberg Leão de Almeida Filho: 8
Ivo Castelo Branco Coêlho e Ronaldo Soares de Farias: 22, 30, 31
Luiz Carlos Moreira: 15, 16,
Maria Clara D'Araujo C. M. Chaves: 55, 56, 57, 58
Mauro Romero Leal Passos: 2, 3, 4, 6, 7, 11, 14, 17, 18, 19, 20, 21, 23, 25, 27, 28, 29, 32, 33, 34, 35, 36, 39, 40, 41, 46, 47, 48, 54
Mauro Romero Leal Passos e José Carlos G. Sardinha: 43
Mauro Romero Leal Passos e Mariana Dinau Leal Passos: 42
Mauro Romero Leal Passos e Philippe Godefroy: 43
Mauro Romero Leal Passos e Roberto Maués: 1
Philippe Godefroy: 38
Raimundo Diogo Machado: 59
Roberto Maués: 24, 26
Tomaz Barbosa Isolan: 10
Vera Lúcia Tenório Correia da Silva: 5

Capítulo 3

CANCRO MOLE

Adele Schwartz Benzaken e José Carlos G. Sardinha: 13, 23
Bruno Pompeu Marques: 19
Claudio Cesar Cirne dos Santos e Nero Araújo Barreto: 26
Ken Borchardt: 29
Luiz Augusto Nunes Teixeira: 12
Luiz Carlos Moreira e Tomaz Barbosa Isolan: 7
Mauro Romero Leal Passos: 1, 2, 4, 5, 6, 8, 9, 10, 11, 14, 15, 16, 17, 18, 20, 21, 22, 24, 25, 28
Nero Araújo Barreto: 27
Roberto Maués: 3

Capítulo 4

LINFOGRANULOMA VENÉREO

Benjamim Baptista de Almeida: 12
Ivo Castelo Branco Coêlho e Ronaldo Soares de Farias: 16
Jussara Barros Cerrutti: 13, 14
Mauro Romero Leal Passos: 2, 4, 5, 6, 7, 8, 9, 10, 11, 15
René Garrido Neves: 1
Roberto Maués: 3

Capítulo 5

DONOVANOSE

Adele Schwartz Benzaken e José Carlos G. Sardinha: 12
Gutemberg Leão de Almeida Filho: 8
José Carlos Saddy: 17
José Trindade Filho: 4
Mauro Romero Leal Passos: 1, 2, 3, 5, 7, 9, 10, 11, 13, 14

Mauro Romero Leal Passos, Gutemberg Leão de Almeida Filho e Paulo da Costa Lopes: 6
Nísio Marcondes: 16
Raimundo Diogo Machado: 15

Capítulo 6

INFECÇÃO POR GONOCOCO E CLAMÍDIA

Altamiro Vianna e Vilhena de Carvalho: 44, 45
Bruno Pompeu Marques: 28, 37
Edmundo Chada Baracat: 46, 47, 48
Gutemberg Leão de Almeida Filho: 24
Helder José Alves Machado: 27
Humberto Abrão: 63, 64
Ivo Castelo Branco Coêlho e Vaulice Sales Café: 21
Juan Carlos Flichman: 51
Luiz Carlos Moreira: 39
Luiz Carlos Moreira e Andréa Braga Moleri: 38
Mauro Romero Leal Passos: 1, 2, 5, 6, 7, 10, 11, 12, 13, 15, 16, 17, 18, 19, 20, 22, 25, 30, 31, 32, 33, 34, 35, 36, 41, 42, 49, 52, 53, 54, 55, 62
Mauro Romero Leal Passos, Auri Vieira da Silva Nascimento, Ana Cristina Machado, Mariana Dinau Leal Passos e Nero Araújo Barreto: 14
Mauro Romero Leal Passos e Ivo Castelo Branco Coêlho: 8
Mauro Romero Leal Passos e Mariana Dinau Leal Passos: 4
Mauro Romero Leal Passos, Mariana Dinau Leal Passos, Priscilla Frauches Madureira de Faria e Vaulice Sales Café: 29
Mauro Romero Leal Passos e Renata de Queiroz Varella: 23
Nero Araújo Barreto e Cláudio Cesar Cirne dos Santos: 56, 57, 58, 59, 60, 61
Paulo Linhares: 43
Raimundo Diogo Machado: 65
Roberto Maués: 3, 50
Susana Cristina Aidé V. Fialho: 26

Capítulo 7

VULVOVAGINITES

Cláudio Cesar Cirne dos Santos e Nero Araújo Barreto: 29, 30, 48, 52A, 53
Cláudio Cesar Cirne dos Santos e Paulo Cesar Giraldo: 52B
Gutemberg Leão de Almeida Filho: 6, 24
Jussara Schwind Pedrosa Stussi: 20
Maria Clara D'Araujo C. M. Chaves e Cristina Mendonça Costa: 21, 22, 23, 32, 33, 34, 36, 56
Mauro Romero Leal Passos: 3, 4, 5, 9, 10, 12, 13, 15, 25A, 38A, 40, 41, 42, 58, 59, 60
Mauro Romero Leal Passos e Nero Araújo Barreto: 35
Mauro Romero Leal Passos e Paulo Cesar Giraldo: 2
Mauro Romero Leal Passos e Renata de Queiroz Varella: 1
Mauro Romero Leal Passos e Rogério Tavares: 11
Nero Araújo Barreto: 14, 16, 17, 18, 19, 31, 39, 43, 44, 45, 46, 47, 49, 50, 51, 54, 55
Paulo Cesar Giraldo: 7, 25B, 26, 37, 38B, 52C,
Raimundo Diogo Machado: 57
Sílvia Lima: 27, 28
Susana Cristina Aidé V. Fialho: 8, 38C

Capítulo 8

CONDILOMA ACUMINADO – INFECÇÃO POR PAPILOMAVÍRUS HUMANO

Altamiro Vianna e Vilhena de Carvalho: 47, 48
Bruno Pompeu Marques: 45
Edison Natal Fedrizzi: 76
Fábio Russomano: 125, 126, 127, 128, 129, 130, 131, 132, 133, 134, 135, 136, 137, 138, 139, 141, 142, 143, 144, 145, 146, 147, 148, 149, 150, 151, 152, 153, 154, 155
Fábio Russomano e Paulo da Costa Lopes: 156
Gutemberg Leão de Almeida Filho: 95, 100, 106, 162, 176, 177, 178, 179, 180, 181, 182, 183, 184, 185
Isabel Do Val: 109, 110, 111, 112
Ivo Castelo Branco Coêlho: 35, 54
Ivo Castelo Branco Coêlho e Ronaldo Soares de Farias: 23, 70
Jussara Barros Cerrutti: 9, 24, 29, 71, 170
Ledy do Horto dos Santos Oliveira e Sílvia Maria B. Cavalcanti: 195, 196, 197, 198, 199, 200
Luiz Carlos Moreira: 40, 41, 42, 49, 50, 51, 52, 53, 55, 56, 57, 58, 59, 60, 61, 62, 83A
M. Ferrer Gispert: 164, 165, 166
Maria Clara D'Araujo C. M. Chaves: 187, 188, 189, 190, 191, 192, 193, 194
Mauro Romero Leal Passos: 1, 2, 4, 8, 10, 11, 13, 14, 15, 17, 18, 20, 21, 22, 26, 27, 30, 34, 36, 37, 38, 39, 66, 67, 68, 69, 72, 73, 74, 80, 81, 82, 84, 86, 88, 89, 90, 96, 98, 101, 107, 108, 113, 114, 115, 116, 117, 123, 140, 157, 159, 161, 163, 168, 169, 171, 172, 173, 175, 186
Mauro Romero Leal Passos, Auri Vieira da Silva Nascimento, Ana Cristina Machado, Mariana Dinau Leal Passos, Helder José Alves Machado: 19
Mauro Romero Leal Passos e Délcio Nacif Sarruf: 43
Mauro Romero Leal Passos, Carla Aguiar Bastos e Márcia C. A. Araujo Frias: 108
Mauro Romero Leal Passos e Gesmar Volga Haddad Herdy: 87, 91
Mauro Romero Leal Passos e Gutemberg Leão de Almeida Filho: 79, 97, 103, 174
Mauro Romero Leal Passos, Gutemberg Leão de Almeida Filho e Paulo da Costa Lopes: 65, 99, 102, 104, 158
Mauro Romero Leal Passos e Ivo Castelo Branco Coêlho: 167
Mauro Romero Leal Passos e Luiz Carlos Moreira: 46
Mauro Romero Leal Passos e Mariana Dinau Leal Passos: 6, 7
Mauro Romero Leal Passos e Neiw Oliveira Iamada: 33
Mauro Romero Leal Passos e Paulo da Costa Lopes: 105
Mauro Romero Leal Passos e Renata de Queiroz Varella: 32, 83B
Mauro Romero Leal Passos, Rogério Tavares e Tomaz Barbosa Isolan: 85
Mauro Romero Leal Passos e Rubem de Avelar Goulart Filho: 16, 75, 78
Mauro Romero Leal Passos e Tomaz Barbosa Isolan: 12
Nei Fialho: 31
Renata Marques: 92
Roberto Maués: 3, 5
Sandra F. Moreira da Silva: 93
Sérgio Mancini Nicolau: 118, 119, 120, 121, 122, 124
Vera Lúcia Tenório Correia da Silva: 25, 28, 44, 63, 64, 77, 94, 160

Capítulo 9

ALGUMAS MANIFESTAÇÕES EM HIV/AIDS

André L. L. Curi: 104, 105, 106, 107, 108, 109
Isabel Do Val: 81

CRÉDITO DAS FOTOS

Ivo Castelo Branco Coêlho: 78
Ivo Castelo Branco Coêlho e Jussara Barros Cerrutti: 77
João Soares Moreira: 33, 34
Jussara Barros Cerrutti: 18, 19A, 70, 73, 74, 75, 76
Luiz Carlos Moreira e Andréa Braga Moleri: 1, 2, 3, 5, 6, 7, 8, 9, 10, 11, 12, 13, 14, 15, 16, 17,19B, 20, 21, 22, 23, 24, 25, 26, 27, 28, 29, 30, 31, 32, 35, 36, 37, 38, 39, 40, 41, 42, 43, 44, 45, 46, 47, 48, 49, 50, 51, 52, 53, 54, 55, 56, 57, 58, 59, 60, 61, 62, 63, 64, 65, 66, 67, 68
Mauro Romero Leal Passos: 69, 72, 79, 82, 89, 90, 93A
Mauro Romero Leal Passos, Auri Vieira da Silva Nascimento, Ana Cristina Machado e Mariana Dinau Leal Passos: 71
Mauro Romero Leal Passos, Luiz Carlos Moreira e Andréa Braga Moleri: 4
Philippe Godefroy: 99
Sinésio Talhari: 83, 84, 85, 86, 87, 88, 93B, 94, 95, 96, 97, 98
Susana Cristina Aidé V. Fialho: 100, 101, 102
Vera Lúcia Tenório Correia da Silva: 80, 91, 92

Capítulo 10
DIAGNÓSTICO DIFERENCIAL

Antônio Chambô Filho: 99
Bruno Pompeu Marques: 28
Eunice de Castro Soares: 94C
Fábio Russomano: 20, 74
Gutemberg Leão de Almeida Filho: 38, 39, 104, 114, 134
Gutemberg Leão de Almeida Filho e Paulo da Costa Lopes: 116
Humberto Abrão: 135
Ivo Castelo Branco Coêlho: 27, 32, 51, 84, 137, 150
Ivo Castelo Branco Coêlho e Ronaldo Soares de Farias: 24, 83
Ivo Castelo Branco Coêlho, Vaulice Sales Café e Ronaldo Soares de Farias: 100
João Soares Moreira: 185
Jussara Barros Cerrutti: 60, 89, 139, 140, 141
Luiz Carlos Moreira: 1, 2, 180, 181, 182, 183, 184, 185, 186, 187
Luiz Lúcio Daniel: 75, 76
Mauro Romero Leal Passos: 4, 5, 6, 7, 10, 12, 13, 15, 16, 17, 18, 19, 21, 22, 23, 25, 29, 30, 31, 35, 36, 37, 43, 45, 46, 48, 50, 52, 53, 54, 55, 56, 64, 65, 66, 68, 69, 70, 73, 77, 78, 79, 80, 82, 85, 86, 88, 90, 91, 92, 93, 94, 95, 96, 98, 101, 105, 108, 109, 111, 115, 120, 136, 138, 142, 143, 144, 145, 147, 148, 149, 151, 154, 170, 171, 172
Mauro Romero Leal Passos, Adelaide Rodrigues e Auri Vieira da Silva Nascimento: 87
Mauro Romero Leal Passos e Ana Cristina Machado: 49
Mauro Romero Leal Passos e Felipe Dinau Leal Passos: 107
Mauro Romero Leal Passos e Francisco Massa: 102
Mauro Romero Leal Passos e Gutemberg Leão de Almeida Filho: 110, 133, 146
Mauro Romero Leal Passos, Gutemberg Leão de Almeida Filho e Paulo da Costa Lopes: 97, 119, 121
Mauro Romero Leal Passos e Mariana Dinau Leal Passos: 8, 9
Mauro Romero Leal Passos, Mariana Dinau Leal Passos e Roberto de Souza Salles: 58
Mauro Romero Leal Passos, Mariana Dinau Leal Passos, Priscilla Frauches Madureira de Faria e José Trindade Filho: 59
Mauro Romero Leal Passos e Newton Sérgio de Carvalho: 103
Mauro Romero Leal Passos e Renata de Queiroz Varella: 63, 67, 106, 131
Mauro Romero Leal Passos e Renato de Souza Bravo: 62
Mauro Romero Leal Passos e Rogério Tavares: 71
Mauro Romero Leal Passos e Rubem de Avelar Goulart Filho: 3, 98, 101
Mauro Romero Leal Passos e Tomaz Barbosa Isolan: 33, 34
Nelson Vespa Junior: 174, 175, 176, 177, 178, 179
Nero Araújo Barreto: 82B, 93D, 97B
Paulo da Costa Lopes: 57
Paulo Cesar Giraldo: 40, 41, 42, 44
Philippe Godefroy: 11, 47, 130, 152
Roberto Maués: 81
Sérgio Mancini Nicolau: 26
Susana Cristina Aidé V. Fialho: 129, 173
Vera Lúcia Tenório Correia da Silva: 14, 72, 112, 113, 117, 118, 122, 123, 124, 125, 126, 127, 128, 155, 156, 157, 158, 159, 160, 161,162, 163, 164, 165, 166, 167, 168, 169

Índice Remissivo

Os números em *itálico* referem às Figuras.

A

Abscesso, *343*
  dentário, *127*
  inguinal, *138*
  no pênis, *373*
    grande, *373*
  tubário, *175*
Aciclovir, 437
  1.800 mg, *111*
  400 mg, *102*, *107*
  oral, *99*, *105*
Ácido
  acetilsalicílico, 437
  bórico, 437
  tricloroacético, *216*, *221*, *250*, *268*, *281*, 437
Adenite
  inguinal, *12*, *24*, *56*, *380*
    satélite, *24*
    supurada, *380*
  sifilítica, *21*
  supurada, *130*
Adenomegalia, *75*
  axilar, *31*
  cervical, *31*
  generalizada, *33*, *317*
  inguinal, *38*, *45*, *48*, *108*, *127*
    bilateral, *45*
    pouco dolorosa, *108*
    unilateral, *127*
  unilateral, *125*
Adenopatia
  bilateral, *8*
  inflamatória, *136*
    dor na, *136*
      LGV com, *136*
  inguinal, *128*
  satélite, *1*, *21*, *120*
    ao cancro, *21*
    com lesões ulceradas, *120*
      dolorosa, *120*
      purulentas, *120*
    inflamatória, *120*
      do cancro mole, *120*
Afta(s) genital(is), *362*
AIDS
  paciente com, *318*, *319*, *322-325*, *327*, *331*
    avançada, *323*
      Kaposi em, *323*
    candidíase oral em, *327*
    com escabiose, *318*
    com extensa condilomatose, *324*
      por HPV, *324*
    com lesões de condilomas, *325*
      acuminados, *325*
    com onicomicose, *319*, *322*
      branca subungueal, *322*
      em todos os dedos, *319*
    manifestação em, *319*
      do paracoco, *319*
    nódulo e, *331*
      coroidiano, *331*
    sarcoma de Kaposi em, *327*, *331*
      conjuntival, *331*
      simulando melanoma, *327*
    uretrite em, *323*
      gonocócica, *323*
  quadro de, *110*
    com manifestação agressiva, *110*
    de herpes, *110*
Alopecia
  em clareira, *75*
    de paciente com sífilis, *75*
    em adolescente, *75*
  sifilítica, *74*, *75*
Amiloidose perineal, *361*
Anasarca, recém-nato com, *81*
Aneurisma de aorta, *79*
  rotura de, *79*
    hemotórax por, *79*
Angiogênese, *315*
Ansiolítico, *99*
Apresentação(ões) comercial(is), 437-439
  aciclovir, 437
  ácido, 437
    acetilsalicílico, 437
    bórico, 437
    tricloroacético, 437
  azitromicina, 437
  benzoato de benzila, 437
  betametasona, 437
  brometo, 437
    de cetrimônio 0,2 mg, 437
  cefixima, 437
  ceftriaxona, 437
  cetoconazol, 437
  ciprofloxacino, 437
  clindamicina, 437
    creme 2%, 437
  cloreto, 437
    de benzalcônio 0,1 mg, 437
  clotamina, 437
  clotrimazol, 437
  deltametrina, 437
  dexpantenol 50 mg/g, 437
  doxiciclina, 437
    100 mg, 437
    200 mg, 437
  enxofre, 438
    precipitado, 438
  eritromicina, 438
  espectinomicina, 438
  fanciclovir, 438
  fluconazol, 438
  gatifloxacina, 438
  hidróxido, 438
    de potássio, 438
  imiquimod, 438
    creme a 5%, 438
  imunoglobulina, 438
    anti-HVB, 438
  interferon, 438
    alfa-2a, 438
    alfa-2b, 438
    beta-1a, 438
  itraconazol, 438
    200 mg, 438
  ivermectina, 438
  levofloxacina, 438
    500 mg, 438
  metronidazol, 438
    comprimido, 438
    creme vaginal, 438
  miconazol, 438
    vaginal, 438
  monossulfiram, 438
  nistatina, 438
  ofloxacina, 438
    400 mg, 438
  penicilina, 438
    G benzatina, 438
  permetrina, 438
  piretrina, 439
  podofilina, 439
    25%, 439

podofilotoxina, 439
  0,5%, 439
rosoxacino, 439
secnidazol, 439
sulfametoxazol, 439
  e trimetoprim, 439
terconazol, 439
  vaginal, 439
tetraciclina, 439
  500 mg, 439
tiabendazol, 439
tianfenicol, 439
tinidazol, 439
tioconazol, 439
  vaginal, 439
tretinoína, 439
uncaria, 439
  tomentosa, 439
vacina, 439
  contra HPV, 439
valaciclovir, 439
Ardência uretral, 160
Artrite gonocócica, 76, 176
Autocoleta
  de conteúdo vaginal, 208
Azitromicina, 128, 138, 437
  1 g, 125, 139
AZT
  esquema clássico de, 111

B

Bactéria(s) piogênica(s), 136
Bacterioscopia direta, 179
Balanite
  extensa, 343
  fúngica, 102, 128, 343
Balanopostite
  fúngica, 192, 193
  gonocócica, 161, 163
  por *Candida albicans*, 193
  por gonococo, 162
  por irritante, 369
Bartholin
  glândula de, 344
  cisto em, 344
Bartholinite, 343, 344, 376, 424
  aguda, 170
  agudização de, 170
  crônica, 170
  por DST, 373
Behçet
  doença de, 358, 360
    lesões de, 360
      orais, 360
      vulvares, 360
  síndrome de, 358, 360
    quadro orogenital de, 360
  úlcera de, 359
Benzoato de benzila, 437
Berne, 428
Betametasona, 437

Boca
  lesões na, 11
    iniciais, 11
Bolsa
  escrotal, 73, 127, 140
    lesões na, 73, 127
      circinadas, 73
      extensas, 127
    ulcerações em, 140
Brometo de cetrimônio, 437
  0,2 mg, 437
Bubão, 135
  do LGV, 136
  do linfogranuloma, 136
    inguinal, 136
  doloroso, 137
  esvaziamento de, 139
Buschke
  e Löwenstein, 241, 277, 388
  tumor de, 241, 277, 388

C

Calymmatobacterium
  granulomatis, 147, 149, 152
  infecção por, 147
Camisinha, cancro da, 12
Câncer
  de colo, 403
    em idosa, 403
      com prolapso genital, 403
  de pênis, 411, 412, 425
    com comprometimento linfático, 412
  de vulva, 404-407
    e líquen escleroso, 406
    invasor, 405
    periclitoridiano, 404
    recidiva de, 407
      em paciente vulvectomizada, 407
Cancro
  adenopatia satélite ao, 21
  cavalo de, 137
  da camisinha, 12
  de inoculação, 1, 5, 30
  duro, 1, 5-9, 11-13, 15, 41, 121, 435
    em face interna, 12
      do prepúcio, 12
    em mulher, 7
    fase inicial de, 121
    na raiz do pênis, 12
    na vulva, 8
    primário, 41
      da sífilis, 41
    sifilítico, 15
  misto, 121, 129
    de Rollet, 121, 129
  mole, 40, 66, 97, 117-132, 145
    agente etiológico, 117
    características do, 120
      marcantes, 120
    com múltiplas úlceras, 120
    cura, 117
      controle de, 117

diagnóstico, 117, 118, *121*
e cancro duro, 118
  principais diferenças entre, 118
em adolescente, *128*
incubação, 117
  período de, 117
lesão de, *121, 122, 127*
  fagedênicas, *122*
  única, *127*
métodos laboratoriais, 117
  avaliação dos, 117
quadro de, *122, 125*
  típico, *122, 125*
sífilis recente e, *125*
sinonímia, 117
Candida
  albicans, 165, 193, 194, 382, 383
    balanopostite por, *193*
    crescimento de, *382, 383*
    tubos germinativos por, *194*
  dubliniensis, *194*
  hifas de, *101*
  infecção por, *101*
    vulvovaginal, *101*
  sp., 48, 98, 190
    infecção pela, 48
    vulvite por, *190*
    vulvovaginite por, 98
      associada a herpes genital, 98
Cândida
  infecção por, *307*
    na cavidade oral, *307*
  vulvovaginite por, *136*
Candidíase, 48, 104, 105, 184, 189, 191, 193, 382, 393
  agente etiológico, 185
  cura, 185
    controle de, 185
  de repetição, 165
  diagnóstico, 185, 186
  em cavidade bucal, *328*
  incubação, 184
    período de, 184
  manifestações clínicas, 185
  métodos laboratoriais, 185
    avaliação dos, 185
  oral, *327*
    em paciente com AIDS, *327*
  sinonímia, 184
  vaginal, *194*
  vulvovaginal, 105, 191, 367
Candidose
  atrófica, *307*
  em paciente com AIDS, *295*
  eritematosa, *295*
  pseudomembranosa, *295, 306, 313, 434*
Candilose eritematosa, 14
Carcinoma
  de células escamosas, *308, 314, 315, 436*
    intraorais, *436*
  de colo, 403
    com prolapso uterino, *403*
  de pênis, *412*

Índice Remissivo

de vulva, *404, 405*
epidermoide, *16, 408*
  de vulva, *408*
escamoso, *317*
espinocelular, *410*
in situ, *404*
  vulvar, *404*
invasivo, *424*
  de colo uterino, *424*
invasor, *290*
  do colo uterino, *290*
verrucoso, *410*
  vulvar, *410*
Catapora, *310*
Cavalo de cancro, *137*
Cefixima, *437*
Ceftriaxona, *437*
Célula(s)
  com multinucleação, *115*
  escamosas, *308, 314, 315*
    carcinoma de, *308, 314, 315*
  gigantes, *311*
    multinucleadas, *311*
      leveduras englobadas por, *311*
  mononucleadas, *115*
Celulite não necrosante, *391*
Cervicovaginite
  por gonococo, *21*
  por *Trichomonas*, *21*
Cetoconazol, *99, 437*
Chá de camomila, *99, 102*
  banho com, *99, 102*
  de assento, *99*
Chlamydia
  pesquisa de, *136*
  trachomatis, *155, 156, 174, 181*
    inclusões citoplasmáticas de, *181*
    infecção por, *155, 156*
      agente etiológico, *155*
      avaliação dos métodos laboratoriais, *156*
      controle de cura, *156*
      diagnóstico, *155, 156*
      período de incubação, *155*
      sinonímia, *155*
    secreção por, *157*
Cicatrização completa, *100*
  das lesões exulceradas, *100*
Ciprofloxacino, *437*
  500 mg, *164, 166*
Cisto(s)
  de Gartner, *345*
  de inclusão, *375, 427*
    dérmica, *427*
    no lábio maior, *375*
  de retenção, *373*
    no pênis, *373*
  dérmico, *342*
    em bolsa escrotal, *342*
  em glândula, *344*
    de Bartholin, *344*
  epidérmico, *349*
  no pênis, *347*
    de conteúdo seroso, *347*

parauretral, *376*
sebáceo, *341, 347*
  em bolsa escrotal, *347*
Citodiagnóstico
  de Tzanck, *91*
Citomegalovírus
  retinite por, *330*
Clamídia
  infecção por, *153-182*
  pesquisa por, *169, 178*
  sorologia para, *139*
Clindamicina
  creme 2%, *437*
Cloreto de benzalcônio, *437*
  0,1 mg, *437*
Clotamina, *437*
Clotrimazol, *437*
Coilocitose(s), *255, 257, 262, 266, 279, 287*
  células com esboço de, *355*
  de HPV, *260, 261*
  exuberante, *288*
Collins, teste de, *402*
Colo uterino, *221, 424*
  carcinoma de, *290, 424*
    invasivo, *424*
    invasor, *290*
  HPV em, *221*
  lesão em, *276*
    verrucosa, *276*
Colpite, *196, 197*
  difusa, *258*
  multifocal, *198*
    de tricomoníase, *198*
      fotocolposcopia de, *198*
Colpocitologia oncótica, *64*
  sugestiva, *64*
    de HPV, *64*
    de NIC I, *64*
Colpofotografia, *259*
Colposcópio, *276*
Condiloma(s), *427*
  acuminado, *59, 61, 67, 78, 123, 173, 211-290, 322, 325, 326, 329, 345, 348, 352, 353, 356, 410, 426*
    agente etiológico, *211*
    associado à sífilis, *78*
    com úlcera genital, *221*
      recidivante, *221*
    cura, *212*
      controle de, *212*
    diagnóstico, *212, 214*
    em criança, *248*
    em glande, *249*
    em língua, *235*
    em meato uretral, *123, 217*
    em pavilhão auricular, *240*
    em prepúcio peniano, *217*
    genital, *61*
    hiperpigmentado, *272*
    incubação, *211*
      período de, *211*
    infecção por HPV, *211-290*
    lesão de *173, 218, 223, 226, 253, 325, 352*

    em introito vaginal, *218*
    em pacientes com AIDS, *325*
    múltiplas, *223*
    localizações mais comuns, *212*
    métodos laboratoriais, *212*
    recidivante, *287*
    sinonímia, *211*
    vulvovaginal, *220*
  cacho de, *242*
  de formas aplanadas, *241*
  em genital, *233*
  em região anal, *222*
  gigante, *241, 277*
  lata, *47, 68*
  latum, *59, 61*
  perianal, *253*
    em criança, *253*
  plano, *20, 42, 43, 45, 46, 51, 55, 57-59, 61, 67, 68, 229, 298*
  sifilítico, *43, 45, 46, 51, 55, 59, 61, 67, 68, 229*
    clássico, *68*
    perianal, *51, 68*
    perineal, *68*
    vulvar, *68*
  uretral, *272*
Condilomatose
  e gravidez, *231*
  em cavidade bucal, *235*
    paciente HIV infectado com, *235*
  extensa, *222, 224, 245, 256*
    agressivo, *256*
    criança com, *222*
    em pênis, *224*
    recidivante, *245*
  genital, *423*
  perianal, *229*
  por HPV, *61, 228, 253, 324*
    extensa, *253, 324*
    em pacientes com AIDS, *324*
  volumosa, *230*
  vulvar, *167, 395*
Conjuntivite gonocócica, *172*
Corneto(s)
  destruição dos, *79*
    por lesão gomatosa, *79*
Coroidite multifocal, *331*
  associada a papiledema, *331*
    na criptococose disseminada, *331*
Corona hirsuta, *277, 352*
  do pênis, *277, 352*
Corpúsculo(s)
  de Gamma-Miyagawa, *181*
  Donovan, *145, 150, 152*
Corrimento
  branco, *191*
    em placas, *191*
  uretral, *12, 121, 160, 169, 172, 351*
    amarelado, *172*
    purulento, *351*
    quadro de, *121*
      cancro mole e, *121*
    turvo, *169*

vaginal, *8, 21, 38, 48, 52-54, 94, 107, 169, 196, 197, 254, 328, 376, 382*
   amarelado, *54*
   bolhoso, *54*
   com prurido, *48*
   discreto, *94*
   sifílides com, *52, 53*
     papuloerosivas, *52*
  vulvovaginal, *99, 251*
   com prurido, *99*
Corynebacterium, *149*
Crescimento(s)
  condilomatosos, *238*
   no dorso da língua, *238*
  exofítico, *239*
   papilífero, *239*
  granulomatoso, *313*
   hiperplásico, *313*
    reacional, *313*
  hiperplásico, *304*
   reacional, *304*
  verrucosos, *239*
   espessados, *239*
Criança
  fase exantemática em, *43*
   sifilítica, *43*
Criptococose, *326*
  disseminada, *331*
   papiledema na, *331*
    coroidite multifocal associada à, *331*
Crista-de-galo, *217*

D

Darrier, doença de, *422*
DD (Doença de Darier-White), *422*
Deltametrina, *437*
Dente(s) de Hutchinson, *84*
  como sequela, *84*
  de SC, *84*
Dermatite
  e piodermite, *365*
   em indivíduo imunocomprometido, *365*
  gonocócica, *177*
  por irritante primário, *350*
  psoriasiforme, *327*
   em HIV positivo, *327*
  seborreica, *323, 423*
Dermatomicose, *227, 374, 383*
  em punho, *322*
  lesões de, *394*
  na vulva, *382*
  no pênis, *381*
Destruição por lesão gomatosa, *79*
  do septo do nariz, *79*
   cartilaginoso, *79*
   ósseo, *79*
   dos cornetos, *79*
Dexpantenol
  50 mg/g, *437*
DHH (Doença de Hailey-Hailey), *422*
Diagnóstico diferencial, *333-436*
  aftas genitais, *362*
  doença, *358, 430*

   de Behçet, *358*
   de Paget, *430*
    vulvar, *430*
  DPEMr-V, *430*
  eritema bolhoso, *362*
   multiforme, *362*
   polimorfo, *362*
  escabiose, *337*
  hepatite B, *334*
  LGV, *386*
   relato de caso, *386*
  linfoma não Hodgkin, *386*
   relato de caso, *386*
  líquen, *399*
   escleroatrófico, *399*
   escleroso, *399*
  molusco contagioso, *339*
  NET, *362*
  pediculose pubiana, *338*
  psoríase, *366*
  síndrome, *362*
   de Stevens Johnson, *362*
Diascopia por vitreopressão, *301, 303*
DIP (Doença Inflamatória Pélvica), *187*
Discariose, *255, 279, 287*
  binucleação com, *288*
Disceratose, *279, 287*
Distrofia em SC, *81*
Doença
  condilomatosa, *289*
   com papilomatose, *289*
  de Behçet, *358*
  de Darrier, *422*
  de Heck, *236*
  de Paget, *429, 430*
   vulvar, *429*
    relato de caso, *429*
Donovan
  corpúsculo de, *145, 150, 152*
Donovanose, *143-152, 390*
  agente etiológico, *143*
  bactéria causal da, *151*
  cura, *144*
   controle de, *144*
  diagnóstico, *143, 144*
  em fúrcula vaginal, *147*
  em região perineal, *148*
  incubação, *143*
   período de, *143*
  lesão de, *152*
   esfregaço de, *152*
  métodos laboratoriais, *143*
   avaliação dos, *143*
  pesquisa, *126*
  recidivas de, *150*
  sinonímia, *143*
Doxiciclina
  100 mg, *138, 437*
  200 mg, *437*
DPEMr-V (Doença de Paget Extramamária Recorrente da Vulva), *430*
  relato de caso, *429*
  remissão da, *434*
DSTs (Doenças Sexualmente Transmissíveis)
  abordagem sindrômica para, *99*

E

EBV (Vírus Epstein-Barr), *296, 297*
Eczema por irritante, *369*
Edema(s)
  da úvula, *173*
  de pré-eclâmpsia, *364*
  dos genitais, *141*
   com fístulas, *141*
  em lábio maior, *32*
  em pênis, *101, 351*
  no prepúcio, *349, 351*
  prepucial, *32*
Elefantíase
  dos genitais, *141*
   com fístulas, *141*
  genital, *141, 417*
  masculina, *141*
Endocervicite, *13, 169*
Enxofre precipitado, *438*
Epidermodisplasia
  verruciforme, *279, 398*
Epididimite, *171*
  por complicação, *172*
  de uretrite infecciosa, *172*
Epúlide granulomatosa, *313*
Eritema
  bolhoso, *361*
   multiforme, *361*
   polimorfo, *361*
  multiforme, *434*
  nodoso, *318*
   em paciente soropositivo, *318*
    para HIV, *318*
  pigmentar, *368*
   fixo, *368*
    por hipersensibilidade à dipirona, *368*
Eritromicina, *438*
Escabiose, *126, 351, 379*
  agente etiológico, *337*
  cura, *337*
   controle de, *337*
  diagnóstico, *337, 338*
  filho com, *381*
  genital, *163*
  gestante com, *316*
  incubação, *337*
   período de, *337*
  lesões de, *374, 379, 384*
   pruriginosas, *379*
    na bolsa escrotal, *379*
    na glande, *379*
  mãe com, *381*
  paciente com, *318*
   com quadro de AIDS, *318*
  pai com, *381*
  quadro dermatológico de, *412*
  sinonímia, *337*
  tratamento, *337, 380*
   com ivermectina, *380*
Esfregaço
  cervicovaginal, *195*
  de conteúdo vaginal, *206*
  de secreção, *195*
  vaginal, *195*

Espectinomicina, 438
Esteptococo(s)
  infecção por, 316
    bacteriana, 316
Estiomene, 141
  em idosa, 388
Estudo de Tuskegee, 77
Exúlcera(s) em pênis, 108

F

Fanciclovir, 438
Farmacodermia por AINH, 392
Fêmur
  irregularidade, 85
    da linha epifisária, 85
  medula, 85
    área de necrose na, 85
  periósteo, 85
    espessado, 85
Fenômeno de satelitismo, 131
Ferida(s)
  genital, 106
    com ardência, 106
    com dor, 106
      de grande intensidade, 106
  no pênis, 101
  vulvares, 392
Fibroma pediculado, 370
  da vulva, 370
Fimose, 351
Fístula(s)
  edema com, 141
    dos genitais, 141
  elefantíase com, 141
    dos genitais, 141
  uretroprepucial, 370
Fistulização
  em múltiplos orifícios, 138
Fluconazol, 438
  sistêmico, 309
Foliculite, 343, 373
  axilar, 392
  na área genital, 375
Fontana-Tribondeaux, 146
  técnica de, 87
Fordyce, grânulos de, 354, 355
Fournier
  gangrena de, 391
  molar de, 84
  sinal de, 63, 71
    na sobrancelha, 71
Fronte olímpica, 86
  em recém-nato, 86
Fúrcula vaginal, 34, 107, 147, 151
  donovanose em, 147
  ferimento na, 151
  lesão exulcerada na, 34
    de base eritematosa, 34
  lesão ulcerada em, 107

G

Gamma-Miyagawa
  corpúsculos de, 181
Ganciclovir
  implante de, 331
    intraocular, 331
Gangrena, 130
  de Fournier, 391
  estreptocócica, 391
Gartner
  cisto de, 345
Gatifloxacina, 438
Gel
  de *uncaria tomentosa*, 106, 343
Gengiva
  áreas envolvendo a, 310
    erosivas, 310
    sangrantes, 310
  superior, 237
    múltiplos crescimentos em, 237
Gengivite
  ulcerativa, 309
    necrosante, 309
Giemsa, 146
  técnica de, 125, 145
  citologia pela, 125, 145
Glândula(s)
  de Bartholin, 344
    cisto em, 344
  de Tyson, 277
  papilares, 277
    hipertrofia de, 277
Goma sifilítica, 78
  perfuração por, 78
    de palato duro, 78
Gonococcemia, 177
Gonococo
  cervicovaginite por, 21
  extrauretral, 166
  infecção por, 153-182
  pesquisa de, 178
Gonorreia, 160
  agente etiológico, 153
  cura, 154
    controle de, 154
  diagnóstico, 153, 155
  gestante com, 316
  incubação, 153
    período de, 153
  métodos laboratoriais, 154
    avaliação dos, 154
  sinonímia, 153
Grânulo(s) de Fordyce, 354, 355
Granuloma, 389
  periférico, 304
    de células gigantes, 304
  piogênico, 304, 414, 415, 429
Gravidez
  condilomatose e, 231

H

H. ducreyi, 131
  cocobacilos compatíveis com, 120
    gram-negativos, 120
  fotografia dos, 132
  infecção pelo, 120, 121
  úlcera por, 122
    genital, 122
HAART (*Highly Active Anti-Retroviral Therapy*), 306
Heck, doença de, 236
Hemotórax
  por rotura de aneurisma, 79
    de aorta, 79
Hepatite, 76
  B, 12, 13, 98, 106, 108, 139, 322, 334
    agente etiológico, 334
    diagnóstico, 334, 336
    esquema vacinal contra, 106, 108, 139
    incubação, 334
      período de, 334
    marcadores sorológicos para, 335
      interpretação dos, 335
    métodos laboratoriais, 335
      avaliação dos, 335
    sinonímia, 334
    sorologia para, 98
    teste sorológico para, 13
    TV, 336
  infecção por, 110
    investigação de, 110
Hepatomegalia, 83
Hepatopatia(s) viral(is), 316
Herpes, 316, 341
  genital, 11, 13, 89-115, 221, 316, 320, 322, 349, 364, 417
    agente etiológico, 89
    com vesículas rotas, 100
    diagnóstico, 89, 90
    drogas, 90
    em área não protegida, 94
      pelo preservativo, 94
    em paciente HIV, 109
      soropositivo, 109
    gestante com, 316
    incubação, 89
      período de, 89
    lesões de, 13
    métodos laboratoriais, 89
      avaliação dos, 89
    pesquisa, 126
    primomanifestação de, 107, 109
      com lesões ulceradas, 109
    quadro de, 98, 99, 105, 112, 320
      grave, 112
      severo, 320
      típico, 91, 105
    recidivante, 93, 102
    sinonímia, 89
    surto de recidiva de, 103
    ulcerado, 320
    vulvovaginite associada a, 98
      por *Candida sp.*, 98
  manifestação agressiva de, 110
  quadro de AIDS com, 110
  úlcera por, 122
    genital, 122
  zóster, 310, 311, 322
    inicial, 322
    quadro clínico de, 310

Hibridização *in situ*, 279, 289
Hidrossalpingite bilateral, 176
Hidróxido de potássio, 438
Hilo(s) pulmonar(es), 311
Hiperceratose, 308
Hiperpigmentação das unhas, 323
  por uso prolongado, 323
    de AZT, 323
Hiperplasia epitelial, 236, 289, 398
  focal, 236
  vulvar, 398
Hipertrofia
  de glândulas, 277, 355
    normais, 355
    papilares, 277
  de papilas, 352
Hipoplasia dentária, 85
  por SC, 86
Histerossalpingografia, 176
Histoplasma
  capsulatum, 314
Histoplasmose
  com comprometimento, 314
    disseminado, 314
    pulmonar, 314
HIV (Vírus da Imunodeficiência Humana), 322
  infecção por, 110, 112, 126
    paciente imunodeprimido pelo, 327
      varicela-zóster em, 327
        com disseminação, 327
    paciente infectado por, 158
      homossexual, 158
    positivo, 105, 110, 111, 234, 316, 393, 417
      com infecção por HPV, 234
      gestante, 111
      herpes genital em, 105, 110
        manifestação intensa de, 110
      lesão por citomegalovírus em, 417
      processo infecciosos em, 316
        bacteriano, 316
        grave, 316
        purulento, 316
      úlceras genitais em, 111
        altamente dolorosas, 111
  soropositividade para, 121, 137, 316
    gestante com, 316
  teste sorológico para, 13, 98
HIV/AIDS
  algumas manifestações em, 291-331
    agente etiológico, 291
    avaliação dos métodos, 292, 293
    cura, 293
      controle de, 293
    diagnóstico, 292, 293
    incubação, 291
      período de, 291
    leucoplasia pilosa, 296
    noma, 299
    sarcoma de Kaposi, 300
    sinonímia, 291
    úlceras aftosas, 305
      de Sutton, 305
      maiores, 305

HPV (Papilomavírus Humano), 281
  colpocitologia sugestiva de, 64
    oncótica, 64
  comprometimento pelo, 288
    citológico, 288
  condilomatose por, 61, 228, 253, 324
    extensa, 253, 324
      em pacientes com AIDS, 324
  em colo uterino, 221
  infecção pelo, 122, 211-290, 308
    agente etiológico, 211
    associação, 122
      células coilocitóticas, 122
    cura, 212
      controle de, 212
    diagnóstico, 212, 214, 287
      citológico clássico, 287
    formas clínicas da, 256
      atípicas, 256
    incubação, 211
      período de, 211
    paciente HIV positivo com, 234
    sinonímia, 211
  infecção por, 162, 255, 325, 352, 353, 402
    em genitália, 255
      externa, 255
  lesão pelo, 96, 122, 223, 227, 232
    vegetante, 223, 232
  na laringe, 237
  patogenia do, 216
  suspeita de, 220
HS (Hidradenite Supurativa), 416
HSV (Herpesvírus *Simplex*), 89
  inclusões pelo, 115
  infecção pelo, 91, 107
    diagnóstico etiológico de, 91
Hutchinson, dentes de, 84
  como sequela, 84
    de SC, 84

I

Imiquimod
  creme a 5%, 438
Implante
  intraocular, 331
    de ganciclovir, 331
Imunoglobulina
  anti-HVB, 438
Inclusão(ões)
  citoplasmáticas, 181
    de *C. trachomatis*, 181
  herpéticas, 113
  pelo HVS, 115
  virais, 114
Infecção(ões)
  bacteriana, 105, 341, 384, 385
    por estreptococo, 341
    secundária, 105
  da uretra, 171
    posterior, 171
  do trato genital, 175
    superior, 175

  fúngica, 192
    no pênis, 192
    maciça, 192
  genital, 104
  herpética, 94, 95, 306
    fase pós-flictenular, 95
  investigação de, 110
    por hepatite, 110
    por HIV, 110
    por sífilis, 110
  micótica, 48
  pela *Candida sp.*, 48
  pelo *H. ducreyi*, 120, 121
  pelo HPV, 122, 211-290, 308
    agente etiológico, 211
    associação, 122
      células coilocitóticas, 122
    cura, 212
      controle de, 212
    diagnóstico, 212, 214, 287
    formas clínicas da, 256
      atípicas, 256
    incubação, 211
      período de, 211
    localizações mais comuns, 212
    paciente HIV positivo com, 234
    sinonímia, 211
    vulvar, 264
  pelo HSV, 91
    diagnóstico etiológico de, 91
  pelo *T. pallidum*, 5
  por *Calymmatobacterium granulomatis*, 147
  por cândida, 307
    na cavidade bucal, 307
  por *Chlamydia trachomatis*, 155, 156
    agente etiológico, 155
    cura, 156
      controle de, 156
    diagnóstico, 155, 156
    incubação, 155
      período de, 155
    métodos laboratoriais, 156
    sinonímia, 155
  por clamídia, 153-182
  por gonococo, 153-182
  por HIV, 126
    pesquisa, 126
  por HPV, 162, 255, 268, 325, 352, 353, 402
    em genitália, 255
      externa, 255
  por micobactérias, 151
  por *Trichomonas vaginalis*, 196
  por ureaplasma, 167
  sifilítica, 61, 79
    crônica, 79
  vulvovaginal, 101
    por cândida, 101
Infiltrado
  linfoplasmocitário, 7
Interferon
  alfa-2a, 438
  alfa-2b, 219, 220, 231, 279, 438
  beta-1a, 438

ÍNDICE REMISSIVO

Irritação vulvar, *173*
ISSVD (Sociedade Internacional de Estudo para Doenças da Vulva), *357*
Itraconazol 200 mg, *438*
Ivermectina, *438*
   oral, *126*

J

Jarish-Herxheimer reação de, *27, 73*
JEC (Junção Escamocolunar), *259*

K

Kaposi
  em paciente com AIDS, *323*
    avançada, *323*
  sarcoma de, *300, 301, 302, 313, 327, 328, 331*
    conjuntival, *331*
    em paciente com AIDS, *301*
      do sexo feminino, *301*
    lesões de, *300*
    massa tumoral de, *302, 303*
    presença de, *302*
      na orofaringe, *302*
    simulando melanoma, *327*
      em paciente com AIDS, *327*
Koch, postulado de, *120*

L

Lábio maior, *32*
  lesão em, *32*
    exulcerada, *32*
Laringe, HPV na, *237*
LES (Lúpus Eritematoso Sistêmico), *423, 426*
Lesão(ões)
  bolhosas, *95*
  bucais, *113*
  carcinomatosas, *239*
  circinadas, *52, 74*
    hiperpigmentadas, *74*
  condilomatosas, *218, 221, 243, 244, 250, 252, 321, 395*
    na região vulva, *321*
    na vulva, *395*
    no introito vaginal, *395*
    no períneo, *395*
    pediculada, *243*
    perianais, *250, 252*
  cutâneas, *20, 25*
    maculopapulares, *20*
  de base dura, *10*
  de cancro, *10, 121, 122*
    duro, *10*
      edema ao redor da, *10*
    mole, *121, 122*
      dolorosas, *122*
      fagedênicas, *122*
      purulentas, *122*
  de condiloma, *67, 218, 226, 227, 229, 240*
    acuminado, *67, 218, 226, 229, 240*
      em introito vaginal, *218*
      no prepúcio, *229*
    vegetante, *67, 240*
    verrucosa, *67*
  de donovanose, *146*
  de escabiose, *374, 379*
    pruriginosas, *379*
      na bolsa escrotal, *379*
      na glande, *379*
  de herpes, *13, 102, 112*
    genital, *13, 112*
      adolescente com, *112*
  de HPV, *215, 227, 243*
  de paracoccidioidomicose, *319*
    ulcerada, *319*
      em paciente com AIDS, *319*
  de roséolas, *23, 48*
    típicas, *23*
  de sarcoma de Kaposi, *300*
  de sifílides, *40, 47*
    em gestante, *47*
    papuloerosadas, *40*
    papulosas, *47*
  de sífilis recente, *54, 55, 76*
    altamente infectante, *54*
    em prepúcio, *55*
    secundária, *76*
      ao redor de orifícios naturais, *76*
  de vesículas, *93, 97*
    agrupadas, *93*
  em bases de hiperemia, *99*
  em genital, *378*
  eritoplásica, *283*
  erosiva, *284*
    sobre líquen escleroso, *284*
      avançado, *284*
  exantemáticas, *59*
    na língua, *59*
  excisão da, *282*
    cirúrgica, *282*
  exofítica, *237, 238*
    séssil, *236, 237*
  extensas, *127*
    na bolsa escrotal, *127*
    no corpo do pênis, *127*
  exulcerada, *32, 34, 98-100*
    cicatrização completa das, *100*
    de base eritematosa, *34*
      na fúrcula vaginal, *34*
    em lábio maior, *32*
      com edema, *32*
    no pênis, *32*
      com edema prepucial, *32*
  flictenulares, *96*
  fúngicas, *383*
  genitais, *36, 58, 68, 73, 92, 317*
    circinadas, *73*
      na bolsa escrotal, *73*
      no pênis, *73*
    dolorosas, *317*
    infecção secundária em, *92*
      herpes genital com, *92*
    pruriginosas, *317*
  gomatosa, *79*
    relacionada com sífilis, *79*
      em fase terciária, *79*
  gomosas, *319*
    na pele do braço, *319*
  granulomatosa, *150*
    em períneo, *150*
  herpética, *94, 96, 104, 221*
    fase inicial de, *94*
  hipercrômicas, *76, 82, 254, 263*
    circinadas, *76*
      ao redor de orifícios naturais, *76*
    eritematosas, *82*
      recém-nato com, *82*
    planas, *263*
  iniciais, *11, 135*
    de inoculação, *135*
      em sulco balanoprepucial, *135*
    na boca, *11*
    na vagina, *11*
    no ânus, *11*
    no pênis, *11*
  intraepitelial, *330, 371*
    de alto grau, *371*
    escamosa, *330*
      de alto grau, *330*
  leucoeritroplásica, *283, 284*
  leucoplásicas, *235*
    em palato duro, *235*
  maligna, *410*
    invasora, *410*
  melhor visualização das, *12*
  múltiplas, *124, 126, 238*
    em bolsa escrotal, *126*
    exofíticas, *238*
      arredondadas, *238*
    na vulva, *124*
      purulentas, *124*
      ulceradas, *124*
  na comissura labial, *36*
  na vulva, *1, 279*
    em placas, *279*
  no prepúcio, *127*
  orais, *360*
    de doença de Behçet, *360*
  papulobolhosas, *319*
    na face, *319*
    na mucosa bucal, *319*
  papuloeritematodescamativas, *71*
    palmoplantares, *71*
  papuloerosadas, *66*
    na genitália externa, *66*
  papuloerosivas, *52*
  papulosas, *56, 73, 122, 247, 262, 321, 379*
    hipocrômicas, *247, 262*
    perianal, *56*
    pruriginosas, *379*
  papuloulceradas, *24, 50, 55, 58, 71, 74, 107*
    em vulva-períneo, *24*
    na genitália externa, *71*
    pruriginosas, *50*
      no ânus, *50*
    úmidas, *74*
      no prepúcio, *74*

papulovegetantes, *47, 63*
　na axila, *67*
pelo HPV, *96, 329*
penianas, *130*
por citomegalovírus, *417*
　em HIV positivo, *417*
primária, *14*
　da sífilis, *14*
pruriginosas, *126*
pulmonares, *15*
　da paracoccidioidomicose, *15*
sifilíticas, *13, 21, 30, 51, 53, 55, 102*
　cronologia das, *30*
　em genital, *55*
　na vulva, *21*
　papuloerosada, *52*
ulcerada, *9, 14, 15, 41, 103, 104, 107, 119, 125, 130, 145, 305*
　com bases amolecidas, *126*
　　acompanhada de secreção purulenta, *126*
　com halos de eritema, *103*
　　na glande, *103*
　　no sulco balanoprepucial, *103*
　com secreção, *119*
　　purulenta, *119*
　crateriforme, *15, 305*
　　dolorosa, *305*
　crônicas, *145*
　de base mole, *125*
　　e evolução rápida, *125*
　de genital, *125*
　　sem vesículas, *125*
　em fúrcula vaginal, *107*
　eritema da, *104*
　no corpo do pênis, *145*
　no sulco balanoprepucial, *41*
ulcerodestrutiva, *78, 309*
　perfurando palato, *78*
　por goma sifilítica, *78*
ulcerovegetante, *150, 387, 410*
　inguinal, *387*
　　direita, *387*
umbilicadas, *107*
única, *92, 284*
　de vesícula, *92*
　　em corpo de pênis, *92*
　em placa papulosa, *284*
　　extensa, *284*
　　policrômica, *284*
vegetantes, *10, 46, 57, 67, 123, 223, 232, 235, 243, 250, 254, 276, 279, 345, 348*
　de condiloma, *276*
　digitiformes, *243*
　em colo uterino, *276*
　na vulva, *345*
　no pênis, *348*
　papulosas, *57*
　perianal, *46*
　por HPV, *223, 232, 235, 254*
　　na boca, *235*
　verrucosas, *279*
　　bem ceratinizadas, *279*

verrucosas, *226, 240, 242, 255, 348*
　extensa, *255*
　na vulva, *240*
　no pênis, *226, 348*
　vulvar, *242*
vesiculares, *306*
　na região nasal, *306*
vesiculosas, *94, 95*
　hiperemia, *95*
　　ao redor das, *95*
　sobre base hiperemiada, *94*
vulvares, *33, 72, 360*
　de doença de Behçet, *360*
　extensa, *72*
　　em placa papulosa, *72*
vulvoperineais, *145*
Leucoplasia, *307*
　de aspecto rugoso, *281*
　diferenciada, *284*
　no lábio anterior, *329*
　do colo uterino, *329*
　pilosa, *296, 297, 298*
　　oral, *297*
　　　bilateralidade da, *297*
Leucorreia, *48*
Levofloxacino, *164*
　500 mg, *438*
LGV (Linfogranuloma Venéreo), *96, 120, 133-141, 373, 386*
　agente etiológico, *133*
　bubão do, *136*
　cura, *134*
　　controle da, *134*
　de evolução crônica, *140*
　　para quadro de ulcerações, *140*
　　　em bolsa escrotal, *140*
　　　em região inguinal, *140*
　diagnóstico, *133, 134*
　em fase, *139*
　　de cicatrização, *139*
　fase aguda do, *137, 138*
　incubação, *133*
　　período de, *133*
　métodos laboratoriais, *133*
　　avaliação dos, *133*
　relato de caso, *386*
　sequelas de, *141*
　　fase crônica com, *141*
　sinal em, *139*
　　de bico de regador, *139*
　sinonímia, *133*
Ligamento
　de Poupart, *135*
　　aderência em, *135*
Linfangiectasia
　pós-cirúrgica, *425*
Linfoadenomegalia
　cervical, *76*
　　proeminente, *76*
　　em sífilis recente, *76*
　inflamatória, *137*
Linfogranuloma
　curado, *140*
　inguinal, *136*
　　bubão do, *136*

Linfoma
　difuso, *312*
　　de células B, *312*
　　　grandes, *312*
　não Hodgkin, *312, 313, 386*
　　de células B, *312, 313*
　　　de alto grau, *312*
　　relato de caso, *386*
Linfonodo(s)
　infectados, *141*
　　fistulizações de, *141*
　submandibulares, *315*
　submentuais, *315*
Linfopoliadenomegalia
　discretamente dolorosa, 97
　inguinal, *8*
　　bilateral, *8*
Língua negra, *295*
　pilosa, *295*
Líquen
　diagnóstico de, *400*
　　histopatológico, *400*
　escleroatrófico, *399*
　escleroso, *284, 399, 400, 401, 423*
　　avançado, *284*
　　　lesão erosiva sobre, *284*
　　vulvar, *401*
　plano, *435*
　　erosivo, *435*
LLC (Leucemia Linfoide Crônica), *408, 429*
LTA (Leishmaniose Tegumentar Americana), *424, 436*
Lúpus eritematoso, *434*

M

Mácula(s)
　acetobrancas, *95, 266, 273*
　　em regiões exulceradas, *95*
Malformação vascular, *303*
　venosa, *303*
Marcador(es) sorológicos, 335
　para hepatite, 335
　　interpretação do(s), 335
Massa(s)
　condilomatosa, *255*
　inguinal, *135, 138*
　　dolorosa, *135, 138*
　　inflamatória, *135, 138*
　　pregueamento da, *135*
　　proeminente, *138*
　　unilateral, *135*
　tumorais, *300, 302, 312*
　　de sarcoma de Kaposi, *302*
　　no palato duro, *312*
　　paciente HIV positivo com, *300*
Meato
　uretral, *119, 123*
　　condiloma em, *123*
　　　acuminado, *123*
　　pústula próxima ao, *119*

ÍNDICE REMISSIVO

Melanoma de vulva, *410*
Metronidazol
  comprimido, 438
  creme vaginal, 438
  oral, *158*
Miconazol
  vaginal, 438
Micropoliadenomegalia, *130*
  inguinal, *10, 31, 57, 102*
    bilateral, *10, 31, 57, 102*
Miíase
  no pênis, *396, 397*
  vulvar, *393, 394*
Mibelli, poroceratose de, *419*
Molusco
  contagioso, *107, 321, 326, 328, 339, 356, 376-379, 423*
    agente etiológico, *339*
    cura, *340*
      controle de, *340*
    diagnóstico, *340*
    em criança, *377*
    em genitais, *377*
    incubação, *339*
      período de, *339*
    lesões de, *376*
      umbilicação central das, *376*
    métodos laboratoriais, *340*
      avaliação dos, *340*
    no pênis, *377*
    sinonímia, *339*
  pêndulo, *370, 413*
Mononucleose infecciosa, *316*
Monossulfiram, 438
Mucosa
  bucal, *297*
    com células balonizantes, *297*
    com corrugações, *297*
    com hiperceratose, *297*
Mycobacterium
  tuberculosis hominis, *315*

N

N. gonorrhoeae, *161, 165*
Nariz em cela, *83, 86*
  como sequela, *83*
  de SC, *83*
Necrose
  dolorosa, *391*
    áreas de, *391*
  isquêmica, *391*
  periorificial, *137*
  por varfarina, *391*
Nefrite, *76*
NET (Necrólise Epidérmica Bolhosa), *362*
Neurite periférica, *76*
NEVIL (Nevo Epidérmico Verrucoso Inflamatório Linear), *420*
Nevo melanocítico, *354*
NIC (Neoplasia Intraepitelial Cervical), *211, 268*
  I, *64, 258, 259*
  III, *259, 330, 370*
    acentuada, *329, 330*
NIC I (Neoplasia Intraepitelial Cervical grau I), *395*
  colpocitologia sugestiva de, *64*
    oncótica, *64*
Nicotinamida
  adenina, *131*
    dinucleotídeo, *131*
Nistatina, 438
  creme vaginal, *105*
NIV (Neoplasia Intraepitelial Vulvar), *279, 282, 285, 398, 402*
  III, *280, 281, 286*
    lesões de, *286*
  indiferenciada, *283, 284*
Nódulo(s)
  coroidiano, *331*
    e AIDS, *331*
    e tuberculose miliar, *331*
  subcutâneos, *76*
    como quadro de sífilis, *76*
Noma, *299*
  em paciente com AIDS, *299*

O

Ofloxacina 400 mg, 438
Oftalmia
  gonocócica, *173*
    neonatal, *173*
  purulenta, *174*
Onicomicose, *170*
  em paciente com AIDS, *319, 322*
    branca, *322*
      subungueal, *322*
    em todos os dedos, *319*
Orquiepididimite por complicações, *172*
  de uretrite, *172*
Orquite, *171*
Osso
  irregularidade, *85*
    da linha epifisária, *85*
  medula, *85*
    área de necrose na, *85*
  periósteo, *85*
    espessado, *85*
Osteocondrite
  quadro ósseo com, *86*
  de SC, *86*
Ovário trombosado, *372*

P

Papanicolau, *145, 146*
  citologia corada pelo, *108, 152*
  técnica, *114, 200*
Papila(s)
  hipertrofia de, *352*
  hirsutas, *353*
    do pênis, *353*
Papiloma escamoso, *239*
Papilomatose
  doença com, *289*
    condilomatosa, *289*
  vestibular, *357*
Pápula(s)
  acetobranca, *270, 273*
    no corpo peniano, *270*
    no prepúcio, *273*
  eritematosas, *27*
  hipercrômica, *270, 325*
    no pênis, *270*
    paciente HIV infectado com, *325*
  indolor, *150*
  no pênis, *63*
  penianas, *356*
    peroladas, *356*
  perláceas, *355*
    no sulco peronal, *355*
  salientes, *58*
    no prepúcio, *58*
  ulceradas, *33*
    na vulva, *33*
Papulose bowenoide, *260, 263*
Paraceratinização
  na superfície do epitélio, *298*
    espessa, *298*
    irregular, *298*
Paracoccidioidomicose, *141, 311, 385*
Parafimose, *350*
Pediculose pubiana, 338
  agente etiológico, *338*
  cura, *339*
    controle de, *339*
  diagnóstico, *339*
  incubação, *338*
    período de, *338*
  métodos laboratoriais, *339*
    avaliação dos, *339*
  sinonímia, *338*
Pele hiperemiada, *97*
Penicilina
  benzatina, *25, 36, 45-47, 67, 73, 104, 154, 172, 322, 343, 408*
  G, *3, 10, 31, 43, 57, 71, 124, 172, 257, 328, 390*, 438
    benzatina, *3, 10, 31, 43, 57, 71, 124, 172, 257, 328, 390*, 438
    cristalina, *3*
Pênis
  câncer de, *411, 412, 425*
    com comprometimento linfático, *412*
  carcinoma de, *412*
  cisto no, *347*
    de conteúdo seroso, *347*
  corona do, *277, 352*
    hirsuta, *277, 352*
  corpo de, *92*
    lesão única em, *92*
    de vesícula, *92*
  dermatomicose no, *381*
  dor no, *101*
  edema no, *101, 351*

feridas no, *101*
infecção no, *192*
  fúngica, *192*
lesões no, *11, 32, 73, 120, 121, 127, 348*
  circinadas, *73*
  extensas, *127*
  exulcerada, *32*
    com edema prepucial, *32*
  iniciais, *11*
  purulentas, *121*
  ulceradas, *120, 121*
    dolorosas, *120*
    purulentas, *120*
  vegetantes, *348*
  verrucosas, *348*
papilas do, *353*
  hirsutas, *353*
plicomas na, *371*
raiz do, *12*
  cancro duro na, *12*
sifílides no, *56*
  papulosas, *56*
tumor no, *163*
vermelhidão no, *369*
verrugas em, *348*
Peniscopia, *64, 95, 221, 233, 262, 270, 272, 355, 371*
Periarterite, *14*
Periodontite necrosante, *298*
Periosite
  quadro ósseo com, *86*
  de SC, *86*
Permetrina, *438*
PIN (Neoplasia Intraepitelial Peniana)
  I, *264*
  II, *262*
Piodermite, *323*
  dermatite e, *365*
    em indivíduo imunocomprometido, *365*
  no pênis, *374*
Piretrina, *439*
Piroxican 10 mg, *139*
Pitiríase versicolor, *318*
  paciente soropositivo com, *318*
    para HIV, *318*
Placa(s)
  brancas, *17, 307*
    necróticas, *17*
      da sífilis, *17*
    no ventre da língua, *307*
  com meio de Thayer-Martin, *180*
  de hiperemia, *53*
  lesões em, *279*
    na vulva, *279*
  leucoplásicas, *66*
  mucosas, *42*
    da sífilis secundária, *42*
  papulosa, *72, 283, 284*
    bilateral, *72*
      com ulceração, *72*
    lesão única em, *284*
      extensa, *284*
      policrômica, *284*
    única, *283*

Plicoma(s)
  na coxa, *371*
  no pênis, *371*
Podofilina 25%, *439*
Podofilotoxina 0,5%, *439*
Poliadenomegalia, *104*
Pólipo
  cervical, *342*
  fibroepitelial, *370, 371*
Poroceratose de Mibelli, *419*
Postetomia, *351*
Postulado(s) de Koch, *120*
Poupart
  ligamento de, *135*
    aderência em, *135*
Poxvírus, *377*
Prepúcio
  edemaciado, *63*
  face interna do, *12*
    cancro duro em, *12*
  lesão em, *55, 74*
    de sífilis recente, *55*
    papuloulceradas, *74*
    úmidas, *74*
  pápulas no, *58*
    salientes, *58*
  peniano, *217*
    condiloma acuminado em, *217*
Procedimento(s)
  guia de, *209*
Processo(s) inflamatório(s), *196*
  cervicovaginais, *196*
Proctite
  gonocócica, *165*
Prolapso
  genital, *392, 403*
    idosa com, *403*
      câncer de colo em, *403*
  retal, *392*
  uterino, *403*
    carcinoma de colo com, *403*
Psoríase, *366, 367*
Pulmão
  área nodular, *83*
    brancacenta, *83*

Q

Queilite, *323*
  angular, *307*

R

Radiografia dentária, *85, 86*
  aspecto globular em, *85*
  periapical, *86*
Rash cutâneo, *102, 104*
  discreto, *104*
Reação de Jarish-Herxheimer, *27, 73*
Recém-Nato com SC, *81*
  com anasarca, *81*
  com lesões hipercrômicas, *82*
    eritematosas, *82*
  com palidez, *81*
  membro superior de, *81*

Retinite por citomegalovírus, *330*
Rinite sifilítica crônica, *83*
Rinoscleroma, *435*
Rollet
  cancro de, *121, 129*
  misto, *121, 129*
Roséola(s), *28*
  esparsas, *59*
    no tronco, *59*
  lesões de, *23, 48*
  nas coxas, *33*
  nas nádegas, *33, 53*
  palmares, *24*
  palmoplantares, *23*
  sifilíticas, *20, 22, 23, 26, 27, 29, 30, 34, 36, 45*
    em antebraço, *29*
    na vulva, *34*
Rosoxacino, *439*
Rotura
  de enorme aneurisma, *79*
  de aorta, *79*
  himenal, *45*
  perineal, *170*
Rush
  cutaneomucoso, *317*

S

Salpingite
  caso crônico de, *175*
Sangramento uretral, *160*
Sarcoma de Kaposi, *300, 301, 302, 313, 327, 328, 331*
  conjuntival, *331*
  em paciente com AIDS, *301*
    do sexo feminino, *301*
  lesões de, *300*
  massa tumoral de, *302, 303*
  presença de, *302*
    na orofaringe, *302*
  simulando melanoma, *327*
    em paciente com AIDS, *327*
Satelitismo
  fenômeno de, *131*
SC (Sífilis Congênita), *80*
  bolha, *81, 82*
    mãos, *82*
      íntegras, *82*
      rotas, *82*
    pés, *82*
      íntegras, *82*
      rotas, *82*
    rota, *81*
      na região palmar, *81*
  com feto natimorto, *86*
  distrofia, *81*
  hipoplasia por, *86*
    dentária, *86*
  lactente com, *81*
  quadro ósseo de, *86*
    com osteocondrite, *86*
    com periostite, *86*

recém-nato com, *81*
  com anasarca, *81*
  com palidez, *81*
tardia, *83*
  em adolescente, *83*
  sequela de, *83*, *84*
    dentes de Hutchinson, *84*
    rinite sifilítica, *83*
Secnidazol, 439
Secreção
  branca, *101*
    na glande, *101*
  por *Chlamydia trachomatis*, *157*
  purulenta, *100*, *121*, *126*, *131*, *158*, *168*
    em lesão, *121*
      de cancro mole, *121*
    esfregaço de, *131*
    lesões ulceradas com, *126*, *131*
      com bases amolecidas, *126*
    ureteral, *158*
  seropurulenta, *130*
  serossanguinolenta, *397*
  uretral, *121*, *159*, *169*
    purulenta, *159*, *169*
  vaginal, *195*, *203-205*
    esfregaço de, *195*
Septo
  destruição dos, *79*
    por lesão gomatosa, *79*
      cartilaginoso, *79*
      ósseo, *79*
Seringoma, *345*, *346*
  em vulva, *346*
Sifílide(s), *52*
  anular, *76*
  de recidiva, *76*, *77*
  elegantes, *76*, *77*
  em genitais, *7*, *22*
    papuloerosivas, *7*
    papulosas, *7*, *22*
  na vulva, *48*
  palmar, *28*, *77*
    fase exantemática, *28*
  palmoplantares, *29*, *37*
  papuloerosadas, *40*
    lesões de, *40*
  papuloerosivas, *52*
    com corrimento vaginal, *52*
  papulosas, *42*, *43*, *47-49*, *53*, *56*, *58*, *64*, *65*, *68*, *121*, *298*
    em adolescente, *64*
    em área genital, *49*
      de homem, *49*
    fase de, *65*
    lesões de, *47*
      em gestantes, *47*
    na vulva, *48*
    no pênis, *56*
  papuloulceradas, *54*
Sífilis, *1-87*, *163*, *316*, *322*, *393*
  adquirida, *2*
    manifestações da, *2*
      cronologia das, *2*
  agente etiológico, *1*
  cancro duro da, *41*
    primário, *41*
  cura, *2*
    controle de, *2*
  diagnóstico, *2*, *4*
    diferencial, *4*
    esquema para, *2*
    laboratorial, *2*
  em fase terciária, *79*
    lesão relacionada com, *79*
      gomatosa, *79*
  fase secundária da, *16-19*, *40*, *41*, *298*
    lesão bucal na, *18*, *41*
    na boca, *17*
    na cavidade oral, *18*
    placas brancas da, *17*
      necróticas, *17*
  incubação, *1*
    período de, *1*
  infecção por, *110*
    investigação de, *110*
  lesão da, *14*, *38*, *42*
    de fase exantemática, *42*
      na cavidade bucal, *42*
    primária, *14*
  maligna, *319*
  manifestações clínicas, *1*
    lactente, *1*
    recente, *1*
    tardia, *2*
  métodos laboratoriais, *3*
    avaliação dos, *3*
  paciente com, *75*
    alopecia em, *75*
      em clareira, *75*
  papuloerosiva, *102*
  papulosa, *49*
  quadro de, *76*
    nódulos subcutâneos como, *76*
  recente, *29*, *35*, *37*, *47*, *54-56*, *63*, *66*, *80*, *125*
    e cancro mole, *125*
    em crianças, *47*
    fase exantemática, *29*, *35*, *37*
      na boca, *35*
    fase papulosa, *54*, *66*
    lesões de, *54*, *55*
      altamente infectante, *54*
      em prepúcio, *55*
    mãe com, *80*
      natimorto macerado de, *80*
  secundária, *7*, *19*, *28*, *37*, *38*, *42*
    lesões da, *42*
      no palato duro, *42*
      manifestação bucal de, *19*
  sinonímia, *1*
  sorologia para, *76*, *98*
  tardia, *78*
    lesão de, *78*
Sinal
  de Fournier, *63*, *71*
    na sobrancelha, *71*
Síndrome
  de Behçet, *358-360*
    quadro orogenital de, *360*
  de Stevens-Johnson, *362*
  genitoinguinal, *136*, *138*
  genitorretal, *141*
    fase crônica de, *141*
  uretral, *170*
    aguda, *170*
Stevens-Johnson, síndrome de, *362*
Sulfametoxazol
  e trimetoprim, *124*, 439
Sutton, úlceras de, 305
  aftosas, 305
Swab
  uretral, *161*

T

T. pallidum, *124*
  cultura para, *11*
  de material de biópsia, *87*
    de SC, *87*
      por impregnação pela prata, *87*
    em microscopia, *87*
      de campo escuro, *87*
  impregnado, *13*
    com sais de prata, *13*
  infecção pelo, *5*
  pesquisa, *126*
Tecido gengival, *298*
  ulceração do, *298*
Terconazol vaginal, 439
Teste
  amínico, *202*
  anti-HIV, *113*
  de Collins, *402*
  de Pheiffer, *202*
  sorológico, *13*
    para hepatite B, *13*
    para HIV, *13*
Tetraciclina 500 mg, *138*, 439
Tiabendazol, 439
Tianfenicol, *126*, 439
  5 g, *127*, *145*
  granulado, *146*
Tinidazol, 439
Tioconazol vaginal, 439
Tonsilite recidivante, *391*
Traumatismo
  violento, *347*
    na vulva, *347*
Treponema
  extrema agressão do, *28*
  pesquisa de, *31*, *32*
    em campo escuro, *31*
  úlcera por, *122*
    genital, *122*
Tretinoína, 439
Trichomonas
  cervicovaginite por, *21*
  vaginalis, *150*, *199*, *200*, *342*
    meio de cultura para, *200*
    vaginite por, *150*, *342*
    vulvovaginite por, *97*

Tricoleucemia, *390*
Tricomona(s)
   vaginite por, *170*
Tricomoníase, *189, 393*
   agente etiológico, *186*
   colpite multifocal de, *198*
      fotocolposcopia de, *198*
   cura, *187*
      controle de, *187*
   diagnóstico, *186, 187*
   fotos de, *198*
   incubação, *186*
      período de, *186*
   métodos laboratoriais, *187*
      avaliação dos, *187*
   sinonímia, *186*
   vaginal, *55, 199*
Trimetoprim
   sulfametoxazol e, *124, 439*
Tuberculose, *389, 390, 436*
   de vulva, *141, 388*
   ganglionar, *326*
   miliar, *331*
      nódulo e, *331*
         coroidiano, *331*
Tumor
   benigno, *345*
      de vulva, *345*
   de Buschke e Löwenstein, *241, 277, 388*
   em região inguinal, *139*
   no pênis, *163*
Tumoração
   genital, *341, 392*
   vaginal, *345*
   varicosa, *372*
      vulvar, *372*
         em gestante, *372*
   vulvar, *404*
Tuskegee, estudo de, *77*
Tyson, glândulas de, *277*
Tzanck, citodiagnóstico de, *91*

U

UGED (Úlcera Genital de Origem Desconhecida), *421*
Úlcera(s)
   aftosas, *96, 305*
      de Sutton, *305*
      herpertiformes, *96*
      maiores, *305*
   crateriforme, *15*
   crônica, *146*
      em evolução de donovanose, *146*
   de base endurecida, *124*
   de Behçet, *359*
   em pênis, *108, 349*
   em prepúcio, *131, 163*
   extensa, *128*
      com adenopatia inguinal, *128*
   genitais, *11, 48, 111, 122, 126, 132, 164, 165, 221, 328, 389*
      agentes de, *122*
         diagnóstico por biologia molecular de, *122*
      altamente dolorosas, *111*
         em HIV positivo, *111*
      crônica, *389*
      dolorosa, *126*
      recidivante, *221*
         condiloma acuminado com, *221*
   herpéticas, *96*
      no palato duro, *96*
   limpeza da, *13*
      com salina estéril, *13*
   mole, *124*
      com área de necrose, *124*
      com grande hiperemia, *124*
      com secreção purulenta, *124*
   múltiplas, *120*
      em cancro mole, *120*
   na boca, *316*
      diagnóstico diferencial, *316*
   na glande, *369*
   no assoalho bucal, *316, 341*
   penianas, *128*
   perianal, *109, 369*
   única, *102*
      irregular, *102*
         com grande eritema, *102*
   vulvares, *97, 406, 407, 417*
      crônica, *406, 407*
      dolorosas, *97*
Ulceração
   do tecido, *298*
      gengival, *298*
   irregular, *311*
      em regiões contíguas, *311*
         aos lábios, *311*
   no pênis, *322*
   placa(s) com, *72*
      papulosa, *72*
         bilateral, *72*
Uncaria
   tomentosa, *106-108, 343*, 439
      gel de, *106, 343*
Uretra
   posterior, *171*
   infecção da, *171*
Uretrite, *163*
   aguda, *162*
   complicações de, *172*
      orquiepididimite por, *172*
   gonocócica, *13, 157, 163, 164, 169, 171, 172, 182, 323*
      aguda, *157, 182*
      em paciente com AIDS, *323*
      quadro severo de, *164*
   infecciosa, *172*
      complicações de, *172*
         epididimite por, *172*
   por *Chlamydia trachomatis*, *174*
   por gonococo, *162, 193*
   purulenta, *161*
Uretrocistocele, *170*
Úvula
   aspecto da, *173*
   eritematoso, *173*
   edema da, *173*

V

Vacina contra HPV, *439*
Vagina
   lesões na, *11*
      iniciais, *11*
Vaginite(s), *52, 395*
   citolítica, *207*
   por *Trichomonas vaginalis*, *150, 342*
   por tricomonas, *170*
Vaginose bacteriana, *97, 126, 127, 183, 189, 201, 202, 204, 254, 260*
   agente etiológico, *183*
   cura, *184*
      controle de, *184*
   diagnóstico, *183, 184*
   incubação, *183*
      período de, *183*
   métodos laboratoriais, *184*
      avaliação dos, *184*
   sinonímia, *183*
Valaciclovir, *439*
Varicela
   quadro de, *385*
      em adulto, *385*
Variz(es)
   vulvares, *372*
      em gestante, *372*
Vaso(s)
   ovarianos, *372*
   trombosados, *372*
Verruga(s)
   ceratinizadas, *227*
   comum, *247*
   genital, *215, 216, 355*
   na vulva, *378*
   nas genitálias, *258*
   por HPV, *260*
   vulgar, *226, 239*
Vesícula(s)
   coalescentes, *94*
   fundo de, *114*
      raspado de, *114*
   íntegras, *97*
   lesões de, *97*
   na mucosa, *310*
      jugal, *310*
         estruturas da, *310*
      labial, *310*
   na região, *310*
      facial, *310*
      labial, *310*
   rompidas, *102*
   rotas, *97*
VIN (Neoplasia Intraepitelial Vulvar), *279, 282, 285, 398, 402*
   III, *280, 281, 286*
      lesões de, *286*
   diferenciada, *284*
   indiferenciada, *283, 284*
Vírus
   varicela-zóster, *310, 327*
      com disseminação, *327*
      extenso quadro de, *327*
      reativação do, *310*

Vulva
  câncer de, *404-407*
    e líquen escleroso, *406*
    invasor, *405*
    periclitoridiano, *404*
    recidiva de, *407*
      em paciente vulvectomizada, *407*
  carcinoma de, *404-408*
    epidermoide, *408*
  cicatriz de, *109*
    hipertrófica, *109*
  com condiloma, *233*
    acuminado, *233*
  com hiperemia, *191*
  com secreção, *189*, *201*
    branca, *201*
      no introito vaginal, *201*
  com vulvovaginite, *233*
    por cândida, *233*
  de aparência normal, *189*
  dermatomicose na, *382*
  fibroma da, *370*
    pediculado, *370*
  hiperemia na, *34*
  lesões na, *249*, *256*, *279*
    em lacas, *279*
    papulares, *249*
    verrucosas, *256*
  melanoma de, *410*
  pápulas na, *33*
    ulceradas, *33*
  róseolas na, *34*
    sifilíticas, *34*
  seringoma em, *346*
  traumatismo na, *347*
    violento, *347*
  tuberculose de, *141*, *388*
  tumor de, *345*
    benigno, *345*
Vulvectomia, *404*
  simples, *256*, *282*
Vulvite
  por *Candida sp.*, *190*
  por gonococo, *248*

Vulvovaginite(s), 183-210
  candidíase, 184
  gonocócicas, *166*, *167*
  por *Candida sp.*, *98*
    associada a herpes genital, *98*
  por cândida, *136*, *233*
  por gonococo, *190*
    em criança, *190*
  por *Trichomonas*, *97*
  tricomoníase, 186
  vaginose bacteriana, 183

W

Warthin-Stary, *145*
  técnica de, *150*
Wright, *145*

Z

Zaragatoa, *130*
cuidado ao usar a, *178*

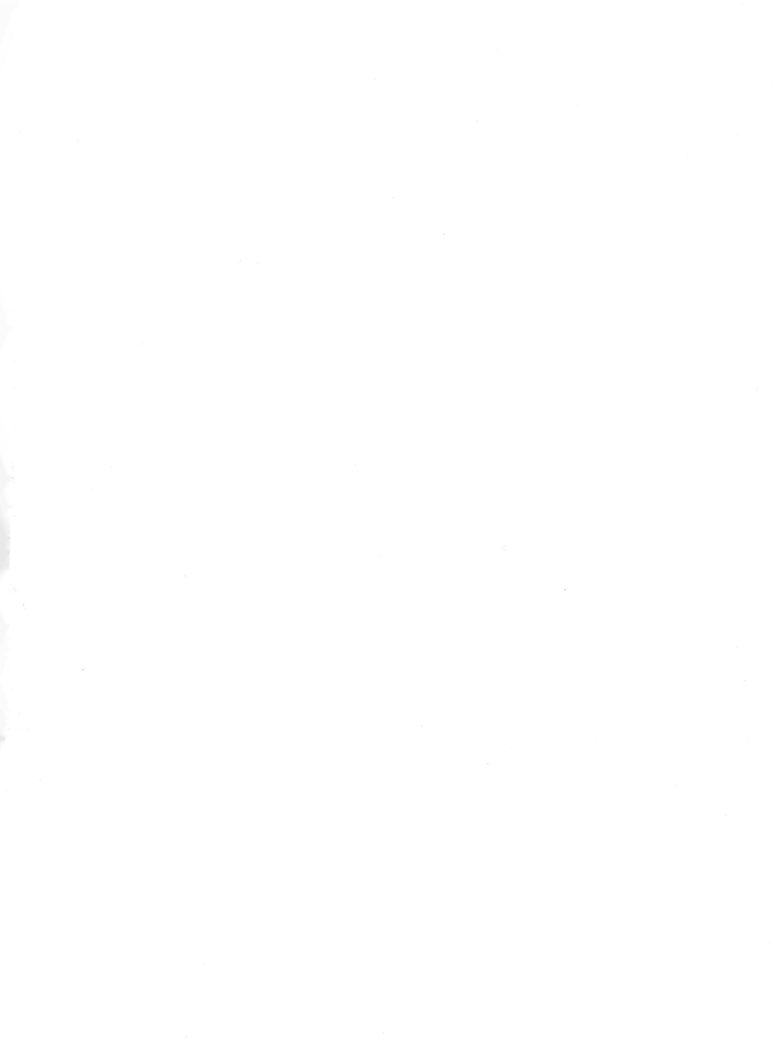